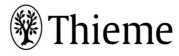

Fallbuch
Chirurgie

Stefan Eisoldt

4. überarbeitete Auflage

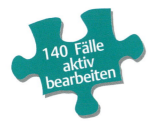

Georg Thieme Verlag
Stuttgart • New York

Anschrift

Eisoldt, Stefan, Dr. med.
Am Schwanhof 1c
35037 Marburg

Impressum

Bibliografische Information
der Deutschen Nationalbibliothek

Die Deutsche Nationalbibliothek verzeichnet diese Publikation in der Deutschen Nationalbibliografie; detaillierte bibliografische Daten sind im Internet über http://dnb.d-nb.de abrufbar.

1. Auflage 2003
2. Auflage 2006
3. Auflage 2010

© 2003, 2014 Georg Thieme Verlag KG
Rüdigerstraße 14
70469 Stuttgart
Deutschland
Unsere Homepage: www.thieme.de

Printed in Germany

Umschlaggestaltung: Thieme Verlagsgruppe
Umschlagfotos: Studio Nordbahnhof, Stuttgart;
© NiDerLander - Fotolia.com; © Nicolas Larento - Fotolia.com
Satz: L42 Media Solutions
Druck: AZ Druck und Datentechnik GmbH, Kempten

ISBN 978-3-13-132214-2   1 2 3 4 5 6

Auch erhältlich als Ebook und ePub:
eISBN (PDF) 978-3-13-151944-3
eISBN (ePub) 978-3-13-167764-8

Wichtiger Hinweis: Wie jede Wissenschaft ist die Medizin ständigen Entwicklungen unterworfen. Forschung und klinische Erfahrung erweitern unsere Erkenntnisse, insbesondere was Behandlung und medikamentöse Therapie anbelangt. Soweit in diesem Werk eine Dosierung oder eine Applikation erwähnt wird, darf der Leser zwar darauf vertrauen, dass Autoren, Herausgeber und Verlag große Sorgfalt darauf verwandt haben, dass diese Angabe **dem Wissensstand bei Fertigstellung des Werkes** entspricht.

Für Angaben über Dosierungsanweisungen und Applikationsformen kann vom Verlag jedoch keine Gewähr übernommen werden. **Jeder Benutzer ist angehalten,** durch sorgfältige Prüfung der Beipackzettel der verwendeten Präparate und gegebenenfalls nach Konsultation eines Spezialisten festzustellen, ob die dort gegebene Empfehlung für Dosierungen oder die Beachtung von Kontraindikationen gegenüber der Angabe in diesem Buch abweicht. Eine solche Prüfung ist besonders wichtig bei selten verwendeten Präparaten oder solchen, die neu auf den Markt gebracht worden sind. **Jede Dosierung oder Applikation erfolgt auf eigene Gefahr des Benutzers.** Autoren und Verlag appellieren an jeden Benutzer, ihm etwa auffallende Ungenauigkeiten dem Verlag mitzuteilen.

Ihre Meinung ist uns wichtig! Bitte schreiben Sie uns unter

www.thieme.de/service/feedback.html

Vorwort zur 4. Auflage

Der Erfolg des Fallbuches Chirurgie macht nun mittlerweile die 4. Auflage möglich. Aufgrund der unverändert positiven Rückmeldungen haben wir das ursprüngliche Konzept und auch die Anzahl der Fälle beibehalten. In der vorliegenden Auflage wurden die Kommentare komplett überarbeitet, notwendige Aktualisierungen des Stoffes vorgenommen und insbesondere auf Wunsch der Leser mehr Bildmaterial eingefügt.

Das Fallbuch soll keines der zweifellos vielen guten Standardlehrbücher der Chirurgie ersetzen sondern ist vielmehr als Ergänzung zu verstehen. Durch die Bearbeitung von Fallgeschichten aus der Praxis soll das theoretisch erlernte Wissen für den Alltag sowie die Prüfungssituation aufbereitet werden.

Mein Dank gilt insbesondere wieder Frau Dr. Petra Fode, Frau Dr. Eva Stangler-Alpers sowie Frau Carolin Frotscher vom Georg Thieme Verlag, die bei der Überarbeitung und Neugestaltung des Fallbuches erneut einen entscheidenden Anteil hatten.

Da ein Vorwort auch immer die Möglichkeit bietet sich bei seinen klinischen Lehrern zu bedanken, gilt mein ausdrücklicher Dank auch Herrn Prof. Dr. med. Prof. h.c. A. Thiede (Würzburg), Herrn Prof. Dr. med. H.B. Reith (Konstanz) sowie Herrn Prof. Dr. med. D.K. Bartsch (Marburg), ohne deren vorbildliche und breite Ausbildung in der Chirurgie dieses Buch nicht möglich gewesen wäre.

Weiterhin möchte ich Herrn Dr. med. J. Kiehn, Oberarzt am Klinikum Konstanz, danken, der zum Ende des Jahres 2013 in den Ruhestand getreten ist. Er hat mich und viele andere ehemalige Assistenten an das Operieren herangeführt und stand uns jüngeren Kollegen im Operationssaal sowie auch bei der Arbeit auf Station und Ambulanz immer mit Rat und Tat zu Seite. Aus diesem Grund nochmal vielen Dank für die gemeinsamen Jahre Joachim!

Ich wünsche allen Leserinnen und Lesern den erhofften Wissenszuwachs sowie viel Spaß bei der Bearbeitung der Fallgeschichten.

Marburg, im Mai 2013   Stefan Eisoldt

Inhaltsverzeichnis nach Fällen

Fall 1 20-jähriger Mann mit Schmerzen im Beckenbereich 14

Fall 2 52-jähriger Mann mit Erbrechen und geblähtem Abdomen 15

Fall 3 25-jähriger Mann mit schmerzhafter Schwellung am Anus 16

Fall 4 64-jähriger Mann mit Gewichtsverlust und Ikterus 17

Fall 5 25-jähriger Mann mit Schwellung und livider Verfärbung des Beines . 18

Fall 6 4 Wochen alter Säugling mit schwallartigem Erbrechen. 19

Fall 7 45-jähriger Mann nach Hemikolektomie links mit Fieber. 20

Fall 8 22-jähriger Mann mit Kopfschmerzen, Schwindel und Muskelkrämpfen. 21

Fall 9 65-jähriger Mann mit Dysphagie und Regurgitation von Speisen. . . . 22

Fall 10 23-jähriger Mann mit Schwellung am Unterschenkel. 23

Fall 11 45-jährige Frau mit Hypotonie, Belastungsdyspnoe und Tachykardie 24

Fall 12 28-jähriger Mann mit Schmerzen und Bewegungseinschränkung der Schulter 25

Fall 13 38-jähriger Mann mit Erbrechen und retrosternalen Schmerzen. . . . 26

Fall 14 39-jährige Frau mit schmerzhafter Schwellung am Anus 27

Fall 15 12-jähriger Junge mit Schwellung und Überwärmung des Oberschenkels 28

Fall 16 45-jährige Frau mit postoperativem Fieber 29

Fall 17 70-jähriger Mann mit schmerzlosem Ikterus und tastbarer Gallenblase 30

Fall 18 59-jähriger Mann mit belastungsabhängigen Schmerzen im rechten Fuß 31

Fall 19 38-jährige Frau mit Schmerzen am rechten Unterschenkel. 32

Fall 20 62-jährige Frau mit Hypotonie und Tachykardie. 33

Fall 21 50-jährige Frau mit Schmerzen am linken Daumen 34

Fall 22 57-jähriger Mann mit Bluterbrechen. 35

Fall 23 42-jähriger Patient in verwahrlostem Allgemeinzustand 36

Fall 24 35-jähriger Mann mit abnormer Beweglichkeit des rechten Oberschenkels 37

Fall 25 35-jähriger Mann mit Muskelschwäche und Raumforderung im Mediastinum. 38

Fall 26 36-jähriger Mann mit Knochenschmerzen und Nierensteinen 39

Fall 27 55-jähriger Mann mit Schwellung und Rötung im Nacken. 40

Fall 28 35-jähriger Mann mit nächtlichen Oberbauchschmerzen 41

Fall 29 53-jährige Frau mit Inkontinenz und peranalem Blutabgang. 42

Fall 30 6-jähriger Junge mit hereditärer Sphärozytose. 43

Fall 31 34-jähriger Mann mit thorakalen Schmerzen und Luftnot 44

Fall 32 30-jähriger Mann mit Schulterschmerzen und Gefühlsstörungen an der Hand. 45

Fall 33 45-jähriger Mann mit Dyspnoe und Diastolikum. 46

Fall 34 45-jähriger Mann mit flammender Rötung am Bein und Fieber. 47

Fall 35 55-jähriger Mann mit Obstipation und Anämie. 48

Fall 36 65-jähriger Mann mit Kopfschmerzen und Gangstörungen. 49

Fall 37 50-jähriger Mann mit Streckausfall des rechten Kniegelenks 50

Fall 38 30-jähriger Mann mit Thrombozytenabfall nach Abdominaltrauma 51

Fall 39 40-jährige Frau mit nächtlichen Schmerzen in den Fingern. 52

Fall 40 37-jährige Frau mit Schwächegefühl und Tachykardie. 53

Fall 41 42-jährige Frau mit Husten und Sodbrennen. 54

Fall 42 30-jähriger Mann mit Schwellung und Rötung am Handrücken. 55

Fall 43 1-jähriger Junge mit Erbrechen . . . 56

Fall 44 25-jähriger Mann mit schmerzlosem Knoten am Hals. 57

Fall 45 28-jähriger Mann mit Thoraxtrauma und Oberschenkelfraktur. . 58

Fall 46 50-jährige adipöse Frau mit Ileussymptomatik. 59

Fall 47 40-jähriger Mann mit Leberinsuffizienz 60

Fall 48 40-jährige Frau mit Schmerzen am rechten Oberarm................ 61

Fall 49 59-jähriger Mann nach Billroth-II-Operation mit Diarrhö nach dem Essen......................... 62

Fall 50 14-jähriges Mädchen mit Kopfschmerzen, Erbrechen und Hypersalivation 63

Fall 51 45-jährige Frau mit Tachykardie und vermehrter Schweißproduktion 64

Fall 52 44-jährige Frau mit Schwere- und Spannungsgefühl der Beine 65

Fall 53 19-jähriger Mann mit Schwellung und Schmerz am Außenknöchel ... 66

Fall 54 24-jähriger Mann mit krampfartigen Schmerzen im rechten Unterbauch......................... 67

Fall 55 2-jähriges Mädchen mit Gewichtsverlust und Erbrechen 68

Fall 56 49-jährige Frau mit Schmerzen am thorakolumbalen Übergang....... 69

Fall 57 27-jähriger Mann mit Verbrennungen 70

Fall 58 28-jähriger Mann mit Streckhemmung des linken Kniegelenks 71

Fall 59 60-jähriger Mann mit Dysphagie und Gewichtsabnahme.......... 72

Fall 60 31-jähriger Mann mit Schmerzen am Anus 73

Fall 61 15-jähriger Junge mit schmerzhafter Schwellung am Finger...... 74

Fall 62 40-jährige Frau mit Koliken im rechten Oberbauch 75

Fall 63 50-jährige Frau mit Schmerzen am rechten Handgelenk 76

Fall 64 40-jährige Frau mit Schwellung im Bereich des Nabels 77

Fall 65 33-jährige Frau mit Schmerzen an der Halswirbelsäule 78

Fall 66 50-jähriger Mann mit geröteter, geschwollener Laparotomienarbe.. 79

Fall 67 51-jähriger Mann mit Pruritus und Schmerzen am Anus 80

Fall 68 80-jährige Frau mit verkürztem, außenrotiertem linken Bein....... 81

Fall 69 70-jähriger Mann mit Schwindel und Schmerzen im linken Arm 82

Fall 70 58-jährige Frau mit Luftnot 83

Fall 71 63-jährige Frau mit hellrotem peranalen Blutabgang........... 84

Fall 72 Neugeborenes mit Atemnot und vermehrtem Speichelfluss........ 85

Fall 73 44-jährige Frau mit Fehlstellung des rechten Sprunggelenks 86

Fall 74 38-jähriger Mann mit retrosternalen Schmerzen................... 87

Fall 75 30-jähriger Mann mit beidseitigem orbitalen Hämatom................ 88

Fall 76 11 Monate altes Kind mit Belastungsdyspnoe und rascher Ermüdbarkeit.................... 89

Fall 77 25-jähriger Mann mit Schmerzen in der rechten Schulter........... 90

Fall 78 41-jähriger Mann mit Magenschmerzen und Diarrhö 91

Fall 79 55-jähriger Mann mit schmerzlosem Ulkus am Mittelfinger...... 92

Fall 80 17-jähriges Mädchen mit Fieber und rechtsseitigem Unterbauchschmerz 93

Fall 81 5-jähriges Mädchen mit schmerzhafter Bewegungseinschränkung des Ellenbogens................. 94

Fall 82 32-jähriger Mann mit Schmerzen beim Stuhlgang 95

Fall 83 40-jährige Frau mit Schmerzen im rechten Bein.................... 96

Fall 84 24-jähriger Mann mit Schwellung des Kniegelenks................. 97

Fall 85 49-jähriger Mann mit Gewichtsverlust und Ikterus 98

Fall 86 3-jähriges Mädchen mit Bauchschmerzen und Hämaturie 99

Fall 87 60-jährige Frau mit überwärmtem und lividem linken Unterarm 100

Fall 88 30-jähriger Mann mit Schmerzen im Bereich der rechten Schulter ... 101

Fall 89 44-jähriger Mann mit Oberbauchschmerzen nach dem Essen....... 102

Fall 90 33-jähriger Mann mit Tachykardie und zunehmender Luftnot........ 103

Fall 91 52-jährige Frau mit Dysphagie und retrosternalen Schmerzen 104

Fall 92 40-jähriger Mann mit Schmerzen in der rechten Wade 105

Fall 93 1-jähriger Junge mit fehlendem rechten Hoden.................. 106

Fall 94 56-jähriger Mann mit einem blassen und kühlen linken Bein ... 107

Fall 95   46-jähriger Mann mit Ikterus und Schmerzen   108

Fall 96   37-jährige Frau mit Tachykardie und Gesichtsrötung   109

Fall 97   68-jähriger Patient mit Sprachstörung und Parese des rechten Armes   110

Fall 98   22-jähriger Mann mit Schwellung und Hämatom an der Ferse   111

Fall 99   8-jähriger Junge mit Schmerzen und Schwellung am Handgelenk . .   112

Fall 100   65-jährige Frau mit Veränderung der Stuhlgewohnheiten   113

Fall 101   45-jähriger Mann mit Schmerzen und Bewegungseinschränkung am Oberarm   114

Fall 102   62-jährige Frau mit peranalem Blutabgang   115

Fall 103   39-jährige Frau mit Luftnot   116

Fall 104   7-jähriger Junge mit Schwindel und Erbrechen   117

Fall 105   73-jährige Frau und 58-jähriger Mann mit Ulcus cruris   118

Fall 106   70-jähriger Mann mit Aszites und Oberbauchschmerzen   119

Fall 107   60-jähriger Mann mit Schwellung in der Leiste und am Hoden rechts   120

Fall 108   Neugeborenes mit Obstipation   121

Fall 109   67-jähriger Mann mit pulsierender abdomineller Schwellung   122

Fall 110   17-jähriger Junge mit Bewegungseinschränkung des Handgelenks . .   123

Fall 111   64-jähriger Mann mit Gewichtsverlust und Abneigung gegen Fleisch .   124

Fall 112   38-jähriger Mann mit Rückenschmerzen   125

Fall 113   20-jähriger Mann mit schmerzhafter Schwellung des Unterschenkels   126

Fall 114   39-jähriger Mann mit gürtelförmigen Oberbauchbeschwerden   127

Fall 115   55-jähriger Mann mit Schockzeichen und Unterschenkelemphysem   128

Fall 116   32-jährige Frau mit Bluthochdruck   129

Fall 117   15-jähriger Junge mit rechtsseitigem Unterbauchschmerz   130

Fall 118   17-jähriger Junge mit Schmerzen und Schwellung an der linken Klavikula   131

Fall 119   29-jährige Frau mit Hypotonie und Bauchschmerzen   132

Fall 120   45-jährige Frau mit Blut am Toilettenpapier   133

Fall 121   60-jähriger Mann mit chronischem Husten und blutigem Sputum   134

Fall 122   34-jähriger Mann mit Schmerzen am Ellenbogen und kühler rechter Hand   135

Fall 123   35-jährige Frau mit Fieber und Schmerzen im rechten Oberbauch .   136

Fall 124   40-jährige Frau mit Müdigkeit und Abgeschlagenheit postoperativ . . .   137

Fall 125   6-jähriger Junge mit Schmerzen am linken Ellenbogen   138

Fall 126   42-jähriger Mann mit Kopfschmerzen und Schweißausbrüchen   139

Fall 127   83-jähriger Mann mit abdominellen Beschwerden und blutiger Diarrhö   140

Fall 128   14-jähriger Junge mit Hodenschmerzen   141

Fall 129   47-jährige Frau mit Gewichtsabnahme und Oberbauchschmerzen   142

Fall 130   60-jähriger Mann mit pektanginösen Beschwerden   143

Fall 131   22-jähriger Mann mit peranalem Blutabgang   144

Fall 132   62-jähriger Patient mit Desorientiertheit und Kopfschmerzen   145

Fall 133   67-jähriger Mann mit belastungsabhängigen Schmerzen im Hüftgelenk   146

Fall 134   65-jähriger Mann mit Schwellung im Bereich einer Laparotomienarbe   147

Fall 135   30-jährige Frau mit Bauchschmerzen und blutig-schleimiger Diarrhö   148

Fall 136   60-jähriger Mann mit Bewegungseinschränkung der linken Hand . . .   149

Fall 137   Frühgeborenes mit Erbrechen und schleimig-blutigen Durchfällen . . .   150

Fall 138   29-jährige Frau mit Oberbauchschmerzen und Übelkeit   151

Fall 139   42-jähriger Mann mit Gewichtabnahme und rezidivierenden Oberbauchschmerzen   152

Fall 140   40-jährige Patientin mit Fehlstellung des rechten Beines   153

Inhaltsverzeichnis nach Themen

Chirurgische Infektionen

Fall 8	. . . .	21	Fall 50	. . . .	63
Fall 10	. . . .	23	Fall 61	. . . .	74
Fall 15	. . . .	28	Fall 79	. . . .	92
Fall 23	. . . .	36	Fall 115	. . . .	128
Fall 27	. . . .	40	Fall 129	. . . .	142
Fall 34	. . . .	47			

Perioperative Probleme

Fall 16	. . . .	29	Fall 66	. . . .	79
Fall 20	. . . .	33	Fall 70	. . . .	83
Fall 38	. . . .	51	Fall 124	. . . .	137

Chirurgische Notfälle

Fall 2	. . . .	15	Fall 102	. . . .	115
Fall 22	. . . .	35	Fall 119	. . . .	132
Fall 57	. . . .	70	Fall 127	. . . .	140
Fall 90	. . . .	103			

Thorax

Fall 11	. . . .	24	Fall 76	. . . .	89
Fall 25	. . . .	38	Fall 121	. . . .	134
Fall 31	. . . .	44	Fall 130	. . . .	143
Fall 33	. . . .	46			

Abdominalchirurgie

Fall 3	. . . .	16	Fall 71	. . . .	84
Fall 4	. . . .	17	Fall 74	. . . .	87
Fall 7	. . . .	20	Fall 80	. . . .	93
Fall 9	. . . .	22	Fall 82	. . . .	95
Fall 13	. . . .	26	Fall 85	. . . .	98
Fall 14	. . . .	27	Fall 89	. . . .	102
Fall 17	. . . .	30	Fall 91	. . . .	104
Fall 28	. . . .	41	Fall 95	. . . .	108
Fall 29	. . . .	42	Fall 100	. . . .	113
Fall 30	. . . .	43	Fall 106	. . . .	119
Fall 35	. . . .	48	Fall 111	. . . .	124
Fall 41	. . . .	54	Fall 114	. . . .	127
Fall 47	. . . .	60	Fall 117	. . . .	130
Fall 49	. . . .	62	Fall 120	. . . .	133
Fall 54	. . . .	67	Fall 123	. . . .	136
Fall 59	. . . .	72	Fall 131	. . . .	144
Fall 60	. . . .	73	Fall 135	. . . .	148
Fall 62	. . . .	75	Fall 138	. . . .	151
Fall 67	. . . .	80	Fall 139	. . . .	152

Gefäßchirurgie

Fall 5	. . . .	18	Fall 88	. . . .	101
Fall 18	. . . .	31	Fall 94	. . . .	107
Fall 32	. . . .	45	Fall 97	. . . .	110
Fall 42	. . . .	55	Fall 105	. . . .	118
Fall 52	. . . .	65	Fall 109	. . . .	122
Fall 69	. . . .	82	Fall 122	. . . .	135
Fall 83	. . . .	96			

Kinderchirurgie

Fall 6	. . . .	19	Fall 93	. . . .	106
Fall 43	. . . .	56	Fall 99	. . . .	112
Fall 55	. . . .	68	Fall 108	. . . .	121
Fall 72	. . . .	85	Fall 128	. . . .	141
Fall 86	. . . .	99	Fall 137	. . . .	150

Neurochirurgie

Fall 36	. . . .	49	Fall 112	. . . .	125
Fall 104	. . . .	117	Fall 132	. . . .	145

Bauchwand

Fall 46	. . . .	59	Fall 107	. . . .	120
Fall 64	. . . .	77	Fall 134	. . . .	147

Traumatologie

Fall 1	. . . .	14	Fall 75	. . . .	88
Fall 12	. . . .	25	Fall 77	. . . .	90
Fall 19	. . . .	32	Fall 81	. . . .	94
Fall 21	. . . .	34	Fall 84	. . . .	97
Fall 24	. . . .	37	Fall 87	. . . .	100
Fall 37	. . . .	50	Fall 92	. . . .	105
Fall 39	. . . .	52	Fall 98	. . . .	111
Fall 45	. . . .	58	Fall 101	. . . .	114
Fall 48	. . . .	61	Fall 110	. . . .	123
Fall 53	. . . .	66	Fall 113	. . . .	126
Fall 56	. . . .	69	Fall 118	. . . .	131
Fall 58	. . . .	71	Fall 125	. . . .	138
Fall 63	. . . .	76	Fall 133	. . . .	146
Fall 65	. . . .	78	Fall 136	. . . .	149
Fall 68	. . . .	81	Fall 140	. . . .	153
Fall 73	. . . .	86			

Endokrinologie

Fall 26	. . . .	39	Fall 96	. . . .	109
Fall 40	. . . .	53	Fall 103	. . . .	116
Fall 44	. . . .	57	Fall 116	. . . .	129
Fall 51	. . . .	64	Fall 126	. . . .	139
Fall 78	. . . .	91			

Inhaltsverzeichnis nach Antworten

Fall 1	Beckenfraktur	156
Fall 2	Ileus	157
Fall 3	Pilonidalsinus	159
Fall 4	Pankreaskarzinom	160
Fall 5	Phlegmasia coerulea dolens	163
Fall 6	Hypertrophische Pylorusstenose	164
Fall 7	Peritonitis	165
Fall 8	Tetanus	167
Fall 9	Ösophagusdivertikel	169
Fall 10	Abszess	170
Fall 11	Perikarderkrankungen	171
Fall 12	Schultergelenksluxation	173
Fall 13	Spontane Ösophagusruptur (Boerhaave-Syndrom)	174
Fall 14	Perianalvenenthrombose	176
Fall 15	Osteomyelitis	176
Fall 16	Postoperatives Fieber	178
Fall 17	Gallengangskarzinom	179
Fall 18	Periphere arterielle Verschluss-krankheit (pAVK)	180
Fall 19	Unterschenkelfraktur	182
Fall 20	Schock	184
Fall 21	Tendovaginitis stenosans (de Quervain)	185
Fall 22	Obere gastrointestinale Blutung	187
Fall 23	HIV	189
Fall 24	Femurfraktur	190
Fall 25	Mediastinaltumoren	192
Fall 26	Hyperparathyreoidismus	193
Fall 27	Follikulitis –Furunkel – Karbunkel	195
Fall 28	Ulcus duodeni	196
Fall 29	Rektumprolaps	197
Fall 30	Splenektomie	199
Fall 31	Thoraxtrauma	200
Fall 32	Thoracic-Outlet-Syndrom	202
Fall 33	Erworbene Herzklappenfehler (Mitralklappenstenose)	203
Fall 34	Erysipel	204
Fall 35	Kolonkarzinom	206
Fall 36	Hydrozephalus	207
Fall 37	Verletzungen des Kniestreckappa-rates	209
Fall 38	Verbrauchskoagulopathie	210
Fall 39	Karpaltunnelsyndrom	211
Fall 40	Insulinom	212
Fall 41	Refluxösophagitis	213
Fall 42	Thrombophlebitis	214
Fall 43	Invagination	216
Fall 44	Schilddrüsenkarzinome	217
Fall 45	Polytrauma	219
Fall 46	Schenkelhernie	220
Fall 47	Lebertransplantation	221
Fall 48	Humerusfraktur	223
Fall 49	Krankheiten des operierten Magens	225
Fall 50	Tollwut	226
Fall 51	Hyperthyreose	227
Fall 52	Varikosis	228
Fall 53	Bandverletzungen am Sprung-gelenk	230
Fall 54	Morbus Crohn	231
Fall 55	Neuroblastom	233
Fall 56	Wirbelsäulenverletzung	234
Fall 57	Verbrennungen	236
Fall 58	Meniskusverletzungen	238
Fall 59	Ösophaguskarzinom	239
Fall 60	Analabszesse und Analfisteln	241
Fall 61	Panaritium	243
Fall 62	Cholezystolithiasis und Choledocholithiasis	244
Fall 63	Distale Radiusfraktur	246
Fall 64	Nabelhernie	247
Fall 65	Halswirbelsäulen-Trauma	248
Fall 66	Wundheilung	249
Fall 67	Analkarzinom	251
Fall 68	Schenkelhalsfraktur	252
Fall 69	Subclavian-Steal-Syndrom	254
Fall 70	Lungenembolie	255
Fall 71	Rektumkarzinom	257
Fall 72	Ösophagusatresie	260
Fall 73	Sprunggelenksfraktur	261
Fall 74	Hiatushernie	263
Fall 75	Schädelfrakturen	265
Fall 76	Kongenitale Herzfehler (Fallot-Tetralogie)	267
Fall 77	Akromioklavikularluxation	268
Fall 78	Zollinger-Ellison-Syndrom (Gastrinom)	269
Fall 79	Milzbrand	270
Fall 80	Appendizitis	271
Fall 81	Morbus Chassaignac und Ellen-bogengelenkluxation	273
Fall 82	Analfissur	275
Fall 83	Phlebothrombose der unteren Extremität	276
Fall 84	Kniegelenkstrauma	279
Fall 85	Lebertumoren	281
Fall 86	Nephroblastom (Wilms-Tumor)	282
Fall 87	Sudeck-Dystrophie	284
Fall 88	Paget-von-Schroetter-Syndrom	285

Fall 89   Ulcus ventriculi   286
Fall 90   Spannungspneumothorax   288
Fall 91   Achalasie   290
Fall 92   Achillessehnenruptur   292
Fall 93   Maldescensus testis   293
Fall 94   Akuter Verschluss einer
          Extremitätenarterie   295
Fall 95   Leberabszess   296
Fall 96   Neuroendokriner Tumor (NET)   297
Fall 97   Zerebrovaskuläre Insuffizienz   299
Fall 98   Kalkaneusfraktur   301
Fall 99   Frakturen im Kindesalter   303
Fall 100 Sigmadivertikulitis   304
Fall 101 Bizepssehnenruptur   306
Fall 102 Untere gastrointestinale Blutung . .   307
Fall 103 Struma   309
Fall 104 Schädel-Hirn-Trauma (SHT)   310
Fall 105 Ulcus cruris   311
Fall 106 Portale Hypertension   313
Fall 107 Leistenhernie   315
Fall 108 Morbus Hirschsprung   318
Fall 109 Aortenaneurysma   319
Fall 110 Skaphoidfraktur   320
Fall 111 Magenkarzinom   322
Fall 112 Lumbaler Bandscheibenvorfall   325
Fall 113 Kompartmentsyndrom   328
Fall 114 Akute Pankreatitis   328

Fall 115 Gasbrand   330
Fall 116 Cushing-Syndrom   331
Fall 117 Meckel-Divertikulitis   333
Fall 118 Klavikulafraktur   334
Fall 119 Abdominaltrauma   335
Fall 120 Hämorrhoiden   337
Fall 121 Bronchialkarzinom   339
Fall 122 Arterienverletzung   341
Fall 123 Cholezystitis   343
Fall 124 Postaggressionsstoffwechsel   344
Fall 125 Suprakondyläre Humerusfraktur . .   345
Fall 126 Phäochromozytom   346
Fall 127 Mesenterialinfarkt   347
Fall 128 Hodentorsion   349
Fall 129 Echinokokkose   350
Fall 130 Koronare Herzkrankheit (KHK) . . .   351
Fall 131 Kolonpolypen   352
Fall 132 Intrakranielle Blutung   354
Fall 133 Koxarthrose   356
Fall 134 Narbenhernie   357
Fall 135 Colitis ulcerosa   358
Fall 136 Morbus Dupuytren   360
Fall 137 Nekrotisierende Enterokolitis
          (NEK)   361
Fall 138 Gastritis   362
Fall 139 Chronische Pankreatitis   364
Fall 140 Femurkopffraktur   366

Anhang   369

Laborparameter   370

Sachverzeichnis   371

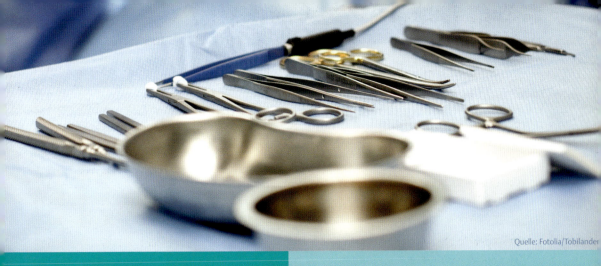

Fälle

20-jähriger Mann mit Schmerzen im Beckenbereich

Ein 20-jähriger Mann arbeitet als Maurer auf dem Bau und ist beim Besteigen eines Gerüsts abgerutscht und aus 5 m Höhe gefallen.

Sie kommen als Notarzt zur Unfallstelle und untersuchen den Patienten. Während der Untersuchung klagt der Patient über starke Schmerzen im Beckenbereich. Der Patient ist kreislaufstabil (RR 120/70 mmHg, Puls 90/min), so dass Sie ihn zur weiteren Diagnostik in das nächstgelegene Krankenhaus transportieren.

Bei der Erstuntersuchung in der Klinik finden Sie ein Hämatom in der linken Leiste, bei der Inspektion des Perineums tropft Blut aus der Urethra. Sie vermuten eine Beckenfraktur.

1.1 Welche diagnostischen Maßnahmen führen Sie durch?

BE ; Spiral- CT ; Body-Check
legen von 2 großlumigen Zugängen

1.2 Welche Maßnahmen dürfen bei einer Blutung aus der Urethra auf keinen Fall vorgenommen werden?

Abbinden ? , Kompression, Gefahr der Koagulation , es muss weiter gespült werden

1.3 ! Erläutern Sie die Einteilung der Beckenfrakturen nach der AO-Klassifikation!

Ø relevant

1.4 Welche Komplikationen können bei einer Beckenfraktur auftreten?

starker Blutverlust
Instabilität

52-jähriger Mann mit Erbrechen und geblähtem Abdomen

Ein 52-jähriger Mann wird mit dem Rettungswagen in die Klinik gebracht. Seit dem Morgen habe er Bauchschmerzen wechselnder Intensität, die mit Übelkeit einhergingen. In der letzten Stunde habe er mehrfach erbrochen. Den letzten Stuhlgang habe er morgens gehabt, dieser sei unauffällig gewesen.

Bei der Inspektion ist das Abdomen meteoristisch gebläht, im rechten Unterbauch fällt eine Narbe auf. Auf Nachfragen gibt der Patient an, dass er vor ungefähr 6 Jahren an einem „geplatzten Blinddarm" operiert worden sei. Bei der Auskultation hören Sie hochgestellte, klingende Darmgeräusche. Sie vermuten einen mechanischen Ileus.

2.1 Nennen Sie allgemeine Ursachen eines mechanischen Ileus!

Verwachsungen nach abdominellen Eingriffen
Gallensteinileus, Fremdkörper
Hernien

2.2 Welche Ursachen für einen paralytischen Ileus kennen Sie?

Durchblutungsstg.; Atonie nach Operationen

2.3 Welche diagnostischen Maßnahmen führen Sie durch, um Ihre Verdachtsdiagnose zu bestätigen?

Rö-Abdomen, evtl. Überblähung, Spiegelbildung
BE
Sonographie Abdomen ggf. Pendelperistaltik

2.4 Beschreiben Sie das therapeutische Vorgehen bei verschiedenen Formen des Ileus!

Paralyt. Ileus: Stimulation Neostigmin (Acetylcholinesteraseinhibitoren)
ggf OP; Reperfusion bei arteriosklerotisch bedingter Minderversorgung

mechanischer Ileus: OP

25-jähriger Mann mit schmerzhafter Schwellung am Anus

Ein 25-jähriger Mann stellt sich bei Ihnen nachts in der Notfallambulanz vor. Er klagt über eine schmerzhafte Schwellung im Bereich der Analfalte. Von Zeit zu Zeit entleere sich auch Eiter. Er habe die Beschwerden schon seit längerem und sie seien immer von alleine wieder weggegangen. Da er aber in seinem Beruf als Busfahrer den ganzen Tag sitzen müsse und dies nun doch sehr schmerzhaft sei, habe er sich nun entschlossen, doch einmal zum Arzt zu gehen.

Sie untersuchen den Patienten und finden eine ausgeprägte Schwellung im Bereich der Rima ani sowie eine kleine Öffnung mittig über dem Steißbein, aus der sich auf Druck Eiter entleert (▶ Abb. 3.1).

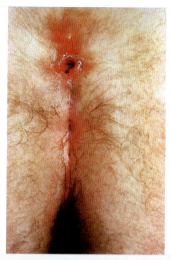

Abb. 3.1 Befund des Patienten (aus Winkler R, Otto P, Schiedeck T, Proktologie, Thieme, 2011)

3.1 Stellen Sie eine Verdachtsdiagnose und nennen Sie mögliche Differenzialdiagnosen! Begründen Sie Ihre Vermutungen!

3.2 Nennen Sie mögliche Ursachen für die von Ihnen vermutete Erkrankung!

3.3 Welche Therapie schlagen Sie dem Patienten vor?

64-jähriger Mann mit Gewichtsverlust und Ikterus

Ein 64-jähriger Mann wird von seinen Kindern bei Ihnen vorgestellt. Es war ihnen aufgefallen, dass in den Tagen zuvor die Gesichtsfarbe des Patienten zunehmend gelblich geworden war. Dem Patienten selbst ist dies nicht aufgefallen, er klagt lediglich über einen zunehmenden Juckreiz. Schmerzen habe er auch nicht bemerkt. Auf erneutes Nachfragen gibt er jedoch an, in den Wochen zuvor Gewicht abgenommen zu haben. Er führt dies jedoch darauf zurück, dass er einfach wenig Appetit gehabt habe. Bei der klinischen Untersuchung finden Sie eine prallelastische Raumforderung im rechten Oberbauch, knapp unterhalb der Leber. Die Laboruntersuchung erbringt folgende Werte: Gesamt-Bilirubin 8,4 mg/dl, direktes Bilirubin 6,2 mg/dl, alkalische Phosphatase 300 IE/l, γ-GT 100 IE/l.

4.1	Welche Untersuchungen veranlassen Sie, um zu einer Diagnose zu kommen? Welche Möglichkeiten bieten die einzelnen Methoden?

Sie veranlassen ein CT Abdomen (▶ Abb. 4.1).

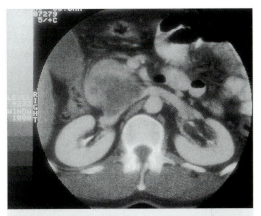

Abb. 4.1 CT Abdomen des Patienten (aus Siegenthaler et al., Lehrbuch der Inneren Medizin, Thieme, 1992)

4.2	Welche Diagnose stellen Sie aufgrund der Anamnese und des CT-Bildes (▶ Abb. 4.1)?

4.3	Welche Operation würden Sie daraufhin durchführen?

4.4	! Welche Strukturen werden bei einer partiellen Duodenopankreatektomie nach Kausch-Whipple entfernt? Wie wird die Rekonstruktion durchgeführt? Zeichnen Sie den postoperativen abdominellen Situs!

25-jähriger Mann mit Schwellung und livider Verfärbung des Beines

Ein 25-jähriger Mann wird mit dem Rettungs-wagen in die Notaufnahme gebracht. Er hatte den Notarzt wegen einer zunehmenden, unerträglich schmerzhaften Schwellung des linken Beines geru-fen, die sich innerhalb weniger Stunden entwickelt habe. Der Patient hat einen Blutdruck von 80/60 mmHg, eine Herzfrequenz von 120/min, eine Körpertemperatur von 36,7 °C. Bei der klinischen Untersuchung fällt Ihnen ein stark geschwollenes linkes Bein mit livider Verfärbung auf (▶ Abb. 5.1). Die Fußpulse sind nicht tastbar. Anamnestisch be-richtet der Patient, dass er bis jetzt immer gesund gewesen sei. Als Handelsvertreter müsse er jedoch meist jeden Tag mehrere Stunden mit dem Auto unterwegs sein.

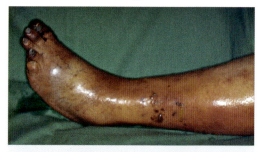

Abb. 5.1 Klinischer Befund des Patienten (aus Hirner A, Weise K, Chirurgie, Thieme, 2008)

5.1 An welche Differenzialdiagnosen denken Sie?

Thrombose, nekrotisierende Fasziitis, arterieller Verschluss, Erysipel, Kompartment-Syndrom

---

5.2 Welche dieser Differenzialdiagnosen ist am wahrscheinlichsten?

Thrombose

5.3 Erläutern Sie die Pathophysiologie dieser Erkrankung!

Aufgrund der Virchowschen Trias: Wandfaktor, Strömungsfaktor und Stase können sich Gerinsel an der Gefäßwand bilden und den venösen Rückstrom so sehr behindern, dass arteriell nichts mehr ankommt

---

5.4 Wie gehen Sie therapeutisch vor?

Der venöse Abstrom muss wiederhergestellt werden, um die arterielle Versorgung wieder zu gewährleisten. Thrombektomie

---

5.5 Welche Komplikationen können sich im Rahmen dieser Erkrankung entwickeln?

Kompartment-Syndrom, Embolisierung in Lunge oder Hirn (bei persistierendem FO)

---

4 Wochen alter Säugling mit schwallartigem Erbrechen

Ein 4 Wochen alter Säugling fällt bei der Routineuntersuchung durch zunehmenden Gewichtsverlust und Wachstumsstörung auf. Die Mutter ist besorgt und berichtet, dass der Junge die zugeführte Nahrung bald nach den Mahlzeiten schwallartig wieder erbrechen würde.

6.1 An welche Erkrankung denken Sie?

6.2 Nennen Sie mögliche Differenzialdiagnosen!

6.3 Welche weiteren Befunde erwarten Sie bei der klinischen Untersuchung?

6.4 Wie sichern Sie die Diagnose?

6.5 Diskutieren Sie die therapeutischen Maßnahmen!

Antworten und Kommentar Seite 164

45-jähriger Mann nach Hemikolektomie links mit Fieber

Bei einem 45-jährigen Mann wurde vor 7 Tagen wegen eines Kolonkarzinoms eine Hemikolektomie links mit primärer Anastomose durchgeführt. Der postoperative Verlauf war zunächst unauffällig, es wurde mit dem Kostaufbau begonnen. Nun klagt der Patient seit dem Vorabend über zuneh-

mende Bauchschmerzen. Bei der klinischen Untersuchung finden Sie ein gespanntes Abdomen mit diffuser Druckschmerzhaftigkeit und reduzierte Darmgeräusche. Im Labor fallen eine Leukozytose von 20 000/µl und ein CRP von 15,5 mg/dl auf. Die Temperatur beträgt rektal 39,5 °C.

7.1   Welche Verdachtsdiagnose stellen Sie? Welche Untersuchung veranlassen Sie zur Bestätigung Ihrer Verdachtsdiagnose?

Anastomoseninsuffizienz ; KM-CT

Bei der Diagnostik findet sich ein Kontrastmittelaustritt im Bereich der Anastomose (▶ Abb. 7.1). Sie veranlassen eine Laparotomie und finden eine ausgedehnte Peritonitis.

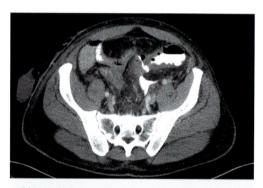

Abb. 7.1 Abdomen-CT des Patienten

7.2   Welche Form der Peritonitis liegt hier vor? Nennen Sie weitere Formen!

Anastomoseninsuffizienz, kotige Peritonitis

Durchwanderungsperitonitis

7.3   Beschreiben Sie die weitere Therapie bei diesem Patienten!

Laparotomie mit Lavage, evtl. Neuanlage protektives Ileostoma, i.v. Antibiose mit Breitspektrumantibiose   Ceft Clont

---

7.4   ! Was ist der Mannheimer Peritonitis-Index (MPI)?

22-jähriger Mann mit Kopfschmerzen, Schwindel und Muskelkrämpfen

Ein 22-jähriger Mann verletzt sich bei der Gartenarbeit am linken Unterarm. Da die Wunde nur sehr klein ist, versorgt er sie selbst mit einem Pflaster. Nach einigen Tagen bemerkt er Kopf- und Rückenschmerzen und eine zunehmende innere Unruhe.

Bei Geräuschen und starkem Sonnenlicht kommt es zu einer Verkrampfung der Gesichtsmuskulatur, die er nicht beeinflussen kann. Er stellt sich bei seinem Hausarzt vor, der ihn sofort ins Krankenhaus einweist.

| 8.1 | Welche Erkrankung vermutet der Hausarzt Ihrer Meinung nach bei dem Patienten? |

| 8.2 | Welcher Erreger kommt als Auslöser in Frage? Erläutern Sie die Pathophysiologie der Erkrankung! |

| 8.3 | Nennen Sie die typische klinische Trias dieser Erkrankung! |

| 8.4 | Erläutern Sie die Therapie! |

Antworten und Kommentar   Seite 167   21

65-jähriger Mann mit Dysphagie und Regurgitation von Speisen

Ein 65-jähriger Mann kommt zu Ihnen in die Praxis und berichtet über seit mehreren Jahren bestehende Schluckbeschwerden und ein Globusgefühl, das v.a. nach den Mahlzeiten zunehme. Immer häufiger wache er auch nachts auf und müsse das Abendessen wieder hochwürgen. Zur Abklärung veranlassen Sie einen Röntgenbreischluck mit wasserlöslichem Kontrastmittel (▶ Abb. 9.1).

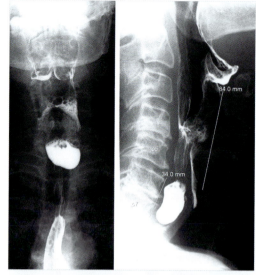

Abb. 9.1 Kontrastdarstellung des Ösophagus: a: a. p., b: seitlich (aus Schumpelick V, Bleese N, Mommsen U, Kurzlehrbuch Chirurgie, Thieme, 2010)

9.1 Welche Diagnose stellen Sie aufgrund des Röntgenbefundes (▶ Abb. 9.1) und der Anamnese?

9.2 Erörtern Sie den Pathomechanismus!

9.3 Welche Differenzialdiagnosen haben Sie aufgrund der Anamnese mit in Erwägung gezogen? Bitte begründen Sie diese!

9.4 Wie wird diese Erkrankung therapiert?

23-jähriger Mann mit Schwellung am Unterschenkel

Ein 23-jähriger Mann klagt über eine seit ca. 2 Tagen bestehende, stark schmerzende Schwellung am rechten Unterschenkel. Er habe keine weiteren Beschwerden, auch kein Fieber.

Bei der klinischen Untersuchung finden Sie eine gerötete, druckschmerzhafte Schwellung von ca. 6 cm Durchmesser. In der Mitte ist eine kleine Öffnung, aus der sich auf Druck Eiter entleert.

10.1 Welche Diagnose stellen Sie?

Abszess

10.2 Welcher Erreger ist für diese Erkrankung am häufigsten verantwortlich?

S. aureus

10.3 Nennen Sie andere Körperregionen, an denen diese Erkrankung typischerweise ebenfalls auftreten kann!

Perianal, Abdominal, Divertikel, paratyphlid, Leber

10.4 Welche therapeutischen Maßnahmen ergreifen Sie?

Exzision

45-jährige Frau mit Hypotonie, Belastungsdyspnoe und Tachykardie

Eine 45-jährige Frau berichtet ihrem Hausarzt, vor 1 Woche erstmalig stechende Schmerzen hinter dem Brustbein verspürt zu haben. Diese hätten v. a. bei tiefer Inspiration an Intensität zugenommen. Die Schmerzen seien inzwischen wieder besser, sie leide aber nun seit 2 Tagen unter zunehmender Kurzatmigkeit beim Treppensteigen und „Herz-

rasen". Sie habe vor einigen Wochen eine Grippe gehabt. Bei der klinischen Untersuchung fallen dem Hausarzt auskultatorisch leise Herztöne, ein Blutdruck von 90/60 mmHg und eine Herzfrequenz von 120/min auf. Er veranlasst ein Röntgen Thorax und ein Echokardiogramm (▶ Abb. 11.1).

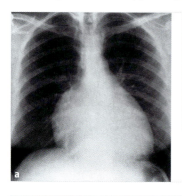
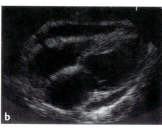

Abb. 11.1 a Röntgenaufnahme Thorax, b Echokardiogramm (aus Bücheler E, Lackner K-J, Thelen M, Einführung in die Radiologie, Thieme, 2006)

11.1 Welche Verdachtsdiagnose stellen Sie anhand der Anamnese und der Befunde?

V. a. LAE mit Rechtsherzbelastung

11.2 Nennen Sie mögliche Ursachen für diese Erkrankung!

LAE, COPD, Asthma, Silikose, Pneumokoniosen, Pulmonalstenose, Mitralstenose, Trikuspidalklappe, Mitralinsuff. + Aortenstenose

---

11.3 Nennen Sie weitere klinische Befunde dieser Erkrankung!

Zyanose, Herzversagen

11.4 ! In ▶ Abb. 11.2 ist eine mögliche Spätfolge dieser Erkrankung zu sehen. Wie wird sie bezeichnet?

Hypertrophe Kardiomyopathie

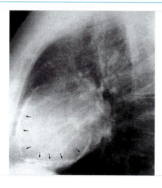

Abb. 11.2 Röntgen Thorax seitlich (aus Bücheler E, Lackner K-J, Thelen M, Einführung in die Radiologie, Thieme, 2006)

28-jähriger Mann mit Schmerzen und Bewegungseinschränkung der Schulter

Ein 28-jähriger Mann ist beim Handballspiel auf den ausgestreckten linken Arm gestürzt und klagt nun über Schulterschmerzen. Bei der klinischen Untersuchung finden Sie eine Deformität der linken Schulter sowie eine federnde Fixation des linken Arms. Sie stellen die Diagnose einer Schultergelenksluxation.

12.1   Welche diagnostischen und therapeutischen Maßnahmen schließen sich an?

12.2   Welche Formen der traumatischen Schulterluxation kennen Sie?

12.3   Welche Komplikationen können auftreten?

38-jähriger Mann mit Erbrechen und retrosternalen Schmerzen

Sie werden nachts als Notarzt zu einem 38-jährigen Mann gerufen, der über starke Schmerzen hinter dem Brustbein klagt. Die Ehefrau berichtet, dass an diesem Tag eine Familienfeier stattgefunden habe und ihr Mann ungefähr 1 Stunde zuvor plötzlich mehrfach habe erbrechen müssen. Anfangs sei es ihm danach auch wieder gut gegangen, sie habe es auf das reichliche Essen zurückgeführt. Nun klage er jedoch über zunehmende Schmerzen hinter dem Brustbein und über Luftnot.

13.1	Welche Diagnosen kommen aufgrund der Symptomatik in Frage? Welche Symptome erwarten Sie jeweils?

Sie fahren mit dem Patienten ins Krankenhaus. Hier veranlassen Sie u. a. ein Röntgen Thorax und eine Kontrastdarstellung des Ösophagus (▶ Abb. 13.1).

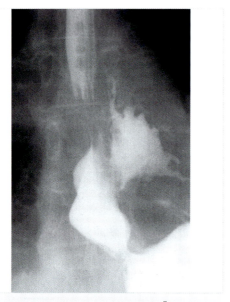

Abb. 13.1 Röntgenkontrastaufnahme des Ösophagus

13.2	Welche Diagnose stellen Sie anhand der Röntgenaufnahme?

13.3	Welche Therapiemaßnahmen ergreifen Sie?

13.4	Nennen Sie die häufigsten Ursachen für die traumatische Ösophagusperforation!

39-jährige Frau mit schmerzhafter Schwellung am Anus

Eine 39-jährige Frau stellt sich bei Ihnen nachts in der Notfallambulanz vor. Sie berichtet über einen starken Schmerz am Anus, der plötzlich nach dem Stuhlgang aufgetreten sei. Zuerst wollte sie gar nicht in die Klinik kommen, aber die Schmerzen seien so stark, dass sie es nicht mehr aushalte. Ähnliche Beschwerden habe sie noch nie zuvor gehabt.

| 14.1 | Welche Diagnose vermuten Sie aufgrund der Anamnese? |

Bei der Inspektion des Anus finden Sie einen lividen Knoten außerhalb der Linea dentata (▶ Abb. 14.1).

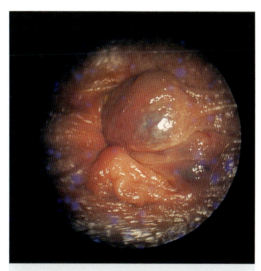

Abb. 14.1 Klinischer Befund der Patientin (aus Winkler R, Otto P, Schiedeck T, Proktologie, Thieme, 2011)

| 14.2 | Kann es sich hierbei um eine Hämorrhoide im Stadium IV handeln? Nennen Sie Abgrenzungskriterien! |

| 14.3 | Welche Therapie schlagen Sie der Patientin vor? |

| 14.4 | Was ist eine Mariske? |

12-jähriger Junge mit Schwellung und Überwärmung des Oberschenkels

Ein 12-jähriger Junge wird von seinem Vater beim Kinderarzt vorgestellt. Der Junge leide seit ca. 3 Wochen unter zunehmenden Schmerzen im rechten Oberschenkel. Seit dem Vortag könne er nun vor Schmerzen nicht mehr auftreten. Zusätzlich haben die Eltern eine Schwellung und Überwärmung des rechten Oberschenkels bemerkt. Anamnestisch sind nur die üblichen Kinderkrankheiten bekannt. Einige Wochen zuvor habe das Kind eine eitrige Streptokokkenangina durchgemacht. Die klinische Untersuchung zeigt einen geschwollenen, geröteten, druckschmerzhaften und überwärmten rechten Oberschenkel. Laborchemisch finden sich Leukozyten 18 000/μl mit Linksverschiebung, CRP 8,2 mg/dl und eine BSG-Erhöhung. Der Kinderarzt lässt ein Röntgen des rechten Femurs anfertigen (▶ Abb. 15.1).

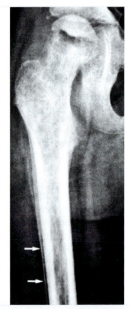

Abb. 15.1 Röntgen Femur rechts a. p. (aus Niethard F, Pfeil J, Biberthaler P, Duale Reihe Orthopädie und Unfallchirurgie, Thieme, 2014)

15.1 Welche Verdachtsdiagnose stellen Sie anhand von Anamnese und Röntgen?

15.2 Welche Untersuchungen kommen in Frage, um Ihre Verdachtsdiagnose zu bestätigen?

15.3 ! Welche Erkrankung müssen Sie differenzialdiagnostisch auf jeden Fall ausschließen?

15.4 Wie gehen Sie therapeutisch vor, falls sich Ihre Verdachtsdiagnose bestätigt?

15.5 Wie wird diese Erkrankung nach Ätiologie und Verlauf eingeteilt?

45-jährige Frau mit postoperativem Fieber

Bei einer 45-jährigen Frau wurde 7 Tage zuvor aufgrund eines Kolonkarzinoms eine Hemikolektomie rechts durchgeführt. Der postoperative Verlauf war zunächst unauffällig. Aktuell ist erstmals ein Temperaturanstieg auf 38,9 °C aufgefallen. Laborchemisch sind folgende Werte pathologisch: Leukozyten 13 500/µl, CRP 3,4 mg/dl.

16.1 Nennen Sie mögliche Ursachen für postoperatives Fieber!

16.2 Welche diagnostischen Maßnahmen veranlassen Sie, um die Ursache des Fiebers zu klären?

16.3 Welche therapeutischen Maßnahmen ergreifen Sie?

16.4 Nennen Sie prophylaktische Maßnahmen, um das Risiko postoperativen Fiebers zu reduzieren!

70-jähriger Mann mit schmerzlosem Ikterus und tastbarer Gallenblase

Ein 70-jähriger Mann stellt sich bei Ihnen vor, da er seit 1 Woche unter Übelkeit und Erbrechen leide. In den letzten beiden Tagen habe seine Frau auch eine Gelbfärbung der Haut bemerkt. Der Patient habe im vorangegangenen Monat ca. 7 kg Gewicht abgenommen. Bei der klinischen Untersuchung bemerken Sie eine vergrößerte Gallenbla-se, sonst jedoch keine Auffälligkeiten. In der Abdomen-Sonografie sind erweiterte intrahepatische Gallenwege und die vergrößerte Gallenblase nachweisbar. Leber und Pankreas erscheinen – soweit einsehbar – unauffällig. Bei den Laboruntersuchung fallen folgende Werte auf: Bilirubin gesamt 3,8 mg/dl, AP 570 U/l, γ-GT 650 U/l.

| 17.1 | Was beschreibt das Courvoisier-Zeichen? |

| 17.2 | Welche weiteren Untersuchungen veranlassen Sie, um zu einer Diagnose zu kommen? |

Die Diagnostik zeigt eine Stenose im Bereich des Ductus hepaticus communis und der Hepatikusgabel (▶ Abb. 17.1). Die Bürstenzytologie ergibt Anteile eines Karzinoms.

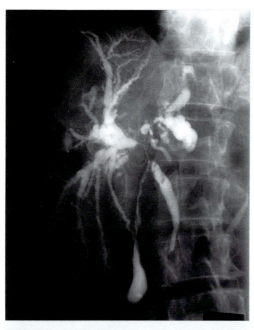

Abb. 17.1 ERCP des Patienten

| 17.3 | ! Welchem Typ eines Klatskin-Tumors (Hepatikusgabeltumor) entspricht dieser Befund nach der Klassifikation nach Bismuth und Corlette? |

| 17.4 | Welche therapeutischen Möglichkeiten haben Sie bei dieser Diagnose? |

59-jähriger Mann mit belastungsabhängigen Schmerzen im rechten Fuß

Ein 59-jähriger Mann berichtet seinem Hausarzt über zunehmende Schmerzen im rechten Unterschenkel und Fuß. Diese Beschwerden würden vor allem beim Treppensteigen und bei längeren Gehstrecken auftreten. Aufgrund der starken Schmerzen müsse er dann stehen bleiben, könne aber nach einigen Minuten weitergehen. Der Hausarzt denkt an eine arterielle Verschlusskrankheit und überweist den Patienten an einen Gefäßchirurgen. Dieser prüft zunächst den Pulsstatus. Er findet kräftige Leistenpulse beidseits, die Popliteal- und Fußpulse sind jedoch rechts nicht tastbar. Er führt daraufhin eine Gehstreckenmessung auf dem Laufband durch und misst eine schmerzfreie Gehstrecke von 75 m.

18.1 Nennen Sie Risikofaktoren für die periphere arterielle Verschlusskrankheit (pAVK)!

18.2 Welchem Stadium nach der Einteilung nach Fontaine entspricht die bei dem Patienten gemessene schmerzfreie Gehstrecke von 75 m?

18.3 Welche Untersuchungen müssen Sie vor einer evtl. operativen Intervention veranlassen?

18.4 Nennen Sie therapeutische Optionen für diesen Patienten!

Antworten und Kommentar Seite 180

38-jährige Frau mit Schmerzen am rechten Unterschenkel

Eine 38-jährige Frau ist beim Skifahren mit einem anderen Skifahrer zusammengestoßen. Nun klagt sie über starke Schmerzen am rechten Unterschenkel, ein Auftreten sei wegen der Schmerzen nicht mehr möglich. Im weiteren Verlauf ist es zu einer starken Schwellung im distalen Bereich des Unterschenkels gekommen.

| 19.1 | Nennen Sie sichere und unsichere Frakturzeichen! |

Sie fertigen eine Röntgenaufnahme des Unterschenkels an (▶ Abb. 19.1).

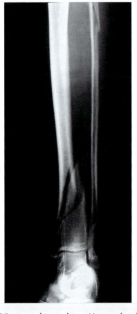

Abb. 19.1 Röntgen des rechten Unterschenkels mit Sprunggelenk a. p.

| 19.2 | Welche Diagnose stellen Sie? |

| 19.3 | Worin bestehen die Komplikationen bei derartigen Frakturen? |

| 19.4 | ! Nennen Sie eine Einteilung von offenen Frakturen! |

| 19.5 | Nennen Sie generelle Indikationen für eine operative Therapie von Frakturen! |

62-jährige Frau mit Hypotonie und Tachykardie

Eine 62-jährige Frau verunglückt mit ihrem PKW auf einer Landstraße. Bei Eintreffen des Notarztes ist sie wach und reagiert auf Ansprache adäquat, klagt jedoch über Schmerzen am Brustkorb und der linken Flanke. Der Blutdruck beträgt 90/60 mmHg, die Herzfrequenz 120/min. Der Notarzt legt 2 periphere Venenzugänge und infundiert insgesamt 1000 ml HAES 6 %. Hierunter kommt es jedoch zu keiner wesentlichen Besserung der Vital-parameter. Die Patientin wird in eine nahe gelegene Klinik gefahren. Auf der Fahrt werden zusätzlich insgesamt 2000 ml HAES 6 % und Ringer-Lösung infundiert.

Bei der Untersuchung in der Klinik wird die Diagnose einer Thoraxprellung sowie einer Milzruptur gestellt, der Hb-Wert beträgt 5,4 mg/dl. Die Patientin wird sofort in den OP gebracht, um eine Splenektomie durchzuführen.

20.1 Nennen und erläutern Sie die häufigsten Formen des Schocks!

20.2 Erläutern Sie die pathophysiologischen Zusammenhänge bei der Entstehung des Volumenmangelschocks!

20.3 Welche Organe sind beim Volumenmangelschock v. a. betroffen? Welche Folgen sind jeweils zu erwarten?

20.4 Erläutern Sie die Prinzipien der Therapie des traumatisch-hämorrhagischen Schocks!

50-jährige Frau mit Schmerzen am linken Daumen

Eine 50 Jahre alte Frau berichtet Ihnen über Schmerzen am linken Handgelenk und linken Daumen. Die Schmerzen habe sie erstmals 1 Woche zuvor während der Arbeit bemerkt, an ein Trauma könne sie sich nicht erinnern. Die Beschwerden hätten dann im Laufe der Woche zugenommen und mittlerweile strahlten sie auch in den Unterarm aus.

Bei der klinischen Untersuchung können Sie einen Druckschmerz im Bereich der Tabatière und des Sehnenverlaufs radialseitig am linken Handgelenk auslösen. Bei Durchführung des Finkelstein-Tests nehmen die Schmerzen zu.

21.1   Erklären Sie den Finkelstein-Test! Für welche Erkrankung ist er pathognomonisch?

21.2   Welche anatomischen Strukturen sind bei diesem Krankheitsbild betroffen?

21.3   ! Welche anderen Erkrankungen sind differenzialdiagnostisch ebenfalls in Betracht zu ziehen?

57-jähriger Mann mit Bluterbrechen

Ein 57-jähriger Mann wird mit dem Rettungswagen in die Notaufnahme gebracht. Der Notarzt
berichtet, dass der Patient sowohl frischblutig als
auch kaffeesatzartig erbrochen habe.

Der Patient ist bei Aufnahme wach und reagiert
auf Ansprache adäquat, klagt jedoch über Übelkeit
und Würgereiz. Der Blutdruck beträgt nach Stabilisierung durch den Notarzt 100/70 mmHg und die
Herzfrequenz 120/min.

22.1	Erläutern Sie Ihre weitere Vorgehensweise!

Bei der Gastroskopie finden Sie nach ausgiebiger Spülung ein Ulkus mit aktiver Sickerblutung an der kleinen Kurvatur (▶ Abb. 22.1).

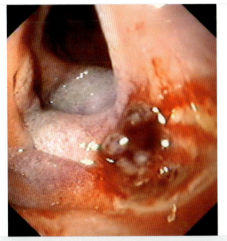

Abb. 22.1 Gastroskopiebefund des Patienten (aus Block
B, Schachschal G, Schmidt H, Der Gastroskopietrainer,
Thieme, 2005)

22.2	Welchem Typ entspricht diese Blutung nach der Einteilung nach Forrest?

22.3	Wie gehen Sie therapeutisch vor?

22.4	Nennen Sie die häufigsten Ursachen für eine obere gastrointestinale Blutung!

42-jähriger Patient in verwahrlostem Allgemeinzustand

Ein 42-jähriger Mann in verwahrlostem Allgemeinzustand sucht Sie in der Notaufnahme wegen starker rechtsseitiger Oberbauchschmerzen auf. Sie diagnostizieren eine akute Cholezystitis und nehmen den Patienten stationär auf. Sie ordnen Nahrungskarenz, Infusionen sowie eine Antibiotikatherapie (Ceftriaxon 1 × 2 g/d und Metronidazol 2 × 0,5 g/d) an. Darunter bessern sich die Beschwerden deutlich und Sie planen eine sog. Frühcholezystektomie nach 4 Tagen. Der Patient lebt seit Jahren auf der Straße und konsumiert Drogen.

23.1	Sie möchten bei diesem Patienten präoperativ einen HIV-Test durchführen. Dürfen Sie dies ohne Weiteres veranlassen?

Der HIV-Test ist positiv. Die Operation ist weiterhin geplant.

23.2	Welche Maßnahmen müssen zur Minimierung des HIV-Kontaminationsrisikos perioperativ ergriffen werden?

23.3	! Ist die Cholezystitis eine typische HIV-assoziierte Infektion? Nennen Sie Erkrankungen, die HIV-assoziiert sind und der chirurgischen Intervention bedürfen können!

23.4	Wie gehen Sie bei einer Stichverletzung mit kontaminiertem Material vor?

35-jähriger Mann mit abnormer Beweglichkeit des rechten Oberschenkels

Ein 35-jähriger Mann wird vom Notarzt zu Ihnen in die Klinik gebracht. Der Patient war in einen PKW-Unfall auf der Autobahn verwickelt. Bei der Erstuntersuchung am Unfallort wurde eine Schwellung und eine abnorme Beweglichkeit im Bereich des distalen Drittels des rechten Oberschenkels festgestellt. Es wurde eine Vakuumschiene angelegt und der Patient mit Infusionen und einer Analgosedierung versorgt. Bei der Untersuchung stellen Sie fest, dass periphere Durchblutung, Motorik und Sensibilität intakt sind. Sie veranlassen ein Röntgen des rechten Oberschenkels in 2 Ebenen (▶ Abb. 24.1).

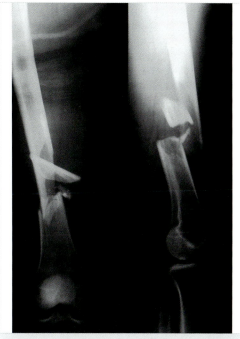

Abb. 24.1 Röntgenbild Oberschenkel rechts in 2 Ebenen

24.1 Welche Diagnose stellen Sie anhand von Anamnese, Klinik und Röntgenbild?

24.2 Wie würden Sie diese Fraktur versorgen?

24.3 Wie groß kann der Blutverlust bei einer Femurfraktur sein?

24.4 ! Wie werden kindliche Femurfrakturen therapiert?

Der Patient entwickelt 2 Tage nach der operativen Versorgung der Femurfraktur zunehmende Luftnot und Bewusstseinstrübung. Die klinische Untersuchung ergibt multiple petechiale Einblutungen an Thorax und Konjunktiven.

24.5 ! Welche Verdachtsdiagnose stellen Sie?

Antworten und Kommentar   Seite 190   37

35-jähriger Mann mit Muskelschwäche und Raumforderung im Mediastinum

Ein 35-jähriger Mann fällt durch abnorm rasche Ermüdbarkeit auf. Während er morgens noch seine täglichen Aufgaben gut verrichten kann, fällt ihm im Laufe des Tages jede körperliche Tätigkeit zunehmend schwerer. Abends kann er kaum noch Treppen steigen. Zudem klagt er über ein Schweregefühl und Herabhängen der Augenlider sowie über Doppelbilder. Der Hausarzt überweist ihn daher zum Neurologen. Dieser führt aufgrund der Vorgeschichte einen Cholinesterase-Test durch, der positiv ausfällt. Zusätzlich lässt er ein CT von Hals und Thorax anfertigen (▶ Abb. 25.1).

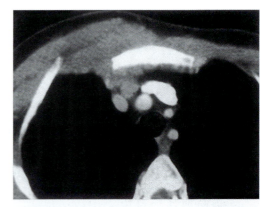

Abb. 25.1 CT Thorax des Patienten (aus Bücheler E, Lackner K-J, Thelen M, Einführung in die Radiologie, Thieme, 2006)

| 25.1 | Welche Erkrankung vermuten Sie bei diesem Patienten? |

| 25.2 | Erläutern Sie die pathophysiologische Ursache der Muskelschwäche bei dem Patienten! |

| 25.3 | Fassen Sie anhand der Zeichnung (▶ Abb. 25.2) die häufigsten Tumoren im oberen, vorderen unteren, mittleren unteren und hinteren unteren Mediastinum zusammen! |

oberes Mediastinum

| hinteres | mittleres Mediastinum | vorderes |

Abb. 25.2 Einteilung des Mediastinums

| 25.4 | Nennen Sie weitere mögliche Symptome von Mediastinaltumoren! |

| 25.5 | ! Was verstehen Sie unter einem Teratom? Wo ist es meist im Mediastinum lokalisiert? |

36-jähriger Mann mit Knochenschmerzen und Nierensteinen

Ein 36-jähriger Mann wird vom Notarzt mit sehr starken, kolikartigen Schmerzen in der linken Flanke in die Klinik gebracht. Die Diagnostik ergibt Nierensteine als Ursache der Beschwerden. Die Laboruntersuchung erbringt folgende Werte: Kalzium 3,3 mmol/l, Phosphat 0,5 mmol/l. Der aufnehmende Arzt fragt daraufhin nochmals nach weiteren Erkrankungen oder Beschwerden: Der Patient berichtet, dass er seit einigen Monaten von seinem Hausarzt wegen Knochenschmerzen mit Tabletten behandelt werde. Er habe jedoch zeit-gleich auch unter Übelkeit und Blähungen gelitten, so dass er die Tabletten nicht eingenommen habe. Ansonsten sei er aber gesund.

Der Arzt vermutet als Ursache einen Hyperparathyreoidismus (HPT) und veranlasst die Bestimmung von Parathormon im Serum und eine Sonografie des Halses. Der Parathormon-Wert beträgt 180 ng/l. Bei der sonografischen Darstellung findet sich ein Nebenschilddrüsenadenom (▸ Abb. 26.1).

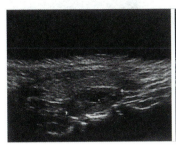 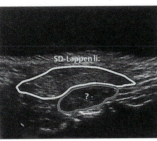

Abb. 26.1 Sonografie eines Nebenschilddrüsenadenoms dorsal der Schilddrüse (aus Reinwein et al., Checkliste Endokrinologie und Stoffwechsel, Thieme, 2000)

26.1 Welche Form des Hyperparathyreoidismus liegt bei diesem Patienten vor? Begründen Sie!

26.2 **!** Ein Hyperparathyreoidismus kann auch im Rahmen einer multiplen endokrinen Neoplasie (MEN) auftreten. Welche Formen gibt es, wodurch sind sie charakterisiert?

26.3 Welche Therapie schlagen Sie dem Patienten vor?

55-jähriger Mann mit Schwellung und Rötung im Nacken

Ein 55-jähriger Mann stellt sich bei seinem Hausarzt mit einer schmerzhaften Schwellung im Nacken vor. Inspektorisch findet sich eine deutliche ca. 2 cm große Schwellung mit Rötung im Bereich des Haaransatzes (▶ Abb. 27.1). Weiterhin fällt eine stammbetonte Adipositas auf. Der Mann ist schon seit einigen Jahren wegen einer essenziellen Hypertonie in Behandlung.

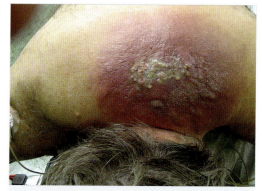

Abb. 27.1 Klinischer Befund des Patienten (aus Henne-Bruns et al., Duale Reihe Chirurgie, Thieme, 2012)

27.1 Nennen Sie 3 Infektionen im Bereich der Haarfollikel! Worin unterscheiden sie sich?

27.2 An welche Prädisposition für die Entstehung derartiger Hautinfektionen denken Sie im Zusammenhang mit der Fallgeschichte?

27.3 Wie therapieren Sie die Entzündung im Nackenbereich?

27.4 Wie würden Sie im Gegensatz dazu bei einer solchen Entzündung im Bereich der Oberlippe vorgehen? Begründen Sie!

35-jähriger Mann mit nächtlichen Oberbauchschmerzen

Ein 35-jähriger Mann leidet seit einigen Monaten unter gelegentlichen Oberbauchschmerzen. Gehäuft treten diese Beschwerden in den frühen Morgenstunden auf, teilweise wird er sogar von ihnen geweckt. Nach dem Frühstück bessern sich die Symptome deutlich.

28.1	Welche Verdachtsdiagnose stellen Sie?

28.2	Nennen Sie mögliche Differenzialdiagnosen und erläutern Sie Abgrenzungskriterien zu Ihrer Verdachtsdiagnose!

28.3	Nennen Sie eine diagnostische Maßnahme zur Bestätigung Ihrer Verdachtsdiagnose!

Bei der Diagnostik findet sich ein Ulcus duodeni (▸ Abb. 28.1).

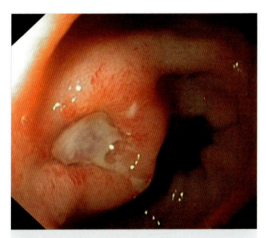

Abb. 28.1 Gastrokospischer Befund des Patienten (aus Wagner S, Gastritis. Aus Messmann H, Klinische Gastroenterologie, Thieme, 2011)

28.4	Nennen Sie Komplikationen dieser Erkrankung!

28.5	Beschreiben Sie 2 Therapieansätze!

Antworten und Kommentar   Seite 196

53-jährige Frau mit Inkontinenz und peranalem Blutabgang

Eine 53-jährige Frau stellt sich in Ihrer proktologischen Sprechstunde vor. Sie berichtet, schon seit
längerem den Stuhlgang nicht mehr komplett halten zu können. Beim Stuhlgang selbst sei auch immer wieder Blut dabei und es würde sich „etwas
vorwölben", was sie dann anschließend wieder zu-
rückschieben müsse. Anamnestisch berichtet sie
auf Ihr Nachfragen über 3 vaginale Geburten, wobei zweimal ein Dammriss genäht werden musste.
Bei der proktologischen Untersuchung beobachten
Sie beim Pressen der Patientin einen ausgeprägten
Prolaps der Schleimhaut mit zirkulärer Fältelung
(► Abb. 29.1).

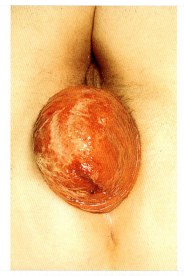

Abb. 29.1 Klinischer Befund der Patientin (aus Henne-
Bruns et al., Duale Reihe Chirurgie, Thieme, 2012)

29.1 Welche Diagnose stellen Sie?

29.2 Erklären Sie die Ätiologie dieser Erkrankung!

29.3 Nennen Sie weitere Untersuchungen, die Sie veranlassen!

29.4 Beschreiben Sie die Therapie bei dieser Patientin!

6-jähriger Junge mit hereditärer Sphärozytose

Bei einem 6-jährigen Jungen ist seit der Geburt eine hereditäre Sphärozytose bekannt. Er wird nun aufgrund von rezidivierenden, schweren hämolytischen Krisen vom Pädiater zur Splenektomie vorgestellt.

30.1 Welche Untersuchung sollte unbedingt vor einer Splenektomie wegen einer hämolytischen Anämie durchgeführt werden? Begründen Sie Ihre Antwort!

30.2 Welche Ursachen für eine Splenomegalie kennen Sie?

30.3 Welche Impfungen sollten vor einer elektiven Splenektomie durchgeführt werden?

30.4 Welche Komplikationen können postoperativ auftreten?

30.5 Was verstehen Sie unter einem Hypersplenismussyndrom?

30.6 ! Erläutern Sie den Begriff OPSI!

34-jähriger Mann mit thorakalen Schmerzen und Luftnot

Ein 34-jähriger Mann wird vom Rettungswagen in die Klinik gebracht. Der Mann ist von einem Baugerüst auf den linken Brustkorb gefallen. Bei Eintreffen des Notarztes war der Patient wach, reagierte auf Ansprache adäquat, die Vitalparameter (Herzfrequenz, Blutdruck, Atmung) waren unauffällig. Bei der Erstuntersuchung in der Klinik klagt nun der Patient über atemabhängige Schmerzen in der linken Thoraxhälfte sowie über subjektiv empfundene Luftnot. Bei der Auskultation lässt sich ein abgeschwächtes Atemgeräusch links basal feststellen. Sie veranlassen zunächst eine Röntgenaufnahme des Thorax (▶ Abb. 31.1).

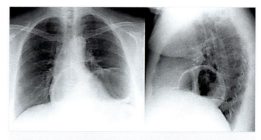

Abb. 31.1 Röntgen Thorax in 2 Ebenen (mit freundlicher Genehmigung von Prof. Dr. A.H. Mahnken, MBA, MME, Direktor der Klinik für diagnostische und interventionelle Radiologie, Universitätsklinikum Gießen und Marburg, Standort Marburg.)

31.1 Welche Verdachtsdiagnose stellen Sie aufgrund der Röntgenaufnahme und der Anamnese?

31.2 Welche weiteren Untersuchungen veranlassen Sie, um Ihre Diagnose zu sichern?

31.3 Welche therapeutischen Maßnahmen sind zu ergreifen?

31.4 ! Nennen Sie die 5 häufigsten Verletzungen beim stumpfen Thoraxtrauma!

30-jähriger Mann mit Schulterschmerzen und Gefühlsstörungen an der Hand

Ein 30-jähriger Mann stellt sich mit zunehmenden Schmerzen an seiner linken Schulter in Ihrer Sprechstunde vor. Der Mann arbeitet als Automechaniker und die Beschwerden seien anfangs nur bei Arbeiten über Kopf aufgetreten. In letzter Zeit habe er aber fast ständig Beschwerden. Mittlerweile seien auch Gefühlsstörungen am linken Unterarm und der linken Hand hinzugekommen, die linke Hand sei dann blass und fühle sich kühler an. Sie untersuchen den Patienten, das linke Schultergelenk ist frei beweglich, Druckschmerzen lassen sich nicht auslösen. Sie veranlassen eine Röntgenuntersuchung des linken Schultergelenks in 2 Ebenen, welche ebenfalls unauffällig ist.

32.1 Welche Verdachtsdiagnose stellen Sie?

32.2 Welche anatomischen Veränderungen kommen als Ursache in Frage?

32.3 Worauf achten Sie bei der klinischen Untersuchung, welche weitere Diagnostik veranlassen Sie?

32.4 Wie sieht die Therapie aus?

45-jähriger Mann mit Dyspnoe und Diastolikum

Ein 45-jähriger Mann klagt über zunehmende Luftnot, zuletzt auch bei leichter körperlicher Belastung. Nachts wache er z. T. durch heftige Hustenanfälle auf. Bei der Inspektion fallen eine sichtbare Stauung der Halsvenen sowie rötliche Wangen auf. Bei der Auskultation des Herzens ist ein paukender 1. Herzton, ein Mitralöffnungston sowie im Anschluss daran ein diastolisches Decrescendogeräusch zu hören.

33.1   Welche Verdachtsdiagnose stellen Sie?

33.2   Welche Veränderungen erwarten Sie im EKG dieses Patienten?

33.3   In welchem Stadium entsprechend der Einteilung der New York Heart Association (NYHA) befindet sich der Patient?

33.4   Nennen Sie chirurgische Therapieoptionen für diesen Patienten!

33.5   Erläutern Sie Vor- und Nachteile von mechanischen und biologischen Herzklappen!

33.6   ! Was müssen Sie bei einem Patienten mit Mitralklappenersatz vor einer Koloskopie mit Polypenabtragung durchführen?

45-jähriger Mann mit flammender Rötung am Bein und Fieber

Ein 45-jähriger Mann stellt sich bei seiner Hausärztin vor. Er hat seit 1 Tag Temperaturen bis 39,5 °C, Schüttelfrost und Schmerzen. Insgesamt fühlt er sich sehr schlapp und müde. Bei der klinischen Untersuchung fällt eine scharf begrenzte flammende Rötung am rechten Bein mit Schwellung und starker Druckschmerzhaftigkeit auf (▶ Abb. 34.1). Die Lymphknoten in der Kniekehle sind vergrößert. Eine Verletzung am Bein ist dem Patienten nicht erinnerlich. Im Labor findet sich eine Leukozytose von 15 600/µl und ein CRP von 10 mg/dl.

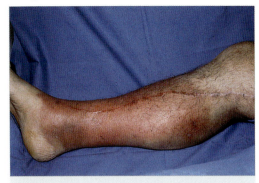

Abb. 34.1 Klinisches Bild (aus Baenkler H-W et al., Duale Reihe Innere Medizin, Thieme, 2013)

34.1   Welche Erkrankung vermuten Sie?

34.2   Welchen Erreger findet man am häufigsten bei dieser Infektion?

34.3   Nennen Sie mögliche Komplikationen dieser Infektion!

34.4   Beschreiben Sie die Therapie!

34.5   Welche Krankheiten (mindestens 4) kommen differenzialdiagnostisch ebenfalls in Frage?

Antworten und Kommentar **Seite 204**

55-jähriger Mann mit Obstipation und Anämie

Ein 55-jähriger Mann stellt sich mit starken abdominellen Beschwerden in der Klinik vor. Seit einigen Wochen habe er unregelmäßigen Stuhlgang. Während er früher täglich ein- bis zweimal auf die Toilette gegangen wäre, habe er nun zunehmend Probleme mit Verstopfung und nur etwa alle 2–3 Tage Stuhlgang. Der letzte Stuhlgang sei nun auch schon 3 Tage her.

Bei der klinischen Untersuchung ist das Abdomen meteoristisch gebläht, ein leichter Druck-schmerz lässt sich im rechten Unter- und Mittelbauch auslösen. Sie veranlassen eine Laboruntersuchung, eine Röntgenaufnahme des Abdomens im Stehen sowie eine Sonografie des Abdomens. Im Röntgenbild sowie in der Sonografie zeigt sich eine ausgeprägte Koprostase vor allem im Colon ascendens. Folgende Laborwerte sind pathologisch: Leukozyten 12 000/μl, Hb 8,1 g/dl, Laktat 2,0 mmol/l.

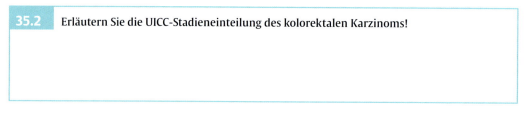

35.1 Welche therapeutischen und diagnostischen Maßnahmen sollten Sie auf jeden Fall durchführen? Begründen Sie Ihr Vorgehen!

Bei der Diagnostik wird ein stenosierender Prozess im Colon ascendens nachgewiesen. Die histopathologische Untersuchung erbringt den Befund eines kolorektalen Karzinoms.

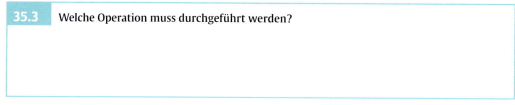

35.2 Erläutern Sie die UICC-Stadieneinteilung des kolorektalen Karzinoms!

35.3 Welche Operation muss durchgeführt werden?

Die Beurteilung des Operationspräparates durch den Pathologen zeigt ein $T_3 N_1$-Stadium.

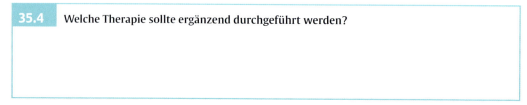

35.4 Welche Therapie sollte ergänzend durchgeführt werden?

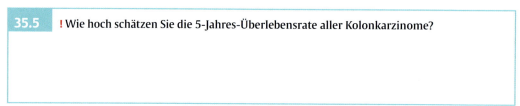

35.5 ❗ Wie hoch schätzen Sie die 5-Jahres-Überlebensrate aller Kolonkarzinome?

65-jähriger Mann mit Kopfschmerzen und Gangstörungen

Ein 65-jähriger Mann klagt seit einigen Wochen über zunehmende Kopfschmerzen mit Übelkeit und Erbrechen. Seine Frau berichtet über eine zunehmende Merk- und Konzentrationsschwäche, die in letzter Zeit bei ihrem Mann aufgetreten sei. Zusätzlich sei ihr ein merkwürdiger Gang mit sehr kleinen Schritten aufgefallen.

Sie untersuchen den Patienten und bemerken eine psychomotorische Verlangsamung und schnelle Erschöpfbarkeit des Patienten beim Gespräch. Der Gang ist kleinschrittig, wobei der Patient die Arme normal bewegt. Sie veranlassen eine Magnetresonanztomografie des Schädels (► Abb. 36.1).

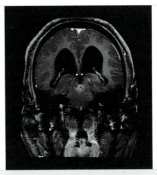

Abb. 36.1 MRT des Schädels (aus Henne-Bruns et al., Duale Reihe Chirurgie, Thieme, 2012)

36.1 Welche Diagnose stellen Sie aufgrund des MRT-Bildes?

36.2 Nennen Sie Beispiele für die Einteilung nach der Genese sowie der Lokalisation der pathologischen Veränderungen dieser Erkrankung allgemein!

36.3 ! Welche Ursachen kommen für diese Erkrankungen in Frage?

36.4 Welche Therapie würden Sie für den Patienten vorschlagen?

50-jähriger Mann mit Streckausfall des rechten Kniegelenks

Ein 50-jähriger Hobbyfußballer wird von einem Bekannten in die Klinik gebracht. Er berichtet, dass er beim Fußballspielen plötzlich einen stechenden Schmerz im rechten Knie verspürt habe. Danach habe er das rechte Kniegelenk nicht mehr aktiv strecken können.

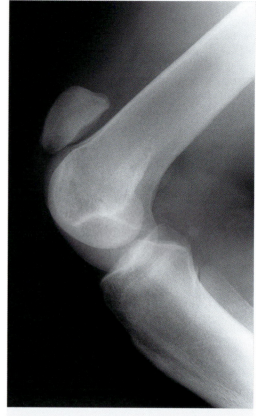

Abb. 37.1 Kniegelenk rechts seitlich

37.1 Welche Verletzungen kommen bei einem Ausfall der aktiven Streckung im Kniegelenk in Frage?

37.2 Welche Diagnose stellen Sie anhand des Röntgenbildes?

37.3 Welche Therapie empfehlen Sie dem Patienten?

30-jähriger Mann mit Thrombozytenabfall nach Abdominaltrauma

Ein 30-jähriger Mann erleidet bei einem Verkehrsunfall ein stumpfes Thorax- und Abdominaltrauma. Bei der initialen Diagnostik in der Klinik findet sich eine Lungenkontusion auf der linken Seite sowie eine traumatisch-bedingte Pankreatitis mit erhöhten Lipase- und Amylasewerten als Ausdruck der Pankreasschädigung. Weitere Verletzungen werden nicht gefunden. Der Patient wird zunächst auf eine Überwachungsstation aufgenommen.

Am folgenden Tag finden sich auf der Haut multiple diffus verteilte Blutungen an den Extremitäten (siehe ▶ Abb. 38.1). Im Rachen lassen sich zusätzlich multiple Schleimhautblutungen nachweisen. Laborchemisch finden sich folgende pathologische Werte: Thrombozyten 60 000/µl, Quick 40 % (INR 2,1), PTT 70 s, AT III 40 %.

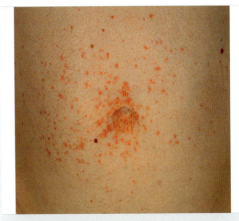

Abb. 38.1 Hautbefund des Patienten (aus Moll I, Duale Reihe Dermatologie, Thieme, 2010)

38.1 Welche Verdachtsdiagnose stellen Sie? Begründen Sie diese!

38.2 Wodurch kann diese Erkrankung ausgelöst werden?

38.3 Stellen Sie anhand der folgenden Tabelle die Phasen der Verbrauchskoagulopathie, die jeweiligen Laborveränderungen und die Therapie zusammen!

Tab. 38.1

Phase	Laborveränderungen	Therapie

40-jährige Frau mit nächtlichen Schmerzen in den Fingern

Eine 40-jährige Patientin stellt sich in Ihrer Praxis vor wegen zunehmender Schmerzen und Kribbeln an allen Fingern der rechten Hand, die vor allem nachts auftreten würden.

Bei der klinischen Untersuchung finden Sie heraus, dass nur der Daumen, Zeigefinger und Mittelfinger von Schmerzen und Parästhesien betroffen sind.

39.1	Welche Diagnosen kommen differenzialdiagnostisch in Frage?

39.2	Was verstehen Sie unter dem Hoffmann-Tinel- und Flaschenzeichen sowie Phalen-Test?

Bei der klinischen Untersuchung sind alle 3 Tests positiv.

39.3	Für welche Erkrankung sind diese Testergebnisse pathognomonisch?

39.4	Welche ergänzenden Untersuchungen können Sie veranlassen?

39.5	Geben Sie 5 mögliche Ursachen für diese Erkrankung an!

37-jährige Frau mit Schwächegefühl und Tachykardie

Eine 37-jährige Frau in gutem Allgemeinzustand stellt sich in Ihrer Ambulanz vor. Sie berichtet über seit längerem bestehende Phasen von Schwäche, Schweißausbrüchen und Heißhungerattacken. Diese Phasen würden vor allem morgens und nach körperlicher Anstrengung auftreten. Aktuell sei sie beunruhigt, da sie in der letzten Woche zuneh- mende Kopfschmerzen, einhergehend mit Sprach- störungen und Doppelbildern, bemerkt habe.

Bei der klinischen Untersuchung fällt Ihnen eine Tachykardie von 130/min auf, die Laborunter- suchung erbringt einen Blutzuckerwert von 40 mg/dl.

40.1	Welche Verdachtsdiagnose stellen Sie?

40.2	Wie lässt sich hierbei die neurologische Symptomatik erklären?

40.3	Welche klinischen Befunde charakterisieren die „Whipple-Trias"?

40.4	Nennen Sie weitere diagnostische Maßnahmen, die Sie zur Diagnosesicherung noch durchführen würden!

42-jährige Frau mit Husten und Sodbrennen

Eine 42-jährige Patientin klagt seit längerem vor allem über nächtliches Sodbrennen und epigastri-sche Schmerzen. In letzter Zeit treten des öfteren auch Hustenreiz und Heiserkeit auf.

41.1 Nennen Sie die Einteilung der Ösophagitis nach Savary und Miller!

41.2 Beschreiben Sie die Ätiologie!

41.3 Welche Diagnostik veranlassen Sie?

41.4 Welche therapeutischen Maßnahmen stehen zur Verfügung?

41.5 Nennen Sie Komplikationen, die als Folge einer Refluxösophagitis auftreten können!

30-jähriger Mann mit Schwellung und Rötung am Handrücken

Sie werden im Nachtdienst zu einem 30-jährigen Patienten auf Ihrer Station gerufen, bei dem 2 Tage zuvor eine Appendektomie durchgeführt worden ist. Die Schwester berichtet, dass der Patient über Schmerzen am rechten Handrücken sowie Unter- arm klagt. Bei der Untersuchung finden Sie eine Venenverweilkanüle am rechten Handrücken sowie eine Schwellung und umschriebene Rötung. Im Venenverlauf lässt sich ein Druckschmerz auslösen.

42.1 Welche Verdachtsdiagnose stellen Sie?

42.2 Nennen Sie mögliche Differenzialdiagnosen!

42.3 ! Was versteht man unter einer Thrombophlebitis migrans?

42.4 Wie gehen Sie therapeutisch vor?

Antworten und Kommentar **Seite 214** **55**

1-jähriger Junge mit Erbrechen

Ein 1-jähriger Junge wird in die Notfallambulanz eingewiesen. Die Mutter berichtet Ihnen aufgeregt, dass das Kind wiederholt aus völligem Wohlbefinden heraus angefangen habe zu schreien und sich übergeben habe. Zusätzlich habe sie morgens noch Blut in der Windel bemerkt. Sie vermuten das Vorliegen einer Invagination.

43.1 Welche Befunde erheben Sie vermutlich bei der klinischen Untersuchung?

43.2 Erläutern Sie die Pathogenese der Invagination!

43.3 Nennen Sie eine Untersuchung, die sowohl Ihre Diagnose bestätigt als auch therapeutisch genutzt werden kann!

43.4 Wie wird diese Maßnahme durchgeführt?

25-jähriger Mann mit schmerzlosem Knoten am Hals

Ein 25-jähriger Mann stellt sich zu einer Routineuntersuchung bei seinem Betriebsarzt vor. Beschwerden gibt der Patient nicht an. Bei der Untersuchung fällt dem Arzt ein schmerzloser Knoten im Bereich des rechten Schilddrüsenlappens auf. Weiterhin sind die submentalen Lymphknoten auf dieser Seite geschwollen.

44.1 Welche Untersuchungen sollten veranlasst werden? Welche Befunde wären karzinomverdächtig?

44.2 Nennen Sie die 4 häufigsten malignen Schilddrüsentumoren! Wodurch sind sie charakterisiert?

Die zytologische Untersuchung ergibt den Befund eines papillären Schilddrüsenkarzinoms.

44.3 Beschreiben Sie das operative Vorgehen!

44.4 Wie sieht die weitere postoperative Therapie aus?

44.5 ! Können Sie etwas zur 5-Jahres-Überlebensrate des papillären Schilddrüsenkarzinoms sagen, welches sind Kriterien für eine günstige Prognose?

Antworten und Kommentar **Seite 217**

28-jähriger Mann mit Thoraxtrauma und Oberschenkelfraktur

Ein 28-jähriger Motorradfahrer ist bei hoher Geschwindigkeit von der Straße abgekommen und gestürzt. Beim Eintreffen des Notarztes ist der Mann leicht somnolent, reagiert jedoch noch auf Ansprache. Er klagt über Schmerzen auf der rechten Thoraxseite, Luftnot sowie starke Schmerzen am rechten Oberschenkel. Der Blutdruck beträgt 100/70 mmHg, die Herzfrequenz 140/min. Bei der Inspektion zeigt sich eine Prellmarke an der rechten Flanke über dem Rippenbogen. Bei der Auskultation findet sich ein abgeschwächtes Atemgeräusch auf der rechten Seite. Der rechte Oberschenkel ist stark geschwollen sowie leicht nach innen rotiert. Der Notarzt sediert und intubiert den Patienten, substituiert Volumen und legt eine Bülau-Drainage rechts. Spontan entleeren sich ca. 500 ml Blut. Dann lässt er den Patienten in die nächstgelegene Klinik transportieren.

In der Klinik erbringt die Diagnostik Rippenfrakturen, eine Leberkontusion sowie eine dislozierte Femurschaftfraktur rechts. Im CCT findet sich eine kleine Subduralblutung rechts. Der Patient wird zur weiteren Stabilisierung mit einer Thoraxdrainage (für 6–7 Tage) auf die Intensivstation verlegt. Das Kontroll-CCT nach 6 h zeigt keine Größenprogredienz des Subduralhämatoms. Am folgenden Tag erfolgt die Stabilisierung der Femurfraktur mittels eines unaufgebohrten Femurnagels (UFN).

45.1 Definieren Sie den Begriff „Polytrauma"!

45.2 Welche diagnostischen Maßnahmen werden bei einem Polytrauma durchgeführt?

45.3 Welche Verletzungen beeinflussen vor allem die Schwere eines Polytraumas?

45.4 ! Die operative Versorgung eines Polytraumas wird in verschiedene Phasen eingeteilt. Stellen Sie anhand der folgenden Tabelle die jeweils in den einzelnen Phasen durchgeführten (operativen) Eingriffe zusammen!

Tab. 45.1 Operative Versorgung eines Polytraumas

Phase	Eingriffe/Operationen
Akut- oder Reanimationsphase (bis 3 h nach Trauma)	
Primärphase (4–72 h nach Trauma)	
Sekundärphase (3–10 d nach Trauma)	

50-jährige adipöse Frau mit Ileussymptomatik

Eine 50-jährige Frau stellt sich in den Abendstunden in der Notaufnahme vor. Seit einigen Stunden habe sie starke Bauchschmerzen mit Übelkeit und Erbrechen. Der letzte Stuhlgang am Morgen sei normal gewesen. Weiterhin gibt sie an, dass die Schmerzen zuerst im Bereich der rechten Leiste begonnen hätten. Da sie aber schon seit einigen Jahren eine Arthrose der rechten Hüfte habe, habe sie die Beschwerden zunächst darauf zurückgeführt.

Sie untersuchen die Patientin und finden ein meteoristisch gespanntes Abdomen und eine hochgestellte Peristaltik vor allem im rechten Unterbauch. In der rechten Leiste unterhalb des Leistenbandes fällt Ihnen eine Schwellung auf (siehe ► Abb. 46.1).

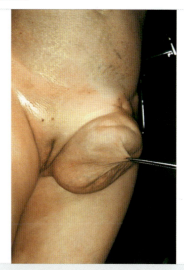

Abb. 46.1 Klinisches Bild der Schwellung (aus Schumpelick V, Bleese N, Mommsen U, Kurzlehrbuch Chirurgie, Thieme, 2010)

46.1 Nennen Sie 3 mögliche Differenzialdiagnosen einer Schwellung in der Leiste!

46.2 Wie lassen sich die Ileussymptomatik und die Schwellung unterhalb des Leistenbandes erklären?

46.3 Beschreiben Sie das therapeutische Vorgehen!

40-jähriger Mann mit Leberinsuffizienz

Ein 40-jähriger Mann hat aufgrund einer langjährigen chronisch aktiven Hepatitis C eine Leberzirrhose mit zunehmender Einschränkung der Leber- syntheseleistung entwickelt. Es wurde von den betreuenden Internisten aus diesem Grund die Indikation zu einer Lebertransplantation gestellt.

47.1 Nennen Sie je 5 weitere Indikationen und Kontraindikationen für eine Lebertransplantation!

47.2 Welche Organe werden heutzutage routinemäßig transplantiert?

47.3 Woran ist postoperativ eine akute Transplantatabstoßung zu erkennen? Wie wird sie behandelt?

47.4 Welche Medikamente kommen bei der postoperativen Immunsuppression zum Einsatz?

47.5 Welche Komplikationen können auftreten?

40-jährige Frau mit Schmerzen am rechten Oberarm

Eine 40-jährige Frau sucht Sie in der Notfallaufnahme der Klinik auf. Sie ist auf Glatteis ausgerutscht und dabei auf den rechten Arm gefallen. Nun klagt sie über starke Schmerzen am rechten Oberarm und kann den Ellenbogen aufgrund der Schmerzen kaum noch bewegen.

Bei der klinischen Untersuchung finden Sie eine Schwellung am rechten distalen Oberarm und spüren eine abnorme Beweglichkeit des Humerus. Am Ellenbogen lässt sich kein Druckschmerz auslösen, die Beweglichkeit ist jedoch schmerzbedingt eingeschränkt. Sie veranlassen eine Röntgenaufnahme des rechten Oberarmes mit Ellenbogengelenk in 2 Ebenen (s. ▶ Abb. 48.1).

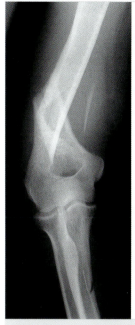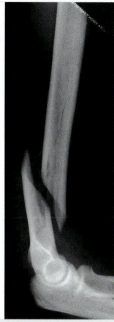

Abb. 48.1 Röntgenaufnahme des rechten Humerus mit Ellenbogengelenk in 2 Ebenen

---

48.1 Welche Diagnose stellen Sie anhand der Anamnese, Klinik sowie der Röntgenaufnahmen?

48.2 ! Welcher Nerv ist bei Humerusfrakturen besonders gefährdet? Mit welcher neurologischen Symptomatik müssen Sie bei der klinischen Untersuchung rechnen?

48.3 Nennen Sie allgemeine Prinzipien der Frakturbehandlung!

48.4 Nennen Sie Indikationen für eine operative Therapie von Humerusfrakturen!

59-jähriger Mann nach Billroth-II-Operation mit Diarrhö nach dem Essen

Ein 59-jähriger Mann stellt sich mit rezidivierenden Bauchschmerzen, Übelkeit und Diarrhö insbesondere nach Nahrungsaufnahme vor. Zeitgleich komme es auch zu Schwindel und Kreislaufschwäche. Anamnestisch erfahren Sie, dass bei dem Patienten aufgrund eines perforierten Ulcus ventriculi 20 Jahre zuvor eine Billroth-II-Resektion durchgeführt worden war.

49.1 Welches Syndrom liegt bei dem Patienten vor?

49.2 Erklären Sie den Pathomechanismus!

49.3 Welche Therapie schlagen Sie dem Patienten vor?

49.4 Nennen und erläutern Sie weitere Syndrome, die infolge einer Operation am Magen auftreten können!

14-jähriges Mädchen mit Kopfschmerzen, Erbrechen und Hypersalivation

Ein 14-jähriges Mädchen klagt seit einigen Tagen über Kopfschmerzen sowie Übelkeit und Erbrechen. Die Mutter berichtet zusätzlich, dass das Kind seit dem Vortag einen vermehrten Speichelfluss habe und, obwohl es starken Durst verspüre, nichts trinken könne.

Anamnestisch sei das Kind bisher außer den üblichen Kinderkrankheiten immer gesund gewesen. In der letzten Woche sei es jedoch beim Spielen auf dem Spielplatz von einer Katze gebissen worden.

50.1	**Welche Verdachtsdiagnose stellen Sie?**

50.2	**Wie können Sie Ihre Verdachtsdiagnose bestätigen?**

50.3	**Welcher Erreger ist für diese Infektion verantwortlich? Erläutern Sie die Pathophysiologie der Erkrankung!**

50.4	**In welchen Stadien läuft die Erkrankung ab?**

50.5	**Welche therapeutischen Erstmaßnahmen ergreifen Sie bei einem Patienten nach Biss eines tollwutverdächtigen Tieres?**

Antworten und Kommentar   Seite 226   63

45-jährige Frau mit Tachykardie und vermehrter Schweißproduktion

Eine 45-jährige Frau stellt sich bei ihrer Hausärztin vor. Sie erzählt, dass sie seit einigen Wochen unter einer anfallsweise auftretenden inneren Unruhe und einem Zittern der Hände leide. Wenn diese Symptome auftreten, könne sie sich auch schlecht konzentrieren. Zusätzlich komme es in diesen Phasen auch zu Schweißausbrüchen und Herzrasen.

Die Ärztin untersucht die Patientin. Ihr fällt eine Schwellung im Bereich des vorderen Halses (siehe ▶ Abb. 51.1) sowie eine warme und feuchte Haut auf. Die Hausärztin vermutet eine Schilddrüsenüberfunktion.

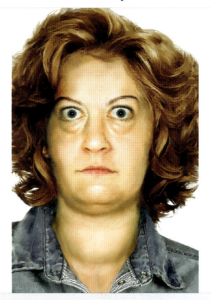

Abb. 51.1 Schwellung am Hals der Patientin (aus AllEx, Thieme, 2012)

51.1 **Nennen Sie mögliche Ursachen einer Hyperthyreose!**

Die Hausärztin veranlasst eine Laborkontrolle. Hierbei wird die Diagnose eines Morbus Basedow gestellt.

51.2 **Welche Laborwerte hat die Hausärztin bestimmt? Welche Werte waren erniedrigt, welche erhöht? Wie leiten Sie eine konservative Therapie ein?**

Die Patientin stellt sich nach 3 Monaten erneut bei der Hausärztin vor und berichtet, dass es trotz regelmäßiger Medikamenteneinnahme nun zu einer zunehmenden Luftnot gekommen sei. Aus diesem Grund soll nun eine Operation erfolgen.

51.3 **Nennen Sie 2 Komplikationen bei einer Schilddrüsenoperation, über die Sie die Patientin aufklären müssen!**

51.4 **Beschreiben Sie die postoperative Therapie!**

44-jährige Frau mit Schwere- und Spannungsgefühl der Beine

Eine 44-jährige Frau leidet schon seit längerem unter einem Schwere- und Spannungsgefühl der Beine. Morgens ist sie beschwerdefrei, im Laufe des Tages komme es zu einer zunehmenden Schwellung der Beine. Dies sei für sie sehr belastend, weil sie in ihrem Beruf als Verkäuferin viel stehen müsse. Bei der klinischen Untersuchung fällt Ihnen eine ausgeprägte Erweiterung der subkutanen Venen auf (siehe ▶ Abb. 52.1).

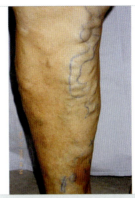

Abb. 52.1 Klinisches Bild am Bein der Patientin (aus Henne-Bruns et al., Duale Reihe Chirurgie Thieme, 2012)

52.1	Welche Diagnose stellen Sie?

52.2	Welche Venensysteme gibt es am Bein?

52.3	Erläutern Sie die Einteilung in primäre und sekundäre Varizen und geben Sie Beispiele für die jeweiligen Ursachen!

52.4	Was sind Ihre nächsten diagnostischen Schritte bei dieser Patientin?

52.5	Wie sieht die Therapie der primären Varikosis aus?

19-jähriger Mann mit Schwellung und Schmerz am Außenknöchel

Ein 19-jähriger Mann wird nach einem Basketballspiel, bei dem er mit dem rechten Fuß umgeknickt ist, von einem Freund in die Klinik gebracht. Ein Auftreten auf das rechte Bein ist sehr schmerzhaft und bei der Inspektion findet sich eine Schwellung unterhalb des rechten Außenknöchels.

| 53.1 | Beschreiben Sie, was Sie klinisch untersuchen! Welche Strukturen sind von besonderem Interesse? |

Sie entschließen sich, eine MRT des oberen Sprunggelenkes nach dem Abschwellen durchzuführen und vereinbaren deshalb mit dem Patienten eine Wiedervorstellung 3 Tage später.

| 53.2 | Wie therapieren Sie den Patienten in der Zwischenzeit? |

Bei der durchgeführten MRT lässt sich eine Verletzung der Ligg. fibulotalare anterius und fibulocalcaneare (siehe ▶ Abb. 53.1) mit einer Teilruptur der Bänder nachweisen.

| 53.3 | Welche Therapie schlagen Sie vor? |

24-jähriger Mann mit krampfartigen Schmerzen im rechten Unterbauch

Bei einem 24-jährigen Mann ist bereits vor 5 Jahren ein Morbus Crohn histologisch gesichert worden. Akute Schübe konnten bisher gut konservativ behandelt werden. Seit einigen Tagen leidet der Patient nun unter starken abdominellen Schmerzen vor allem im rechten Unterbauch. Zusätzlich kamen Übelkeit und Erbrechen hinzu. Der letzte Stuhlgang liegt wenige Stunden zurück. Bei der klinischen Untersuchung finden Sie ein meteoristisch geblähtes Abdomen mit Druckschmerz und tastbarer Resistenz im rechten Unterbauch. Laborchemisch finden sich folgende pathologische Werte: Leukozyten 22 000/µl, CRP 7,4 mg/dl. In der angefertigten Abdomenübersicht sind einzelne Dünndarmspiegel nachweisbar. Sie legen dem Patienten eine Magensonde und nehmen ihn stationär auf. Unter Nahrungskarenz kommt es zu einem deutlichen Beschwerderückgang und einem Abfall der Entzündungsparameter. Zur weiteren Diagnos-

tik veranlassen Sie eine Magen-Darm-Passage (▶ Abb. 54.1).

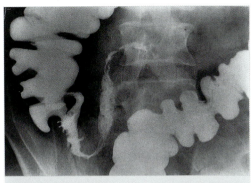

Abb. 54.1 Magen-Darm-Passage (aus Baenkler H-W et al., Duale Reihe Innere Medizin, Thieme, 2013)

54.1   Welche Diagnose stellen Sie aufgrund des Röntgenbildes?

54.2   Nennen Sie mindestens 3 weitere Komplikationen eines Morbus Crohn!

54.3   Welche extraintestinalen Manifestationen eines Morbus Crohn können auftreten? Nennen Sie mindestens 5 Beispiele!

54.4   Welche Therapie würden Sie bei diesem Patienten durchführen?

54.5   ! In wie viel Prozent ist mit einem operationspflichtigen Rezidiv zu rechnen?

2-jähriges Mädchen mit Gewichtsverlust und Erbrechen

Eine Mutter stellt ihre 2-jährige Tochter bei Ihnen vor. Sie berichtet Ihnen, dass das Kind in letzter Zeit an Gewicht verloren habe und rezidivierend erbreche. Die klinische Untersuchung ist unauffällig. Sie führen eine Abdomen-Sonografie durch, bei der sich eine Raumforderung im linken Oberbauch neben der Wirbelsäule darstellen lässt (siehe ▶ Abb. 55.1).

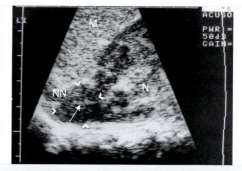

Abb. 55.1 Befund bei sonographischem Längsschnitt durch die linke Flanke: inhomogene, mäßig echoarme Raumforderung mit kleinfleckig echoreichen Arealen; NN = Nebenniere, N = Niere, M = Milz (aus Kerbl et al., Checkliste Pädiatrie, Thieme, 2011)

55.1 Stellen Sie eine Verdachtsdiagnose! Nennen Sie weitere mögliche Ursachen für die Raumforderung!

55.2 Nennen Sie eine laborchemische Untersuchung, die Ihre Verdachtsdiagnose bestätigen kann!

55.3 Welche weiteren radiologischen Untersuchungen veranlassen Sie?

55.4 Von welchen Strukturen nimmt dieser Tumor seinen Ausgang?

55.5 ! Nennen Sie eine Stadieneinteilung!

49-jährige Frau mit Schmerzen am thorakolumbalen Übergang

Eine 49-jährige Frau wird mit dem Rettungswagen in die Chirurgische Poliklinik gebracht. Sie berichtet Ihnen, dass sie bei einem plötzlichen Stopp in der Straßenbahn gestürzt und auf das Steißbein gefallen sei. Nun habe sie sehr starke Schmerzen im Rücken.

> **56.1** Worauf müssen Sie bei der körperlichen Untersuchung besonders achten?

Sie fertigen Röntgenaufnahmen der Wirbelsäule an. Hier stellen Sie einen auffälligen Befund fest (▶ Abb. 56.1) und veranlassen ergänzend eine CT (▶ Abb. 56.2).

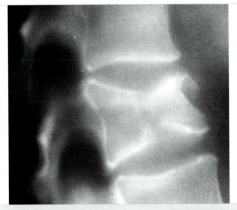

Abb. 56.1 Röntgen: Wirbelsäule (thorakolumbaler Übergang) seitlich (aus Henne-Bruns et al., Duale Reihe Chirurgie, Thieme, 2012)

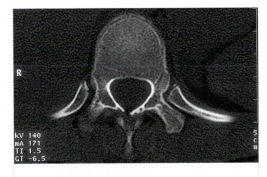

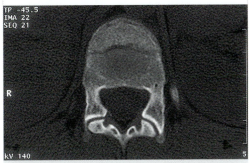

Abb. 56.2 CT: BWK 11 und BWK 12 (aus Henne-Bruns et al., Duale Reihe Chirurgie, Thieme, 2001)

> **56.2** ! Welchem Frakturtyp nach dem Dreisäulenmodell nach Denis entspricht diese Verletzung?

> **56.3** Nennen Sie Indikationen für eine operative Versorgung von Wirbelsäulenfrakturen!

> **56.4** Wie würden Sie bei dieser Patientin therapeutisch vorgehen?

27-jähriger Mann mit Verbrennungen

Ein 27-jähriger Mann wird mit dem Rettungswagen in die Klinik gebracht. Bei einer Grillparty
hatte er versucht, ein Holzkohlefeuer mit Spiritus
zu entfachen. Dabei kam es zu einer Stichflamme,
wodurch er Verbrennungen erlitten hat. Beim Eintreffen in der Klinik ist der Patient wach und reagiert auf Ansprache adäquat, der Blutdruck beträgt
140/80 mmHg und die Herzfrequenz 80/min. Etwa
5 % der Körperoberfläche sind verbrannt. Es finden
sich mehrere Blasen, die Nadelstichprobe ist
schmerzhaft.

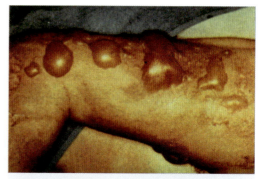

Abb. 57.1 Klinisches Bild des Patienten (aus Schulte am
Esch et al., Duale Reihe Anästhesie, Thieme, 2011)

57.1 Welcher Verbrennungsgrad liegt bei dem Patienten mindestens vor?

57.2 Erläutern Sie die Neuner-Regel nach Wallace anhand einer Zeichnung!

57.3 Welche Erstmaßnahmen würden Sie als Notarzt am Unglücksort vornehmen?

57.4 ! Anhand welcher Formel lässt sich der Flüssigkeitsbedarf eines Patienten mit Verbrennungen berechnen?

57.5 Welche Komplikationen können als Folge ausgedehnter Verbrennungen auftreten?

28-jähriger Mann mit Streckhemmung des linken Kniegelenks

Ein 28-jähriger Mann kommt um 3.00 Uhr nachts in die Notaufnahme. Er berichtet, dass er sich beim Tanzen in der Disko das linke Knie verdreht hätte. Nun habe er starke Schmerzen und könne das Kniegelenk nicht mehr komplett strecken.

Sie untersuchen das Kniegelenk und stellen eine federnde Streckhemmung des linken Kniegelenks fest. Die Beweglichkeit beträgt in Extension/Flexion 0/20/140.

58.1 Erläutern Sie die Neutral-Null-Methode! Was bedeutet in diesem Fall eine Extension/Flexion von 0/20/140 des Kniegelenks?

58.2 Welche Verdachtsdiagnose stellen Sie? Begründen Sie diese!

58.3 Welche Tests führen Sie zur Bestätigung Ihrer Verdachtsdiagnose durch?

58.4 Wie verfahren Sie weiter mit dem Patienten?

Antworten und Kommentar **Seite 238** **71**

60-jähriger Mann mit Dysphagie und Gewichtsabnahme

Ein 60-jähriger Mann in reduziertem Allgemein-zustand stellt sich in Ihrer Sprechstunde vor. Er be-richtet, seit einigen Monaten unter zunehmenden Schluckbeschwerden zunächst für feste und zu-letzt auch für flüssige Speisen zu leiden. Zusätzlich seien in der letzten Zeit auch Schmerzen hinter dem Brustbein dazugekommen, und er habe in den letzten Wochen ca. 10 kg an Gewicht verloren.

59.1 Welche Verdachtsdiagnose stellen Sie?

59.2 Nennen Sie Risikofaktoren für diese Erkrankung!

59.3 Welche Untersuchungen sollten durchgeführt werden?

59.4 Beschreiben Sie die Therapie in Abhängigkeit vom Stadium!

59.5 Nehmen Sie Stellung zur Prognose des Patienten!

31-jähriger Mann mit Schmerzen am Anus

Ein 31-jähriger Mann stellt sich in der Sprechstunde seines Hausarztes aufgrund seit etwa 2 Tagen zunehmend starker Schmerzen und Schwellung im Bereich des Anus vor. Mittlerweile könne er wegen der Schmerzen kaum noch sitzen. Bei der Inspektion finden Sie einen geröteten und geschwollenen Bereich bei 6 Uhr in SSL (siehe ▶ Abb. 60.1). Sie stellen die Diagnose eines Analabszesses.

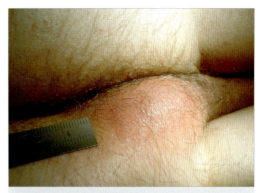

Abb. 60.1 Klinisches Bild (aus Rohde H, Lehratlas Proktologie, Thieme, 2006)

60.1 Wie entwickelt sich ein Analabszess? Welche Formen kennen Sie?

60.2 Welche zusätzliche Untersuchung führen Sie durch bzw. veranlassen Sie?

60.3 Zeichnen Sie in die folgende Abbildung die Verläufe von subkutanen, submukösen, extrasphinkteren, intersphinkteren und transsphinkteren Analfisteln ein!

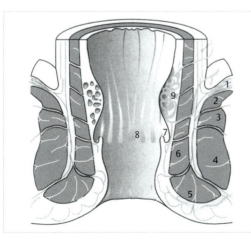

Abb. 60.2 1 M. levator ani
2 M. puborectalis
3 M. sphincter ani externus profundus
4 M. sphincter ani externus superficialis
5 M. sphincter ani externus subcutaneus
6 M. sphincter ani internus profundus
7 Analkrypte
8 Columnae rectales
9 Corpus cavernosum recti (aus Reutter K-H, Chirurgie-Essentials, Thieme, 2001)

60.4 **!** Worin bestehen die Unterschiede in der Behandlung von inter- und extrasphinkteren Analfisteln?

15-jähriger Junge mit schmerzhafter Schwellung am Finger

Ein 15-jähriger Junge bemerkt seit einigen Tagen eine zunehmende Schwellung an der Unterseite der Endphalanx des linken Ringfingers. Die Schwellung ist gerötet und stark druckschmerzhaft. Eine Verletzung am Finger ist ihm nicht erinnerlich. Der Patient fühlt sich ansonsten wohl und hat kein Fieber. Der Laborbefund ist unauffällig, das Röntgenbild zeigt keine Mitbeteiligung des Knochens. Sie vermuten ein Panaritium.

61.1	**Nennen und erläutern Sie verschiedene Formen des Panaritiums!**

Sie eröffnen die Schwellung. Es entleert sich Eiter und Sie sehen noch einen kleinen Verbindungsgang in die Tiefe.

61.2	**Wie heißt diese spezielle Form des Panaritiums?**

61.3	**Nennen Sie mögliche Komplikationen!**

61.4	**Beschreiben Sie das therapeutische Vorgehen bei Panaritien!**

40-jährige Frau mit Koliken im rechten Oberbauch

Eine 40-jährige Frau stellt sich in den Abendstunden in Ihrer Ambulanz vor, da sie seit einigen Stunden Schmerzen im rechten Oberbauch habe. Die Schmerzen verstärken sich in unregelmäßigen Abständen und nehmen dann wieder ab. Die Patientin empfindet ein Völlegefühl und hat in der vorangehenden Stunde zweimal erbrochen. Fieber habe sie nicht.

Bei der klinischen Untersuchung lässt sich bis auf einen Druckschmerz im rechten Oberbauch kein pathologischer Befund nachweisen.

62.1 Welche Verdachtsdiagnose stellen Sie?

62.2 Nennen Sie Untersuchungen zur Bestätigung Ihrer Diagnose! Welche Ergebnisse erwarten Sie?

62.3 Welche Maßnahmen leiten Sie nach der Diagnostik ein?

62.4 ! Erläutern Sie die Pathophysiologie dieser Erkrankung!

50-jährige Frau mit Schmerzen am rechten Handgelenk

Eine 50-jährige Frau stolpert beim Aussteigen aus der Straßenbahn und stürzt dabei auf die rechte Hand. Da daraufhin das Handgelenk anschwillt und stark schmerzt, sucht sie die Notfallambulanz des Krankenhauses auf.

Bei der klinischen Untersuchung finden Sie eine Schwellung am rechten distalen Unterarm sowie eine schmerzhafte Bewegungseinschränkung des rechten Handgelenks.

Sie fertigen eine Röntgenaufnahme des rechten Handgelenks in 2 Ebenen an (s. ► Abb. 63.1).

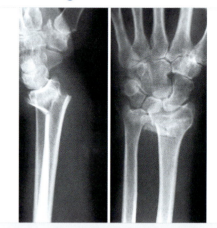

Abb. 63.1 Röntgenaufnahme rechtes Handgelenk in 2 Ebenen (aus Bühren V, Keel M, Marzi I, Checkliste Traumatologie, Thieme, 2011)

| 63.1 | Welche Diagnose stellen Sie anhand von Anamnese, Klinik und Röntgenaufnahme? |

| 63.2 | Erklären Sie anhand dieses Röntgenbildes die sog. Fourchette- und Bajonett-Stellung! |

| 63.3 | ! Nennen Sie die Prinzipien der Behandlung der distalen Radiusfraktur! Was ist der Böhler-Gelenkwinkel? |

| 63.4 | Welche Therapie schlagen Sie der Patientin vor? |

40-jährige Frau mit Schwellung im Bereich des Nabels

Eine 40-jährige Frau stellt sich mit rezidivierend auftretenden Bauchschmerzen bei Ihnen vor. Diese Episoden seien meist nur von kurzer Dauer.

Sie untersuchen die Patientin, es fällt Ihnen eine Schwellung am Bauchnabel auf. Sie lassen die Patientin husten, wobei es zu einer Zunahme der Schwellung kommt.

Das restliche Abdomen ist unauffällig. Sie stellen die Diagnose einer Nabelhernie (als Beispiel einer extremen Nabelhernie siehe ▶ Abb. 64.1; Merke: dies ist nicht die beschriebene Patientin).

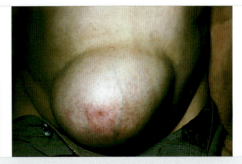

Abb. 64.1 Extreme Nabelhernie (aus Schumpelick V, Bleese N, Mommsen U, Kurzlehrbuch Chirurgie, Thieme, 2010)

64.1 Nennen Sie weitere Hernien, die an der vorderen Bauchwand auftreten können!

64.2 ! Was versteht man unter einer sog. Richter-Littré-Hernie?

64.3 Beschreiben Sie die Therapie der Nabelhernie!

64.4 Wie würden Sie bei einer Nabelhernie eines 1-jährigen Kindes therapeutisch vorgehen?

33-jährige Frau mit Schmerzen an der Halswirbelsäule

Eine 33-jährige Frau wird mit dem Rettungswagen in die Notaufnahme gebracht. Sie war in einen Auffahrunfall auf der Autobahn verwickelt. Sie musste wegen eines Staus anhalten, das nachfolgende Auto prallte auf das ihre auf.

Die Patientin berichtet Ihnen, dass sie anfänglich beschwerdefrei gewesen sei, nach einigen Minuten jedoch Schmerzen in der Halswirbelsäule und ein Kribbeln in beiden Armen aufgetreten seien. Die Rettungssanitäter haben ihr darauf eine starre Halskrawatte (Stiff-neck) angelegt. Mittlerweile sei das Kribbeln in den Armen wieder rückläufig, jedoch verspüre sie eine zunehmende Übelkeit.

| 65.1 | Welche Diagnose stellen Sie? |

| 65.2 | ! Welchem Grad nach der Einteilung nach Erdmann entspricht diese Verletzung? |

| 65.3 | Worauf müssen Sie bei der klinischen Untersuchung besonders achten? |

| 65.4 | Sie füllen eine Röntgenanforderung für die Radiologie aus. Was möchten Sie alles untersuchen lassen? |

Die Röntgenaufnahme zeigt eine Steilstellung der HWS, jedoch keine knöcherne Läsion oder Luxation.

| 65.5 | Wie gehen Sie therapeutisch bei der Patientin vor? |

50-jähriger Mann mit geröteter, geschwollener Laparotomienarbe

Bei einem 50-jährigen Mann wird aufgrund eines zweiten Schubs einer Sigmadivertikulitis eine Sigmaresektion mit primärer Anastomosierung durchgeführt. Am 12. postoperativen Tag werden die Hautklammern entfernt. Hierbei zeigt sich, dass die Wunde im kranialen Bereich der Laparotomienarbe noch nicht verheilt ist und sich beim Lösen der Klammern wiedereröffnet. Zusätzlich entleert sich trübes Sekret. Die Wunde wird gespült und mit Kompressen verbunden.

66.1 Nennen Sie die 5 Kardinalsymptome einer Infektion!

66.2 ! Auf die Intaktheit welcher Struktur sollten Sie bei diesem Patienten achten?

66.3 Beschreiben Sie kurz den Ablauf der Wundheilung!

66.4 Nennen Sie mindestens 3 Faktoren, die zu einer schlechten Wundheilung beitragen!

66.5 Beschreiben Sie den Unterschied zwischen einer hypertrophen Narbe und einem Narbenkeloid!

Antworten und Kommentar   Seite 249

51-jähriger Mann mit Pruritus und Schmerzen am Anus

Ein 51-jähriger Mann sucht Sie in Ihrer proktologischen Sprechstunde auf, da er seit längerem unter Schmerzen und Juckreiz am After leide. Er vermutet, dass es sich hierbei um Hämorrhoiden handele, da er auch ab und zu Blut am Toilettenpapier bemerkt habe. Da die Beschwerden sich einfach nicht bessern, hätte ihn seine Frau überredet, sich doch endlich beim Arzt vorzustellen.

> **67.1** Nennen Sie mindestens 5 Differenzialdiagnosen, die Sie in Betracht ziehen müssen!

Bei der Inspektion der Analregion fällt Ihnen ein ulzerierter Prozess von 3 bis 6 Uhr in SSL auf (siehe ▶ Abb. 67.1), der sich bei der Palpation sehr derb anfühlt.

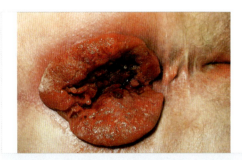

Abb. 67.1 Klinisches Bild (aus Winkler R, Otto P, Proktologie, Thieme, 2011)

> **67.2** Welcher Schritt zur Diagnosesicherung ist als nächstes indiziert?

Die histopathologische Untersuchung erbringt die Diagnose eines Plattenepithelkarzinoms des Analkanals.

> **67.3** Welche weiteren Untersuchungen sind zum Staging notwendig?

> **67.4** Wie therapiert man ein Plattenepithelkarzinom des Analkanals im Gegensatz zum Adenokarzinom des Analkanals?

80-jährige Frau mit verkürztem, außenrotiertem linken Bein

Eine 80-jährige Patientin ist auf Glatteis ausgerutscht und auf die linke Hüfte gestürzt. Die Beweglichkeit im linken Hüftgelenk ist schmerzhaft eingeschränkt, das linke Bein ist leicht verkürzt und außenrotiert. Die angefertigte Röntgenaufnahme zeigt das folgende Bild.

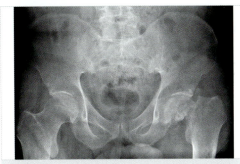

Abb. 68.1 Röntgen: tiefe Beckenübersicht (aus Schumpelick V, Bleese N, Mommsen U, Kurzlehrbuch Chirurgie, Thieme, 2010)

68.1 Welche Diagnose stellen Sie anhand von Klinik, Anamnese und Röntgenaufnahme?

68.2 Nennen Sie eine Einteilung dieser Frakturen! Wie würden Sie die vorliegende Fraktur bei der Patientin hierbei einordnen?

68.3 Beschreiben Sie Ihr weiteres Vorgehen bei dieser Patientin!

68.4 Wie muss diese Patientin behandelt werden?

Antworten und Kommentar **Seite 252**

70-jähriger Mann mit Schwindel und Schmerzen im linken Arm

Ein 70-jähriger Mann klagt über belastungsabhängige Schmerzen im linken Arm. In Ruhe sei er beschwerdefrei. Zusätzlich würden unter Belastung auch Schwindelattacken und Sehstörungen auftreten.

69.1 Welche Erkrankung vermuten Sie?

69.2 Nennen Sie zwei Untersuchungen, die Sie zur Diagnose führen! Was erwarten Sie?

Die Untersuchungen haben Ihre Verdachtsdiagnose bestätigt.

69.3 Erläutern Sie die pathophysiologischen Vorgänge, die zu den Beschwerden des Patienten führen!

69.4 Diskutieren Sie die Therapie!

58-jährige Frau mit Luftnot

Eine 58-jährige Frau war am Vortag beim Äpfel-pflücken von der Leiter gestürzt. Die initiale Diagnostik in der nächstgelegenen Klinik zeigte eine geschlossene Femurfraktur rechts in Schaftmitte. Die weitere Röntgendiagnostik insbesondere der Wirbelsäule und des Thorax erbrachte einen unauffälligen Befund.

Die Femurfraktur wurde noch am Abend des Unfalltages mit einem unaufgebohrten Femurnagel (UFN) operativ versorgt. Der postoperative Verlauf war zunächst komplikationslos, am Nachmittag des folgenden Tages klagt die Patientin jedoch über ausgeprägte Luftnot und thorakale Schmerzen. Die Herzfrequenz beträgt 125/min, die Atemfrequenz 30/min und der Blutdruck 130/80 mmHg. Bei der Auskultation erheben Sie einen unauffälligen Herz-Lungen-Befund.

| 70.1 | Welche Verdachtsdiagnose stellen Sie? |

| 70.2 | Nennen Sie mindestens 2 mögliche Differenzialdiagnosen! |

| 70.3 | Welche Untersuchungen führen Sie durch, um Ihre Verdachtsdiagnose zu bestätigen oder auszuschließen? |

| 70.4 | Welche therapeutischen Erstmaßnahmen ergreifen Sie? |

63-jährige Frau mit hellrotem peranalen Blutabgang

Eine 63-jährige Frau berichtet über seit 3 Wochen rezidivierenden hellroten peranalen Blutabgang. Auf näheres Nachfragen gibt sie an, in letzter Zeit häufiger Stuhlgang zu haben. Sie führen nach der klinischen Untersuchung, bei der sie rektal-digital keine Auffälligkeiten tasten können, Blut jedoch nachweisbar ist, eine Prokto-Rektoskopie durch. Dabei finden Sie einen ulzerierten, blutenden Prozess bei ca. 10 cm ab ano. Sie entnehmen Biopsien von der auffälligen Schleimhaut. Histopathologisch bestätigt sich Ihr Verdacht auf ein Adenokarzinom des Rektums.

71.1 Welche weiteren Untersuchungen veranlassen Sie?

71.2 Erklären Sie die Metastasierungswege des Rektumkarzinoms!

71.3 Beschreiben Sie die operative Therapie bei dieser Patientin!

Die histopathologische Untersuchung erbrachte den Befund eines Adenokarzinoms im Stadium $T_3 N_1$.

71.4 Was sollten Sie der Patientin in diesem Fall anbieten?

71.5 ! Was bedeutet der Begriff TME?

Neugeborenes mit Atemnot und vermehrtem Speichelfluss

Sie werden in die Gynäkologie zu einem Neugeborenen gerufen. Bereits kurz nach der Geburt fiel das Kind durch Hustenanfälle und Dyspnoe auf. Mittlerweile würgt das Kind auch größere Mengen von schaumig-blasigem Schleim hoch.

Bereits während der Schwangerschaft war bei der Mutter ein Polyhydramnion aufgefallen.

72.1 Welche Verdachtsdiagnose stellen Sie?

72.2 Die Einteilung nach Vogt beschreibt verschiedene Formen dieser kongenitalen Missbildung. Welche tritt am häufigsten auf?

72.3 Welche präoperativen Maßnahmen ergreifen Sie?

72.4 Beschreiben Sie das operative Vorgehen bei der häufigsten Form dieser Fehlbildung!

72.5 Nennen Sie mindestens 3 Komplikationen, die prä- bzw. postoperativ auftreten können!

44-jährige Frau mit Fehlstellung des rechten Sprunggelenks

Eine 44-jährige Frau ist auf der Treppe gestolpert und mit dem rechten Fuß umgeknickt. Nun kann sie vor Schmerzen nicht mehr richtig auftreten, das Sprunggelenk ist angeschwollen und wirkt leicht „deformiert".

73.1 Worauf achten Sie bei der klinischen Untersuchung?

Sie fertigen eine Röntgenaufnahme des rechten Sprunggelenkes in 2 Ebenen an (▶ Abb. 73.1).

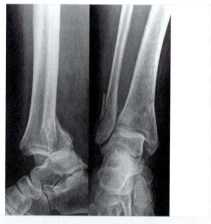

Abb. 73.1 Röntgenaufnahme (aus Reiser M, Kuhn F-P, Debus J, Duale Reihe Radiologie, Thieme, 2011)

73.2 Um welche Frakturform handelt es sich nach der Einteilung nach Weber?

73.3 ! Was ist eine sog. Maisonneuve-Fraktur?

73.4 Welche Therapie schlagen Sie der Patientin vor?

38-jähriger Mann mit retrosternalen Schmerzen

Ein 38-jähriger Mann stellt sich in der Ambulanz eines Krankenhauses bei Ihnen aufgrund in letzter Zeit zunehmender Schmerzen hinter dem Brustbein vor. Diese würden vor allem nach dem Essen auftreten. Aus diesem Grund ist er dazu übergegangen, nur noch kleine Mahlzeiten, dafür jedoch öfter am Tag zu essen. Dadurch haben sich die Beschwerden etwas gebessert, sind jedoch nicht komplett verschwunden. Sie ordnen eine Ösophagogastroduodenoskopie sowie eine Röntgenkontrastmitteluntersuchung des oberen Magen-Darm-Trakts an.

Die Röntgenaufnahme zeigt folgendes Bild (▶ Abb. 74.1).

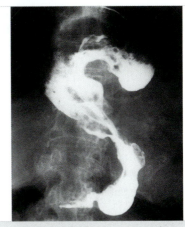

Abb. 74.1 Röntgenaufnahme (aus Reiser M, Kuhn F-P, Debus J, Duale Reihe Radiologie, Thieme, 2011)

74.1 Welche Diagnose stellen Sie aufgrund der Röntgenaufnahme und der Anamnese?

74.2 Welche anderen Formen dieser Erkrankung kennen Sie? Wie heißt die Maximalvariante dieser Erkrankung?

74.3 Welche Therapie empfehlen Sie dem Patienten?

74.4 Nennen Sie mindestens 3 Komplikationen dieser Erkrankung!

74.5 ! Worum handelt es sich bei dem sog. Roemheld-Syndrom?

30-jähriger Mann mit beidseitigem orbitalen Hämatom

Ein 30-jähriger Mann wird vom Notarzt in die Klinik gebracht. Der Patient war in einen Auffahrunfall auf der Autobahn verwickelt gewesen. Bereits kurz nach dem Unfall ist bei dem Patienten ein Brillenhämatom aufgefallen. Bei der Erstuntersuchung in der Klinik ist der Patient wach und reagiert auf Ansprache adäquat, die Vitalparameter sind unauffällig. Ein Druckschmerz lässt sich im Bereich beider Maxillae auslösen, der Kieferschluss ist nicht vollständig möglich.

| 75.1 | Wie lautet Ihre Verdachtsdiagnose? |

| 75.2 | Welche Untersuchungen veranlassen Sie? |

| 75.3 | Welche Einteilung gibt es für die von Ihnen vermutete Diagnose? Erläutern Sie (durch Ergänzung der Zeichnung) diese Einteilung an folgendem Schaubild! |

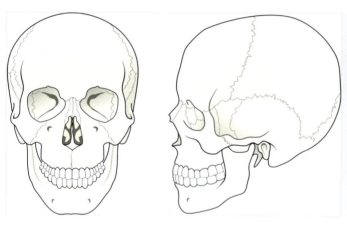

Abb. 75.1 Schaubild Schädel (nach Henne-Bruns et al., Duale Reihe Chirurgie, Thieme, 2012)

| 75.4 | Wie sieht die Therapie einer Mittelgesichtsfraktur aus? |

| 75.5 | Nennen Sie mindestens 5 Komplikationen dieser Verletzung! |

11 Monate altes Kind mit Belastungsdyspnoe und rascher Ermüdbarkeit

Ein 11 Monate altes Kind fällt seit einigen Wochen durch zunehmende Ermüdbarkeit sowie Belastungsdyspnoe auf, nachdem es sich anfänglich zeitgerecht entwickelt hatte. Der Kinderarzt stellt bei der Auskultation ein systolisches Herzgeräusch mit p.m. im 3. ICR links parasternal und im EKG einen Rechtstyp fest. Daraufhin lässt er eine Röntgenaufnahme des Thorax (s. ▸ Abb. 76.1) anfertigen.

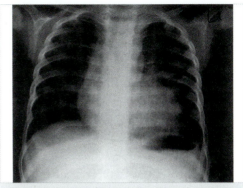

Abb. 76.1 Röntgen Thorax p. a. (aus Niessen K-H, Pädiatrie, Thieme, 2001)

76.1 Welche Verdachtsdiagnose stellen Sie aufgrund der Röntgenaufnahme und der Anamnese?

76.2 Mit welcher Untersuchung können Sie Ihre Verdachtsdiagnose bestätigen?

76.3 Nennen Sie 3 prädisponierende Faktoren für die Entstehung kongenitaler Herzfehler!

76.4 Nennen Sie die 5 häufigsten angeborenen Herzfehler!

76.5 **!** Erläutern Sie die Einteilung in zyanotische und azyanotische Herzfehler und geben Sie jeweils ein Beispiel!

25-jähriger Mann mit Schmerzen in der rechten Schulter

Ein 25-jähriger Mann wird vom Notarzt in die Klinik gebracht. Der Patient war in einen Motorradunfall verwickelt und dabei auf die rechte Schulter gefallen. Nun klagt er über starke Schmerzen in der Schulter. Bei der klinischen Untersuchung finden Sie eine Schwellung im Bereich der lateralen Klavikula (siehe ▶ Abb. 77.1). Zusätzlich lässt sich ein sog. „Klaviertastenphänomen" auslösen.

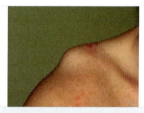

Abb. 77.1 Klinisches Bild der Schulter (aus Schumpelick V, Bleese N, Mommsen U, Kurzlehrbuch Chirurgie, Thieme, 2010)

| 77.1 | Für welche Verletzung ist ein „Klaviertastenphänomen" charakteristisch? |

| 77.2 | Welche Untersuchungen veranlassen Sie, um eine Diagnose zu stellen? |

| 77.3 | Nennen und beschreiben Sie eine Einteilung dieser Verletzung! |

| 77.4 | Welche Therapieoptionen haben Sie? |

41-jähriger Mann mit Magenschmerzen und Diarrhö

Ein 41-jähriger Mann stellt sich bei Ihnen zur weiteren Abklärung unklarer Magenschmerzen vor. Der Hausarzt hatte zuvor wegen zwei diagnostizierter Ulcera duodeni für 3 Monate eine Therapie mit Protonenpumpenhemmern durchgeführt. Unter dieser Therapie war es dem Patienten besser gegangen, aber kurz nach dem Absetzen der Medikamente traten die Magenschmerzen erneut auf.

Bei der daraufhin wiederholten Ösophagogastroduodenoskopie wurden ein Ulkus an der großen Kurvatur des Magens sowie weitere Ulzera in der Pars descendens duodeni gefunden. Sie befragen den Patienten nach weiteren Beschwerden und erfahren, dass er seit einigen Wochen auch unter Durchfällen leide.

78.1   Welche Verdachtsdiagnose stellen Sie?

78.2   Welche Untersuchungen helfen Ihnen bei der Diagnosesicherung?

78.3   Welche weiteren Untersuchungen veranlassen Sie, bevor Sie therapeutisch tätig werden können?

55-jähriger Mann mit schmerzlosem Ulkus am Mittelfinger

Ein 55-jähriger Mann stellt sich bei seinem Hausarzt vor. Einige Tage zuvor habe er zunächst ein Bläschen am rechten Mittelfinger bemerkt. Mittlerweile sei es aufgeplatzt und es habe sich trübes Sekret entleert und nun ein Schorf gebildet. Da er keine Schmerzen gehabt habe, wollte er auch nicht zum Arzt gehen. Mittlerweile habe sich jedoch ein roter Streifen gebildet, der bis zum Oberarm zieht. Eine Verletzung ist ihm nicht erinnerlich.

Bei der Untersuchung findet der Hausarzt eine schwarze Ulzeration mit umgebenden Pusteln (▶ Abb. 79.1). Zusätzlich liegt eine Lymphangitis mit Lymphadenitis in der rechten Axilla vor.

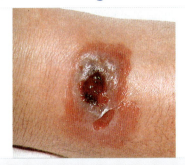

Abb. 79.1 Klinisches Bild der Ulzeration (aus Baenkler H-W et al., Duale Reihe Innere Medizin, Thieme, 2013)

79.1 Welche Erkrankung vermuten Sie bei dem Patienten? Welcher Erreger ist dafür verantwortlich?

79.2 Wie können Sie den Erreger nachweisen?

79.3 Welche Therapie leiten Sie bei dem Patienten ein?

17-jähriges Mädchen mit Fieber und rechtsseitigem Unterbauchschmerz

Ein 17-jähriges Mädchen stellt sich bei Ihnen in der Klinik-Ambulanz vor. Das Mädchen berichtet, dass sie seit einem Tag unter zunehmenden starken Schmerzen im rechten Unterbauch sowie unter Übelkeit und Erbrechen leide.

Bei der klinischen Untersuchung fällt Ihnen eine Abwehrspannung im rechten Unterbauch auf.

80.1 Welche Erkrankungen kommen bei dem 17-jährigen Mädchen differenzialdiagnostisch in Frage?

80.2 Welche Untersuchungen schließen Sie an, um zu einer Diagnose zu kommen?

80.3 Welche Maßnahmen leiten Sie ein bis die Untersuchungsbefunde vorliegen?

80.4 Beschreiben Sie Befunde, die Sie bei der körperlichen Untersuchung bei einer Appendizitis erheben können!

Antworten und Kommentar **Seite 271**

5-jähriges Mädchen mit schmerzhafter Bewegungseinschränkung des Ellenbogens

Ein 5-jähriges Mädchen wird von seinen Eltern in Ihrer Sprechstunde vorgestellt. Die Mutter berichtet, dass ihr Kind auf die Straße laufen wollte und sie es durch Zug am linken Arm zurückgehalten hätte. Seitdem bewegt das Kind den linken Arm nicht mehr und hält ihn im Ellenbogengelenk gebeugt.

| 81.1 | Stellen Sie eine Diagnose anhand der Anamnese! |

| 81.2 | Sind weitere Untersuchungen notwendig? |

| 81.3 | Erläutern Sie den Verletzungsmechanismus! |

| 81.4 | Beschreiben Sie die Therapie! |

32-jähriger Mann mit Schmerzen beim Stuhlgang

Ein 32-jähriger Mann berichtet über starke per-anale Schmerzen beim Stuhlgang. Diese Schmerzen gehen mit Juckreiz und Schleimsekretion einher. Zusätzlich habe er auch Blut auf dem Toilettenpapier bemerkt.

Sie untersuchen den Patienten und bemerken bei der Inspektion einen Einriss der Analschleimhaut bei 6 Uhr in Steinschnittlage (SSL) (siehe ► Abb. 82.1).

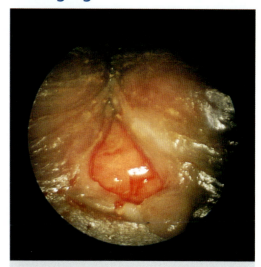

Abb. 82.1 Klinisches Bild des Patienten (aus Winkler R, Otto P, Schiedeck T, Proktologie, Thieme, 2011)

| 82.1 | Welche Diagnose stellen Sie? |

| 82.2 | Nennen Sie Ursachen für diese Erkrankung! |

| 82.3 | Nennen Sie therapeutische Möglichkeiten für diesen Patienten! |

| 82.4 | Beschreiben Sie kurz den Ablauf einer proktologischen Untersuchung! Welche pathologischen Veränderungen können Sie mit der jeweiligen Untersuchung erfassen? |

40-jährige Frau mit Schmerzen im rechten Bein

Eine 40-jährige Frau stellt sich gegen Abend bei Ihnen in der Sprechstunde vor. Sie berichtet, dass sie am Vorabend von einer Flugreise zurückgekehrt sei und seitdem unter Schmerzen im rechten Bein leide. Zunächst habe sie eine Überanstrengung durch die Reise vermutet und den Beschwerden keine weitere Beachtung geschenkt. Heute sei sie jedoch den ganzen Tag auf den Beinen gewesen und die Schmerzen hätten wieder zugenommen. Zusätzlich sei das rechte Bein angeschwollen, wodurch sie nun doch beunruhigt sei.

Nach der Schilderung der Patientin vermuten Sie eine Phlebothrombose.

| 83.1 | Welche Befunde erwarten Sie bei der körperlichen Untersuchung? |

| 83.2 | Nennen Sie mindestens 6 Risikofaktoren für das Entstehen einer Phlebothrombose! |

| 83.3 | Wodurch ist die Virchow-Trias charakterisiert? |

| 83.4 | Welche Untersuchungen veranlassen Sie, um das Ausmaß der Phlebothrombose zu bestimmen? |

| 83.5 | Wie gehen Sie therapeutisch vor? |

24-jähriger Mann mit Schwellung des Kniegelenks

Ein 24-jähriger Fußballer hat sich im Kampf um den Ball das linke Kniegelenk verdreht. Nun ist das Knie angeschwollen und schmerzhaft. Er kann es nicht mehr komplett strecken und hat das Gefühl, dass Knie wäre nicht mehr stabil, so „als würde es ihm wegknicken".

84.1 Welche Strukturen können bei dem Patienten verletzt sein?

84.2 Erklären Sie den Begriff „Unhappy Triad"!

84.3 Welche Tests führen Sie bei Verdacht auf Bandverletzungen am Kniegelenk durch?

84.4 Welche weiteren diagnostischen Möglichkeiten haben Sie neben der klinischen Untersuchung? Eine Untersuchung kann gleichzeitig therapeutisch genutzt werden. Beschreiben Sie diese Möglichkeit!

49-jähriger Mann mit Gewichtsverlust und Ikterus

Ein 49-jähriger Mann beklagt, dass er seit einigen Wochen unter Völlegefühl sowie Schmerzen im rechten Oberbauch leide. Aufgrund des Völlegefühls habe er auch wenig Appetit gehabt und in den letzten 2 Monaten ca. 5 kg an Gewicht verloren. Seine Frau habe wenige Tage zuvor erstmals eine gelbliche Verfärbung der Haut bemerkt.

Der Hausarzt führt eine Sonografie durch. Hierbei lässt sich eine unregelmäßig begrenzte Raumforderung mit inhomogenen Binnenechos im Bereich des rechten Leberlappens darstellen. Daher veranlasst er eine CT des Abdomens (▶ Abb. 85.1).

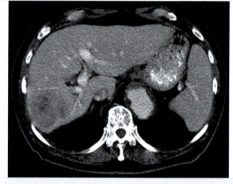

Abb. 85.1 CT Abdomen (aus Reiser M, Kuhn F-P, Debus J, Duale Reihe Radiologie, Thieme, 2011)

85.1 Welche Verdachtsdiagnose stellen Sie anhand von Anamnese, Klinik und CT-Bild?

85.2 Nennen Sie mindestens je 3 benigne und maligne Lebertumoren!

85.3 ! Welches sind die häufigsten Lebermalignome? Was sollten Sie daher bei diesem Patienten unbedingt an weiterer Diagnostik veranlassen?

85.4 Welche Therapie würden Sie vorschlagen, wenn es sich tatsächlich um eine Metastase handelt?

85.5 Nennen Sie Risikofaktoren für die Entstehung eines hepatozellulären Karzinoms!

85.6 Welche Möglichkeiten stehen zur Therapie eines hepatozellulären Karzinoms zur Verfügung?

3-jähriges Mädchen mit Bauchschmerzen und Hämaturie

Ein 3-jähriges Mädchen wird von ihrer Mutter beim Kinderarzt vorgestellt. Die Mutter ist stark beunruhigt, da das Mädchen bereits seit einigen Tagen Bauchschmerzen mit Durchfällen habe. Zunächst habe sie an eine Magendarmgrippe gedacht, aber am Morgen habe sie erstmals auch blutigen Urin bei ihrer Tochter bemerkt.

Bei der körperlichen Untersuchung fällt dem Kinderarzt eine Resistenz im Bereich des linken Oberbauches auf. Bei der durchgeführten Sonografie finden Sie folgenden Befund (▶ Abb. 86.1).

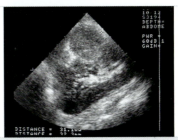

Abb. 86.1 Sonografie der linken Niere im Längsschnitt (aus Sitzmann et al., Duale Reihe Pädiatrie, Thieme, 2012)

86.1 Beschreiben Sie den sonografischen Befund! Welche Verdachtsdiagnose stellen Sie aufgrund der Anamnese und dieses Befundes?

86.2 Welche weiterführenden Untersuchungen würden Sie veranlassen, um Ihre Verdachtsdiagnose zu bestätigen?

Bei der weiterführenden Diagnostik wird die Diagnose eines Nephroblastoms der linken Niere bestätigt. Es lässt sich nachweisen, dass der Tumor auf das Organ beschränkt ist und die Nierenkapsel nicht überschritten hat.

86.3 ! Welches Tumorstadium liegt hier nach der Einteilung der National-Wilms-Tumor-Study (NWTS) vor?

86.4 Wie hoch ist die Heilungsrate eines Nephroblastoms im Stadium I?

60-jährige Frau mit überwärmtem und lividem linken Unterarm

Eine 60-jährige Frau klagt, dass sie seit ungefähr 1 Woche unter starken Schmerzen im linken Unterarm und der linken Hand leide. Bei der Inspektion des Armes fällt Ihnen eine ödematöse Schwellung des linken Unterarmes auf (siehe ▶ Abb. 87.1), die Haut ist livide verfärbt. Bei der Palpation klagt die Patientin über eine verstärkte Berührungsempfindlichkeit der Haut und Sie bemerken eine Überwärmung des Armes.

Sie fragen die Patientin nach einer Verletzung in der Vergangenheit, und sie berichtet Ihnen, dass sie ungefähr 2 Monate zuvor einen Handgelenksbruch erlitten habe und der Gips gerade 1 Woche zuvor abgenommen worden sei.

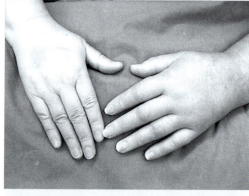

Abb. 87.1 Klinisches Bild der Patientin (aus Standl et al., Schmerztherapie, Thieme, 2010)

87.1	Welche Verdachtsdiagnose stellen Sie bei dieser Anamnese?

Sie fertigen ein Röntgenbild von linker Hand und Unterarm an.

87.2	Welche Veränderungen erwarten Sie bei dieser Patientin im Röntgenbild?

87.3	! In welchen Stadien läuft diese Erkrankung ab, wodurch sind diese gekennzeichnet?

87.4	Wie gehen Sie therapeutisch bei dieser Patientin vor?

30-jähriger Mann mit Schmerzen im Bereich der rechten Schulter

Ein 30 Jahre alter Mann stellt sich beunruhigt in Ihrer Praxis vor. Er berichtet, vor 2 Tagen im Fitnessstudio gewesen zu sein und seitdem Schmerzen an der rechten Schulter zu haben. Zuerst habe er sich nichts dabei gedacht, die Schmerzen hätten jedoch in den letzten beiden Tagen zugenommen und der rechte Arm sei zunehmend angeschwollen.

Bei der klinischen Untersuchung fällt Ihnen eine deutliche Umfangsvermehrung des rechten Armes im Seitenvergleich sowie eine Erweiterung der subkutanen Venen an der rechten Schulter auf (siehe ▶ Abb. 88.1).

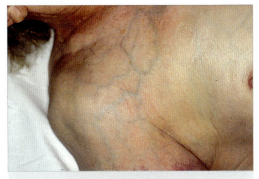

Abb. 88.1 Klinisches Bild des Patienten (aus Füeßl H, Middeke M, Duale Reihe Anamnese und klinische Untersuchung, Thieme, 2014)

88.1 Welche Verdachtsdiagnose stellen Sie?

88.2 Was könnte als Ursache in Frage kommen?

88.3 Welche Untersuchungen veranlassen Sie?

88.4 Wie gehen Sie therapeutisch vor?

44-jähriger Mann mit Oberbauchschmerzen nach dem Essen

Ein 44-jähriger Mann klagt über Oberbauch-schmerzen, Völlegefühl und gelegentlichen Brech-reiz. Er berichtet, dass die Beschwerden vor allem nach dem Essen auftreten würden.

89.1 Welche Untersuchungen veranlassen Sie, um zu einer Diagnose zu kommen?

Bei der Gastroskopie findet sich ein Ulkus an der kleinen Kurvatur des Magens (siehe ▶ Abb. 89.1).

Das Kontrastmittelröntgen ergibt folgendes Bild.

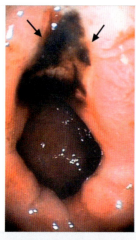

Abb. 89.1 Befund der Endoskopie: Ulcus ventriculi (aus Henne-Bruns et al., Duale Reihe Chirurgie, Thieme, 2012)

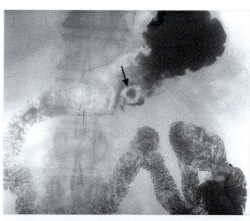

Abb. 89.2 Befund im Kontrastmittelröntgenbild (aus Henne-Bruns et al., Duale Reihe Chirurgie, Thieme, 2012)

89.2 Nennen Sie die wesentlichen Faktoren für die Ulkusentstehung!

89.3 Nennen Sie eine Einteilung der Ulkuslokalisation!

89.4 Wie sieht die Behandlung eines Ulcus ventriculi aus?

33-jähriger Mann mit Tachykardie und zunehmender Luftnot

Ein 33-jähriger Motorradfahrer wurde in einen Verkehrsunfall verwickelt. Er war primär wach und hat auf Ansprache adäquat reagiert. Bei der initialen Untersuchung am Unfallort bemerken Sie lediglich ein Hämatom an der linken Brustwand. Auf der Fahrt in das Krankenhaus wird der Patient zunehmend tachykard und dyspnoeisch.

90.1 Nennen Sie 2 mögliche Ursachen für die zunehmende Luftnot des Patienten!

90.2 Welche Untersuchungsbefunde können Sie bei der klinischen Untersuchung erheben und somit die Differenzialdiagnosen voneinander abgrenzen?

90.3 Welche Untersuchungen veranlassen Sie im Krankenhaus, um Ihre Diagnose zu bestätigen?

90.4 Welche Blutuntersuchung veranlassen Sie? Welches Ergebnis erwarten Sie?

90.5 An welche weiteren intrathorakalen Verletzungen sollten Sie denken, die ebenfalls lebensbedrohlich sein können?

52-jährige Frau mit Dysphagie und retrosternalen Schmerzen

Eine 52-jährige Frau klagt über Schluckstörungen, die vor allem bei flüssigen Speisen auftreten, sowie über Schmerzen hinter dem Brustbein nach dem Essen. Die Beschwerden hätten vor einigen Jahren begonnen und seien nun insbesondere nachts unerträglich geworden, da sie dadurch oft aufwache und husten müsse.

91.1 Nennen Sie mindestens 3 Differenzialdiagnosen!

91.2 Welche Untersuchungen veranlassen Sie, um zu einer Diagnose zu kommen?

91.3 Im Ösophagusbreischluck zeigt sich das folgende Bild. Welche Diagnose stellen Sie? Begründen Sie diese!

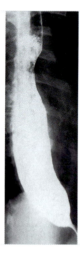

Abb. 91.1 Röntgen: Ösophagusbreischluck (aus Bücheler E, Lackner K-J, Thelen M, Einführung in die Radiologie, Thieme, 2006)

91.4 Welche konservativen und operativen Therapiemaßnahmen sind möglich?

40-jähriger Mann mit Schmerzen in der rechten Wade

Ein 40-jähriger Mann wird von seinem Freund in die Ambulanz eines Krankenhauses gebracht, in der Sie gerade Dienst haben. Er berichtet Ihnen, dass sie sich heute Abend zu einem Squashspiel verabredet hatten. Während des Spiels habe er plötzlich einen Knall gehört und einen stechenden, reißenden Schmerz in der rechten Wade verspürt, „so als ob ihn ein Pferd getreten hätte". Sie sehen eine geschwollene, livide verfärbte Wade.

92.1 Welche Verdachtsdiagnose stellen Sie anhand von Anamnese und Klinik?

92.2 Welche Befunde können Sie bei der klinischen Untersuchung erheben?

Es zeigt sich, dass der Patient im Liegen noch eine Plantarflexion des rechten Fußes durchführen kann.

92.3 Wodurch ist dies zu erklären?

Beim Ultraschall stellen Sie fest, dass sich die beiden Sehnenstümpfe in Plantarflexion vollständig adaptieren.

92.4 ! Inwieweit beeinflusst dies Ihr weiteres therapeutisches Vorgehen?

1-jähriger Junge mit fehlendem rechten Hoden

Ein 1-jähriger Junge wird von seiner Mutter beim Kinderarzt vorgestellt. Sie berichtet, dass bei ihrem Sohn seit der Geburt der rechte Hoden nicht im Skrotum zu sehen oder zu tasten sei. Sie sei nun darüber doch beunruhigt, da der linke ganz normal vorhanden sei.

Der Kinderarzt kann bei der klinischen Untersuchung das Fehlen des rechten Hodens im Skrotum bestätigen, findet jedoch eine Schwellung in der rechten Leiste. Der linke Hoden ist in normaler Lage zu tasten.

93.1	Welche Diagnose stellen Sie?

93.2	Nennen Sie weitere Formen einer Fehllage des Hodens!

93.3	! Was ist der Unterschied zwischen einem Pendel- und einem Gleithoden?

93.4	Welche Therapie würden Sie bei dem Jungen durchführen?

56-jähriger Mann mit einem blassen und kühlen linken Bein

Ein 56-jähriger Mann wird in die Notaufnahme gebracht. Er berichtet über seit 4 Stunden bestehende Schmerzen im linken Bein, die sich vom Fuß bis zur Mitte des Oberschenkels erstrecken würden. Bei der klinischen Untersuchung ist das Bein kühl, die Fußpulse sind nicht tastbar.

| 94.1 | Was ist Ihre Arbeitsdiagnose? |

| 94.2 | Nennen Sie mögliche Ursachen! |

| 94.3 | Welche weiteren klinischen Befunde unterstützen Ihre Diagnose? |

| 94.4 | Welche therapeutischen Schritte leiten Sie ein? |

46-jähriger Mann mit Ikterus und Schmerzen

Ein 46-jähriger Mann klagt über zunehmende Schmerzen im rechten Oberbauch, über eine gelbliche Hautfarbe sowie über Fieber bis 40 °C. Der Patient berichtet Ihnen weiterhin über einen Urlaub in Thailand vor 4 Wochen, bei dem er einen fieberhaften Infekt mit Durchfall gehabt habe. Diese Durchfälle seien jedoch unter Antibiotikaeinnahme innerhalb weniger Tage wieder abgeklungen. Bei der Laborkontrolle finden Sie folgende Werte: GOT 200 U/l, GPT 180 U/l, Bilirubin gesamt 3,8 mg/dl, AP 259 U/l, Leukozyten 25 000/µl, CRP 15,45 mg/dl.

Nachdem Sie sonografisch im rechten Oberbauch einen suspekten Prozess festgestellt haben, veranlassen Sie eine Computertomografie (▶ Abb. 95.1).

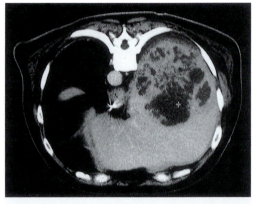

Abb. 95.1 CT Abdomen (aus Henne-Bruns et al., Duale Reihe Chirurgie, Thieme, 2012)

95.1 Welche Diagnose stellen Sie aufgrund der Computertomografie?

95.2 Nennen Sie mögliche Ursachen für die Entstehung einer derartigen Erkrankung!

95.3 Welche Therapie kommt bei dem Patienten in Frage?

95.4 ! Skizzieren Sie die Einteilung der Leber in verschiedene Segmente!

37-jährige Frau mit Tachykardie und Gesichtsrötung

Eine 37-jährige Frau leidet seit einigen Wochen unter Episoden von Herzrasen und Hitzewallungen, bei denen sich ihr Gesicht rot verfärbt. Hinzugekommen sind nun auch Bauchschmerzen und Durchfälle, sodass sie ihren Hausarzt aufsucht.

Bei der durchgeführten Blutuntersuchung fand sich lediglich ein pathologischer Blutzuckerwert von 40 mg/dl.

| 96.1 | Worauf weisen die geschilderten Beschwerden der Patientin hin? Welche weiterführende Diagnostik würden Sie veranlassen? |

Bei der weiterführenden Diagnostik fällt ein erhöhter Serotonin-Spiegel im Serum sowie eine erhöhte 5-Hydroxyindolessigsäure-Ausscheidung im 24h-Sammelurin auf.

| 96.2 | Welche Diagnose stellen Sie? Nennen Sie die 3 häufigsten Lokalisationen dieses Tumors! |

| 96.3 | Welche Komplikationen können bei dieser Erkrankung auftreten? |

68-jähriger Patient mit Sprachstörung und Parese des rechten Armes

Ein 68-jähriger Patient stellt sich bei seinem Hausarzt vor. Seine Frau berichtet, dass ihr Mann seit dem Vortag den rechten Arm plötzlich nicht mehr richtig bewegen könne und der rechte Mundwinkel nach unten hänge. Zusätzlich habe er unverständlich gesprochen bzw. Wörter verwendet, die sie noch nie gehört habe. Aktuell könne sich ihr Mann aber schon wieder normal bewegen und normal sprechen. Er sei wieder wie früher.

Bezüglich Vorerkrankungen berichtet die Ehefrau, dass ihr Mann an arterieller Hypertonie leide und seit ca. 40 Jahren rauche.

| 97.1 | Welche Verdachtsdiagnose stellen Sie? |

| 97.2 | Welchem klinischen Stadium entspricht die bei dem Patienten aufgetretene Symptomatik? |

| 97.3 | Nennen Sie ätiologische Faktoren! |

Auf der ▶ Abb. 97.1 ist eine Angiografie der linken Karotisstrombahn des Patienten dargestellt.

| 97.4 | Welche Untersuchungen veranlassen Sie vor Einleitung einer Therapie? |

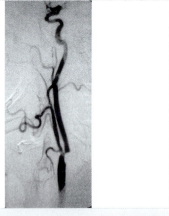

Abb. 97.1 Angiografie (aus Henne-Bruns et al., Duale Reihe Chirurgie, Thieme, 2012)

| 97.5 | ! Welche Diagnose stellen Sie und welche Therapie würden Sie dem Patienten vorschlagen? |

22-jähriger Mann mit Schwellung und Hämatom an der Ferse

Ein 22-jähriger Mann wird vom Notarzt in die Klinik gebracht. Er ist während seiner Arbeit als Zimmermann vom Dach eines Hauses gestürzt. Er kann sich an den Unfall erinnern, laut Aussage der Arbeitskollegen war er nicht bewusstlos gewesen.

Bei der Aufnahme gibt er lediglich Schmerzen an der rechten Ferse an. Sie untersuchen den Patienten und finden eine Schwellung und ein Hämatom am rechten Rückfuß. Die Beweglichkeit des rechten Sprunggelenks ist schmerzhaft eingeschränkt. Sie veranlassen eine Röntgenaufnahme des rechten Rückfußes in 2 Ebenen.

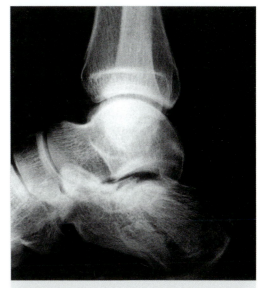

Abb. 98.1 Befund der Röntgenaufnahme (aus Imhoff A, Zollinger-Kies H, Fußchirurgie, Thieme, 2004)

98.1 Welche Verletzungen sollten Sie differenzialdiagnostisch bei diesem Patienten in Betracht ziehen?

98.2 Welche Körperregion sollten Sie bei einem Sturz aus größerer Höhe ebenfalls untersuchen und ggf. röntgen?

Auf der durchgeführten Röntgenaufnahme des Rückfußes findet sich eine Kalkaneusfraktur.

98.3 ! Was beschreibt in diesem Zusammenhang der sog. Böhler-Winkel?

98.4 Nennen Sie Indikationen und Vorgehen für eine konservative bzw. operative Therapie der Kalkaneusfraktur!

98.5 Was bezeichnet die AO-Klassifikation allgemein?

Antworten und Kommentar **Seite 301**   111

8-jähriger Junge mit Schmerzen und Schwellung am Handgelenk

Ein 8-jähriger Junge wird von seinen Eltern zu Ihnen gebracht. Er ist am Nachmittag beim Fußballspiel auf die rechte Hand gefallen und klagt nun über starke Schmerzen am rechten Handgelenk.

Bei der klinischen Untersuchung fällt Ihnen eine Schwellung am distalen Radius sowie eine schmerzhaft eingeschränkte Beweglichkeit auf. Sie lassen eine Röntgenaufnahme des rechten Unterarms in 2 Ebenen anfertigen (s. ▶ Abb. 99.1).

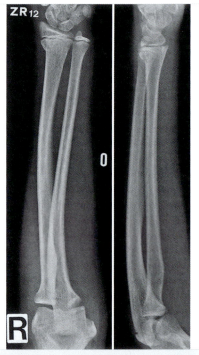

Abb. 99.1 Röntgenaufnahme Unterarm rechts (aus von Laer L, Frakturen und Luxationen im Wachstumsalter, Thieme, 1996)

99.1	Welchem Verletzungsgrad entspricht diese Fraktur nach der Einteilung nach Aitken?

99.2	Was ist eine sog. Grünholzfraktur?

99.3	Wie sieht die Therapie bei diesem Jungen aus?

65-jährige Frau mit Veränderung der Stuhlgewohnheiten

Eine 65-jährige Frau berichtet Ihnen in der chirurgischen Ambulanz, dass sie seit einigen Tagen Schmerzen im linken Unterbauch habe. Während sie normalerweise eher harten Stuhlgang habe, sei es nun zu Durchfällen gekommen. Heute seien auch Übelkeit, Erbrechen und Fieber aufgetreten.

Sie gibt an, niemals zuvor derartige Beschwerden gehabt zu haben.

Bei der klinischen Untersuchung ist das Abdomen insbesondere im linken Unterbauch druckschmerzhaft sowie meteoristisch gebläht. Weiterhin ist im linken Unterbauch ein walzenförmiger Tumor zu tasten.

100.1 Nennen Sie mindestens 2 Differenzialdiagnosen, die aufgrund der Klinik in Frage kommen!

100.2 Welche radiologische Diagnostik veranlassen Sie nach der klinischen Untersuchung?

Bei dieser Untersuchung finden Sie einen stenosierenden Prozess im Dickdarm. Sie vermuten aufgrund der Anamnese, des klinischen Erscheinungsbildes und der Röntgenaufnahme eine Sigmadivertikulitis.

100.3 Welche ergänzende Diagnostik veranlassen Sie daraufhin? Begründen Sie diese Maßnahme!

100.4 Wie sieht Ihre Therapie bei Bestätigung Ihrer Verdachtsdiagnose für diese Patientin aus?

45-jähriger Mann mit Schmerzen und Bewegungseinschränkung am Oberarm

Ein 45-jähriger Patient stellt sich bei Ihnen in der Klinikambulanz vor. Er berichtet, am Tag zuvor auf der Arbeit Waschbecken auf einen LKW gehoben und dabei plötzlich einen stechenden Schmerz am linken Oberarm verspürt zu haben. Er habe daraufhin nicht mehr weiter arbeiten können und sich daher geschont. Da die Schmerzen mehr als 12 Stunden später immer noch bestanden, sei er zu seinem Hausarzt gegangen. Dieser habe ihn in die Chirurgische Poliklinik überwiesen. Auf dem Überweisungsschein lesen Sie „V. a. Ruptur der langen Bizepssehne links".

101.1 Welche klinischen Befunde erwarten Sie bei dieser Verdachtsdiagnose?

101.2 Welche ergänzenden Untersuchungen veranlassen Sie?

101.3 ! Nennen Sie die Struktur, die bei einer Ruptur der langen Bizepssehne meist ebenfalls geschädigt ist!

Nach Vorliegen aller Befunde bestätigt sich die Diagnose einer Ruptur der langen Bizepssehne.

101.4 Wie gehen Sie therapeutisch vor?

62-jährige Frau mit peranalem Blutabgang

Eine 62-jährige Frau wird vom Notarzt in die Klinik gebracht. Ihr Mann berichtet aufgeregt, dass er seine Frau sitzend auf der Toilette gefunden habe und die Toilettenschüssel voller Blut gewesen sei. Seine Frau habe kaum noch auf Ansprache reagiert und er habe sofort einen Rettungswagen gerufen.

Der Notarzt berichtet, dass er die Patientin im Schock aufgefunden habe, sie aber mittlerweile nach Gabe von Infusionen kreislaufstabil sei.

Bei Aufnahme reagiert die Patientin adäquat auf Ansprache und ist orientiert, der Blutdruck beträgt 130/80 mmHg, die Herzfrequenz 80/min.

102.1 Definieren Sie den Schockindex!

102.2 Welche weiteren Maßnahmen ergreifen Sie?

102.3 Nennen Sie die häufigste Ursache für eine untere gastrointestinale Blutung!

102.4 Welche weiteren Ursachen kennen Sie für untere gastrointestinale Blutungen?

39-jährige Frau mit Luftnot

Eine 39-jährige Frau wird vom Hausarzt in die chirurgische Ambulanz überwiesen. Seit mehreren Jahren ist schon eine Struma multinodosa bei der Patientin bekannt, die bisher mit L-Thyroxin behandelt wurde. In letzter Zeit ist es jedoch zu einer erneuten Größenzunahme und damit einhergehend zu zunehmender Luftnot gekommen.

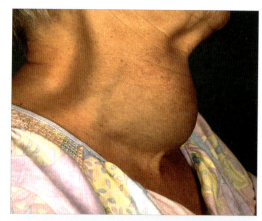

Abb. 103.1 Struma bei der Patientin (aus Baenkler et al., Kurzlehrbuch Innere Medizin, Thieme, 2012)

103.1 Die Größe einer Struma wird klinisch in verschiedene Grade eingeteilt. Welchem Grad entspricht die Schilddrüsenvergrößerung bei dieser Patientin?

103.2 Ist eine Indikation zur Operation gegeben? Welche Befunde sollten dann präoperativ vorliegen?

103.3 Wie sieht die operative Therapie aus?

7-jähriger Junge mit Schwindel und Erbrechen

Ein 7-jähriger Junge wird mit dem Rettungswagen in die Klinik gebracht. Die aufgeregte Mutter berichtet, dass ihr Junge mit anderen Kindern auf dem Spielplatz gespielt habe und dabei mit dem Kopf gegen eine Rutsche geprallt sei. Der Junge sei anschließend für einige Sekunden bewusstlos gewesen. Er sei dann wieder aufgewacht, habe sich jedoch an nichts erinnern können. Mittlerweile habe er auch einmal erbrochen, ihm sei schwindelig und er habe Kopfschmerzen.

Bei der Untersuchung ist der Junge wach, reagiert auf Ansprache adäquat und bewegt alle Extremitäten, Sensibilitätsstörungen und Schmerzen liegen nicht vor. Die direkte und indirekte Lichtreaktion ist prompt und seitengleich. Sie finden keine offenen Verletzungen, jedoch eine druckempfindliche Schwellung an der rechten Stirnseite.

| 104.1 | Welche Diagnose stellen Sie? |

| 104.2 | ! Was wird mit der Glasgow-Coma-Scale überprüft? Welche Punktzahl würde der Junge auf der Glasgow-Coma-Scale erreichen? |

| 104.3 | Nennen Sie eine Einteilung der Schädel-Hirn-Traumata! |

| 104.4 | Wie sieht die Therapie bei diesem Jungen aus? |

73-jährige Frau und 58-jähriger Mann mit Ulcus cruris

Eine 73-jährige Frau wird von ihrem Hausarzt in die Klinikambulanz überwiesen. Auf dem Überweisungsschein lesen Sie „Z. n. tiefer BVT, Ulcus cruris". Die Patientin berichtet Ihnen, dass sie sich gestoßen habe und daher vermutlich dieses „offene Bein" habe.

davon aber noch nichts bemerkt. Bei der Untersuchung sehen Sie ein ca. 50-Cent-Stück großes Ulkus mit randständiger Nekrose. Aus der Anamnese erfahren Sie, dass er seit mehreren Jahren Diabetiker ist.

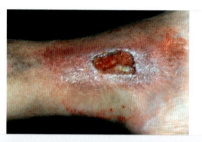

Abb. 105.1 Klinisches Bild der Patientin (aus Moll I, Duale Reihe Dermatologie, Thieme, 2010)

Ein wenig später sucht Sie ein 58-jähriger Mann auf, der Ihnen berichtet, sein Hausarzt habe eine „offene Stelle am Fuß" entdeckt und ihm empfohlen, sich in der Klinik vorzustellen. Er selbst habe

Abb. 105.2 Klinisches Bild des Patienten (aus Baenkler et al., Kurzlehrbuch Innere Medizin, Thieme, 2012)

105.1 Stimmen Sie mit der Meinung der Patientin zur Ursache des „offenen Beins" überein? Beschreiben Sie die pathophysiologischen Veränderungen, die bei der Patientin zum Ulcus cruris geführt haben!

105.2 An welcher Stelle am Bein hat die Patientin vermutlich dieses Ulkus? Welche weiteren klinischen Symptome können Sie bei der Untersuchung evtl. noch feststellen?

105.3 Wie gehen Sie bei der Patientin therapeutisch vor?

105.4 Würden Sie bei dem männlichen Patienten genauso verfahren?

70-jähriger Mann mit Aszites und Oberbauchschmerzen

Ein 70-jähriger Mann mit bekannter Leberzirrhose aufgrund eines Alkoholabusus klagt in letzter Zeit über zunehmende Oberbauchschmerzen. Er befindet sich in einem guten Ernährungszustand, neurologische Auffälligkeiten sind nicht bekannt. Bei der körperlichen Untersuchung fällt Ihnen ein leichter Ikterus sowie ein Caput medusae auf. Die Sonografie des Abdomens zeigt die bekannte Leberzirrhose sowie einen Aszites von ca. 1000 ml.

Die Labordiagnostik ergibt u. a. folgende Werte: Bilirubin 1,9 mg/dl, Albumin 4 g/dl, Quick 80 %.

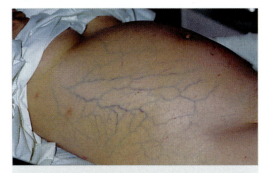

Abb. 106.1 Caput medusae des Patienten (aus Füeßl H, Middeke M, Duale Reihe Anamnese und klinische Untersuchung, Thieme, 2014)

106.1 In welchen Stadium der Leberzirrhose befindet sich der Patient nach der Child-Pugh-Klassifikation?

106.2 Bei der Untersuchung ist ein Caput medusae aufgefallen. Nennen Sie mögliche Umgehungskreisläufe bei einer portalen Hypertension!

106.3 Welche operativen Möglichkeiten gibt es, den Druck im Pfortadersystem zu senken?

106.4 ! Wie hoch ist der normale Druck im Pfortaderkreislauf, wann spricht man von einer portalen Hypertension?

60-jähriger Mann mit Schwellung in der Leiste und am Hoden rechts

Ein 60 Jahre alter Mann bemerkte in den vorangehenden Monaten eine zunehmende Schwellung in der rechten Leiste und seit wenigen Tagen auch des rechten Hodens. Zunächst sei die Schwellung im Liegen noch vollständig verschwunden und habe sich nur beim Stehen und Husten verschlimmert. Mittlerweile sei die Schwellung aber immer vorhanden. Sonst habe er aber keine weiteren Beschwerden. Sie vermuten das Vorliegen einer Leisten- bzw. Skrotalhernie.

107.1 Welche Differenzialdiagnosen müssen Sie generell bei Schwellungen von Leiste und Hoden ausschließen?

107.2 Worin besteht der Unterschied zwischen direkten und indirekten Leistenhernien?

107.3 Beschreiben Sie die Prinzipien der operativen Hernienversorgung nach Shouldice und nach Lichtenstein!

107.4 Nennen Sie mindestens 4 Komplikationen, die bei der Aufklärung zur Operation erwähnt werden müssen!

Neugeborenes mit Obstipation

Eine Mutter stellt aufgeregt ihr 5 Tage altes Neugeborenes in der Notaufnahme bei Ihnen vor, weil es seit der Geburt keinen Stuhlgang gehabt habe. Zusätzlich habe sie eine zunehmende Schwellung des Abdomens bemerkt. Der Säugling weine sehr viel und verweigere die Nahrung. Bei der Palpation des Abdomens können Sie durch die Bauchdecke Stuhlmassen tasten.

108.1 Nennen Sie mögliche Ursachen für den fehlenden Mekoniumabgang!

Bei der rektal-digitalen Untersuchung finden Sie eine enge und leere Ampulle.

108.2 Welche Verdachtsdiagnose stellen Sie?

108.3 Was ist die Ursache dieser Erkrankung?

108.4 Welche Untersuchungen veranlassen Sie, um Ihre Verdachtsdiagnose zu sichern?

108.5 Beschreiben Sie die chirurgische Therapie!

Antworten und Kommentar **Seite 318** **121**

67-jähriger Mann mit pulsierender abdomineller Schwellung

Ein 67-jähriger Mann wird mit dem Rettungswagen in die Klinik gebracht. Er hat seit mehreren
Stunden zunehmende Schmerzen im Rücken, die
auch in die Oberschenkel ausstrahlen.

Bei der Aufnahme hat der Patient einen Blutdruck von 160/90 mmHg, die Herzfrequenz beträgt 100/min.

Bei der Untersuchung des Patienten fällt Ihnen
eine pulsierende Schwellung im Bereich des Abdomens auf. Sie veranlassen eine Computertomografie mit Kontrastmittel des Abdomens
(▶ Abb. 109.1). Bei dieser Untersuchung wird der
Patient zunehmend tachykard, der Blutdruck fällt
auf 80/60 mmHg.

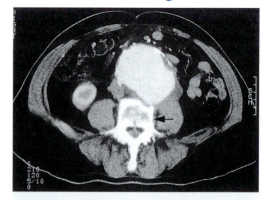

Abb. 109.1 CT Abdomen (mit Kontrastmittel) (aus
Henne-Bruns et al., Duale Reihe Chirurgie, Thieme,
2001)

109.1 Welche Diagnose stellen Sie aufgrund der Anamnese, der Klinik und des CT-Bildes?

109.2 Beschreiben Sie die nächsten Maßnahmen, die zu ergreifen sind!

109.3 Nennen Sie die verschiedenen Formen des Aortenaneurysmas!

109.4 ! Nennen Sie Beispiele für die Ätiologie des Aortenaneurysmas!

17-jähriger Junge mit Bewegungseinschränkung des Handgelenks

Ein 17-jähriger Junge stellt sich in Ihrer Sprechstunde vor. Er berichtet, am Vortag beim Schulsport auf die rechte Hand gefallen zu sein. Seitdem könne er sein Handgelenk nur unter Schmerzen bewegen. Da die Beschwerden nicht nachgelassen haben, sei er nun doch beunruhigt und deshalb zu Ihnen gekommen.

110.1 Nennen Sie 3 Verletzungen, die Sie ausschließen müssen!

Bei der klinischen Untersuchung lässt sich ein Daumenstauchungsschmerz sowie ein Druckschmerz in der Tabatière auslösen.

110.2 Welche Verdachtsdiagnose stellen Sie?

110.3 Welche Röntgenuntersuchung veranlassen Sie? Wie verfahren Sie, falls keine Fraktur nachzuweisen ist?

110.4 Wie therapieren Sie eine Skaphoidfraktur?

64-jähriger Mann mit Gewichtsverlust und Abneigung gegen Fleisch

Ein 64-jähriger Mann berichtet über einen Gewichtsverlust von ca. 10 kg in den letzten Wochen sowie über Oberbauchschmerzen und eine zunehmende Abneigung gegen Fleisch. Bei der durchgeführten Gastroskopie findet sich ein ulzerierter Prozess an der kleinen Kurvatur. Die histopathologische Untersuchung ergibt den Befund eines Siegelringzellkarzinoms.

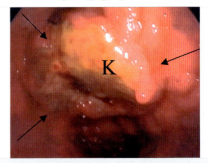

Abb. 111.1 Gastroskopiebefund (aus Henne-Bruns et al., Duale Reihe Chirurgie, Thieme, 2012)

111.1 Welche weiteren Untersuchungen sind notwendig?

111.2 Beschreiben Sie die Therapie des Magenkarzinoms!

111.3 Nennen Sie Risikogruppen und Präkanzerosen für das Magenkarzinom!

111.4 Nennen und erläutern Sie Einteilungen des Magenkarzinoms!

111.5 Worum handelt es sich bei einem Frühkarzinom des Magens?

38-jähriger Mann mit Rückenschmerzen

Ein 38-jähriger Holzarbeiter stellt sich bei Ihnen in der Notaufnahme mit starken Rückenschmerzen vor, die bis in das rechte Bein ausstrahlen. Eine Woche zuvor habe er diese Schmerzen erstmals verspürt. An ein Trauma könne er sich nicht erinnern. Die Schmerzen haben sich im Laufe der Woche zunehmend in das rechte Bein verlagert, zeitweilig verspüre er hier auch ein Kribbeln. Wasserlassen und Stuhlgang seien normal möglich.

Bei der klinischen Untersuchung fällt eine schmerzbedingte Lendenskoliose nach links auf.

Das Lasègue-Zeichen ist rechts ab 20° positiv, links negativ. Bei der Prüfung der Sensibilität gibt der Patient eine Hypästhesie an der Innenseite des rechten Unterschenkels sowie des rechten Fußes an. Bei der Prüfung der Motorik zeigt sich eine Parese des M. extensor hallucis longus rechts. Die PSR sind beidseits lebhaft. Der Tibialis-posterior-Reflex ist rechts nicht auslösbar, links lebhaft vorhanden.

| 112.1 | Welche weiteren diagnostischen Maßnahmen veranlassen Sie? |

| 112.2 | Welche Diagnose stellen Sie aufgrund des vorliegenden CT-Befundes, anhand der Anamnese und Ihrer klinischen Untersuchung? |

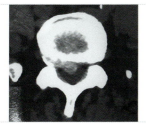

Abb. 112.1 CT der Bandscheibenetage L 4/5 (aus Henne-Bruns et al., Duale Reihe Chirurgie, Thieme, 2012)

| 112.3 | Welche Therapie leiten Sie bei dem Patienten ein? |

| 112.4 | Stellen Sie anhand der folgenden Tabelle die neurologischen Ausfälle bei Bandscheibenvorfällen auf verschiedenen Höhen zusammen! |

Tab. 112.1

Höhe	Parese	Reflexverlust	Dematom
L 3			
L 4			
L 5			
S 1			

| 112.5 | ! Wann besteht eine Notfallindikation zur operativen Revision? |

20-jähriger Mann mit schmerzhafter Schwellung des Unterschenkels

Ein 20-jähriger Mann hat bei einem Verkehrsunfall eine geschlossene Tibiafraktur rechts erlitten, die mit einem unaufgebohrtem Tibianagel versorgt worden ist. Einige Stunden nach der Operation klagt er über zunehmende Schmerzen im rechten Unterschenkel. Bei der klinischen Untersuchung ist der Unterschenkel prall gespannt und die Beweglichkeit der Zehen ist schmerzhaft eingeschränkt.

| 113.1 | Stellen Sie eine Verdachtsdiagnose! |

| 113.2 | Welche weiteren Befunde können Sie bei Ihrer Verdachtsdiagnose erheben? |

| 113.3 | Erklären Sie den pathophysiologischen Mechanismus! |

| 113.4 | Welche Maßnahmen veranlassen Sie? |

39-jähriger Mann mit gürtelförmigen Oberbauchbeschwerden

Ein 39-jähriger Mann mit gürtelförmigen Oberbauchbeschwerden und rezidivierendem Erbrechen kommt in Ihre Sprechstunde. Bei der Untersuchung ist das Abdomen gespannt und es lässt sich ein Druckschmerz im Oberbauch auslösen. Bei den Laborwerten fallen eine Leukozytose sowie eine Amylase von 450 U/l und eine Lipase von 600 U/l auf.

114.1 An welche Erkrankung denken Sie?

114.2 Nennen Sie mögliche Ursachen für diese Erkrankung!

114.3 Beschreiben Sie die Therapie!

114.4 Welche Komplikationen können auftreten?

55-jähriger Mann mit Schockzeichen und Unterschenkelemphysem

Ein 55-jähriger Mann wird mit dem Rettungs-wagen in die Klinik gebracht. Bei der Aufnahme ist der Patient leicht eingetrübt, der Blutdruck beträgt 100/70 mmHg und die Herzfrequenz 120/min. Bei der klinischen Untersuchung fällt Ihnen eine öde-matöse Schwellung am rechten Unterschenkel auf. Aus einer Wunde entleert sich seröses Sekret und Sie bemerken einen süßlich-faden Geruch. Bei der Betastung fühlen sie ein merkwürdiges Knistern des Gewebes.

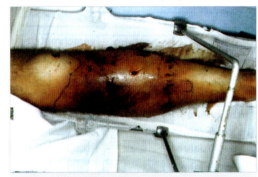

Abb. 115.1 Extrembeispiel einer Gasbrandinfektion (dies ist nicht der besprochene Fall) (aus Schumpelick V, Bleese N, Mommsen U, Kurzlehrbuch Chirurgie, Thie-me, 2010)

115.1	Welche Verdachtsdiagnose stellen Sie?

115.2	Welches Bakterium ist für diese Erkrankung vor allem verantwortlich?

115.3	Wie können Sie Ihre Verdachtsdiagnose bestätigen?

115.4	Welche Therapiemaßnahmen sind zu ergreifen?

32-jährige Frau mit Bluthochdruck

Eine 32-jährige Frau (s. ▶ Abb. 116.1) fällt bei einer Einstellungsuntersuchung durch eine Hypertonie mit Werten von 180/100 mmHg und einem erhöhten Blutzuckerwert von 220 mg/dl auf. Der Betriebsarzt befragt die Patientin daraufhin nach Beschwerden, und sie berichtet über eine zunehmende Müdigkeit und Muskelschwäche im vorangehenden Jahr. Zusätzlich habe sie in den letzten Monaten ungefähr 10 kg an Gewicht zugenommen.

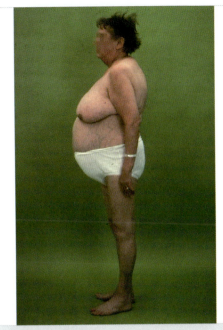

Abb. 116.1 Klinisches Erscheinungsbild der Patientin (aus Füeßl H, Middeke M, Duale Reihe Anamnese und klinische Untersuchung, Thieme, 2010)

116.1 Welche endokrinologische Erkrankung vermuten Sie anhand von Anamnese und Klinik?

116.2 Nennen Sie Laboruntersuchungen, die Ihnen weiterhelfen können!

116.3 Welche weiteren Untersuchungen veranlassen Sie, um den Ort der endokrinologischen Störung zu lokalisieren?

116.4 Wie gehen Sie therapeutisch bei dieser Patientin vor?

15-jähriger Junge mit rechtsseitigem Unterbauchschmerz

Ein 15-jähriger Junge wird von der Kinderärztin unter der Diagnose einer akuten Appendizitis in die Klinik eingewiesen. Er klagt über Schmerzen im rechten Unterbauch, die mit Übelkeit und Erbrechen einhergehen. Bei der Untersuchung in der Klinik stellen Sie einen Druckschmerz im rechten Unter- und Mittelbauch fest. Die axillär gemessene Temperatur beträgt 37,7 °C, die axillo-rektale Temperaturdifferenz 0,5 °C.

Die Leukozytenzahl ist auf 11 000/µl erhöht. Sonografisch lässt sich die Appendix nicht darstellen. Sie ordnen an, dass der Patient zur Beobachtung stationär aufgenommen werden soll. Im weiteren Verlauf nehmen die Beschwerden zu und die Leukozyten steigen auf 15 000/µl an.

117.1 Welche therapeutischen Schritte sind aufgrund der Krankheitsentwicklung einzuleiten?

117.2 Woran sollten Sie bei der geschilderten Anamnese sowie folgendem laparoskopischen Befund (unauffällige Appendix jedoch Peritonitis im rechten Unterbauch) unbedingt denken?

117.3 Wo befindet sich diese Struktur? Erläutern Sie die Entstehung dieser Struktur!

117.4 Nennen Sie weitere Komplikationen, die auftreten können!

17-jähriger Junge mit Schmerzen und Schwellung an der linken Klavikula

Ein 17-jähriger Junge ist beim Inlineskaten auf die rechte Schulter gefallen. Bei der klinischen Untersuchung finden Sie eine schmerzhafte Schwellung im Bereich der Schaftmitte der rechten Klavikula.

Sie veranlassen eine Röntgenaufnahme der Klavikula a. p. (s. ▶ Abb. 118.1) und tangential.

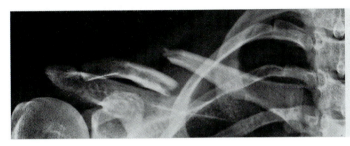

Abb. 118.1 Röntgen Klavikula a. p. (aus von Laer L, Kraus R, Linhart W, Frakturen und Luxationen im Wachstumsalter, Thieme, 2012)

118.1 Stellen Sie eine Diagnose anhand der Anamnese, der Klinik und des Röntgenbildes!

118.2 Worauf müssen Sie bei dieser Verletzung achten? Welche Strukturen sind gefährdet?

118.3 Beschreiben Sie die Therapie bei diesem Jungen!

118.4 Nennen Sie Indikationen für eine operative Therapie!

Antworten und Kommentar Seite 334

29-jährige Frau mit Hypotonie und Bauchschmerzen

Eine 29-jährige Frau wird vom Notarzt zu Ihnen in die Notaufnahme gebracht. Er berichtet, dass die Patientin auf der Autobahn in einen Unfall verwickelt worden sei. Initial sei sie relativ beschwerdefrei gewesen und habe nur über leichte Bauchschmerzen geklagt.

Auf der Fahrt ins Krankenhaus sei sie dann aber zunehmend tachykard geworden, der Blutdruck sei auf 90/50 mmHg abgefallen. Nach Gabe von Infusionen beträgt der Blutdruck nun wieder 110/60 mmHg.

119.1   Welche Verdachtsdiagnose stellen Sie?

119.2   Wie gehen sie weiter vor, um Ihre Verdachtsdiagnose zu bestätigen?

119.3   Erklären Sie den Begriff der zweizeitigen Milzruptur!

119.4   Welche Maßnahme sollte bei unklaren Befunden in jedem Fall durchgeführt werden?

45-jährige Frau mit Blut am Toilettenpapier

Eine 45-jährige Frau wird vom Hausarzt zu Ihnen überwiesen. Seit einigen Monaten leidet sie unter Juckreiz und Nässen am Anus. In der letzten Zeit habe sie auch hellrotes Blut am Toilettenpapier bemerkt.

120.1   Welche Untersuchungen führen Sie als erstes durch?

Bei der Inspektion stellen Sie folgenden Befund fest: ▶ Abb. 120.1.

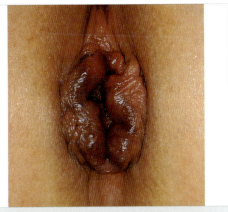

Abb. 120.1 Befund der Inspektion (aus Winkler R, Otto P, Schiedeck T, Proktologie, Thieme, 2011)

120.2   Welche weitere Untersuchung ist unbedingt notwendig?

Bei den Untersuchungen stellen Sie bei der Patientin Hämorrhoiden im Stadium II fest.

120.3   Nennen Sie die Stadieneinteilung der Hämorrhoiden!

120.4   Beschreiben Sie die Therapiemaßnahmen, die bei der Patientin in Frage kommen!

60-jähriger Mann mit chronischem Husten und blutigem Sputum

Ein 60-jähriger Mann stellt sich bei seinem Hausarzt vor. Er berichtet über Husten, der ihn seit ca. 2 Monaten plage. Da er starker Raucher sei, habe er dem jedoch keine Bedeutung beigemessen. Seit ca. 1 Woche habe er nun aber auch erstmals Blutspuren im Auswurf bemerkt und ist nun doch etwas beunruhigt.

Der Hausarzt veranlasst daraufhin eine Röntgenaufnahme des Thorax.

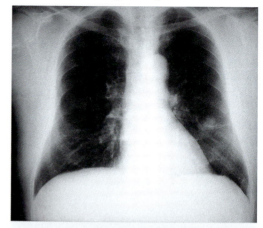

Abb. 121.1 Röntgenaufnahme des Thorax p. a. (aus Henne-Bruns et al., Duale Reihe Chirurgie, Thieme, 2001)

121.1 Welche Verdachtsdiagnose stellen Sie anhand der Anamnese, der Klinik und des Röntgenbildes?

121.2 Nennen Sie Risikofaktoren für die Entstehung dieser Erkrankung!

121.3 Nennen Sie die verschiedenen histologischen Formen des Bronchialkarzinoms!

121.4 Welche Resektionsverfahren können beim Bronchialkarzinom durchgeführt werden?

121.5 ! Was versteht man unter einem Pancoast-Tumor?

34-jähriger Mann mit Schmerzen am Ellenbogen und kühler rechter Hand

Ein 34 Jahre alter Bauarbeiter wird von einem Kollegen in die Klinik gebracht, nachdem ihm bei der Arbeit ein etwa 10 kg schwerer Stein aus ca. 2 m Höhe auf den rechten Ellenbogen gefallen war. Er klagt nun über Schmerzen am rechten Ellenbogen und über eine rechte kalte Hand.

Bei der klinischen Untersuchung ist der rechte Ellenbogen geschwollen und die Beweglichkeit schmerzhaft eingeschränkt. Im Seitenvergleich ist die rechte Hand blasser und kühler als die linke Hand. Die rechte A. radialis können Sie nur schwach tasten. Auf dem Röntgenbild des rechten Ellenbogens in 2 Ebenen können Sie eine Fraktur ausschließen.

122.1 Wie gehen Sie weiter vor, welcher diagnostische Schritt ist jetzt erforderlich?

Die von Ihnen veranlasste Untersuchung ergibt eine Verengung der A. radialis im Bereich des Ellenbogens, Kontrastmittel tritt nicht aus.

122.2 Welchem Schweregrad nach der Einteilung nach Vollmar entspricht diese Arterienverletzung?

122.3 Nennen Sie allgemein Ursachen für eine Arterienverletzung!

122.4 Wie gehen Sie therapeutisch vor?

122.5 Nennen Sie mindestens 3 Komplikationen, die postoperativ auftreten können!

35-jährige Frau mit Fieber und Schmerzen im rechten Oberbauch

Eine 35 Jahre alte Patientin wurde eine Woche zuvor wegen einer perforierten Appendizitis operiert. Intraoperativ zeigte sich eine eitrige Peritonitis im gesamten Unterbauch. Der Heilungsprozess war protrahiert und es konnte erst am 6. postoperativen Tag mit dem Kostaufbau begonnen werden. Einen Tag nach begonnenem Kostaufbau klagt die Patientin über zunehmende Schmerzen im rechten Oberbauch und die Krankenschwester teilt Ihnen mit, dass sie eine Temperatur von 39,0 °C bei ihr gemessen habe. Bei der Laboruntersuchung findet sich ein Bilirubin von 3,5 mg/dl und einen Leukozytenanstieg auf 13 500/µl, nachdem die Leukozyten postoperativ zunächst abgefallen waren.

| 123.1 | Welche Erklärung haben Sie für die Beschwerden der Patientin? |

| 123.2 | Welche Untersuchung veranlassen Sie? Welche Befunde erwarten Sie bei Ihrer Verdachtsdiagnose? |

| 123.3 | Welche Komplikationen können auftreten? |

| 123.4 | Welche Therapiemaßnahmen leiten Sie bei der Patientin ein? |

40-jährige Frau mit Müdigkeit und Abgeschlagenheit postoperativ

Bei einer 40-jährigen Frau wurde 2 Tage zuvor eine Gastrektomie mit Rekonstruktion nach Y-Roux aufgrund eines Magenkarzinoms durchgeführt. Der bisherige postoperative Verlauf war unauffällig, und die Patientin konnte noch im Operationssaal extubiert werden. Die Patientin klagt nun jedoch über Müdigkeit und Abgeschlagenheit.

Sie verspüre ein ausgeprägtes Durstgefühl. Bei der klinischen Untersuchung fällt eine leichte Tachypnoe von 25/min und eine Herzfrequenz von 120/min auf. Laborchemisch finden sich folgende pathologische Werte: Leukozyten 13 500/μl, CRP 4,2 mg/dl, Blutglukose 220 mg/dl.

124.1 Haben Sie eine Erklärung für die erhobenen Befunde?

124.2 Erläutern Sie stichpunktartig die pathophysiologischen Veränderungen, die hier vorliegen!

124.3 Wovon ist die Ausprägung dieses Zustandes abhängig?

124.4 Was sagen Sie der Patientin, wenn sie fragt, wie lange diese Müdigkeit und Abgeschlagenheit noch anhalten werden?

6-jähriger Junge mit Schmerzen am linken Ellenbogen

Ein 6-jähriger Junge wird Ihnen von seinen Eltern in der Klinikambulanz vorgestellt. Der Junge war beim Spielen auf den linken Ellenbogen gestürzt. Er klagt nun über Schmerzen am linken Arm. Sie fertigen eine Röntgenaufnahme des linken Ellenbogens in 2 Ebenen an und stellen die Diagnose einer suprakondylären Humerusfraktur.

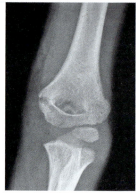
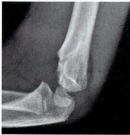

Abb. 125.1 Röntgenaufnahme des linken Ellenbogens in 2 Ebenen (aus von Laer L, Frakturen und Luxationen im Wachstumsalter, Thieme, 2012)

125.1 Beschreiben Sie die Therapie der suprakondylären Humerusfraktur!

Einige Stunden nach der Versorgung klagt der Junge über starke Schmerzen am linken Arm. Der Unterarm ist geschwollen und der Radialispuls nicht tastbar.

125.2 Welche Diagnose stellen Sie? Welche Therapiemaßnahmen ergreifen Sie?

125.3 Nennen Sie Komplikationen einer suprakondylären Humerusfraktur!

42-jähriger Mann mit Kopfschmerzen und Schweißausbrüchen

Ein 42-jähriger Mann berichtet Ihnen, dass er seit ungefähr 6 Monaten unter Kopfschmerzen leide, die mit Schweißausbrüchen und Herzrasen einhergehen.

Bei der klinischen Untersuchung können Sie keine Ursache feststellen. Auch der Blutdruck des Patienten liegt im Normbereich.

126.1	Wie gehen Sie diagnostisch vor? Begründen Sie Ihre Entscheidung!

Bei der weiteren Diagnostik konnte ein krisenhafter Blutdruckanstieg nachgewiesen werden. Der Patient hat zum Zeitpunkt der Blutdruckkrise in seinem Patiententagebuch „Herzrasen, stark geschwitzt" vermerkt.

126.2	Welche Ursachen kommen differenzialdiagnostisch in Frage?

126.3	Nennen Sie Untersuchungen, um Ihre Verdachtsdiagnose Phäochromozytom zu bestätigen!

126.4	! Welche Maßnahmen sind bei V. a. Phäochromozytom unbedingt zu unterlassen?

83-jähriger Mann mit abdominellen Beschwerden und blutiger Diarrhö

Ein 83-jähriger Mann klagt über starke, diffuse Bauchschmerzen seit den frühen Morgenstunden. Zusätzlich ist es zu Erbrechen und Durchfällen gekommen, die Blutbeimengungen enthalten. Der Hausarzt weist den Patienten daraufhin in die Klinik ein.

Bei Aufnahme ist der Patient wieder relativ beschwerdefrei. Auf die Nachfrage nach Vorerkrankungen gibt der Patient an, dass er Digitalis einnehme. Bei der klinischen Untersuchung fallen lediglich verminderte Darmgeräusche auf, der Bauch ist ansonsten weich. Sie nehmen Blut ab und fordern eine Abdomenübersichtsaufnahme an. Die Laboruntersuchungen ergeben u. a. eine Leukozytose von 16 800/µl, ein CRP von 18 mg/dl sowie ein Laktat von 15 mmol/l.

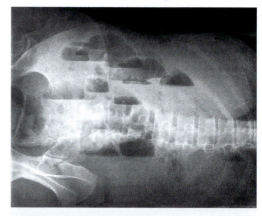

Abb. 127.1 Abdomenübersichtsaufnahme (aus Reiser M, Kuhn F-P, Debus J, Duale Reihe Radiologie, Thieme, 2011)

127.1 Welche Verdachtsdiagnose stellen Sie aufgrund von Anamnese, Klinik und Abdomenübersichtaufnahme (s. ▶ Abb. 127.1)?

127.2 Beschreiben Sie den typischen Verlauf dieser Erkrankung!

127.3 Welche Untersuchung veranlassen Sie, um Ihre Diagnose zu bestätigen?

127.4 Welche Therapiemaßnahmen ergreifen Sie bei Bestätigung Ihrer Verdachtsdiagnose?

127.5 ! Erklären Sie den Begriff „Non-Occlusive Disease (NOD)" (Syn.: Non-okklusive mesenteriale Ischämie – NOMI)!

14-jähriger Junge mit Hodenschmerzen

Ein 14-jähriger Junge wird von seinen Eltern zu Ihnen gebracht. Der Junge war beim Fußballtraining, als er plötzlich heftige Schmerzen in der rechten Leiste und im rechten Hoden verspürte.

Der rechte Hoden ist druckschmerzhaft und im Seitenvergleich leicht vergrößert.

128.1 Welche Erkrankungen kommen differenzialdiagnostisch in Frage?

128.2 Worum handelt es sich beim sog. Prehn-Zeichen?

128.3 Nennen Sie eine Untersuchung, die Ihnen hilft, die wichtigste Differenzialdiagnose zu bestätigen oder auszuschließen!

128.4 Anhand der Untersuchungsergebnisse vermuten Sie eine Hodentorsion. Wie gehen Sie weiter vor?

47-jährige Frau mit Gewichtsabnahme und Oberbauchschmerzen

Eine 47-jährige Türkin beklagt eine in den letzten Monaten zunehmende Appetitlosigkeit und Gewichtsabnahme. Zusätzlich habe sie mittlerweile auch ein ständiges Druckgefühl im rechten Oberbauch bemerkt. Die Laboruntersuchung ergibt folgende Befunde: GOT 90 U/l, GPT 120 U/l, Bilirubin gesamt 3,8 mg/dl, AP 259 U/l, γ-GT 59 U/l, Cholinesterase 3 500 U/l. Bei der Sonografie des Abdomens findet sich ein auffälliger Befund im rechten Leberlappen, sodass Sie eine Magnetresonanztomografie veranlassen (siehe ▶ Abb. 129.1).

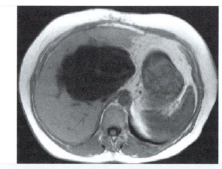

Abb. 129.1 MRT Abdomen (aus Reiser M, Kuhn F-P, Debus J, Duale Reihe Radiologie, Thieme, 2011)

| 129.1 | Welche Erkrankung vermuten Sie aufgrund der Computertomografie? |

| 129.2 | Nennen Sie die zwei Hauptursachen für diese Erkrankung! Erläutern Sie kurz die wesentlichen Unterschiede! |

| 129.3 | Skizzieren Sie stichpunktartig den Infektionsweg dieser Erkrankung! |

| 129.4 | Wie gehen Sie therapeutisch vor? |

60-jähriger Mann mit pektanginösen Beschwerden

Ein 60-jähriger Mann leidet bereits seit längerem unter Schmerzen hinter dem Brustbein bei körperlicher Anstrengung. Bisher habe er bei solchen Anfällen immer das Nitro-Spray seiner Frau benutzt, und darunter sei es schnell zu einer Besserung gekommen. Nun habe seine Frau jedoch verlangt, dass er sich endlich einmal beim Arzt zur weiteren Abklärung der Beschwerden vorstelle.

Sie vermuten bei dem Patienten das Vorliegen einer Koronaren Herzkrankheit (KHK) mit stabiler Angina pectoris.

130.1 Nennen Sie mindestens 5 Risikofaktoren der KHK!

130.2 Welche diagnostischen Maßnahmen würden Sie zur Abklärung der Symptomatik veranlassen?

130.3 Welche konservativen und operativen Therapieoptionen haben Sie bei nachgewiesener KHK?

130.4 ! Nennen Sie Indikationen für die Anlage eines aortokoronaren Bypasses!

130.5 Welche Komplikationen können nach einer Operation am Herz auftreten?

22-jähriger Mann mit peranalem Blutabgang

Ein 22-jähriger Mann stellt sich bei seinem Hausarzt vor. Er berichtet, dass er am Vortag nach dem
Stuhlgang Schleim und Blut in der Toilettenschüssel bemerkt habe. Der Hausarzt veranlasst zur weiteren Abklärung eine Koloskopie. Es lassen sich dabei multiple breitbasige und gestielte Polypen im
gesamten Kolon nachweisen.

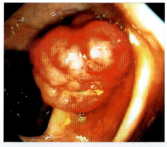

Abb. 131.1 Polyp in der Koloskopie (aus Baenkler H-W
et al., Duale Reihe Innere Medizin, Thieme, 2013)

131.1 Welche Verdachtsdiagnose stellen Sie aufgrund der Anamnese und des koloskopischen
Befundes?

131.2 **!** Welcher Gendefekt ist für diese Erkrankung verantwortlich?

131.3 Welche Therapie schlagen Sie dem Patienten vor?

131.4 Histologisch werden 3 verschiedene Adenomformen unterschieden. Welche sind dies,
welche Form zeigt die häufigste Entartungstendenz?

131.5 Zur Entfernung rektaler und analer Polypen wird die „TEM" eingesetzt. Erläutern Sie diesen Begriff!

62-jähriger Patient mit Desorientiertheit und Kopfschmerzen

Ein 62-jähriger Mann fällt seit einigen Wochen durch zunehmende Desorientiertheit und Merkschwäche auf. Der Patient selber leidet darunter sehr und beklagt insbesondere, dass er sich nicht mehr richtig konzentrieren könne. Er führt dies auf die gleichzeitig vorhandenen Kopfschmerzen und ein Druckgefühl im Kopf zurück.

Seine Frau berichtet, dass ihr Mann bisher immer sehr aktiv gewesen sei und noch „voll im Leben" gestanden habe. An Medikamenten müsse er lediglich seit einer tiefen Beinvenenthrombose vor einem halben Jahr Marcumar einnehmen. Ein Trauma ist ihnen nicht erinnerlich.

Sie veranlassen eine Computertomografie des Schädels (s. ▶ Abb. 132.1).

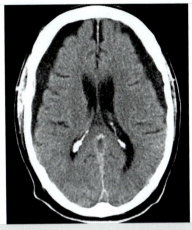

Abb. 132.1 CT Schädel (aus Schumpelick V, Bleese N, Mommsen U, Kurzlehrbuch Chirurgie, Thieme, 2010)

132.1 Welche Diagnose stellen Sie aufgrund der Computertomografie und der Anamnese?

132.2 Nennen Sie Formen intrakranieller Blutungen und deren Charakteristika!

132.3 Nehmen Sie zur Prognose des Patienten Stellung!

67-jähriger Mann mit belastungsabhängigen Schmerzen im Hüftgelenk

Ein 67-jähriger Mann klagt über zunehmende belastungsabhängige Schmerzen im linken Hüftgelenk und Bewegungseinschränkung. Insbesondere morgens habe er ziemliche Schwierigkeiten beim Laufen, so dass er sogar hinke. Ein Trauma ist aus der Vorgeschichte nicht bekannt.

133.1 Nennen Sie mindestens 3 Erkrankungen, die Sie in Betracht ziehen müssen!

133.2 Wie gehen Sie diagnostisch vor?

133.3 Welche radiologischen Veränderungen würden Sie bei einer Koxarthrose erwarten?

133.4 Nennen Sie konservative Behandlungsmöglichkeiten der Koxarthrose!

65-jähriger Mann mit Schwellung im Bereich einer Laparotomienarbe

Bei einem 65-jährigen Mann wurde ein Jahr zuvor eine Sigmaresektion aufgrund einer Sigmadivertikulitis durchgeführt. Seit kurzem hat er eine zunehmende Schwellung im Bereich der Operations-narbe bemerkt. Bei der klinischen Untersuchung finden Sie eine reizlose Vorwölbung im Narbenbereich bei Anspannung der Bauchdecke.

134.1 Welche Diagnose stellen Sie?

134.2 Nennen Sie prädisponierende Faktoren!

134.3 Nennen Sie 2 operative Verfahren, die zur Versorgung in Frage kommen!

134.4 Welche Komplikationen können postoperativ auftreten?

30-jährige Frau mit Bauchschmerzen und blutig-schleimiger Diarrhö

Eine 30-jährige Frau stellt sich mit starken abdominellen Schmerzen bei Ihnen vor. Sie berichtet, dass sie seit 5 Tagen bis zu 20-mal pro Tag Durchfälle habe. Diese seien auch immer wieder mit Blut und Schleim vermischt gewesen. Stuhlproben waren mikrobiologisch untersucht worden und unauffällig gewesen. Sie veranlassen eine Rektoskopie und Koloskopie. Hierbei zeigt sich eine diffuse Rötung der Schleimhaut mit flächenhaften Ulzerationen, die bei Berührung bluten. Die entnommenen Proben zeigen eine Entzündung von Mukosa und Submukosa mit Kryptenabszessen.

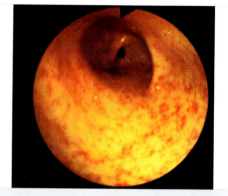

Abb. 135.1 Befund der Koloskopie (aus Baenkler H-W et al., Duale Reihe Innere Medizin, Thieme, 2013)

135.1 Welche Diagnose stellen Sie?

135.2 Nennen Sie 3 Komplikationen dieser Erkrankung!

135.3 Stellen Sie in der folgenden Tabelle stichpunktartig den Morbus Crohn der Colitis ulcerosa gegenüber!

Tab. 135.1

	Colitis ulcerosa	Morbus Crohn
Lokalisation		
Ausbreitung		
Histologie		
Klinik		
Röntgen		
Endoskopie		
Komplikationen		

135.4 Wie sieht die chirurgische Therapie einer therapierefraktären Colitis ulcerosa aus?

135.5 ! Was versteht man unter einem toxischen Megakolon?

60-jähriger Mann mit Bewegungseinschränkung der linken Hand

Ein 60-jähriger Mann berichtet Ihnen über zunehmende Schwierigkeiten beim Strecken zunächst
des Kleinfingers und nun auch des Ringfingers der
linken Hand. Sein Vater habe die gleichen Beschwerden gehabt.

Bei der klinischen Untersuchung tasten Sie derbe Strukturen in der Hohlhand.

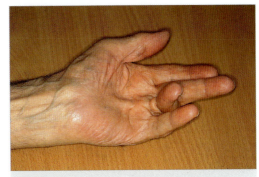

Abb. 136.1 Klinisches Bild der Hand (aus Füeßl H,
Middeke M, Duale Reihe Anamnese und klinische
Untersuchung, Thieme, 2014)

136.1	Stellen Sie eine Diagnose!

136.2	Nennen Sie prädisponierende Faktoren für diese Erkrankung!

136.3	Welche Struktur der Hand ist pathologisch verändert?

Frühgeborenes mit Erbrechen und schleimig-blutigen Durchfällen

Sie werden auf die Kinder-Intensivstation gerufen. Ein in der 28. Schwangerschaftswoche geborener Junge ist dort schon seit einigen Tagen wegen einer Beeinträchtigung seines Allgemeinzustandes aufgefallen. Seit dem Vortag hat das Kind einen geblähten Bauch und erbricht wiederholt gallig, aktuell hat es auch erstmalig blutig-schleimige Stühle abgesetzt. Im Labor findet sich eine Leukozytose von 30 000/µl und ein CRP von 15,4 mg/l. Sie lassen eine Abdomenübersicht (s. ▶ Abb. 137.1) anfertigen.

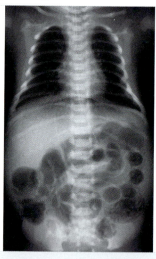

Abb. 137.1 Abdomenübersichtsaufnahme (aus Henne-Bruns et al., Duale Reihe Chirurgie, Thieme, 2012)

137.1 Welche Diagnose vermuten Sie aufgrund der Anamnese und des Röntgenbildes?

137.2 Beschreiben Sie die Ätiologie dieser Erkrankung!

137.3 Welche Erstmaßnahmen ergreifen Sie?

Im Laufe der nächsten Stunden kommt es zu einer Verschlechterung des Allgemeinzustandes des Jungen. Die Bauchdecke hat sich zunehmend gerötet und ist nun ödematös geschwollen.

137.4 ! Wie sieht Ihr weiteres therapeutisches Vorgehen aus?

29-jährige Frau mit Oberbauchschmerzen und Übelkeit

Eine 29-jährige Frau stellt sich bei Ihnen in der chirurgischen Ambulanz mit heftigen Oberbauchschmerzen und Übelkeit vor.

Bei der klinischen Untersuchung finden Sie ein druckschmerzhaftes Epigastrium. Die Laborwerte sind unauffällig und Sie veranlassen eine Gastroskopie bei der Patientin.

Es wird eine akute Gastritis diagnostiziert.

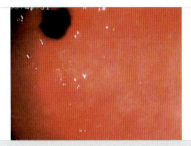

Abb. 138.1 Gastroskopiebefund der Patientin (aus Henne-Bruns et al., Duale Reihe Chirurgie, Thieme, 2012)

138.1 Nennen Sie Ursachen für eine akute Gastritis!

138.2 Wie gehen Sie therapeutisch bei dieser Patientin vor?

138.3 Nennen Sie eine Einteilung der chronischen Gastritis!

138.4 Welche Komplikationen können bei einer chronischen Gastritis auftreten?

42-jähriger Mann mit Gewichtabnahme und rezidivierenden Oberbauch-schmerzen

Ein 42-jähriger Mann im reduzierten Allgemein-zustand berichtet über eine zunehmende Ge-wichtsabnahme und einen Leistungsabfall in den letzten Jahren. Weiterhin klagt er über rezidivie-rende Schmerzen im Oberbauch. Anamnestisch liegt ein langjähriger Alkoholabusus vor.

139.1   Welche Verdachtsdiagnose stellen Sie?

139.2   Welche weiteren klinischen Befunde könnten Ihre Vermutung bestätigen?

139.3   Nennen Sie weitere Risikofaktoren für die Entstehung dieser Erkrankung!

139.4   Beschreiben Sie die weitere Diagnostik!

139.5   Nennen Sie Komplikationen dieser Erkrankung!

139.6   Beschreiben Sie die Therapie!

40-jährige Patientin mit Fehlstellung des rechten Beines

Eine 40-jährige Patientin ist auf der Autobahn in einen Auffahrunfall verwickelt worden. Bereits unmittelbar nach dem Unfall klagt Sie über so starke Schmerzen an der rechten Hüfte, dass sie selbst das Auto nicht mehr verlassen kann. Die Rettungs-sanitäter befreien die Frau aus dem Auto und bringen sie in die Klinik. An der liegenden Patientin fällt Ihnen eine Fehlstellung des rechten Beines im Hüftgelenk auf.

140.1 Welche Verletzungen kommen differenzialdiagnostisch in Frage?

140.2 Welche radiologischen Untersuchungen veranlassen Sie?

140.3 Welche Diagnose stellen Sie anhand der Röntgenaufnahme? Erläutern Sie die Einteilung der Femurkopffrakturen nach Pipkin!

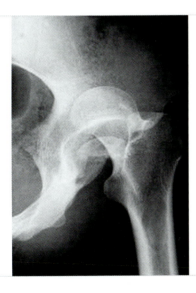

Abb. 140.1 Tiefe Beckenübersicht a. p. (aus Wirth C, Mutschler W-E, Praxis der Orthopädie und Unfallchirurgie, Thieme, 2013)

140.4 ! Beschreiben Sie die Therapie bei dieser Patientin! Welche Komplikationen können hierbei auftreten?

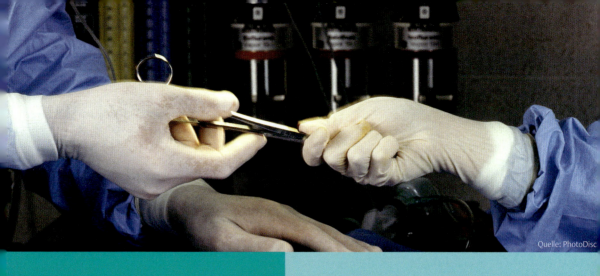

Kommentare

1 Beckenfraktur

1.1 Welche diagnostischen Maßnahmen führen Sie durch?

- klinische Untersuchung:
  - Kompressions-/Stauchungsschmerz am Becken?
  - Überprüfung der peripheren Durchblutung, Motorik und Sensibilität
  - rektal-digitale Untersuchung: Darmverletzung? Bei Ruptur der Urethra im Bereich der Pars membranacea, tritt die Prostata höher und ist dann höher oder nicht mehr zu tasten.
- Bildgebung:
  - **Röntgen Beckenübersicht a. p.** und **Sonografie Abdomen**!
  - **nur bei hämodynamisch stabilen Patienten**:
    - Röntgen Thorax a. p. und Abdomen in Linksseitenlage
    - CT Abdomen und Becken mit 3D-Rekonstruktion
    - bei Verdacht auf Verletzung der ableitenden Harnwege: Ausscheidungsurografie oder retrograde Zysturethrografie (retrograde Injektion von wasserlöslichem Kontrastmittel über Meatus urethrae externus; keine Katheterisierung der Urethra!)

1.2 Welche Maßnahmen dürfen bei einer Blutung aus der Urethra auf keinen Fall vorgenommen werden?

Bei Verdacht auf Verletzung der ableitenden Harnwege darf **auf keinen Fall** ein **transurethraler Katheter** gelegt oder eine **Urethrozystoskopie** durchgeführt werden, da dies die Harnröhre zusätzlich verletzen kann.

1.3 ! Erläutern Sie die Einteilung der Beckenfrakturen nach der AO-Klassifikation!

Einteilung der Beckenfrakturen hinsichtlich Rotations- und vertikaler Stabilität (▶ Abb. 1.1):
- **Typ A**: hinterer Beckenring stabil, Kraftübertragung vertikal stabil, z. B. vordere Beckenringfraktur, Beckenrandfrakturen
- **Typ B**: Rotationsinstabilität des Beckens, vertikale Stabilität intakt, Becken klappt ventral auf (z. B. „Open-Book-Verletzung")
- **Typ C**: komplette Instabilität des Beckens

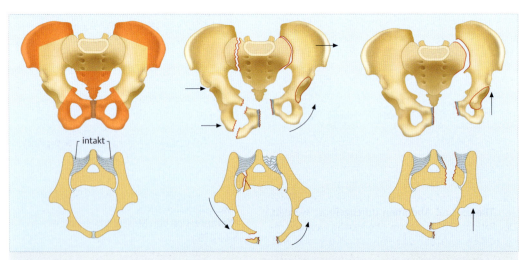

intakt

Abb. 1.1 AO-Klassifikation der Beckenringfrakturen: A: stabile Beckenringfraktur, B: Beckenringfraktur mit Rotationsinstabilität, C: Beckenringfraktur mit Rotations- und vertikaler Instabilität (aus Hirner A, Weise K, Chirurgie, Thieme, 2008)

1.4 Welche Komplikationen können bei einer Beckenfraktur auftreten?

- intra- und retroperitoneale **Blutungen** durch Verletzungen von A./V. iliaca communis, A./V. femoralis oder direkt aus dem spongiösen Knochen mit Gefahr des hämorrhagischen Schocks, (in 90 % d.F. handelt es sich um eine venöse Blutung)
- **Blasen- oder Harnröhrenverletzungen** (meist im Bereich der Pars membranacea der Urethra)
- **Perforationen des Darms**
- **Nervenschäden**

Kommentar

▶ **Ätiopathogenese.** Beckenfrakturen sind relativ selten, meist **Ausdruck massiver Gewalteinwirkung** auf den Organismus (s. Fallbeispiel) und treten v. a. im Rahmen von Polytraumata auf (z. B. Verkehrsunfälle oder Stürze aus großer Höhe). Bei älteren Menschen kann die Ursache aufgrund von osteoporotischen Veränderungen auch ein **Bagatelltrauma** sein (typisch: undislozierte Schambeinfraktur).

▶ **Einteilung.** Siehe Antwort zu Frage 1.3.

▶ **Klinik.** Neben **äußeren Verletzungen** (Hämatom, Prellmarke) können eine **Beckenasymmetrie** sowie **Störungen von Durchblutung, Motorik und Sensibilität** auffallen. **Blutungen** aus Haut, Urogenitale und After sind möglich. Meist haben die Patienten starke **Schmerzen im Beckenbereich**.

▶ **Diagnostik.** Die klinische Untersuchung ergibt einen **Kompressions- und Stauchungsschmerz** sowie eine eingeschränkte Hüftgelenksbeweglichkeit. Zur Beurteilung des Verletzungsausmaßes sollten unbedingt **Röntgenübersichtsaufnahmen** und ein **CT des Beckens** mit 3D-Rekonstruktion erfolgen. Da aufgrund der Schwere des Traumas in einem hohen Prozentsatz Begleitverletzungen bestehen, sollte ergänzend eine **Sonografie** oder ggf. ein **CT von Thorax und Abdomen** durchgeführt werden. Der Patient muss intensiv **überwacht** werden (regelmäßige Kontrolle von Puls, Blutdruck und Hb), da ein massiver Blutverlust mit konsekutivem hämorrhagischen Schock möglich ist.

▶ **Therapie.** Die Therapie erfolgt in Abhängigkeit vom Frakturtyp und den Begleitverletzungen: **Typ A** und stabile Typ B-Frakturen bei geriatrischen Pa-

tienten werden i. d. R. konservativ mit 1–2 Wochen Bettruhe und anschließender schmerzabhängiger Teilbelastung therapiert. Bei instabilen **Typ B- und Typ C-Verletzungen** ist eine operative Stabilisierung, z. B. Plattenosteosynthesen oder Zugschrauben, notwendig. Bei allen Beckenfrakturen ist unbedingt auf eine **Thromboseprophylaxe** zu achten, da das Risiko einer venösen Thrombose deutlich erhöht ist.

> **Zusatzthemen für Lerngruppen**
>
> - Anatomie des Beckens
> - AO-Klassifikation der Frakturen
> - hämorrhagischer Schock
> - weitere Frakturen im Beckenbereich

2 Ileus

2.1 Nennen Sie allgemeine Ursachen eines mechanischen Ileus!

- **Obstruktionen** (Verlegung eines Darmabschnitts ohne Durchblutungsstörung):
  - Verschluss der Darmlichtung durch Fremdkörper (z. B. Parasiten, Gallen- oder Kotsteine)
  - Verdickung der Darmwand durch Tumoren oder Entzündungen (z. B. Divertikulitis)
  - Darmatresien oder -duplikaturen
  - Kompression der Darmwand von außen (z. B. Lymphome, gynäkologische Tumoren)
- **Strangulationen** (Abschnürung und gleichzeitige Durchblutungsstörung eines Darmabschnitts):
  - (inkarzerierte) Hernien
  - Darmabknickungen bei Verwachsungen (z. B. Adhäsionen, Briden, Peritonealkarzinose)
  - Volvulus, Invagination

2.2 Welche Ursachen für einen paralytischen Ileus kennen Sie?

- **primär:**
  - Verschluss von Mesenterialgefäßen (akuter Mesenterialinfarkt)
  - Kompression von Mesenterialgefäßen
- **sekundär:**
  - reflektorisch: nach Laparotomie, Wirbelkörperfraktur, Peritonitis oder Bauchtrauma
  - Stoffwechselerkrankungen: Diabetes mellitus, Urämie, Hypokaliämie, Porphyrie
  - toxisch: Endstadium eines mechanischen Ileus
  - medikamentös: Opioide, Antidepressiva

<table>
<tr><td>**2.3**</td><td>Welche diagnostischen Maßnahmen führen Sie durch, um Ihre Verdachts-diagnose zu bestätigen?</td></tr>
</table>

- **Röntgen Abdomen Übersicht** im Stehen oder Linksseitenlage (▶ Abb. 2.1): Verteilung der **Darmgase/Flüssigkeitsspiegel**
  - zentral → eher **Dünn**darmileus
  - außen verteilt (Kolonrahmen) → eher **Dickdarm**ileus
  - Gas in Gallenwegen oder -blase (Aerobilie) → Gallensteinileus
- **CT Abdomen mit Triple-KM** (oral, rektal + i. v.): Lokalisation einer Stenose, ggf. Nachweis der Ur-sache des Ileus
- **Kolon-Kontrasteinlauf**: Lokalisation einer Ste-nose im Dickdarm
- **Gastrografinpassage:** Lokalisation einer Stenose im Dünndarm
- **Sonografie Abdomen:**
  - Hyper- oder „Pendelperistaltik" → mecha-nischer Ileus
  - reduzierte oder aufgehobene Peristaltik → pa-ralytischer Ileus
- **Labor**: Elektrolytverschiebungen, Hämatokrit-anstieg durch Volumenverlust

<table>
<tr><td>**2.4**</td><td>Beschreiben Sie das therapeutische Vorgehen bei verschiedenen Formen des Ileus!</td></tr>
</table>

- **konservativ:**
  - rezidivierendes Erbrechen: Magensonde, Nah-rungskarenz, parenterale Ernährung, feuchte Wärme, Medikamente (z. B. Metoclopramid i. v.), Gabe von Gastrographin® über Magen-sonde oder p. o.
  - Volumenersatz (z. T. erhebliche Volumenver-luste durch Ödem der Darmwand und Flüssig-keitsabgabe in das Darmlumen)
  - Hebe-Senk-Einlauf → Anregung der Darmperi-staltik
  - paralytischer Ileus: Sympathikolyse mittels Spinal- oder Periduralanästhesie oder Dihy-droergotamin, Gabe von Peristaltika
- **operativ:**
  - Notfallindikation bei Mesenterialinfarkt
  - Gallensteinileus: Entfernung des Gallensteins über Enterotomie
  - Ausbleiben einer Besserung unter konser-vativer Therapie: Lösung von Briden und Ad-häsionen
  - **keine Operation bei paralytischem Ileus**, au-ßer bei Mesenterialinfarkt oder bei paralyti-schem Ileus als Endstadium eines mecha-nischen Ileus

Kommentar

▶ **Definition.** Der Begriff **Ileus** beschreibt eine Störung der Darmpassage durch Darmverschluss oder Darmlähmung. Unterschieden wird zwischen einem **mechanischen** und einem **paralytischen** (funktionellen) **Ileus**.

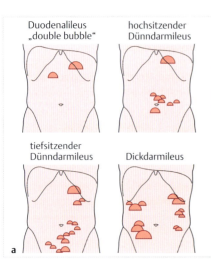

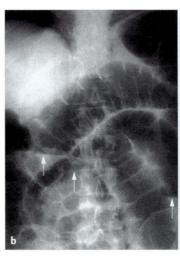

Abb. 2.1 Differenzierung der Ileuslokalisation: a: schematische Darstellung, b: meteoristisch geblähte Dünndarmschlingen mit Spiegelbildung bei Ileus in der Abdomen-Übersicht-aufnahme (aus Henne-Bruns et al., Duale Reihe Chirurgie, Thieme, 2012 und Reiser M, Kuhn F-P, Debus J, Duale Reihe Ra-diologie, Thieme, 2011)

▶ **Ätiologie.** Die häufigsten Ursachen für einen **mechanischen Ileus** (s. Antwort zu Frage 2.1) sind Briden und Adhäsionen wie im Fallbeispiel (bis zu 50 % d.F.), gefolgt von Hernien (25 %) und Tumoren (10 %). Unterteilt man die Ursachen nach der Ileuslokalisation, ist bei einem Dickdarmileus in 70 % der Fälle ein **Malignom** nachweisbar und bei einem Dünndarmileus in 60 % der Fälle **Adhäsionen oder Briden**. Die Ursachen für die Entstehung eines **paralytischen Ileus** entnehmen Sie bitte der Antwort zu Frage 2.2.

▶ **Pathogenese.** Der **mechanische Ileus** entsteht durch Strangulationen bzw. Obstruktionen. Beim **paralytischen Ileus** führt die Hemmung der Peristaltik durch α- und β-Rezeptoraktivierung zu einem Funktionsverlust des Darms. In beiden Fällen entwickelt sich eine intraluminale Stase mit Darmwandüberdehnung sowie Hypoxie und Ödem der Darmwand. Dabei können **große Flüssigkeitsmengen** in die Darmwand bzw. das Darmlumen **sezerniert** werden. Im weiteren Verlauf kommt es zu einer Durchwanderung der Darmwand mit **Bakterien in die Bauchhöhle** und nachfolgender **Peritonitis.** Im Endstadium des unbehandelten Ileus entwickelt sich ein hypovolämischer bzw. septischer **Schock.**

▶ **Klinik.** Der **mechanische Ileus** kann sich akut oder auch langsam progredient entwickeln. Er äußert sich durch heftige Schmerzen, Übelkeit, Erbrechen, Meteorismus, Stuhl- und Windverhalt. Bei der Auskultation des Abdomens sind **hochgestellte Darmgeräusche** zu hören. Im Gegensatz dazu fehlen beim **paralytischen Ileus** Darmgeräusche („**Totenstille**") und Schmerzen, auch hier bestehen allerdings Erbrechen, Übelkeit, Stuhl- und Windverhalt. Beide Ileusformen können zu einem Schock führen (s. Pathogenese).

▶ **Diagnostik.** Die Diagnose wird durch die **Anamnese, klinische Untersuchung** und den **röntgenologischen Nachweis** von Gas- und Flüssigkeitsspiegeln gestellt (s. Antwort zu Frage 2.3). Die **Sonografie** ermöglicht die Beurteilung der Peristaltik und somit die Differenzierung zwischen mechanischem und paralytischem Ileus. Insbesondere im Frühstadium des mechanischen Ileus, fällt eine gesteigerte Peristaltik („Pendelperistaltik") auf, die im weiteren Verlauf nachlässt. Im Spätstadium unterscheidet sich somit der mechanische nicht mehr vom paralytischen Ileus.

▶ **Therapie.** Vergleiche Antwort zu Frage 2.4. Beim **mechanischen Ileus** besteht die Therapie – nach präoperativer Stabilisierung des Patienten – in einer **frühzeitigen operativen Beseitigung** der Obstruktion bzw. Strangulation. Beim **paralytischen Ileus** muss die sympathikotone Hemmung der Rezeptoren des Auerbach-Plexus aufgehoben werden, zunächst z. B. mittels einer **Spinal- oder Periduralanästhesie.** Alternativ ist auch eine **medikamentöse Sympathikolyse** mit Dihydroergotamin und anschließender Gabe von **Peristaltika** (Metoclopramid [Paspertin®] als Infusion) möglich. Eine Ausnahme ist der akute Mesenterialinfarkt, der eine umgehende operative Therapie sowie ggf. auch interventionelle Maßnahmen mittels Lyse bzw. PTA erfordert (s. Fall 127).

> ### Zusatzthemen für Lerngruppen
>
> - Prognose Ileus
> - DD des akuten Abdomens
> - Anatomie und Gefäßversorgung der Baucheingeweide

3   Pilonidalsinus

3.1   Stellen Sie eine Verdachtsdiagnose und nennen Sie mögliche Differenzialdiagnosen! Begründen Sie Ihre Vermutungen!

- Verdachtsdiagnose: **Pilonidalsinus** (Schwellung im Bereich der Rima ani, eitrige Sekretion, Berufsanamnese)
- **Analfistel** (eitrige Sekretion im Bereich des Anus)
- **Steißbeinteratom** (Schwellung)

3.2   Nennen Sie mögliche Ursachen für die von Ihnen vermutete Erkrankung!

- **Eindringen von Haaren und Epidermis in die Subkutis bei starker Behaarung**; adipöses Gesäß, mangelnde Analhygiene oder verstärktes Schwitzen → Infektion im Bereich der subkutan eingetriebenen Haare
- **persistierender embryonaler Neuroporus** zwischen Steißbeinspitze und Analfalte (sehr selten)

| 3.3 | Welche Therapie schlagen Sie dem Patienten vor? |

komplette **Exzision aller Fistelgänge** (Anfärbung intraoperativ mit Methylenblau) mit primärer oder sekundärer Wundheilung und evtl. plastischer Deckung mittels Verschiebe- oder Schwenklappen bei großen Defekten

Kommentar

▶ **Synonyme.** Sinus pilonidalis, Steißbeinfistel, Rekrutenabszess, „Jeep Disease", Haarnestgrübchen, Steißbeinzyste

▶ **Definition und Ätiopathogenese.** Der Pilonidalsinus ist eine **im Bereich der Rima ani lokalisierte Hauttasche**, in der Epithel, Haare oder Talg eingeschlossen sind. Verschiedene Ursachen können eine **Entzündung der Tasche** auslösen. Die Entstehung dieser Hauttasche ist noch nicht geklärt: Eine Theorie geht von einer Einspießung von Haaren und Epidermis in die Subkutis mit nachfolgender Entzündung aus, eine andere vermutet das Vorliegen eines persistierenden embryonalen Neuroporus (s. Antwort zu Frage 3.2).

▶ **Klinik.** Betroffen sind v. a. **adipöse, stark behaarte Männer um das 20. Lebensjahr**, die **sitzende Berufe** ausüben. Klinisch findet sich bei Infektion des Pilonidalsinus eine **schmerzhafte Schwellung und Rötung** im Bereich der Rima ani. Es kann sich **Eiter** aus der Fistelöffnung entleeren.

▶ **Diagnostik.** Anamnese und klinische Untersuchung –insbesondere die **Inspektion** – sind richtungsweisend. Eine Analfistel sollte durch eine genaue proktologische Untersuchung ausgeschlossen werden (s. Fall 60).

▶ **Therapie.** Eine konservative Therapie mit Sitzbädern ist meist erfolglos. Die Therapie in der akuten Situation besteht in einer Spaltung des Abszesses. Anschließend, nach Abheilung der akuten Entzündung, sollte das **komplette Fistelsystem exzidiert** werden. Die Wunde wird entweder primär verschlossen oder granuliert sekundär. Bei großen Defekten wird sie mittels Verschiebe- oder Schwenklappen gedeckt. Postoperativ ist auf **sorgfältige Hygiene** zu achten.

Zusatzthemen für Lerngruppen ➔•
- Abgrenzung des Sinus pilonidalis zur Acne inversa und den Analfisteln

4 Pankreaskarzinom

| 4.1 | Welche Untersuchungen veranlassen Sie, um zu einer Diagnose zu kommen? Welche Möglichkeiten bieten die einzelnen Methoden? |

- **Sonografie**: primäre Screeningmethode bei unklaren Oberbauchbeschwerden; ggf. Nachweis eines Aufstaus der Gallenwege
- **CT Abdomen**: bessere Beurteilbarkeit insbesondere der Pankreasschwanzregion; ggf. Nachweis von organüberschreitendem Wachstum und Lymphknotenvergrößerungen
- **ERCP**: wichtige Untersuchung in der Diagnostik von Pankreastumoren; ggf. Darstellung von Unregelmäßigkeiten, Stenosen des Pankreas-Gangsystems und des Ductus choledochus; Möglichkeit zur Intervention mit Stenteinlage
- bei entsprechendem Verdacht **Endosonografie** (Darstellung des Pankreas über die Magenhinterwand): direkte Darstellung des Pankreas; ggf. Nachweis von organüberschreitendem Wachstum, Lymphknotenvergrößerungen, oder einer Infiltration der Pfortader und V. splenica
- **MRT mit Cholangio-MRT** (MRCP): Goldstandard; Möglichkeit der kombinierten Darstellung von Gefäßstatus, Gallengängen und parenchymatösen Organen

| 4.2 | Welche Diagnose stellen Sie aufgrund der Anamnese und des CT-Bildes (▶ Abb. 4.1)? |

Pankreaskopfkarzinom:
- **Klinik**: Ikterus, Gewichtsverlust mit Inappetenz, Courvoisier-Zeichen, Alter des Patienten
- **CT-Befund**: hypodense Raumforderung im Pankreaskopfbereich

| 4.3 | Welche Operation würden Sie daraufhin durchführen? |

Bei einem resektablen Pankreaskopfkarzinom sind eine **pyloruserhaltende Pankreatoduodenektomie** (PPPD) **nach Traverso und Longmire** oder

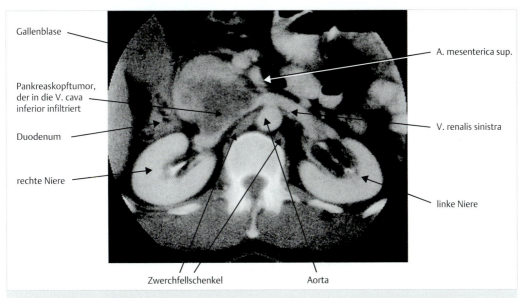

Gallenblase

A. mesenterica sup.

Pankreaskopftumor, der in die V. cava inferior infiltriert

Duodenum

V. renalis sinistra

rechte Niere

linke Niere

Zwerchfellschenkel   Aorta

Abb. 4.2 CT Abdomen des Patienten (nach Siegenthaler et al., Lehrbuch der Inneren Medizin, Thieme, 1992)

eine **partielle Duodenopankreatektomie nach Kausch-Whipple** möglich.

4.4 ! Welche Strukturen werden bei einer partiellen Duodenopankreatektomie nach Kausch-Whipple entfernt? Wie wird die Rekonstruktion durchgeführt? Zeichnen Sie den postoperativen abdominellen Situs!

- **entfernte Strukturen**: Rechtsresektion des Pankreas, Entfernung des gesamten Duodenums und der Gallenblase mit Teilen des Ductus choledochus, Magenteilresektion (Verhinderung eines Ulcus pepticum jejunum), Entfernung der regionären Lymphknoten
- **Rekonstruktion** (▶ Abb. 4.3): Verbindung des Magens, des Pankreas und der Leber mit dem Dünndarm (Gastrojejunostomie, Pankreatikojejunostomie und Hepatikojejunostomie)

Kommentar

▶ **Definition.** Die meisten **malignen Tumoren der Bauchspeicheldrüse** sind Adenokarzinome, die in der Regel vom Gangepithel ausgehen. Unterschieden werden Pankreaskopf- und Pankreasschwanzkarzinome.

▶ **Ätiologie.** Prädisponierende Faktoren sind bis heute unbekannt, es werden jedoch Ernährungsgewohnheiten (Adipositas), Nikotin- und Alkohol-

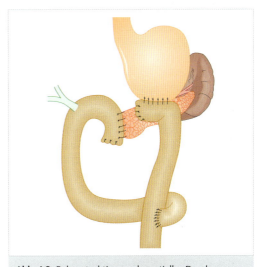

Abb. 4.3 Rekonstruktion nach partieller Duodenopankreatektomie: Die 1. Jejunalschlinge drainiert die Gallenwege und das Pankreas, die 2. Schlinge den Magen. Mittels End-zu-Seit-Jejunojejunostomie werden die beiden Schlingen miteinander verbunden (aus Weimann A, Spiegler C, Postoperative Folgen und perioperative ernährungsmedizinische Aspekte; aus Riemann et al., Gastroenterologie in Klinik und Praxis, Thieme, 2007)

abusus, chronische Pankreatitis und zystische Pankreastumoren als Ursache diskutiert. Einige **hereditäre Syndrome** (z. B. Peutz-Jeghers-Syndrom) erhöhen das Risiko.

▶ **Klinik.** Das Pankreaskarzinom verursacht **keine Frühsymptome!** Beim Pankreaskopfkarzinom entwickeln sich aufgrund der engen topografischen Lage zu den Gallenwegen früher als beim Pankreasschwanzkarzinom Symptome wie **Inappetenz, Gewichtsabnahme,** evtl. abdominelle Schmerzen und ein schmerzloser, progredienter **Ikterus** bei tastbarer prallelastischer Gallenblase (**Courvoisier-Zeichen**). Beim Pankreasschwanzkarzinom treten aufgrund der retroperitonealen Lage meist nur Schmerzen auf, die vom Patienten in den Rückenbereich projiziert werden. Pankreaskarzinome gelten auch als Ursache von **rezidivierenden Thrombosen** und sollten daher in solchen Fällen ausgeschlossen werden.

▶ **Diagnostik.** Siehe Antwort zu Frage 4.1.

In der Labordiagnostik sprechen **erhöhte Werte von Bilirubin**, alkalischer Phosphatase und γ-GT für einen Aufstau im Bereich der ableitenden Gallenwege. Zur Abklärung der Cholestaseursache bieten sich **Sonografie, Endosonografie, CT** und ERCP an, wobei letztere auch therapeutische Möglichkeiten (Stenteinlage) erlaubt. Sofern eine **MRT mit MRCP** verfügbar ist, ist dies zurzeit die beste Untersuchungsmethode, da eine kombinierte Aussage über Gefäßstatus, Gallengänge und parenchymatöse Organe, und somit über Fernmetastasen möglich ist. Zur **Verlaufskontrolle** sollten die Tumormarker **CA19–9** und **CEA** bestimmt werden. Evtl. ist bei malignomverdächtigen Befunden auch eine Probelaparotomie sinnvoll.

▶ **Therapie.** Bei **resektablen Pankreaskopfkarzinomen** stehen grundsätzlich zwei Operationsverfahren zur Verfügung: die **partielle Duodenopankreatektomie nach Kausch-Whipple** und die **pyloruserhaltende Pankreatoduodenektomie (PPPD) nach Traverso und Longmire**. Bei der **Kausch-Whipple-OP** wird der Pankreaskopf mitsamt Duodenum, Gallenblase und Magenantrum entfernt (s. Antworten zu den Fragen 4.3 und 4.4) und anschließend die Kontinuität durch Verbindung des Magens, des Pankreas und der Leber mit dem Dünndarm (Gastrojejunostomie, Pankreatikojejunostomie und Hepatikojejunostomie) wiederhergestellt. Bei der **PPPD** wird das Magenantrum

belassen und das Duodenum postpylorisch abgesetzt (▶ Abb. 4.4). Alternativ zur Pankreatikojejunostomie kann auch eine Pankreatikogastrotomie durchgeführt werden. Hierbei wird das Pankreas mit dem Magen anastomosiert. Da durch den Erhalt des Pylorus die Physiologie des oberen Gastrointestinaltrakts weniger verändert wird, wird dieses Verfahren **zunehmend eingesetzt**. Die **onkologische Radikalität** der beiden Operationsverfahren wird bei kleineren Pankreaskopftumoren als **gleichwertig** angesehen. Bei grober Infiltration des Duodenums muss jedoch eine Kausch-Whipple-Operation erfolgen. Bei **Karzinomen im Schwanzbereich** erfolgt eine Pankreaslinksresektion mit Splenektomie. Nach R0-Resektion erhalten die Patienten eine **adjuvante Chemotherapie** (→ Verlängerung der Überlebenszeit). Pankreaskarzinome gelten als **inoperabel** bei diffuser Metastasierung in Mesenterium, Omentum majus/minus oder Leber sowie bei Infiltration des Retroperitoneums oder der Mesenterialwurzel. In dieser Situation sind eine **palliative Chemotherapie** sowie ggf. **symptomatische Maßnahmen** (z. B. Stenteinlage zum Offenhalten des Ductus choledochus) indiziert.

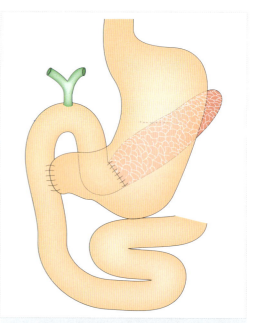

Abb. 4.4 Rekonstruktion bei PPPD (aus Kohler B, Papilla Vateri. Aus Keymling M, Kohler B, Lübke H, Das ERCP-Buch, Thieme, 2012)

▶ **Prognose:.** Da das Pankreaskarzinom sehr früh lymphogen und hämatogen metastasiert und keine Frühsymptome hat, sind bei Diagnosestellung **nur sehr wenige Patienten kurativ behandelbar.** Die 5-Jahres-Überlebensrate nach Radikaloperation beträgt auch dann nur 4 %. Die 5-Jahres-Überlebensrate aller Patienten, unabhängig vom Behandlungsmodus, liegt bei 0,5 %.

Zusatzthemen für Lerngruppen ➡•

- Differenzialdiagnosen mit Abgrenzungskriterien zum Pankreaskarzinom
- Stadieneinteilung des Pankreaskarzinoms nach Hemreck
- neuroendokrine Tumoren des Pankreas

---

5 Phlegmasia coerulea dolens

5.1 An welche Differenzialdiagnosen denken Sie?

- **tiefe Beinvenenthrombose:** teilweiser oder kompletter thrombotischer Verschluss des tiefen Venensystems; livide Schwellung der betroffenen Extremität, Haut warm, periphere Pulse tastbar, Druckschmerz an Fußsohle/Wade *Meyer→ Wade Payr→ Fußsohle medial Hohmars→*
- **Phlegmasia coerulea dolens:** Maximalvariante *Wider* einer akuten, tiefen Beinvenenthrombose mit *Schmer* Störung der venösen und arteriellen Durchblutung; *bei Dorsal-* livide Schwellung der betroffenen Extremität, Haut kühl, fehlende Fußpulse; evtl. hypovolämischer Schock, Trias: Ödem, Zyanose, Schmerz *extension*
- **akuter arterieller Verschluss:** meist embolischer Verschluss einer Arterie; Haut kühl und blass, fehlende periphere Pulse, Schmerz, neurologische Ausfälle, keine Schwellung, evtl. Schock

5.2 Welche dieser Differenzialdiagnosen ist am wahrscheinlichsten?

Phlegmasia coerulea dolens: venöse Stauung mit Schwellung + fehlende Pulse, livide Verfärbung

5.3 Erläutern Sie die Pathophysiologie dieser Erkrankung!

Maximalvariante der tiefen Beinvenenthrombose mit Verschluss des gesamten venösen Querschnitts einer Extremität. Der fehlende Abfluss führt konsekutiv zur Aufhebung der kapillären Perfusion und zur Beeinträchtigung des arteriellen Zustroms.

5.4 Wie gehen Sie therapeutisch vor?

- strikte Immobilisation (hohes Lungenembolierisiko!), ggf. Schockbehandlung
- **operativ:** umgehend venöse Thrombektomie mit Fogarty-Katheter (s. Kommentar Fall 83); als ultima Ratio bei ausgedehnten Nekrosen auch Amputation der Extremität; keine Kontraindikationen, da vitale Indikation!
- **konservativ:** Fibrinolysetherapie bei Fehlschlagen der operativen Therapie

5.5 Welche Komplikationen können sich im Rahmen dieser Erkrankung entwickeln?

- Nekrosen bis Gangrän der Extremität
- Lungenembolie
- Kompartmentsyndrom, Myoglobinolyse mit akutem Nierenversagen (Crush-Niere)
- hypovolämischer Schock mit Verbrauchskoagulopathie
- Tod (Mortalitätsrate: ca. 40 %)

Kommentar

▶ **Definition.** Die **Phlegmasia coerulea dolens** stellt die **Maximalvariante einer tiefen Beinvenenthrombose** dar.

▶ **Ätiopathogenese.** Der **gesamte venöse Abfluss** einer Extremität ist **unterbrochen,** das Blut staut sich in die Kapillaren zurück, letztlich ist auch der **arterielle Zufluss gestört.** Die Ätiologie entspricht jener der Phlebothrombose (s. Fall 83).

▶ **Klinik.** Es finden sich **Zeichen eines venösen sowie arteriellen Verschlusses,** also einerseits eine **Schwellung und Venenstauung** und andererseits **Zyanose und kühle Haut.** Aufgrund des Rückstaus können sich mehrere Liter Blut in der Extremität sammeln, wodurch sich zusätzlich ein **hypovolämischer Schock** entwickeln kann. Zu weiteren Komplikationen s. Antwort zu Frage 5.5.

▶ **Diagnostik.** Die Diagnose wird **klinisch** und **dopplersonografisch** (fehlender venöser Flow + arterielle Minderperfusion) gestellt.

▶ **Therapie.** Siehe Antwort zu Frage 5.4.
Die Therapie besteht in einer **umgehenden venösen Thrombektomie** mit Spaltung der Faszien zur Eröffnung des venösen Abstroms. Sollte dies fehlschlagen, ist auch eine **Fibrinolysetherapie** möglich. Im Anschluss ist immer eine therapeutische Heparinisierung (20 000–30 000 IE/24 h i. v.) mit überlappender Umstellung auf eine **orale Antikoagulation** (z. B. mit Phenprocoumon) für ≥ 6 Monate (Ziel-INR 2,5–3,5 bzw. Ziel-Quick 20–30 %) erforderlich.

▶ **Prognose.** Aufgrund des foudroyanten Verlaufs der Erkrankung, ist in ca. 20 % der Fälle eine Amputation notwendig. Die Mortalitätsrate beträgt bis zu 40 %.

Zusatzthemen für Lerngruppen ➔•
- Paget-von-Schroetter-Syndrom
- arterieller Verschluss
- pAVK

6 Hypertrophische Pylorusstenose

6.1 An welche Erkrankung denken Sie?

hypertrophische Pylorusstenose: Symptome ca. ab der 3. Lebenswoche, schwallartiges Erbrechen nach den Mahlzeiten, Gedeihstörungen

6.2 Nennen Sie mögliche Differenzialdiagnosen!

- **Duodenalatresie**: sofortiges, meist galliges Erbrechen nach der Geburt, geblähter Oberbauch, eingefallener Unterbauch; Mutter: Polyhydramnion
- **Pancreas anulare**: Pankreatitis, Erbrechen, Verschlussikterus, geblähter Oberbauch
- **adrenogenitales Syndrom**: bei Mädchen virilisiertes Genitale; bei Salzverlustsyndrom entgleister Elektrolythaushalt (Hyponatriämie, Hyperkaliämie, metabolische Azidose) mit Apathie, Trinkschwäche, Erbrechen ab 2./3. Lebenswoche
- **Hiatushernie, Kardiainsuffizienz**: schlaffes (atonisches) Erbrechen in den ersten Lebenswochen, Gedeihstörung, Aspiration des Erbrochenen mit rezidivierenden bronchopulmonalen Infekten
- **habituelles Erbrechen**: Ausschlussdiagnose; Säugling spuckt/erbricht nach den Mahlzeiten, keine Gedeihstörung; Mütter häufig unsicher im Umgang mit dem Kind, fehlerhafte Fütterung (zu große Mengen), aber auch physiologische Unreife am Übergang Hiatus oesophageus – Magen

6.3 Welche weiteren Befunde erwarten Sie bei der klinischen Untersuchung?

- sichtbare Magenperistaltik
- tastbarer Tumor
- verlangsamte Atmung
- Gedeihstörung
- evtl. Bewusstseinseintrübung

6.4 Wie sichern Sie die Diagnose?

- **Sonografie des Abdomens**: muskuläre Verdickung im Pylorusbereich (▶ Abb. 6.1)
- **Labor**: metabolische, hypochlorämische Alkalose, Hypokaliämie, erhöhter Hämatokrit

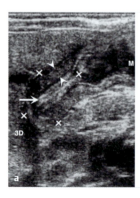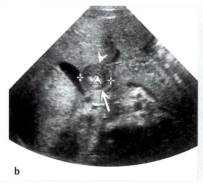

Abb. 6.1 Hypertrophische Pylorusstenose: a: Längsschnitt durch den Pylorus, b: Querschnitt durch den Pylorus mit Darstellung der verdickten Wand (><), des vergrößerten Quer- (+-+) und Längsdurchmessers (×-×), des verengten Pylorusausgangs (→), des mit Flüssigkeit gefüllten Magens (M) sowie des kollabierten Bulbus duodeni (3D) (aus Riccabona, Checkliste Sonographie in der Pädiatrie, Thieme, 1999)

6.5 **Diskutieren Sie die therapeutischen Maßnahmen!**

- **akut**: Flüssigkeits- und Elektrolytsubstitution, Korrektur des Säure-Basen-Haushalts
- **konservativ**: bei leichteren Fällen häufige, kleine Mahlzeiten bei erhöhtem Oberkörper, Spasmolytika (z. B. Methylscopolamin 1 gtt./sublingual vor jeder Mahlzeit)
- **operativ**: bei schweren Fällen bzw. Versagen der konservativen Maßnahmen nach Stabilisierung des Säuglings **Pylorotomie nach Weber und Ramstedt** (extramuköse Durchtrennung der Muskulatur, ▶ Abb. 6.2)

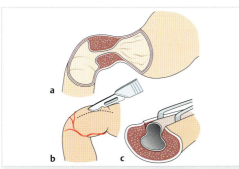

Abb. 6.2 Pylorotomie nach Weber und Ramstedt: a: Querschnitt, b: Inzision, c: Spreizung des hypertrophischen Muskelmantels (aus Schumpelick V, Bleese N, Mommsen U, Kurzlehrbuch Chirurgie, Thieme, 2010)

Kommentar

▶ **Definition und Epidemiologie.** Die **hypertrophische Pylorusstenose** ist bedingt durch eine Hypertrophie und einen Spasmus der Ringmuskulatur des Pylorus. Sie tritt bei **3 von 1000 Säuglingen** auf und betrifft **Jungen** ca. 5-mal häufiger als Mädchen.

▶ **Ätiopathogenese.** Die Ätiologie ist **unklar**, **genetische Faktoren** scheinen eine Rolle zu spielen, da eine familiäre Häufung beobachtet wird. Durch die progrediente muskuläre Hypertrophie im Bereich von Pylorus und Antrum ist der Abfluss aus dem Magen gestört. Der Rückstau von Mageninhalt führt zu **Erbrechen** mit Verlust von Magensäure und somit zu einer **metabolischen hypochlorämischen Alkalose** mit erhöhten pH- und Bikarbonat-Werten. Die metabolische Alkalose wird respiratorisch kompensiert: Die **Atemfrequenz sinkt**, der **pCO_2 steigt an.**

▶ **Klinik.** Auffällig werden die Patienten etwa **ab der 3. Lebenswoche**, wenn sie die Mahlzeiten „im Schwall" wieder **erbrechen**. Durch die **verminderte Atemfrequenz** mit konsekutivem Sauerstoffmangel kommt es zu einer zunehmenden **Bewusstseinstrübung** und Muskelhypotonie („**Coma pyloricum**"). Die unzureichende Nahrungs- und Flüssigkeitsaufnahme führt zu einer **Exsikkose** und einem **Gewichtsverlust** mit vermindertem Stuhlgang und Urin.

▶ **Diagnostik.** Siehe Antwort zu Frage 6.4.

▶ **Therapie.** Siehe Antwort zu Frage 6.5.

Zusatzthemen für Lerngruppen →•

- Prognose der Pylorusstenose
- Säure-Basen-Haushalt

7 Peritonitis

7.1 **Welche Verdachtsdiagnose stellen Sie? Welche Untersuchung veranlassen Sie zur Bestätigung Ihrer Verdachtsdiagnose?**

- **Anastomoseninsuffizienz** mit sekundärer Peritonitis: Fieber, Anstieg der Entzündungsparameter (Leukozyten, CRP), diffuser Druckschmerz des Abdomens, reduzierte Darmgeräusche **6–8 d postoperativ**
- **CT Abdomen** mit oraler, rektaler und intravenöser Kontrastmittelgabe (Triple-KM)

7.2 **Welche Form der Peritonitis liegt hier vor? Nennen Sie weitere Formen!**

- Es liegt eine **sekundäre Peritonitis** infolge einer Nahtinsuffizienz vor: Dabei werden die Erreger direkt eingeschleppt durch Perforation eines Hohlorgans als Folge einer Entzündung (z. B. Divertikulitis), iatrogen (Insuffizienz einer chirurgischen Naht oder intraoperative Kontamination) oder bei Durchwanderungsperitonitis (z. B. bei Appendizitis).
- Bei der **primären (spontanen) Peritonitis** (selten, 1–2 %) besteht keine offene Verbindung der Bauchhöhle zu einem Infektionsherd, die Infektion erfolgt im Rahmen von Begleiterkrankungen hämatogen oder lymphogen (cave: auch die as-

zendierende Pelveoperitonitis der Frau als Folge einer Adnexitis wird zu den primären Peritonitiden gezählt). Auftreten meist bei weiteren Risikofaktoren, z. B. Aszites bei Leberzirrhose, Immunsuppression (HIV) oder Tuberkulose.

7.3 Beschreiben Sie die weitere Therapie bei diesem Patienten!

- **Herdsanierung**: Neuanlage der Anastomose, ggf. Vorschaltung eines protektiven Ileo- bzw. Kolostomas, alternativ Diskontinuitätsresektion nach Hartmann (Resektion der Anastomose, Blindverschluss des aboralen Darmabschnitts, Ausleitung des oralen Darmanteils als endständiger Anus praeter)
- **Reinigung der Bauchhöhle**: ausgiebige Spülung des Abdomens mit mehreren Litern Ringerlösung, Desinfektionsmittel (z. B. Chloramin®, Taurolin®)
- **Antibiotikatherapie**: zunächst kalkuliert nach zu erwartendem Erregerspektrum, z. B. mit Cephalosporin der 3. Generation (Cefotaxim, z. B. Claforan® 3 × 2 g) und Metronidazol (z. B. Clont® 3 × 0,5 g), gezielte Umstellung nach Erregerbestimmung
- postoperativ **Intensivtherapie**

7.4 ! Was ist der Mannheimer Peritonitis-Index (MPI)?

Der Mannheimer Peritonitis-Index (▶ Tab. 7.1) ist ein krankheitsspezifischer Score, der aufgrund verschiedener klinischer Variablen eine Mortalitätsprognose erlaubt.

Tab. 7.1 Mannheimer Peritonitis-Index: Bei ≤ 20 Punkten Letalität nahe 0 %, bei > 29 Punkten Letalität > 50 %.

Risikofaktor	Punkte
Alter > 50 Jahre	5
Geschlecht weiblich	5
Organversagen	7
Malignom	4
präoperative Peritonitisdauer > 24 h	4
Ausgangspunkt nicht Dickdarm	4
Ausbreitung diffus	6
Exsudat (nur eine Ja-Antwort)	
• klar	• 0
• trüb-eitrig	• 6
• kotig-jauchig	• 12

Kommentar

▶ **Definition und Einteilung.** Der Begriff **Peritonitis** beschreibt eine entzündliche Erkrankung des Bauchfells. Verschiedene Formen werden nach der **Art des Sekrets** (z. B. serös, gallig, eitrig), dem **zeitlichen Verlauf** (akut, chronisch), der **Ausdehnung** (lokal, diffus) oder der **Ätiologie** (primär, sekundär; s. Antwort zu Frage 7.2) unterschieden.

▶ **Ätiopathogenese.** Die Ursache können bakterielle, pilzbedingte, chemische oder radiogene Reize sein. Infolge einer **Keimbesiedlung der sonst sterilen Bauchhöhle** entwickelt sich eine Entzündung mit Ödemen und Fibrinausschwitzung. Dadurch wird Flüssigkeit aus dem Gefäßsystem in das Interstitium verschoben, mit nachfolgender **Hypovolämie,** bis hin zum **Schock.**

▶ **Klinik.** Je nach Ausdehnung der Peritonitis entwickelt sich eine lokalisierte **Abwehrspannung** bis hin zum bretthartten, berührungsempfindlichen **akuten Abdomen.** Darüber hinaus können **Allgemeinsymptome** wie Übelkeit, Erbrechen, Fieber, Anurie oder auch Sepsis bestehen.

▶ **Diagnostik.** Neben der klinischen Untersuchung sollten im **Labor** die Entzündungsparameter (CRP, Leukozyten, PCT = Prokalzitonin), Serumelektrolyte und Blutgase (Azidose) bestimmt werden. Mit der **Sonografie** kann man freie Flüssigkeit nachweisen. In der **Röntgenübersichtsaufnahme** des Abdomens kann eine Spiegelbildung (Ileus) oder freie Luft (bei Perforation eines Hohlorgans) zu sehen sein. Eine **CT des Abdomens** mit wasserlöslichem Kontrastmittel beweist bei Kontrastmittelaustritt die Läsion eines Hohlorgans.

▶ **Therapie.** Von klinischer Relevanz ist die Unterscheidung zwischen primärer und sekundärer Peritonitis: Bei der **primären Form ist** grundsätzlich eine **konservative antibiotische Therapie** indiziert, da eine chirurgische Herdsanierung nicht möglich ist. Bei der **sekundären Form** (s. Antwort zu Frage 7.3) sollte zunächst der **Primärherd operativ saniert** werden und je nach Ausmaß der systemischen Reaktionen eine **intensivmedizinische Überwachung** erfolgen. Eine gezielte Antibiotikatherapie ist auch hier obligat!

▶ **Prognose.** Die Letalität der diffusen Peritonitis liegt bei 20–30 %, zur Risiko- und Prognoseabschätzung des einzelnen Patienten wurden verschiedene Prognose-Scores entwickelt, von denen v. a. der **Mannheimer-Peritonitis-Index** (MPI, ▶ Tab. 7.1) zum Einsatz kommt: Bei einer maximal möglichen Punktzahl von 47 steigt die Mortalität bei einem Punktwert > 29 auf > 50 % an.

Zusatzthemen für Lerngruppen ➔•

- Anatomie und Physiologie des Peritoneums
- Pseudoperitonitis
- Säure-Basen-Haushalt bei Peritonitis
- Anastomoseninsuffizienz

---

8 Tetanus

8.1 Welche Erkrankung vermutet der Hausarzt Ihrer Meinung nach bei dem Patienten?

Tetanus (Syn.: Wundstarrkrampf): Verletzungsanamnese, erste klinische Zeichen des Tetanus (Spasmen der Gesichts- und Kaumuskulatur, unspezifische Prodromi wie Kopfschmerzen, Schwindel)

8.2 Welcher Erreger kommt als Auslöser in Frage? Erläutern Sie die Pathophysiologie der Erkrankung!

- Erreger: **Clostridium tetani** (ubiquitär vorhandener, grampositiver anaerober Sporenbildner)
- C. tetani bildet ein Neurotoxin (Tetanospasmin), das über die Axone zu den motorischen Vorderhornzellen im Rückenmark wandert und dort zu einer Aufhebung der Renshaw-Hemmung führt → erhöhte motorische Aktivität mit Muskelkrämpfen schon bei kleinsten äußeren Reizen

8.3 Nennen Sie die typische klinische Trias dieser Erkrankung!

- **Trismus**: Kontraktur der Massetermuskulatur → Kiefersperre
- **Risus sardonicus**: Verkrampfung der Gesichtsmuskulatur → grinsendes Gesicht („Teufelslachen", ▶ Abb. 8.1)
- **Opisthotonus**: Überstreckung des Patienten, sodass er nur noch auf dem Hinterkopf und den Fersen liegt

8.4 Erläutern Sie die Therapie!

- großzügige **Wundexzision** zur Keimreduktion, **offene Wundbehandlung** (anaerober Keim!), Spülung mit H_2O_2
- einmalig 3 000–5 000 IE i. m. humanes **Tetanusimmunglobulin** (Tetagam®) → Neutralisation des zirkulierenden Toxins

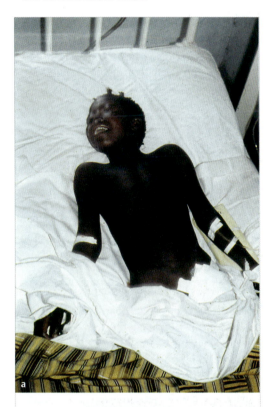
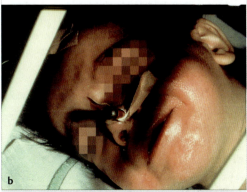

Abb. 8.1 Tetanus mit Opisthotonus und Risus sardonicus (aus Hof H, Dörries R, Duale Reihe Medizinische Mikrobiologie, Thieme, 2014)

- Beginn der **aktiven Immunisierung** mit 0,5 ml Tetanustoxoid (Tetanol®)
- **antibiotische Therapie**, z. B. mit Penicillin G (20–40 Millionen IE/d i. v. für 10 d) oder Metronidazol (3 × 0,5 g/d i. v. für 10 d)
- Behandlung der Muskelkrämpfe durch **Sedierung**, z. B. mit Diazepam; in schweren Fällen auch Relaxation mit Succinylcholin und Beatmung
- **Reizabschirmung!**

Kommentar

▶ **Ätiopathogenese.** Siehe Antwort zu Frage 8.2. Tetanusinfektionen treten häufig nach Bagatelltraumen auf, in bis zu 20 % der Fälle ist die Ursache nicht mehr eruierbar.

▶ **Klinik.** Nach einer **Inkubationszeit von 2–20 Tagen** beginnt die Erkrankung mit unspezifischen Prodromi wie Kopfschmerzen, Müdigkeit und vermehrtem Schwitzen. Je kürzer die Inkubationszeit, desto schwerer der Verlauf! Das manifeste Krankheitsbild äußert sich in zunehmenden **Muskelkrämpfen**, die sich in kraniokaudaler Richtung ausbreiten. Typisch ist die Trias **Trismus, Risus sardonicus, Opisthotonus** (s. Antwort zu Frage 8.3). Zusätzlich treten **vegetative Störungen** mit Herzrhythmusstörungen, arteriellem Hypertonus und Fieber bis 42 °C auf. Der Patient ist **bewusstseinsklar**.

▶ **Diagnostik.** Neben der **Anamnese** kann man bei der **klinischen Untersuchung** evtl. als Frühsymptom feststellen, dass schnelle Wechselbewegungen mit dem Kiefer erschwert sind (Vorstufe des Trismus). Das **klinische Bild** und der **elektromyografische Untersuchungsbefund** (ständige Aktivitätspotenziale) sichern die Diagnose. Ein Wundabstrich zur Erregerdiagnostik spielt nur eine untergeordnete Rolle, da therapeutische Maßnahmen schon bei Verdacht auf Tetanus sofort begonnen werden müssen.

▶ **Therapie.** Siehe Antwort zu Frage 8.4. Die Therapie besteht in einer **ausgedehnten Wundausschneidung**, um die Bakterien zu entfernen und damit die Toxinproduktion zu stoppen. Die Wunde wird anschließend **offen behandelt**, um eine Vermehrung noch vorhandener Clostridien zu verhindern. Das noch zirkulierende Tetanospasmin wird durch die Gabe von **Tetanusimmunglobulin** neutralisiert. Zudem führt man eine **aktive Immunisierung** durch. Die Proliferation der Erreger wird zudem durch **Antibiotika** gehemmt. Um die allgemeine Erregbarkeit zu senken, werden die Patienten **von äußeren Reizen abgeschirmt**, **sediert** und bei schweren Formen auch relaxiert und intubiert.

▶ **Prognose.** Die Erkrankung **dauert**, sofern sie nicht letal endet, **ca. 2–3 Wochen**, die Genesung zeigt sich in einem Nachlassen der Muskelkrämpfe. Die **Letalität** der Erkrankung beträgt auch unter Intensivtherapie **bis zu 50 %**, sodass weiterhin die **prophylaktische Impfung** die **wichtigste Maßnahme** ist. Eine durchgemachte Infektion hinterlässt keine schützende Immunität.

▶ **Prophylaxe.** Da Tetanussporen ubiquitär vorkommen, ist **jede Wunde** als **potenziell mit C. tetani kontaminiert** zu betrachten. Bei jeder Wundversorgung ist somit die Kontrolle und ggf. Auffrischung des Tetanusimpfschutzes obligat! Die **wichtigste Prophylaxe** ist die **aktive Impfung** mit Tetanustoxoid! Die Grundimmunisierung besteht in 3 Impfungen (zum Zeitpunkt 0, 2. Impfung nach 4 Wochen, 3. Impfung nach 6–12 Monaten). **Auffrischungsimpfungen** sollte **alle 10 Jahre** (jeweils 1 Impfdosis) erfolgen.

Tab. 8.1 Tetanus-Immunprophylaxe im Verletzungsfall (entsprechend den Empfehlungen des Robert-Koch-Instituts).

Vorgeschichte der Tetanusimpfungen (Anzahl von Tetanusimpfungen)	saubere, geringfügige Wunden	alle anderen Wunden (e. g. tiefe, verschmutzte Wunden)[1]
unbekannt oder 0–1	Impfung (aktiv)	Impfung (aktiv) + Immunglobuline (passiv)
2	Impfung (aktiv)	Impfung (aktiv); Immunglobuline nur wenn die Verletzung > 24 h zurückliegt
≥ 3	Impfung (aktiv), wenn die letzte Impfung > 10 Jahre zurückliegt	Impfung (aktiv), wenn die letzte Impfung > 5 Jahre zurückliegt

9 Ösophagusdivertikel

9.1 Welche Diagnose stellen Sie aufgrund des Röntgenbefundes (► Abb. 9.1) und der Anamnese?

Zenkerdivertikel (pharyngoösophageales bzw. zervikales Divertikel): typische Anamnese (Dysphagie, Regurgitationen, Globusgefühl, Lebensalter); Röntgenbild: glattbegrenzte Aussackung der zervikalen Speiseröhre mit Kontrastmittelfüllung

9.2 Erörtern Sie den Pathomechanismus!

Eine **Koordinationsstörung des oberen Ösophagussphinkters** (OÖS) führt zu einer intraluminalen Druckerhöhung mit der Folge, dass Mukosa und Submukosa durch die **Kilian-Muskellücke** (oberhalb der Pars horizontalis des M. cricopharyngeus am Übergang der willkürlichen Pharynxmuskulatur zur unwillkürlichen Ösophagusmuskulatur) ausgestülpt werden.

9.3 Welche Differenzialdiagnosen haben Sie aufgrund der Anamnese mit in Erwägung gezogen? Bitte begründen Sie diese!

- **Ösophaguskarzinom**: anamnestisch nicht vom Ösophagusdivertikel zu unterscheiden → weiterführende Diagnostik (Endoskopie) notwendig
- **Achalasie** (Degeneration des Plexus myentericus): gleiche Anamnese, im Röntgenbild: spitz zulaufende Stenose im terminalen Ösophagus
- **retrosternale Struma**: ähnliche Symptomatik → Labor (fT$_3$, fT$_4$), Sonografie, Szintigrafie
- **Dysphagia lusoria**: Einengung des Ösophagus aufgrund einer Gefäßanomalie

9.4 Wie wird diese Erkrankung therapiert?

operative **Abtragung** des Divertikels und **Myotomie** des OÖS

Kommentar

▶ **Definition.** Divertikel sind pathologische Wandausstülpungen eines Hohlorgans. **Echte Divertikel** sind umschriebene Ausstülpungen der gesamten Wand im Gastrointestinaltrakt (z.B. Meckel-Divertikel), als **Pseudodivertikel** werden Mukosaaustülpungen durch Muskellücken bezeichnet (z.B. Zenkerdivertikel, Sigmadivertikulose).

▶ **Einteilung.** Das Zenkerdivertikel ist mit 70% d. F. das **häufigste Ösophagusdivertikel** (► Abb. 9.2). Weitere Divertikel können im Bereich der Trachealbifurkation (bifurkales, **parabronchiales Divertikel**) sowie oberhalb des Zwerchfells (**epiphrenales Divertikel**) auftreten.

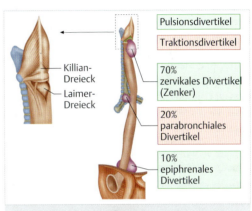

Abb. 9.2 Lokalisation und Häufigkeit von Ösophagusdivertikeln (aus Hirner A, Weise K, Chirurgie, Thieme, 2008)

▶ **Pathogenese.** Pulsionsdivertikel, wie das Zenkerdivertikel, entstehen (siehe Antwort zu Frage 9.2) durch mangelnde Erschlaffung der Ösophagussphinkteren. Die Druckerhöhung führt zur Ausstülpung der Mukosa und Submukosa durch Muskellücken bzw. durch geschwächte Muskulatur oberhalb der Sphinkteren. **Traktionsdivertikel**, wie das bifurkale Divertikel, entstehen durch kongenitale Persistenz ösophagobronchialer Gewebebrücken.

▶ **Klinik.** Kleine Pulsions- oder Traktionsdivertikel sind **oft asymptomatische Zufallsbefunde**. Das Leitsymptom der Ösophagusdivertikel ist die **Dysphagie**. Zusätzlich können **Globusgefühl**, Regurgitation von Speisen sowie **Foetor ex ore** durch zersetzte Nahrungsreste, die sich im Divertikel befinden, auftreten. Die Regurgitation der unverdauten Speisen aus dem Divertikel geschieht v. a. nachts, sodass die Gefahr von **Aspirationen** und rezidivierenden **Pneumonien** besteht. Komplikationen eines Ösophagusdivertikels können **Entzündungen**, **Perforation** mit nachfolgender Mediastinitis, **Fistelbildung** oder **Blutungen** sein.

▶ **Diagnostik.** Die Diagnose wird aufgrund der typischen Klinik und des Nachweises des Divertikels mittels einer **Kontrastaufnahme des Ösophagus** gestellt. Bei Verdacht auf eine Perforation des Divertikels sollte diese Untersuchung mit einem wasserlöslichen Kontrastmittel durchgeführt werden. Bei einer **Endoskopie** besteht die Gefahr der Perforation bzw. das Divertikel zu übersehen. Allerdings ist sie dennoch zum Ausschluss einer anderen Ursache der Beschwerden (z. B. Refluxösophagitis, Ösophaguskarzinom) durch einen erfahrenen Endoskopiker zu empfehlen. Zusätzlich kann durch eine **Manometrie** die Fehlfunktion des OÖS nachgewiesen werden. Dies ist jedoch nicht zwingend erforderlich.

▶ **Therapie.** Die Therapie des Zenkerdivertikels besteht in der **operativen Abtragung** über einen Zugang an der linken Halsseite sowie einer **Myotomie** des OÖS. Alternativ zur offenen Operation ist eine transorale Spaltung der Schwelle zwischen Divertikelhals und Ösophagusmund mittels eines Linearstaplers möglich. Bei nicht operablen symptomatischen Patienten kann bei bestimmten Divertikelformen auch eine endoskopische Argon-Plasma Koagulation (APC) des Divertikelsteges erfolgen. Bei Traktionsdivertikeln ist eine Therapie nur notwendig, wenn Beschwerden auftreten oder ein Bezug zum Bronchialsystem oder zum Mediastinum besteht.

Zusatzthemen für Lerngruppen ➜●

- Anatomie des Ösophagus (Histologie, Abschnitte, Engstellen, Sphinkteren)
- weitere Divertikel im Gastrointestinaltrakt

10 Abszess

10.1 Welche Diagnose stellen Sie?

Abszess: lokal begrenzte Eiteransammlung, Entzündungszeichen

10.2 Welcher Erreger ist für diese Erkrankung am häufigsten verantwortlich?

- **Staphylococcus aureus**
- weitere Erreger: E. coli, Anaerobier, Pilze

10.3 Nennen Sie andere Körperregionen, an denen diese Erkrankung typischerweise ebenfalls auftreten kann!

- meist an der **Körperoberfläche** (Haut), z. B.:
  - ○ Schweißdrüsenabszess
  - ○ Pilonidalabszess
- **Organabszesse**, z. B.
  - ○ perityphlitischer Abszess (Mitentzündung des Zäkums und dessen Umgebung bei Appendizitis)
  - ○ Leberabszess
  - ○ perianaler Abszess

10.4 Welche therapeutischen Maßnahmen ergreifen Sie?

- Merkspruch: **Ubi pus**, **ibi evacua**! = Wo es Eiter gibt, ist dieser abzulassen!
- **Wundrevision**: Inzision („Entlastungsschnitt") oder Exzision (Ausschneiden des Abszesses möglichst in toto ohne Eröffnung, um Keimverschleppung zu vermeiden); Wundabstrich, ausgiebige Spülung, interventionelle Drainage; ggf. Antibiotikatherapie
- **konservative Behandlung**: lokal Zugsalbe (z. B. Pyolysinsalbe), feuchte Verbände (Rivanol, PVP), Ruhigstellung mittels Schiene, Gips
- Immer **Tetanusschutz überprüfen**! ggf. Simultanimpfung

Kommentar

▶ **Definition.** Abszesse sind lokale, eitrige Gewebeeinschmelzungen, die durch eine bindegewebige Abszessmembran von der gesunden Umgebung abgegrenzt sind.

▶ **Ätiopathogenese.** Staph. aureus als Haupterreger abszedierender Infektionen kann Koagulasen produzieren. Diese verursachen eine Thrombose der kleinen Gefäße im Entzündungsgebiet. Infolge der mangelhaften Sauerstoffversorgung des Gewebes kommt es hier zu einer **Nekrose**, in die Granulozyten einwandern, um die Nekrose aufzulösen. So entsteht ein mit Eiter und Bakterien gefüllter Hohlraum, der durch eine bindegewebige Membran (**Abszessmembran**) von der gesunden Umgebung abgrenzt ist.

Im weiteren Verlauf kann es zu einer **spontanen Eröffnung** des Abzesses mit Entleerung des Eiters kommen. Entsteht dadurch eine Verbindung zwischen dem Entzündungsgebiet und einer inneren bzw. äußeren Körperoberfläche, resultiert eine **Fistel** (z. B. perianale oder Pilonidalfistel). Diese kann nur ausheilen, wenn der zugrunde liegende Entzündungsherd saniert wird.

Eine **geschwächte Abwehrlage**, z. B. bei Diabetes mellitus, begünstigt die Entstehung von Abszessen.

▶ **Klinik.** Es finden sich die Kardinalsymptome einer akuten Entzündung: **Rötung** (Rubor), **Schmerz** (Dolor), **Überwärmung** (Calor), **Schwellung** (Tumor) und **Funktionseinschränkung** (Functio laesa).

▶ **Diagnostik.** Das **klinische Erscheinungsbild** (Zeichen der Entzündung, Eiteransammlung im Gewebe) und die **Anamnese** (evtl. resistenzmindernde Grunderkrankung) erlauben bereits die Diagnosestellung. Im **Labor** zeigt sich ein Ansteigen der Entzündungsparameter (CRP, Leukozyten, BSG). Mit **Sonografie, CT** oder **MRT** ist die Einschmelzung und die Tiefenausdehnung des Abszesses beurteilbar.

▶ **Therapie.** Siehe Antwort zu Frage 10.4.

Die Therapie **oberflächlicher Abszesse** besteht in einer **großzügigen Inzision**, besser **Exzision** oberflächlicher Abszesse und **offener Wundbehandlung** mit sekundärer Wundheilung. Eine Antibiotikagabe meist nicht notwendig.

Die **Spaltung** (Inzision) eines Abszesses muss in **Allgemein- oder Regionalanästhesie** oder **unter Vereisung** durchgeführt werden, da bei Lokalanästhesie durch Einspritzen eines Lokalanästhetikums Keime in das umgebende Gewebe verschleppt werden können.

Organabszesse werden durch sonografisch oder CT-gesteuerte **Drainageneinlage** therapiert. Ergänzend sollte hier eine **Antibiotikatherapie** ent-

sprechend dem mikrobiologischen Befund begonnen werden. Ist hierdurch keine Abheilung zu erreichen, muss eine **operative Entfernung** erfolgen.

> ### Zusatzthemen für Lerngruppen
>
> - Differenzialdiagnosen mit Abgrenzungskriterien zum Abszess
> - Vergleich Abszess/Empyem
> - nekrotisierende Fasziitis
> - Sepsis

11 Perikarderkrankungen

11.1 Welche Verdachtsdiagnose stellen Sie anhand der Anamnese und der Befunde?

Perikarderguss bei akuter Perikarditis: Klinik (retrosternale Schmerzen, Dyspnoe, Tachykardie, Hypotension), Röntgen Thorax (Herz beidseitig verbreitet, normale Lungengefäßzeichnung, keine Lungenstauung), Echokardiogramm (Perikarderguss vor dem rechten und hinter dem linken Ventrikel, siehe ▶ Abb. 11.3.)

11.2 Nennen Sie mögliche Ursachen für diese Erkrankung!

- **Infektionen**: am häufigsten Viren (Coxsackie A und B, Adenoviren), Bakterien (Mykobakterien)
- **immunologische Genese**: systemischer Lupus erythematodes, rheumatisches Fieber, allergische Perikarditis (Serumkrankheit, Arzneimittel), Postmyokardinfarkt- (Dressler-Syndrom) bzw. Postkardiotomiesyndrom: 1–6 Wochen nach herzchirurgischem Eingriff bzw. Herzinfarkt; Nachweis von Antikörpern gegen Herzmuskel-Antigene
- **weitere**: Herzinfarkt (Pericarditis epistenocardica), Urämie, posttraumatisch, Strahlentherapie, Tumor (Übergreifen per continuitatem auf das Perikard oder Metastasierung)

11.3 Nennen Sie weitere klinische Befunde dieser Erkrankung!

- obere und untere **Einflussstauung** mit...
  - Hepatosplenomegalie, Stauungszirrhose
  - Aszites, Pleuratranssudat
  - Proteinurie, Knöchelödemen
  - Thrombosen der tiefen Bein- und Beckenvenen
- **Hypotonie, Tachykardie, Belastungsdyspnoe**

Fall 11

11.4 ! In ▸ Abb. 11.2 ist eine mögliche Spätfolge dieser Erkrankung zu sehen. Wie wird sie bezeichnet?

Pericarditis calcarea: chronisch konstriktive Perikarditis mit Kalkeinlagerungen (Pfeile) in das Perikard.

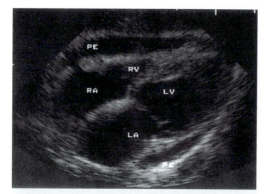

Abb. 11.3 Echokardiografie (PE = Perikarderguss, RA = rechter Vorhof, RV = rechter Ventrikel, LA = linker Vorhof, LV = linker Ventrikel) (aus Bücheler E, Lackner K-J, Thelen M, Einführung in die Radiologie, Thieme, 2006)

Kommentar

▸ **Definition.** Der Begriff **Perikarditis** bezeichnet eine Entzündung des Herzbeutels, in deren Folge sich ein Perikarderguss und eine Perikardtamponade entwickeln können. Ein möglicher **Folgezustand** bei unvollständiger Ausheilung ist eine chronisch **konstriktive Perikarditis** mit Vernarbung des Herzbeutels und evtl. Einlagerung von Kalk (**Pericarditis calcarea**).

▸ **Ätiopathogenese.** Verschiedene Ursachen (s. Antwort zu Frage 11.2) können eine Perikarditis auslösen. Der Perikarderguss führt zu einer Behinderung der diastolischen Füllung des Herzens und zum Rückstau des Blutes vor dem rechten Herzen. Gleichzeitig wird der koronare Blutfluss reduziert, die Folge ist eine hypoxische Herzinsuffizienz. Obwohl die Erkrankung primär das Perikard betrifft, ist bei längerem Krankheitsverlauf auch eine Atrophie des Myokards möglich.

▸ **Klinik.** Die klinischen **Symptome** (s. Antwort zu Frage 11.3) werden **durch den Rückstau des Blutes** vor dem Herzen hervorgerufen.

▸ **Diagnostik.** Die Diagnose wird aufgrund der **Klinik** sowie ergänzender Untersuchungen wie **EKG** (gehobene konkavbogige ST-Strecke, nach ca. 2 Wochen terminal negatives T; bei größerem Erguss Niedervoltage), **Röntgen Thorax** (Vergrößerung des Herzschattens ohne Nachweis einer pulmonalen Stauung) und **Echokardiografie** (Nachweis auch kleinster Ergussmengen) gestellt.

▸ **Therapie.** Die **Ursache** der Perikarditis sollte – wenn möglich – **beseitigt** werden (z. B. Antibiotika bei bakterieller Endokarditis, Glukokortikoide bei allergischer Genese, Dialyse bei urämischer Perikarditis). Zur symptomatischen Therapie werden **Antiphlogistika und Analgetika** eingesetzt. Bei Nachweis eines Perikardergusses wird eine Entlastungspunktion, bei rezidivierenden Ergüssen auch eine Perikardfensterung durchgeführt. Eine **Perikardpunktion** erfolgt meist am halbsitzenden Patienten. Hierbei wird eine Nadel zwischen Proc. xiphoideus und linkem Rippenbogen im Winkel von 30–45° in Richtung der linken Klavikula vorgeschoben. Dabei kann eine EKG-Ableitung an die Nadel angeschlossen werden, um einen Kontakt der Nadel mit dem Myokard auszuschließen. Nach Punktion des Perikardergusses wird über einen Führungsdraht ein weicher Katheter („Pigtail-Katheter") in den Perikardbeutel vorgeschoben und der Erguss darüber abgeleitet. Bei der **Perikardfensterung** wird über eine linksseitige vordere Thorakotomie ein Teil des Perikards entfernt. So wird eine Verbindung zwischen Perikardhöhle und Pleura hergestellt (pleuro-perikardiales Fenster), über die der Perikarderguss in die Pleura ablaufen kann und dort resorbiert wird.

Bei einer **konstriktiven Perikarditis** mit Vernarbung des Perikards wird das verkalkte Perikard reseziert (**Dekortikation**). Hierbei wird über eine laterale Thorakotomie oder (meistens) eine Sternotomie so viel Perikard wie möglich entfernt. Da die Verkalkungen z. T. bis in das Myokard reichen, erfolgt dieser Eingriff unter Einsatz der Herz-Lungen-Maschine. Die Indikation sollte hierbei nicht zu spät gestellt werden, da sich aufgrund der Myokardatrophie eine akute postoperative Herzdilatation und Dekompensation entwickeln kann.

Zusatzthemen für Lerngruppen

• Myokarditis

12 Schultergelenksluxation

Welche diagnostischen und therapeutischen Maßnahmen schließen sich an?

- Untersuchung von Durchblutung, Motorik und Sensibilität
- **Röntgen der Schulter** in 2 Ebenen: Nachweis der Luxation und Ausschluss einer Fraktur
- **Reposition** unter Analgosedierung (z. B. Midazolam + Tramadol) **nach Arlt** (Zug am Arm des sitzenden Patienten, Stuhllehne als Hypomochlion, ► Abb. 12.1) oder **nach Hippokrates** (Zug am Arm des liegenden Patienten, Ferse wird als Hypomochlion in die Axilla des Patienten gestemmt, ► Abb. 12.2)
- anschließend **Ruhigstellung im Gilchrist-Verband** für 1–2 Wochen, abhängig vom Alter des Patienten: Je älter der Patient ist, desto kürzer, da die Gefahr einer Schultereinsteifung größer ist!

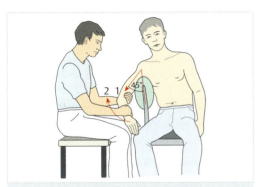

Abb. 12.1 Reposition nach Arlt (aus Schumpelick V, Bleese N, Mommsen U, Kurzlehrbuch Chirurgie, Thieme, 2010)

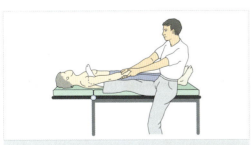

Abb. 12.2 Reposition nach Hippokrates (aus Schumpelick V, Bleese N, Mommsen U, Kurzlehrbuch Chirurgie, Thieme, 2010)

Welche Formen der traumatischen Schulterluxation kennen Sie?

- **Luxatio anterior** (häufigste Form, 80–90 % der Fälle): nach vorn, Kopf steht ventral unter Proc. coracoideus
- **Luxatio axillaris**: nach unten
- **Luxatio posterior**: nach hinten

Welche Komplikationen können auftreten?

- **Kapselläsionen** (100 % d.F.)
- **Bankart-Läsion**: Läsion des vorderen Pfannenrandes mit Abriss des Labrum glenoidale (80 % d. F.)
- **Hill-Sachs-Läsion**: dorsolaterale Impressionsfraktur am Humeruskopf durch den Pfannenrand (60–80 % d.F.)
- Abrissfrakturen der Sehnenansätze am Tuberculum majus oder minus (20 % d.F.)
- Humeruskopfluxationsfrakturen
- Verletzungen von Nerven und Gefäßen (v. a. N. axillaris)

Kommentar

► **Allgemeines.** Aufgrund der anatomischen Verhältnisse ist die Schultergelenkluxation mit 50 % der Fälle die **häufigste Luxation** beim Menschen: Eine knöcherne Führung fehlt, das Gelenk wird **nur durch** die sog. **Rotatorenmanschette** (M. supraspinatus, M. infraspinatus, M. subscapularis, M. teres minor) **stabilisiert**. Dadurch ist das Schultergelenk einerseits das beweglichste Gelenk des menschlichen Körpers, andererseits ist es besonders anfällig für Luxationen. Die **häufigste** traumatische Luxation ist die **Luxatio anterior**, sie entsteht durch eine forcierte Außenrotation und Abduktion.

► **Klinik.** Der Patient klagt über eine **schmerzhafte Bewegungseinschränkung** und hält den Arm leicht **abduziert**.

► **Diagnostik.** Bei der Inspektion findet sich eine **deformierte Schulterkontur**, der Schulterkopf ist außerhalb der Gelenkpfanne zu tasten. Vor jeder therapeutischen Maßnahme sollten **Durchblutung, Motorik** und **Sensibilität** überprüft und dokumentiert, sowie ein **Röntgen der Schulter in 2 Ebenen** angefertigt werden (► Abb. 12.3). Bei eindeutiger Klinik kann auch zuerst reponiert werden, dann die Röntgenkontrolle erfolgen. Im weiteren Verlauf kann zum Ausschluss einer Schädigung der periartikulären Weichteile (d. h. Bänder, Sehnen, Kapsel, Labrum glenoidale) ein **MRT** (auch als Arthro-MRT) sinnvoll sein.

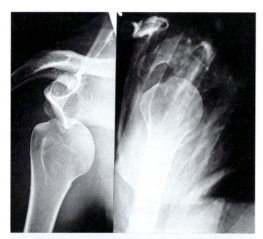

Abb. 12.3 Vordere Schulterluxation a. p. und tangential (aus Henne-Bruns et al., Duale Reihe Chirurgie, Thieme, 2012)

▶ **Therapie.** Nach Ausschluss einer Fraktur erfolgt die **Reposition** unter leichter Sedierung und Analgesie **nach der Methode von Arlt oder Hippokrates** (s. Antwort zu Frage 12.1). Die Methode nach Kocher – mit aufeinanderfolgender Adduktion, Außenrotation, Elevation und Innenrotation des Armes – sollte aufgrund einer erhöhten Traumatisierung und Gefahr der Schädigung von Nerven und Gefäßen nicht durchgeführt werden. Nach der Reposition müssen erneut die periphere **Durchblutung und Innervation kontrolliert** und ein **Röntgen** der Schulter in 2 Ebenen durchgeführt werden.

Indikationen für ein **operatives Vorgehen** sind Gefäß-Nerven-Verletzungen, dislozierte Frakturen und wiederholte Luxationen bei jüngeren Patienten. Der Goldstandard ist die **arthroskopisch assistierte Refixation des Labrum glenoidale am Pfannenrand** durch einen sog. Knochenanker (z. B. Mitec-Anker). In der gleichen Sitzung wird ein sog. **Kapsel-Shift** durchgeführt, bei dem die ventrale Gelenkkapsel durch ein Übereinandersteppen der Kapselanteile gerafft wird. Hierdurch wird die Außenrotation eingeschränkt und so einer Reluxation vorgebeugt. Bei Nachweis einer **Hill-Sachs-Delle** wird diese Impression angehoben, mit Spongiosa unterfüttert und eine **subkapitale Drehosteoto-**

mie nach **Weber** mit Außenrotation des Armes um 25° durchgeführt. Der Kapseldefekt wird dadurch weit nach hinten verlagert, sodass er nicht mehr am Glenoidalrand einhaken kann und eine Reluxation verhindert wird. Die **OP nach Eden-Hybinette** wird bei flacher Schultergelenkspfanne durchgeführt: Ein kortikospongiöser Knochenspan wird in den subchondralen Knochen des Glenoids eingebracht und der vordere Pfannenrand angehoben. Zusätzlich wird die vordere Kapsel gerafft.

▶ **Prognose.** Bei Nachweis einer **Bankart-Läsion bei unter 30-Jährigen** ist eine **operative Versorgung** notwendig, um eine Reluxation oder habituelle Luxation zu vermeiden. Die Rezidivrate bei jungen Patienten beträgt sonst fast 100 %. In jedem Fall ist zur Wiederherstellung der Schulterfunktion meist eine längere **physiotherapeutische Nachbehandlung** notwendig.

> **Zusatzthemen für Lerngruppen** ➔•
>
> - Anatomie des Schultergelenks
> - weitere Verletzungen im Schulterbereich (z. B. Rotatorenmanschettenruptur)
> - habituelle Schulterluxation

13 Spontane Ösophagusruptur (Boerhaave-Syndrom)

13.1 Welche Diagnosen kommen aufgrund der Symptomatik in Frage? Welche Symptome erwarten Sie jeweils?

- **spontane Ösophagusruptur** (**Boerhaave-Syndrom**): stärkste retrosternale Schmerzen, Dyspnoe, Mediastinal- und Hautemphysem
- **perforiertes Gastroduodenalulkus**: Zeichen des akuten Abdomens (z. B. Bauchschmerz, Übelkeit, Erbrechen, Meteorismus), epigastrische Schmerzen
- **Spontanpneumothorax**: Dyspnoe, Zyanose, Schmerzen, Schockgefahr!
- **Lungenembolie**: Dyspnoe, Tachypnoe, Zyanose, obere Einflussstauung, Schockgefahr!
- **Myokardinfarkt**: retrosternale Schmerzen, evtl. mit Ausstrahlung in Hals, Unterkiefer, (linken) Arm; Übelkeit, Dyspnoe, Tachy- oder Bradykardie, Schockgefahr!

- **Aneurysma dissecans der Aorta**: Schmerzen mit Ausstrahlung in Rücken, Beine, Nacken; Organminderperfusion → Schock, Hemiparesen, akutes Nierenversagen

13.2 Welche Diagnose stellen Sie anhand der Röntgenaufnahme?

Ösophagusruptur mit Kontrastmittelaustritt

13.3 Welche Therapiemaßnahmen ergreifen Sie?

- Eine **spontane Ösophagusruptur** verlangt einen **Notfalleingriff**: Über eine Thorakotomie oder Laparotomie (bei tiefen Verletzungen) wird der Defekt übernäht und die Naht mit umliegendem Gewebe gesichert (Pleura- oder Omentoplastik), zusätzlich werden mehrere Drainagen in Mediastinum und Pleurahöhle eingelegt; **ultima Ratio** bei ausgedehnten Defekten: **Ösophagusresektion**
- antibiotische Abdeckung, z. B. mit Cephalosporinen der 3. Generation + Metronidazol; parenterale Ernährung
- bei **Perforationen älter als 12 Stunden** und kleinen iatrogenen Verletzungen: nur Drainage von Perforationsstelle und Abszesshöhle, antibiotische Abdeckung, parenterale Ernährung

13.4 Nennen Sie die häufigsten Ursachen für die traumatische Ösophagusperforation!

- **iatrogen** (80 % der Rupturen): Endoskopie, Bougierung von Stenosen
- Fremdkörper
- **penetrierendes** (z. B. Schuss- und Stichverletzungen) oder stumpfes **Thoraxtrauma**

Kommentar

▶ **Ätiopathogenese.** Das **Boerhaave-Syndrom** (Syn.: spontane Ösophagusruptur) bezeichnet eine **komplette Ruptur aller Wandschichten des distalen Ösophagus** bei plötzlicher Druckerhöhung. Die Ruptur wird meist durch sehr starkes Erbrechen nach großen Mahlzeiten und Alkoholgenuss ausgelöst.

▶ **Klinik.** Die Patienten klagen über **starke retrosternale Schmerzen** und **Dyspnoe**. Oft ist auch eine Hämatemesis und ein Mediastinal- und Hautemphysem zu beobachten. Im weiteren Verlauf

kann sich eine **Mediastinitis**, bis hin zur Sepsis, entwickeln.

▶ **Diagnostik.** Die Diagnose wird anhand der **typischen Anamnese** und **Symptome** und durch eine **Röntgenkontrastaufnahme** des Ösophagus bzw. ein **CT Thorax mit oraler Kontrastmittelgabe** gestellt.

Wichtig: Es muss unbedingt ein **wasserlösliches Kontrastmittel**, z. B. Gastrografin, verwendet werden, da Barium eine Bariummediastinitis auslösen kann.

Im **Röntgen Thorax** kann evtl. eine Verbreiterung des Mediastinums, Luft entlang des Ösophagus oder auch Pleuraexsudate zu sehen sein. Eine Ösophagoskopie ist nur in Ausnahmefällen zur Beurteilung der Schleimhaut erforderlich.

▶ **Therapie.** Die Therapie (s. Antwort zu Frage 13.3) hängt von Zeitpunkt und Ausmaß der Perforation ab: Bei **frischen Perforationen** (**< 12 h**) wird primär eine Übernähung der Perforationsstelle + Deckung der Naht mit dem Magenfundus durchgeführt mit Einlage von Drainagen und antibiotischer Abdeckung, z. B. mit Cefotaxim 3 × 2 g i. v. + Metronidazol 2 × 0,5 g i. v. Ist eine Naht des Defektes wegen ausgedehnter Zerreißung nicht möglich, wird als **ultima Ratio eine Ösophagusresektion** durchgeführt. Bei **älteren Verletzungen** wird nur eine operative Drainage und eine Antibiotikatherapie durchgeführt. Zusätzlich kann endoskopisch ein Stent eingelegt werden, um die Perforationsstelle von innen zu verschließen.

▶ **Prognose.** Die Prognose ist **abhängig vom Zeitpunkt der Therapieeinleitung**: Bei spätem Beginn kann die Letalität aufgrund der sich entwickelnden Mediastinitis bis zu 50 % betragen.

Zusatzthemen für Lerngruppen
• Mallory-Weiss-Syndrom
• Varizenblutung aus Ösophagus oder Kardia
• Mediastinitis

14 Perianalvenenthrombose

14.1 Welche Diagnose vermuten Sie aufgrund der Anamnese?

Perianalvenenthrombose: Anamnese (plötzlich einschießender analer Schmerz nach Defäkation)

14.2 Kann es sich hierbei um eine Hämorrhoide im Stadium IV handeln? Nennen Sie Abgrenzungskriterien!

Eine Hämorrhoide im Stadium IV kann zwar vor die Linea dentata prolabieren, ist dann aber trotzdem von Schleimhaut bedeckt. Eine **Perianalvenenthrombose** liegt **außerhalb der Linea dentata** und ist **von Plattenepithel bedeckt**.

14.3 Welche Therapie schlagen Sie der Patientin vor?

Stichinzision in Lokalanästhesie oder Vereisung → Ausräumung des Hämatoms

14.4 Was ist eine Mariske?

Nach Abheilen der Perianalvenenthrombose verbleibt die dilatierte Haut als sog. **Mariske** (schlaffe perianale Hautfalte) zurück (▶ Abb. 14.2).

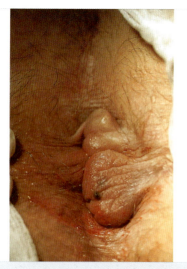

Abb. 14.2 Typischer klinischer Befund einer Mariske (aus Winkler R, Otto P, Schiedeck T, Proktologie, Thieme, 2011)

Kommentar

▶ **Definition.** Thrombosen perianaler Venen sind gekennzeichnet durch eine plötzlich einsetzende, schmerzhafte livide Schwellung im perianalen Bereich und werden oft **fälschlicherweise** als **äußere Hämorrhoiden** bezeichnet.

▶ **Ätiopathogenese.** Starkes Pressen wie beim Stuhlgang oder bei der Geburt führt zu einer thrombotischen Verlegung der Venen. Auch **Exposition in feuchter Kälte**, z.B. beim Segeln oder Surfen, kann eine Perianalvenenthrombose auslösen.

▶ **Klinik.** Die Patienten beschreiben einen **plötzlich einschießenden Schmerz im Analbereich** (s. Fallbeispiel).

▶ **Diagnostik.** Bei der Inspektion findet sich perianal ein **praller**, **livider**, von Plattenepithel bedeckter **Knoten außerhalb der Linea dentata**. Eine rektal-digitale Untersuchung ist aufgrund der starken Schmerzhaftigkeit meist nicht möglich.

▶ **Therapie.** Die Therapie der **frischen Perianalvenenthrombose** besteht in der **Inzision**, in Lokalanästhesie oder Vereisung, mit **Ausräumung des Thrombus**. Bei **älteren Thrombosen** (> 1–2 Wochen) klagen die Patienten meist nur noch über geringe Beschwerden. **Lokalanästhesierende Salben** (z.B. Dolo-Posterine®) und **Sitzbäder** reichen meist aus. Nach Abheilung bleibt die dilatierte Perianalhaut als sog. **Mariske** zurück.

Zusatzthemen für Lerngruppen ➔•
• Anatomie des Analkanals
• Hämorrhoiden
• Analfistel

15 Osteomyelitis

15.1 Welche Verdachtsdiagnose stellen Sie anhand von Anamnese und Röntgen?

akute hämatogene **Osteomyelitis**: Anamnese (Z.n. Streptokokkeninfekt), Klinik (überwärmter, geschwollener, druckschmerzhafter Oberschenkel) und Röntgen (periostale Abhebungen, Ossifikationen, fleckige Osteolysen)

15.2 Welche Untersuchungen kommen in Frage, um Ihre Verdachtsdiagnose zu bestätigen?

- **Röntgenaufnahme** (erst nach ca. 2 Wochen Veränderungen nachweisbar): fleckige Osteolysen, Periostabhebungen und Ossifikationen der umgebenden Weichteile, Usurierungen der Kortikalis, später auch Sequesterbildungen (lokale Thrombosierung führt zu Knocheninfarkt, das betroffene Gewebe bleibt im Zentrum des Entzündungsherdes abgetrennt [demarkiert] vom gesunden Gewebe zurück)
- **Sonografie**: v. a. bei Säuglingen oder auch zum Nachweis eines Weichteilabszesses
- **MRT** (Methode der Wahl): frühzeitiger Nachweis von Veränderungen, hohe Spezifität und Sensitivität, insbesondere Abgrenzung zum Ewing-Sarkom
- **bei unklaren Befunden**: **Punktion** des Befundes → histologische sowie mikrobiologische Untersuchung

15.3 ! Welche Erkrankung müssen Sie differenzialdiagnostisch auf jeden Fall ausschließen?

Ewing-Sarkom: ähnliche (Para-)Klinik (Fieber, Leukozytose, lokale Schwellung und Überwärmung) und Veränderungen im Röntgenbild → unbedingt Punktion und histologische Untersuchung!

15.4 Wie gehen Sie therapeutisch vor, falls sich Ihre Verdachtsdiagnose bestätigt?

- initial kalkulierte **Antibiotikatherapie**, hier z. B. mit Penicillin G bei Verdacht auf Streptokokkeninfektion
- Umstellung der Antibiotikatherapie nach Errergerisolierung aus Blutkultur oder Punktion, Therapie zunächst für ≥ 2 Wochen i. v., dann oral für 2–3 Monate
- **Ruhigstellung** der Extremität
- **frühzeitig operative Therapie bei ausbleibendem Erfolg**: Drainage von Abszessen, Entfernung von Sequestern

15.5 Wie wird diese Erkrankung nach Ätiologie und Verlauf eingeteilt?

- **akute Osteomyelitis**: endogene (hämatogene) und exogene (posttraumatische) Formen

- **chronische Osteomyelitis** (> 6 Wochen):
  - primär chronische Formen: **Brodie-Abszess** (radiologisch runde Abszesshöhle mit sklerotischem Randsaum), **plasmazelluläre Osteomyelitis** (sklerosierende Knochenentzündung mit zentraler Höhle, die fast ausschließlich Plasmazellen enthält, kein Nachweis von Bakterien), **sklerosierende Osteomyelitis Garré** (osteosklerotische Veränderungen evtl. des gesamten Markraums)
  - sekundär chronische Formen: nicht ausgeheilte akute Osteomyelitis
- **Sonderformen**: spezifische Osteomyelitis, z. B. durch Mycobacterium tuberculosis, Salmonella typhii oder Pilze.

Kommentar

▶ **Definition.** Die **Osteomyelitis** ist eine **eitrige Infektion des Knochenmarks**. Der Begriff **Osteitis** wird gelegentlich für lokale Knochenentzündungen nach Trauma oder Operation verwendet. Die Infektion kann **bei Säuglingen** durch die Gefäßdurchdringung der Epiphysenfuge bzw. **bei Erwachsenen** per continuitatem **auf das Gelenk übergreifen** und zu einer Arthritis führen. Bei **Kindern** bildet die **Epiphysenfuge** eine **Barriere** und die Infektion betrifft v. a. die Meta- und Diaphyse.

▶ **Ätiopathogenese.** Die verschiedenen Formen der Osteomyelitis werden in der Antwort zu Frage 15.5 beschrieben. Die **akute endogene oder hämatogene Osteomyelitis** betrifft v. a. Säuglinge (ca. 20 % d.F.) und Kinder (ca. 80 % d.F.) in Folge von Allgemeininfekten. Während bei Säuglingen in > 50 % d.F. Streptokokken nachweisbar sind, dominieren bei der eher seltenen endogenen Osteomyelitis im Erwachsenenalter Staphylokokken. Bei der **akuten exogenen oder posttraumatischen Osteomyelitis** wird überwiegend Staph. aureus nachgewiesen. **Chronische Infektionen** des Knochens können entweder primär bei guter Abwehrlage des Organismus und geringer Virulenz des Erregers oder sekundär nach nicht ausgeheilter akuter Osteomyelitis entstehen.

▶ **Klinik.** Bei den **akuten Formen** finden sich **lokale Entzündungszeichen** wie Schwellung, Überwärmung und Rötung sowie zusätzlich v. a. bei Säuglingen Allgemeinsymptome wie Fieber und Schüttelfrost. Die betroffene Extremität wird in Schonstellung gehalten. Bei den **chronischen For-**

men treten meist nur **unspezifische Symptome** wie nächtliche Schmerzen und lokale Schwellung auf.

▶ **Diagnostik.** Laborchemisch findet sich eine **Erhöhung der Entzündungsparameter** (CRP, Leukozyten, BSG). Der Entzündungsherd wird **radiologisch lokalisiert** (s. Antwort zu Frage 15.2). **Differenzialdiagnostisch** sollte unbedingt das **Ewing-Sarkom ausgeschlossen** werden, da sich dieser maligne Knochentumor des Kindes- und Jugendalters klinische ähnlich wie die Osteomyelitis präsentiert: Bei entsprechendem Befund sollte kurzfristig eine Biopsie und histologische Untersuchung erfolgen.

▶ **Therapie.** Wichtig ist eine rasche **Antibiotikatherapie** (s. Antwort zu Frage 15.4)! Hierbei kommen initial je nach Lebensalter und zu erwartendem Erregerspektrum Penicillin G, Flucloxacillin (z. B. Staphylex®), Clindamycin (z. B. Sobelin®) und Cefotaxim (z. B. Claforan®) zum Einsatz. Nach Erregernachweis wird die Antibiotikatherapie ggf. umgestellt und für ≥ 2–3 Monate oral fortgeführt. Bei ausbleibendem Erfolg oder Abszedierung ist eine frühzeitige operative Therapie, evtl. mit Einlage von antibiotikahaltigen Ketten und Saug-Spül-Drainage, indiziert.

▶ **Prognose.** Entscheidend ist der **frühe Therapiebeginn**! Bei rechtzeitiger Antibiotikagabe ist die Prognose gut. Bei später Diagnosestellung und Therapie resultieren in bis zu 50 % der Fälle bei Säuglingen und Kindern Defektheilungen und Wachstumsstörungen durch Schädigung der Epiphysenfugen. In 20 % d. F. geht die akute in eine chronische Entzündung über.

Die **akute exogene Osteomyelitis** des Erwachsenenalters geht **häufig** in einen **chronischen Verlauf** über. Rezidive sind noch Jahrzehnte nach der Primärinfektion möglich. Typisch sind Bewegungs- und Belastungsschmerzen, trophische Störungen und Fistelbildungen. Bei therapieresistenten Beschwerden ist in seltenen Fällen eine Amputation indiziert (Amputationsrate bei exogener Osteomyelitis 6 %).

Zusatzthemen für Lerngruppen ➜•

- eitrige Arthritis
- Ewing-Sarkom

16 Postoperatives Fieber

16.1 Nennen Sie mögliche Ursachen für postoperatives Fieber!

- **perioperatives Fieber**: Atelektasen der Lunge, maligne Hyperthermie, septische oder neurochirurgische Operationen, Schädel-Hirn-Trauma (SHT), Reaktion auf Medikamente oder Bluttransfusionen
- **Fieber an den ersten 2 postoperativen Tagen**: Wundinfekte, (Aspirations-)Pneumonie, Resorptionsfieber, Postaggressionsstoffwechsel, Sepsis
- **Fieber > 2 Tage nach der Operation**: Wundinfekt, Anastomoseninsuffizienz mit Peritonitis, intraabdomineller Abszess, Infektion eines zentralvenösen Zugangs, Harnwegsinfekt (Blasenkatheter!), tiefe Beinvenenthrombose, Phlebitis, Lungenembolie, Pneumonie, Cholezystitis (Stressgallenblase), Kolitis, Sinusitis

16.2 Welche diagnostischen Maßnahmen veranlassen Sie, um die Ursache des Fiebers zu klären?

- **Anamnese**: Bluttransfusionen, Medikamente
- **klinische Untersuchung**: Inspektion der Wunden, Infektionszeichen an (zentralen) Venenkathetern, Hinweise auf Thrombose oder Thrombophlebitis
- **Labor**: Entzündungsparameter (CRP, BSG, Leukozyten), Urinstatus, **Blutkulturen im Fieberanstieg**, Einschicken von Katheterspitzen zur mikrobiologischen Untersuchung + Antibiogramm
- **Röntgen Thorax**: Ausschluss Pneumonie, Atelektasen
- **CT** mit wasserlöslichem Kontrastmittel bei Verdacht auf Anastomoseninsuffizienz (Triple-KM: oral, rektal, intravenös)
- **chirurgische Exploration** bei unklaren Befunden als ultima Ratio

16.3 Welche therapeutischen Maßnahmen ergreifen Sie?

- **Ursachenbeseitigung**: Entfernung von Kathetern, ggf. chirurgische Revision (Anastomoseninsuffizienz, Abszesse)
- **kalkulierte** bzw. **gezielte** (nach Antibiogramm) **Antibiotikatherapie**
- **symptomatische Maßnahmen**: Kühlung, medikamentöse Fiebersenkung (z. B. Paracetamol, Metamizol)

16.4 Nennen Sie prophylaktische Maßnahmen, um das Risiko postoperativen Fiebers zu reduzieren!

- bei Darmeingriffen **präoperative Darmspülung** zur Keimreduktion, intraoperativ **Single-Shot-Antibiotikaprophylaxe** (z. B. mit Metronidazol 1 × 0,5 g und Cephalosporin der 3. Generation [z. B. Ceftriaxon 1 × 2 g])
- **intraoperativ**: strenge Asepsis, schnelles, atraumatisches Operieren
- **postoperativ**: Katheterpflege; Entfernen von Kathetern sobald wie möglich, Händedesinfektion vor und nach Patientenbehandlung; Krankengymnastik (Pneumonieprophylaxe)

Kommentar

▶ **Definition.** Fieber ist definiert als **Erhöhung der Körperkerntemperatur > 38 °C** durch eine veränderte hypothalamische Wärmeregulation. Von **postoperativem Fieber** spricht man bei einer entsprechenden Erhöhung der Körperkerntemperatur **bis zum 10. postoperativen Tag**.

▶ **Ätiologie.** Die **häufigsten Ursachen** für postoperatives Fieber sind Venenverweilkatheter-, Wund-, Atemwegs- und Harnwegsinfektionen (s. Antwort zu Frage 16.1). Die **häufigsten Erreger** sind Staphylokokken, gramnegative Enterobakterien (E. coli, Klebsiellen), Enterokokken und – v. a. auf Intensivstationen – Pseudomonaden und Pilze. Bei Fieber und Erhöhung der Entzündungsparameter **um den 7. postoperativen Tag nach einem Darmeingriff** sollte insbesondere an eine **Anastomoseninsuffizienz** gedacht werden.

▶ **Diagnostik.** Siehe Antwort zu Frage 16.2.

▶ **Therapie.** Maßnahmen bei erfolgter Infektion siehe Antwort zu Frage 16.3. Aber: Die **beste Therapie** ist die **Prophylaxe** (s. Antwort zu Frage 16.4), d. h. beim Umgang mit Patienten ist auf **aseptisches Arbeiten** zu achten! Die **Hände** des Personals sind der **wichtigste Übertragungsweg** für Infektionen!

> **Zusatzthemen für Lerngruppen** ➔•
> - maligne Hyperthermie
> - Fieber (häufigste Ursachen, Fiebertypen, Untersuchungen)

17 Gallengangskarzinom

17.1 Was beschreibt das Courvoisier-Zeichen?

Schmerzloser Ikterus bei tastbar vergrößerter Gallenblase: Dieser Befund ist bis zum Beweis des Gegenteils dringend verdächtig auf einen malignen Tumor der ableitenden Gallenwege oder des Pankreas.

17.2 Welche weiteren Untersuchungen veranlassen Sie, um zu einer Diagnose zu kommen?

- **ERCP oder PTC**: Beurteilung der Tumorausdehnung in den Gallenwegen
- **CT Abdomen**: Infiltration von Nachbarorganen? Metastasen?
- **Angiografie**: Infiltration von Gefäßen?
- Kombination von **Cholangio- und Angio-MRT**: exakte Abbildung von Gallenwegen und Gefäßen

17.3 **!** Welchem Typ eines Klatskin-Tumors (Hepatikusgabeltumor) entspricht dieser Befund nach der Klassifikation nach Bismuth und Corlette?

Es handelt sich hierbei um den **Typ II eines Klatskin-Tumors** (s. ▶ Tab. 17.1).

Tab. 17.1 Klassifikation der Gallengangskarzinome im Bereich der Hepatikusgabel.

Typ I	Tumor des Ductus hepaticus communis ohne Beteiligung der Hepatikusgabel
Typ II	Tumor auf Höhe der Hepatikusgabel, Obstruktion beider Ducti hepatici, keine Beteiligung der Segmentgallengänge
Typ III	Obstruktion beider Ducti hepatici, einseitige Beteiligung der Segmentgallengänge
• IIIa	• Segmentgallengänge rechts beteiligt
• IIIb	• Segmentgallengänge links beteiligt
Typ IV	Obstruktion beider Ducti hepatici mit beidseitiger Beteiligung der Segmentgallengänge

17.4 Welche therapeutischen Möglichkeiten haben Sie bei dieser Diagnose?

Bei jedem Gallengangskarzinom, dessen Inoperabilität nicht gesichert ist, besteht die Indikation zur **operativen Exploration**. Bei Karzinomen im Bereich der Hepatikusgabel gibt es in Abhängigkeit

Fall 18

vom intraoperativen Befund verschiedene Möglichkeiten:

- **keine Gefäß- und Leberinfiltration:** Hepatikusgabelresektion, Anastomosierung zwischen einer ausgeschalteten Jejunalschlinge (nach Y-Roux) mit Hepatikussegmentästen (biliodigestive Anastomose), ausgedehnte Lymphonodektomie des Lig. hepatoduodenale, Cholezystektomie
- **Leberinfiltration:** Erweiterung des Eingriffs um eine Hemihepatektomie unter Mitnahme des Lobus caudatus
- **Inoperabilität:** Ermöglichung des Galleabflusses durch Einlage einer Endoprothese in die Tumorstenose mittels PTCD (perkutane transhepatische Choledochus-Drainage → Abfluss nach außen) *oder* mittels ERCP (endoskopisch retrograde Cholangiopankreatikografie → Abfluss nach innen)

Kommentar

▶ **Epidemiologie.** Gallengangskarzinome sind selten, die Häufigkeit beträgt ca. 2–3 Fälle/100 000 Einwohner/Jahr.

▶ **Ätiopathogenese.** Vermutet wird ein **Zusammenhang mit chronischen Entzündungen der Gallenblase bzw. Gallenwege** (v. a. durch Steinleiden). Die Karzinome wachsen langsam und metastasieren spät, sind jedoch aufgrund der **ungünstigen Lokalisation** am Leberhilus für die chirurgische Therapie problematisch.

▶ **Klinik.** Die Erkrankung **manifestiert sich** erst relativ **spät** durch **unspezifische Symptome** wie Oberbauchschmerzen, Übelkeit und Gewichtsverlust. In der klinischen Untersuchung auffällig ist das **Courvoisier-Zeichen**, d. h. eine tastbare Gallenblase bei progredientem schmerzlosen Ikterus. Bei diesem Befund sollte immer an einen Tumor im Bereich der ableitenden Gallenwege gedacht werden.

▶ **Diagnostik.** Siehe Antwort zu Frage 17.2.

▶ **Therapie**
- **Hepatikusgabelkarzinom:** Siehe Antwort zu Frage 17.4.
- **distales Choledochuskarzinom:** Unter kurativen Gesichtspunkten kann eine **pyloruserhaltende Pankreatoduodenektomie** (PPPD) oder eine partielle Duodenopankreatektomie mit Lymphadenektomie (sog. **Kausch-Whipple-OP**) bzw. palliativ eine Hepatikojejunostomie durch-

geführt werden. Bei Inoperabilität sollte der Galleabfluss mittels PTCD oder ERCP ermöglicht werden.

▶ **Prognose.** In **ca. 90 % der Fälle** ist sowohl konservativ als auch operativ nur noch ein **palliatives Vorgehen** möglich. Die 5-Jahres-Überlebensrate liegt aus diesem Grund nur bei 10–20 %.

Zusatzthemen für Lerngruppen ➔●

- Gallenblasenkarzinom
- gutartige Tumoren der Gallenblase und Gallenwege

---

18 Periphere arterielle Verschlusskrankheit (pAVK)

18.1 Nennen Sie Risikofaktoren für die periphere arterielle Verschlusskrankheit (pAVK)!

Diabetes mellitus, arterielle Hypertonie, Hyperlipid- und **Hypercholesterinämie, Nikotin**abusus, **Adipositas, genetisch** bedingte Gefäßerkrankungen (z. B. Morbus Winiwarter-Bürger)

18.2 Welchem Stadium nach der Einteilung nach Fontaine entspricht die bei dem Patienten gemessene schmerzfreie Gehstrecke von 75 m?

Bei diesem Patienten liegt ein **Stadium IIb** vor (s. ▶ Tab. 18.1).

Tab. 18.1 Stadieneinteilung der pAVK nach Fontaine.

Stadium	Kriterien
I	Stenosen oder Verschlüsse ohne Beschwerden
II	belastungsabhängige Beschwerden
IIa	schmerzfreie Gehstrecke > 200 m
IIb	schmerzfreie Gehstrecke < 200 m
III	Ruhe- und Nachtschmerzen
IV	Nekrosen
IVa	trophische Störungen, trockene Nekrosen
IVb	bakterielle Infektion der Nekrosen (feuchte Gangrän)

18.3 Welche Untersuchungen müssen Sie vor einer evtl. operativen Intervention veranlassen?

- **FKDS** (farbkodierte Dopplersonografie): orientierender Nachweis von Stenosen
- **CT-Angiografie**: Methode der Wahl zum Nachweis von Stenosen und Verschlüssen – schnell durchführbar und praktisch überall verfügbar
- **MR-Angiografie**: Alternative zur CT-Angiografie bei eingeschränkter Nierenfunktion
- **digitale Subtraktionsangiografie** (DSA) der Becken-Bein-Arterien zum Nachweis von Gefäßstenosen und -verschlüssen (▶ Abb. 18.1): invasive Methode, ermöglicht aber auch eine gleichzeitige Therapie, z. B. mit PTA und Stent; auch als CO_2-Angiografie bei eingeschränkter Nierenfunktion und Kontraindikationen gegen ein MRT (z. B. Herzschrittmacher) möglich

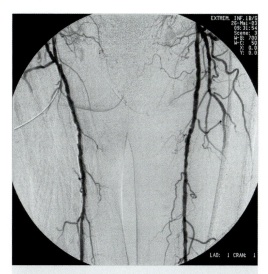

Abb. 18.1 DSA bei pAVK

18.4 Nennen Sie therapeutische Optionen für diesen Patienten!

- **konservative Therapie**:
  ○ **Ausschaltung von Risikofaktoren**, s. Antwort zu Frage 18.1 (in jedem Stadium indiziert)
  ○ **ASS 100 mg/d**
  ○ Therapie mit **vasoaktiven Substanzen** (z. B. Prostaglandin, Pentoxifyllin, Naftidrofuryl): allerdings fehlender Wirksamkeitsnachweis
  ○ **Hämodilution** (nur bei Polyglobulie oder Polycythaemia vera): Aderlass und Volumenersatz

durch HAES 6 % zur Verbesserung der Fließeigenschaften und Mikrozirkulation (angestrebter Hkt 35–40 %), cave: bei Hb < 12 g und Hkt < 30 % zu starke Einschränkung der Sauerstoffversorgung des Gewebes
- **operative Therapie ab Stadium IIb/III**:
  ○ multiple und langstreckige Verschlüsse → Bypassverfahren
  ○ kurzstreckige Stenosen und Verschlüsse → Thrombendarteriektomie/Patchplastik oder perkutane transluminale Angioplastie (PTA) der Becken- und Oberschenkelarterien mit Stentimplantation, ggf. auch Unterschenkelarterien
  ○ ultima Ratio: Sympathektomie, Amputation

Kommentar

▶ **Definition.** Die **periphere arterielle Verschlusskrankheit** (pAVK) ist gekennzeichnet durch eine chronische Stenosierung peripherer Arterien.

▶ **Ätiopathogenese.** Bei der arteriellen Verschlusskrankheit (AVK) kommt es durch Intimaschäden zu einer Einlagerung von Lipiden und zur zunehmenden Sklerosierung der Gefäßwand. Die Folge sind Stenosen und Verschlüsse der Gefäße. Mit ca. 80 % der Fälle sind die unteren Extremitäten der häufigste Manifestationsort der AVK. **Risikofaktoren** sind Stoffwechselstörungen, z. B. Diabetes mellitus, Hyperlipid- und Hypercholesterinämie sowie Nikotinabusus und fehlende körperliche Aktivität (s. Antwort zu Frage 18.1).

▶ **Klinik.** Klinisch bleiben die Stenosen **lange Zeit asymptomatisch**, erst ab einem Verschluss ≥ 50 % des Gefäßlumens treten Beschwerden auf. Initial stehen **Belastungsbeschwerden** im Vordergrund, d. h. bei körperlicher Aktivität resultiert eine Ischämie der Muskulatur und die Patienten müssen aufgrund der **Schmerzen** stehen bleiben. Dieser Zustand wird als **Claudicatio intermittens** oder „Schaufensterkrankheit" bezeichnet. Bei fortschreitender Stenosierung ist die Muskulatur auch in Ruhe unterversorgt und die Patienten wachen sogar nachts durch die Schmerzen auf. Typischerweise beschreiben sie in dieser Phase, dass die Beschwerden durch ein Herabhängen der Beine aus dem Bett nachlassen. Im Stadium IV (▶ Tab. 18.1) entwickeln sich trophische Störungen der Haut und Weichteile mit nachfolgenden Nekrosen und Gangrän.

▸ **Diagnostik.** Neben der **Anamnese** und klinischen **Untersuchung** ist die **Gehstreckenmessung** von entscheidender Bedeutung für die Stadieneinteilung (▸ Tab. 18.1) und die weitere Therapie. Eine wichtige diagnostische Maßnahme ist auch die **Dopplerverschlussdruck-Messung** mit Bestimmung des **Knöchel-Arm-Indexes** (ABI): So kann das Ausmaß der Stenosierung objektiviert werden. Zusätzlich sollte weitere bildgebende Diagnostik zur Planung der notwendigen Therapie erfolgen (s. Antwort zu Frage 18.3).

▸ **Therapie.** Im **Stadium I und IIa** nach Fontaine ist ein konservatives Vorgehen mit **Gehtraining** zur Ausbildung von Kollateralen indiziert. Ab **Stadium IIb** (Gehstrecke < 200 m, wie beim Patienten dieses Falles) ist dies (relativ) **kontraindiziert**, da durch ein Gehtraining keine Besserung der Beschwerden mehr möglich ist. Es besteht eine **OP-Indikation**. Die Operationsindikation ist im **Stadium IIb** relativ (abhängig vom Allgemeinzustand und den Lebensumständen des Patienten) und im **Stadium III** absolut zu stellen. Die **operative Therapie** richtet sich nach Lage und Ausmaß der Stenosen und reicht von interventionellen Verfahren bis zur Bypassanlage (s. Antwort zu Frage 18.4). Postoperativ erfolgt eine **therapeutische Heparinisierung** (20 000–30 000 IE/24 h Heparin i. v.; PTT 60–80 s) für 1–2 Tage, anschließend wird für die Dauer des stationären Aufenthalts auf niedermolekulare Heparine umgestellt. Die **dauerhafte Antikoagulation** wird mit ASS 100 mg/d durchgeführt. Bei einer PTA und Stentanlage wird üblicherweise eine **duale Plättchenaggregationshemmung mit Clo**pidogrel 75 mg/d + ASS 100 mg/d für 6 Wochen empfohlen. Danach ist dauerhaft ASS 100 mg/d einzunehmen. Eine **dauerhafte orale Antikoagulation** mit Phenprocoumon (z. B. Marcumar®; Ziel-INR 2,5–3,5 bzw. Quick 20–30 %) wird nach Bypassanlage üblicherweise nur noch bei schlechtem peripherem Abstrom oder nach einem bereits aufgetretenen Bypassverschluss durchgeführt.

Zusatzthemen für Lerngruppen →•

- Raynaud-Syndrom
- akuter arterieller Verschluss

---

19 Unterschenkelfraktur

19.1 Nennen Sie sichere und unsichere Frakturzeichen!

- **sichere Frakturzeichen**: abnorme Beweglichkeit, Fehlstellung, Krepitation (Knochenknirschen), sichtbare Knochenfragmente, röntgenologischer Nachweis der Fraktur
- **unsichere Frakturzeichen**: Schmerz, Schwellung, Hämatom, Functio laesa

19.2 Welche Diagnose stellen Sie?

Distale Tibia- und proximale Fibulafraktur

19.3 Worin bestehen die Komplikationen bei derartigen Frakturen?

Bei Unterschenkelfrakturen besteht aufgrund des geringen Weichteilmantels eine erhöhte Gefahr für **Infektionen** und aufgrund der straffen Faszie für ein **Kompartmentsyndrom**. Weitere häufige Komplikationen sind Gefäß-Nerven-Schäden, Thrombosen und Lungenembolien, Pseudarthrosen, Varus-/Valgus- oder Torsionsfehlstellungen sowie Refrakturen.

19.4 ! Nennen Sie eine Einteilung von offenen Frakturen!

Entscheidend ist das **Ausmaß der Weichteil- und Muskelschädigung** (▸ Tab. 19.1).

Tab. 19.1 Gradeinteilung der offenen Frakturen.

Grad	Befunde
I	Durchspießung der Haut durch Knochenfragment von innen mit nur kleiner Wunde
II	ausgedehnte Weichteilverletzung über dem Frakturgebiet
III	ausgedehnte Weichteilzerstörung tiefer gelegener Strukturen, z. B. Muskeln, Gefäße oder Nerven mit sichtbarem Frakturspalt
IV	subtotale Amputation, die Extremität hängt nur noch an einer Weichteilbrücke

19.5 Nennen Sie generelle Indikationen für eine operative Therapie von Frakturen!

- offene Frakturen Grad II oder III
- offene Frakturen Grad IV: Rekonstruktion meist nicht mehr möglich → Stumpfversorgung, d. h.

Durchtrennung der Weichteilbrücke und Deckung der Knochenstümpfe mit Weichteilgewebe (Amputation)
- dislozierte Frakturen
- Trümmerfrakturen
- Störungen von Durchblutung, Motorik oder Sensibilität
- ausbleibende Knochenbruchheilung, Pseudarthrosen
- Pflegeerleichterung bei polytraumatisierten Patienten

Kommentar

▶ **Definition.** Als **Unterschenkelfrakturen** werden proximale Unterschenkelfrakturen ohne Kniegelenksbeteiligung bis hin zu distalen Unterschenkelfrakturen ohne Sprunggelenkbeteiligung zusammengefasst, also isolierte Tibia- oder Fibulafrakturen sowie kombinierte Frakturen beider Knochen.

▶ **Ätiologie.** Unterschenkelfrakturen entstehen durch ein **indirektes** (z. B. Torsionsbewegungen beim Skilaufen) **oder direktes Trauma** (z. B. Stoßstangenanprall, Tritt beim Fußball).

▶ **Klinik.** Da die Weichteildeckung der Knochen am Unterschenkel schlecht ist, handelt es sich meist um **offene Frakturen**. Zudem bestehen alle weiteren **Zeichen der Fraktur**, z. B. Fehlstellung, Schmerz, Funktionseinschränkung (s. Antwort zu Frage 19.1). **Komplikationen** s. Antwort zu Frage 19.3.

▶ **Diagnostik.** Zur Diagnosesicherung und Therapieplanung sollte ein **Röntgen des Unterschenkels in 2 Ebenen mit angrenzenden Gelenken** durchgeführt werden. Immer müssen periphere **D**urchblutung, **M**otorik und **S**ensibilität (DMS) überprüft werden, da derartige Ausfälle eine sofortige operative Revision erfordern.

▶ **Therapie. Isolierte Fibulafrakturen** (ohne Beteiligung der Malleolengabel) werden mit einem stabilen Verband oder evtl. einem **Unterschenkelgehgips** für ca. 4 Wochen unter Entlastung behandelt. Wichtig ist bei Gipsanlage die Thromboseprophylaxe mit niedermolekularem Heparin (z. B. Fraxiparin®, Clexane®). Bei Fibulafrakturen im distalen Drittel wird eine operative Versorgung empfohlen, da es sonst zu einer Instabilität der Malleolengabel kommt.

Nichtdislozierte Tibiafrakturen können konservativ behandelt werden. **Stabile Frakturen** werden für 6 Wochen im Oberschenkelliegegips und anschließend 4 Wochen im Oberschenkelgehgips ruhiggestellt. Bei **instabilen Frakturen** wird zunächst für ca. 3 Wochen eine Kalkaneusextension angelegt und anschließend für 10–14 Wochen ein Oberschenkelgips, im weiteren Verlauf auch mit Gehstollen. Zusätzlich sollte auch hier eine Thromboseprophylaxe mit niedermolekularem Heparin erfolgen.

Bei der **operativen Therapie** (Indikationen s. Antwort zu Frage 19.4) werden meist nur Tibia- und distale Fibulafrakturen versorgt. Hierbei kommen verschiedene Verfahren zum Einsatz: **Plattenosteosynthesen** bei Frakturen im proximalen Drittel, **Mark- und Verriegelungsnägel** bei Frakturen im mittleren oder distalen Drittel und bei Etagenfrakturen sowie ein **Fixateur externe** bei Trümmer- oder offenen Frakturen. Bei gelenknahen oder osteporotischen Frakturen kommen auch sog. **winkelstabile Plattensysteme** zum Einsatz, die im Vergleich mit normalen Plattenosteosynthesen eine höhere Stabilität bieten. Bei der Marknagelung kann das betroffene Bein, in Abhängigkeit von den Schmerzen des Patienten, schon nach wenigen Tagen belastet werden. Die Plattenosteosynthese erfordert eine Entlastung für 4 Wochen und anschließend eine Teilbelastung. Eine Vollbelastung wird erst nach ca. 10–12 Wochen erreicht. Eine **Marknagel- und Metallentfernung** kann **nach 1–2 Jahren** erfolgen.

Merke: Die **operative Versorgung** ist die **Regelbehandlung**, da so meist mindestens eine übungsstabile Osteosynthese erreicht wird. Ein konservatives Vorgehen ist nur eine Ausnahme bei geschlossenen Frakturen.

▶ **Prognose.** Die Prognose ist v. a. vom begleitenden Weichteilschaden abhängig: Ist dieser gering, ist die Prognose gut.

Zusatzthemen für Lerngruppen

- Anatomie des Unterschenkels
- Tibiakopffraktur
- Sprunggelenkfraktur
- Frakturformen (z. B. Abrissfraktur, Biegungsbruch)
- Pseudarthrose
- Osteomyelitis

20 Schock

20.1 Nennen und erläutern Sie die häufigsten Formen des Schocks!

- **Volumenmangelschock:**
  - **hypovolämischer Schock:** Verlust von Wasser und Elektrolyten und/oder Blut ohne wesentliches Trauma (z. B. durch Erbrechen, Diarrhö, gastrointestinale Blutungen, Ileus, Aszites, perioperative Blutverluste)
  - **traumatisch-hämorrhagischer Schock:** Blutverlust durch schweres Trauma (z. B. durch Verletzung innerer Organe, Polytrauma, Frakturen des Beckens oder großer Röhrenknochen, Gefäßverletzungen, Aneurysmarupturen)
  - **Verbrennungsschock:** Verbrennungen 2./3. Grades > 15–20 % der Körperoberfläche
- **septischer Schock:** ausgeprägte Vasodilatation und Schädigung des Endothels → Extravasation von Plasma und Proteinen → relativer Volumenmangel; Auslöser sind Infektionen mit Mikroorganismen.
- **anaphylaktischer Schock:** Ausschüttung von Histamin, Serotonin und Bradykinin → Permeabilitätserhöhung der Kapillaren, Vasodilatation → relativer Volumenmangel; Auslöser: Insektengifte, Medikamente, Fremdeiweiß (Blutprodukte), Röntgenkontrastmittel
- **kardiogener Schock:** Pumpversagen des Herzens durch **kardiale** (z. B. Myokardinfarkt, Kardiomyopathie, Herzrhythmusstörungen) oder **extrakardiale Ursachen** (z. B. Lungenembolie, Perikardtamponade, Spannungspneumothorax)

20.2 Erläutern Sie die pathophysiologischen Zusammenhänge bei der Entstehung des Volumenmangelschocks!

- **Hypovolämie** mit Verminderung des Herzminutenvolumens → kompensatorische Tachykardie, Tachypnoe, periphere Vasokonstriktion und Umverteilung des verbleibenden Blutvolumens von Muskulatur, Splanchnikusgebiet, Haut und Nieren zugunsten von Gehirn und Herz (**Zentralisation**)
- → **periphere Hypoxie** und **Gewebeazidose** → präkapilläre Vasodilatation bei weiterbestehender postkapillärer Vasokonstriktion + erhöhte Gefäßpermeabilität → Verlust von Flüssigkeit, Proteinen und Elektrolyten ins Interstitium (**Ge-**

websödem) mit Verstärkung der Zellhypoxie und Hypovolämie (**Circulus vitiosus**) → Aktivierung der intravasalen Gerinnung (**DIC**, s. Fall 38)

20.3 Welche Organe sind beim Volumenmangelschock v. a. betroffen? Welche Folgen sind jeweils zu erwarten?

- **Niere:** Oligurie, akutes Nierenversagen
- **Leber:** Nekrosen, Leberversagen
- **Lunge:** respiratorische Insuffizienz, ARDS (Acute Respiratory Distress Syndrome)
- **Herz:** verminderte Myokardperfusion, Herzmuskelinsuffizienz

20.4 Erläutern Sie die Prinzipien der Therapie des traumatisch-hämorrhagischen Schocks!

- **Sauerstoffzufuhr** über Maske (8–10 l O_2/min) oder nach endotrachealer Intubation kontrollierte Beatmung, O_2-Konzentration bis zu 100 %
- **Kreislaufstabilisierung:**
  - **Schocklagerung** (Flachlagerung, Anheben der Beine um 15°)
  - **Volumentherapie:** kristalline (NaCl 0,9 %, Ringer-Lösung) und kolloidale Lösungen (Gelatine, HAES, Humanalbumin), Erythrozyten- und Thrombozytenkonzentrate, Frischplasma (FFP)
  - **medikamentöse Therapie:** Katecholamine (Dopamin, Adrenalin, Noradrenalin)
- **Blutstillung!**
- **Schmerztherapie und Reizabschirmung:** stark wirksame Opioide (z. B. Fentanyl, Remifentanil, Sufentanil) und Sedativa wie Benzodiazepine (z. B. Midazolam); ggf. Narkose

Kommentar

▶ **Definition.** Der **Schock** ist definiert als eine **akute Minderdurchblutung** des Gesamtorganismus. Dies führt zu einem Missverhältnis zwischen Sauerstoffangebot und -bedarf. Das Vollbild des Schocks bedingt eine Unterversorgung der Zellen lebenswichtiger Organe und führt unbehandelt zum Multiorganversagen und Tod.

▶ **Ätiopathogenese.** Unter dem Oberbegriff Schock werden entsprechend der Ätiologie und der Pathophysiologie **verschiedene Formen** zusammengefasst. Gemeinsam ist allen ein **Mangel an intravasaler Flüssigkeit** durch extrakorporale oder interstitielle Verluste (s. Antworten zu den Fragen 20.1 und 20.2).

▶ **Klinik.** Die Hypovolämie verursacht eine **Tachykardie**, einen **Blutdruckabfall** und eine **Tachypnoe**. Beim **Volumenmangel**- sowie beim **kardiogenen Schock** ist die Haut blass und kaltschweißig. Der **septische Schock** ist zunächst durch eine rosige Hautfarbe gekennzeichnet, später ist die Haut auch bei diesen Patienten blass und kaltschweißig. Beim **anaphylaktischen Schock** können sich eine Urtikaria, ein Quincke-Ödem mit Schwellung von Augenlidern und Glottis sowie eine Bronchokonstriktion mit akuter respiratorischer Insuffizienz ausbilden.

▶ **Diagnostik.** Neben Anamnese und klinischer Untersuchung (Puls, Blutdruck, Hautfarbe, Atmung, Bewusstseinslage) sollten Herzzeitvolumen, Schlagvolumen, arterieller und pulmonalarterieller Druck sowie Sauerstoffsättigung über einen **Pulmonalarterienkatheter** oder ein **PiCCO-System** gemessen werden, da es oftmals nur so gelingt, die einzelnen Schockformen voneinander zu unterscheiden und den Schweregrad des Schocks einzuschätzen. Gleichzeitig ist so auch eine Therapieüberwachung möglich. Bei der **Laboruntersuchung** sollten die arteriellen Blutgase (O_2-Sättigung, pO_2, pCO_2, pH), Hämoglobin (↓), Hämatokrit (↓), Gerinnungsfaktoren (↓) und Leukozyten (↑) bestimmt werden. Mit **EKG** und **Röntgen Thorax** lassen sich ggf. eine kardiale Dekompensation sowie pulmonale Stauungen und Infiltrate nachweisen.

▶ **Therapie.** Das **Ziel** der Schockbehandlung ist die **Wiederherstellung einer ausreichenden Sauerstoffversorgung des Gewebes** und die **Beseitigung der den Schock auslösenden Ursache**.

Die **symptomatische Therapie** ist bei den verschiedenen Schockformen identisch und besteht in erster Linie aus **Sauerstoffgabe**, **Kreislaufstabilisierung** und **Schmerzbekämpfung** (s. Antwort zu Frage 20.4). Nur beim kardiogenen Schock ist die Schocklagerung kontraindiziert, hier muss der Patient sitzen!

Die **kausale Therapie** richtet sich nach der Ursache des Schocks: Beim traumatisch-hämorrhagischen Schock muss die **Blutungsursache** gefunden und **versorgt** werden. Beim septischen Schock muss der **Infektionsherd saniert** werden. Ein kardiogener Schock wird entsprechend der **kardialen**

Funktionsstörung behandelt. Beim anaphylaktischen Schock werden **Adrenalin** (Suprarenin als Spray oder 1 : 10 verdünnt i. v.), **Antihistaminika** sowie **Glukokortikoide** verabreicht.

▶ **Prognose.** Entscheidend ist ein möglichst frühzeitiger Therapiebeginn, da ein manifester Schock mit einer hohen Letalität verbunden ist.

Zusatzthemen für Lerngruppen →•

- seltene Schockformen (neurogener, spinaler, endokriner, Intoxikationsschock)
- ARDS
- Verbrauchskoagulopathie
- Herz-Kreislauf-Versagen

---

21   Tendovaginitis stenosans (de Quervain)

21.1   Erklären Sie den Finkelstein-Test! Für welche Erkrankung ist er pathognomonisch?

Finkelstein-Test: Der in die Hohlhand eingeschlagene Daumen wird von den anderen Fingern umfasst und dann eine passive Ulnarabduktion durchgeführt (▶ Abb. 21.1). Eine Schmerzzunahme in Höhe des 1. Strecksehnenfaches ist pathognomonisch für die **Tendovaginitis stenosans**.

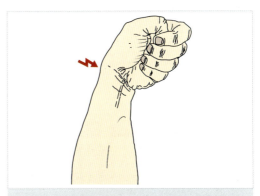

Abb. 21.1 Finkelstein-Test bei Tendovaginitis stenosans (nach Buckup K, Buckup J, Klinische Tests an Knochen, Gelenken und Muskeln, Thieme, 2012)

21.2 Welche anatomischen Strukturen sind bei diesem Krankheitsbild betroffen?

Sehnen des M. abductor pollicis longus und des M. extensor pollicis brevis im 1. Strecksehnenfach.

21.3 ! Welche anderen Erkrankungen sind differenzialdiagnostisch ebenfalls in Betracht zu ziehen?

- **Styloiditis radii** (chronische Entzündung am osteoligamentären Übergang des Proc. styloideus radii): Schmerzpunkt direkt über dem Proc. styloideus radii, Finkelstein-Test negativ
- **Rhizarthrose** (Arthrose des Daumensattelgelenks): Schmerzen distal des Strecksehnenfachs; im Röntgenbild Verplumpung des Daumensattelgelenks/Arthrose; evtl. gleichzeitig mit Tendovaginitis stenosans de Quervain
- **Handgelenksarthrose**: Handgelenk verdickt; im Röntgenbild Arthrose

Kommentar

▶ **Definition.** Die Ursache der **Tendovaginitis stenosans** (de Quervain) ist ein unspezifischer entzündlicher Prozess der Sehnen des M. abductor pollicis longus und des M. extensor pollicis brevis im 1. Sehnenfach der Extensoren der Finger (▶ Abb. 21.2).

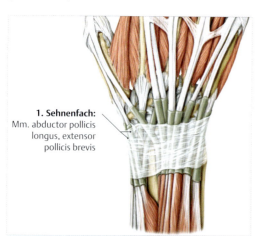

1. Sehnenfach:
Mm. abductor pollicis longus, extensor pollicis brevis

Abb. 21.2 Darstellung von Sehnenscheiden, Reticula und Fingerbandapparat mit Dorsalaponeurose der rechten Hand in der Ansicht von palmar (aus Schünke M, Schulte E, Schumacher U, PROMETHEUS Allgemeine Anatomie und Bewegungssystem, Thieme, 2011)

▶ **Ätiopathogenese.** Die Ätiologie ist unbekannt. Als Auslöser werden jedoch **Überbeanspruchung**, **chronisch degenerative Prozesse** oder eine **rheumatoide Arthritis** diskutiert. Die chronisch entzündlichen Veränderungen im Bereich der Sehnenscheiden und Bänder führen zu **Vernarbungen** mit Einengung des Sehnenscheidengewebes. Dadurch wird die Gleitfähigkeit der Sehnen beeinträchtigt.

▶ **Klinik.** Die Patienten berichten über **belastungsabhängige Schmerzen im Bereich von Daumen und Handgelenk** mit **Ausstrahlung in den Unterarm**. Beim Ergreifen und Halten von Gegenständen nehmen die Schmerzen zu.

▶ **Diagnostik.** Die klinische Untersuchung zeigt eine **Schwellung und Druckschmerzhaftigkeit im Sehnenverlauf**. Pathognomonisch ist der sog. **Finkelstein-Test** (▶ Abb. 21.1).

▶ **Therapie.** Zunächst ist ein konservativer Therapieversuch mit **Ruhigstellung des Arms im Gips** und **Gabe von Antiphlogistika** (z. B. Diclofenac) angezeigt. Ergänzend können **Glukokortikoide und Lokalanästhetika injiziert** werden. Bei ausbleibender Besserung ist eine **operative Spaltung des 1. Strecksehnenfachs in Längsrichtung** indiziert. Zusätzlich kann bei starker entzündlicher Veränderung eine **Synovektomie** notwendig sein. Bei bereits länger bestehender Erkrankung ist evtl. zusätzlich eine Verlängerung der Beugesehnen notwendig. Als **ultima Ratio** kann bei Gelenkkontrakturen auch die **Amputation** der betroffenen Finger indiziert sein.

Zusatzthemen für Lerngruppen ➔●

- Morbus Dupuytren
- Komplikationen der Operation
- Anatomie der Hand

22 Obere gastrointestinale Blutung

22.1 Erläutern Sie Ihre weitere Vorgehensweise!

- Oberkörperhochlagerung → Aspirationsprophylaxe
- Sauerstoffgabe, Anlage eines venösen Zugangs
- Überwachung: RR, Puls, Pulsoxymetrie
- Stabilisierung des Kreislaufs mit Elektrolyt- und kolloidalen Lösungen und ggf. Erythrozytenkonzentraten
- Blutentnahme: Blutbild, Gerinnung, Elektrolyte, Kreuzblut
- endoskopische Abklärung durch Ösophagogastroduodenoskopie
- Gabe von Protonenpumpenhemmern (z. B. Omeprazol) i. v.

22.2 Welchem Typ entspricht diese Blutung nach der Einteilung nach Forrest?

Diese Blutung entspricht dem **Typ Ib nach Forrest**:
- **Typ I**: Zeichen der **aktiven** Blutung
  - **Ia**: arterielle spritzende Blutung
  - **Ib: aktive Sickerblutung**
- **Typ II**: Zeichen der **inaktiven** Blutung
  - IIa: Gefäßstumpf sichtbar
  - IIb: Ulkus mit Koagel
  - IIc: Ulkus mit Hämatinauflagerungen
- **Typ III**: sichtbare Läsion ohne Blutungszeichen, aber Blutungsanamnese

22.3 Wie gehen Sie therapeutisch vor?

- **im Rahmen der diagnostischen Endoskopie**: Blutstillung durch Injektion von Adrenalinlösung, Fibrinkleber oder Alkohol, alternativ durch Laser- oder Elektrokoagulation
- **falls endoskopische Blutstillung nicht möglich**: operative Exzision des Ulkus und Ligatur des zuführenden Gefäßes

22.4 Nennen Sie die häufigsten Ursachen für eine obere gastrointestinale Blutung!

- **Ulcera ventriculi et duodeni** (50 % d.F.)
- **Ösophagusvarizen** (20 % d.F.)
- **Erosionen, Gastritis** (5 % d.F.)
- **Mallory-Weiss-Syndrom** (5 % d.F.)

- weitere: Säure- oder Laugenverätzung, Fremdkörperingestion, Karzinome, Hiatushernie, Aortenaneurysma mit Perforation ins Duodenum

Kommentar

▶ **Definition.** Gastrointestinale Blutungen (GI-Blutungen) sind in 90 % der Fälle im oberen Gastrointestinaltrakt lokalisiert, d. h. zwischen oberem Ösophagusmund und Treitz'schem Band (Flexura duodeno-jejunalis).

▶ **Ätiologie.** Siehe Antwort zu Frage 22.4.

▶ **Klinik.** Eine obere GI-Blutung äußert sich durch **Erbrechen von hellrotem** (Hämatemesis) **oder kaffeesatzartigem Blut** (entsteht durch Kontakt des Blutes mit der Magensäure). Das Absetzen von Teerstühlen (**Meläna**) tritt meist erst **mit einiger Verzögerung** auf, kann aber auch das einzige Zeichen einer schwachen oberen gastrointestinalen Blutung sein. Bei starker Blutung entwickelt sich zusätzlich ein **hypovolämischer Schock** mit Blutdruckabfall und Herzfrequenzanstieg.

▶ **Diagnostik.** Eine obere GI-Blutung wird mittels **Endoskopie** abgeklärt. Im **Labor** sollten Blutbild, Gerinnungsstatus und Leberenzyme untersucht werden.

▶ **Therapie.** Die Therapie besteht zunächst in einer **Kreislaufstabilisierung** und dann in der **endoskopischen Abklärung** der Blutungsursache. Bei Nachweis der Blutungsquelle wird zunächst **endoskopisch** versucht, mittels Injektion von Adrenalinlösung oder Fibrinkleber, Applikation von Hämoclips bei sichtbarem Gefäßstumpf oder thermischer Koagulation mittels Argon-Plasma-Laser die **Blutung** zu **stoppen**. Bei endoskopisch nicht stillbaren Ulkusblutungen ist eine **operative Ulkusexzision** und Ligatur des versorgenden Gefäßes erforderlich. Sowohl postinterventionell als auch postoperativ ist einen hochdosierte PPI-Gabe und ggfs. H.p.-Eradikationstherapie indiziert.

Blutungen aus Ösophagus- oder Fundusvarizen werden in der Regel endoskopisch therapiert. Hierbei ist die Ligaturbehandlung die Methode der Wahl. Die Sklerotherapie wird aufgrund einer hohen Komplikationsrate von > 10 % heute seltener durchgeführt. Alternativ ist auch eine medikamentöse Drucksenkung im portalen System durch die Gabe der Vasopressin-Analoga **Octreotid** oder **Ter-**

lipressin i. v. möglich, um die Blutungsintensität zu reduzieren.

Bei Misslingen der endoskopischen oder medikamentösen Therapie lassen sich Varizenblutungen oft nur durch Kompression mit eingelegten Sonden stillen. Hierfür stehen die **Sengstaken-Blakemore-Sonde** für Ösophagusvarizen sowie die **Linton-Nachlass-Sonde** für Magenfundusvarizen zur Verfügung (▸ Abb. 22.2). Diese Sonden werden für 12 bis max. 48 Stunden belassen, da es sonst zu Drucknekrosen an der Schleimhaut kommen kann.

▸ **Prognose.** Insgesamt können **ca. 90 % aller Blutungen konservativ behandelt** werden, ca. 70 % sistieren spontan ohne spezielle Therapie. Die durchschnittliche Letalität beträgt 5–10 %, kann jedoch bei Ösophagusvarizenblutungen bis auf 30 % ansteigen.

Zusatzthemen für Lerngruppen

- Differenzialdiagnosen zu Hämatemesis und Teerstuhl
- untere gastrointestinale Blutungen
- Was ist bei der Volumengabe zu beachten?

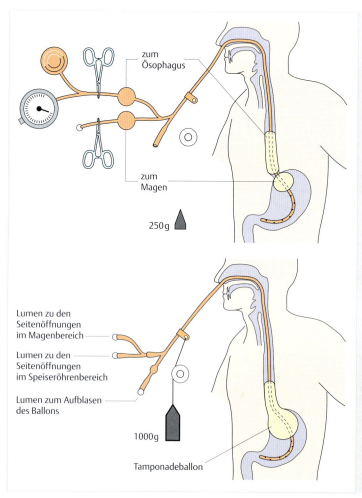

Abb. 22.2 Aufbau und korrekte Lage einer Sengstaken-Blakemore- (a) und einer Linton-Nachlass-Sonde (b) (aus Secchi A, Ziegenfuß T, Checkliste Notfallmedizin, Thieme, 2009)

zum Ösophagus

zum Magen

250 g

Lumen zu den Seitenöffnungen im Magenbereich

Lumen zu den Seitenöffnungen im Speiseröhrenbereich

Lumen zum Aufblasen des Ballons

1000 g

Tamponadeballon

23 HIV

<table>
<tr><td>**23.1**</td><td>Sie möchten bei diesem Patienten präoperativ einen HIV-Test durchführen. Dürfen Sie dies ohne Weiteres veranlassen?</td></tr>
</table>

- Vor Durchführung eines HIV-Tests ist das **Einverständnis des Patienten** einzuholen. Eine Durchführung des Tests ausschließlich zur Absicherung des Personals vor einem Eingriff sollte nach derzeitigen Empfehlungen nicht erfolgen, da sich der Arzt sonst der Körperverletzung schuldig macht und möglicherweise schadenersatzpflichtig wird. Verweigert der Patient den medizinisch notwendigen Test trotz Aufklärung, kann dies das Arzt-Patient-Verhältnis so erheblich stören, dass der Arzt die Operation ablehnen kann.
- Bei einem **Notfall** ist der **Arzt zur Behandlung verpflichtet**. Bei Abwägung zwischen den Interessen des Patienten und dem Schutz Unbeteiligter vor einer Infektion, wird zurzeit das Selbstbestimmungsrecht des Patienten noch stärker bewertet.
- Auch **bei negativem HIV-Test** kann eine **Infektion nicht vollständig ausgeschlossen** werden, da eine Serokonversion (Auftreten von HIV-Antikörpern im Blut) erst nach ca. 1–6 Monaten – im Durchschnitt nach 3 Monaten – erfolgt. Nach 6 Monaten sind etwa 95 % aller Infizierten HIV-Antikörper-positiv.

<table>
<tr><td>**23.2**</td><td>Welche Maßnahmen müssen zur Minimierung des HIV-Kontaminationsrisikos perioperativ ergriffen werden?</td></tr>
</table>

- Handschuhe beim Umgang mit Blut/Sekreten, bei Schleimhautkontakt
- Tragen eines Mundschutzes und einer Schutzbrille
- vorsichtiger Umgang mit scharfen Instrumenten und deren Sammlung in verletzungssicheren Behältern nach Gebrauch (Injektionsnadeln nach Gebrauch nicht wieder in die Schutzkappe zurückstecken!)
- intraoperativ Verwendung doppelter Handschuhe, Schutzmasken sowie wasserdichter Operationsmäntel
- kein Einsatz von Personal mit offenen Wunden und Dermatitiden bei der Versorgung von HIV-infizierten Patienten

<table>
<tr><td>**23.3**</td><td>! Ist die Cholezystitis eine typische HIV-assoziierte Infektion? Nennen Sie Erkrankungen, die HIV-assoziiert sind und der chirurgischen Intervention bedürfen können!</td></tr>
</table>

- Die **akute Cholezystitis durch Candida albicans oder Zytomegalie-Virus** ohne Steinnachweis ist eine **typische HIV-assoziierte Infektion** mit chirurgischem Handlungsbedarf.
- weitere **HIV-assoziierte Erkrankungen**, die **chirurgisch therapiert** werden müssen:
  - mechanischer Dünn- oder Dickdarmileus durch ein Kaposi-Sarkom
  - Ikterus bei Verlegung der Gallenwege durch ein Kaposi-Sarkom
  - Tumorblutungen aus Lymphom oder Kaposi-Sarkom im Magen, Ileum oder rechtem Hemikolon
  - Splenektomie bei therapierefraktärer Thrombozytopenie
  - Ulzerationen durch Zytomegalie-Virus-Infektion → Massenblutungen, hämorrhagische Nekrosen mit Perforation, toxisches Megakolon
  - gangränöse Appendizitis
  - perianale Abszesse, Fisteln, Fissuren
  - Pneumothorax oder Bronchialfistel in Folge einer Pneumocystis-jirovecii-Pneumonie

<table>
<tr><td>**23.4**</td><td>Wie gehen Sie bei einer Stichverletzung mit kontaminiertem Material vor?</td></tr>
</table>

- Tätigkeit sofort abbrechen!
- Wunde unter warmem Wasser ausbluten lassen (> 1 min), säubern und großzügig desinfizieren (> 10 min)
- **D-Arzt** aufsuchen und Bericht anfertigen lassen
- initiale **Bestimmung von HIV-, Hepatitis B- und Hepatitis C-Antikörpern**, Kontrolle nach 6 Wochen, 3 und 6 Monaten
- **postexpositionelle Prophylaxe** mit 3er-Kombination aus 2 Nukleosidanaloga + 1 geboosteter Protease-Inhibitor, z. B. Tenofovir + Emtricitabin (Truvada® 1 × 300/200 mg) + Lopinavir in Fixkombination mit Ritonavir (Kaletra® 2 × 400/100 mg) möglichst innerhalb von 15–30 min; Weiterbehandlung für 4 Wochen → reduziert Risiko, an einer HIV-Infektion zu erkranken um 80 %!
- weitere Behandlung in einer **HIV-Ambulanz**

Kommentar

▶ **Definition.** Die **HIV-Erkrankung** ist ein durch neuro- und lymphotrope Viren ausgelöstes Krankheitsbild, in dessen Verlauf sich eine zunehmende **Abwehrschwäche mit Verminderung der T-Helferzellen** entwickelt. Die Folge sind gehäufte Erkrankungen durch opportunistische Erreger (z. B. Zytomegalie-Virus) und spezifische Malignome (z. B. Kaposi-Sarkom).

▶ **Ätiopathogenese.** Der Erreger ist das in Blut und Körperflüssigkeiten enthaltene **humane Immundefizienz-Virus** (HIV) Typ 1 und 2, ein RNA-Virus aus der Gruppe der Retroviren. Das Virus ist lymphozytotrop und neurotrop und befällt bevorzugt T 4-Helfer-Lymphozyten, Makrophagen und Langerhans-Haut-Zellen. Die Infektion führt zu einem Ungleichgewicht zwischen T 4-Helfer- und T 8-Suppressor-Zellen mit konsekutiver Immundefizienz. Die Erkrankung verläuft in 4 Stadien:
- **Stadium I**: akute Infektion 1–6 Wochen nach Erstinfektion, asymptomatisch oder Mononukleose-ähnliches Krankheitsbild
- **Stadium II**: Latenzstadium, asymptomatisch, Träger sind jedoch infektiös
- **Stadium III**: nach ≥ 3 Monaten, LAS (= Lymphadenopathie-Syndrom), vergrößerte Lymphknotenstationen ohne Allgemeinsymptome
- **Stadium IV**: meist nach mehreren Jahren, **AIDS** (Acquired Immune Deficiency Syndrome): manifestes Immunmangelsyndrom mit Allgemeinsymptomen, neurologischen Symptomen, opportunistischen Infektionen und Malignomen

▶ **Klinik.** Während die Patienten in den ersten 3 Stadien meist relativ asymptomatisch sind, zeigt sich im Stadium IV das **Vollbild der HIV-Infektion** mit Allgemeinsymptomen wie Fieber, Nachtschweiß, Gewichtsverlust und Diarrhö. Hinzu kommen **neurologische Erkrankungen** wie Enzephalopathie und Demenz sowie **Malignome** und **opportunistische Infektionen** (s. Antwort zu Frage 23.3).

▶ **Diagnostik.** Neben typischer Anamnese und Klinik beim Vollbild der Erkrankung erfolgt der Nachweis der Infektion durch eine Bestimmung der **HIV-Antikörper mittels ELISA als** Screening-Methode (cave: diagnostisches Fenster, s. Antwort zu Frage 23.1). Bei positivem 1. Test muss ein Bestätigungstest aus einer 2. Blutprobe erfolgen (**Bestimmung der HIV-Antikörper mittels Western-**Blot). Bei bestätigter Infektion (und im Verlauf) werden die **Viruslast** mittels PCR und die **Anzahl der T 4-Helferzellen** ermittelt. Vor Beginn der antiretroviralen Therapie ist eine **HIV-Resistenzbestimmung** sinnvoll.

▶ **Therapie.** In der Chirurgie spielen v. a. die Krankheitsbilder des Endstadiums eine Rolle (s. Antwort zu Frage 23.3). Ein weiteres Problem stellt HIV in der Prophylaxe vor chirurgischen Eingriffen dar (s. Antwort zu den Fragen 23.1 und 23.2). Entscheidend ist die rechtzeitige Einleitung einer leitliniengerechten, kombinierten **antiretroviralen Therapie** (HAART = Highly Active Antiretroviral Therapy).

> ### Zusatzthemen für Lerngruppen ➔•
> - Infektion mit Hepatitis-B- und Hepatitis-C-Virus
> - Meldepflicht der HIV-Infektion
> - Prognose der HIV-Infektion

24   Femurfraktur

24.1 Welche Diagnose stellen Sie anhand von Anamnese, Klinik und Röntgenbild?

Femurschaftfraktur: Anamnese (Verkehrsunfall), Klinik (Schwellung und abnorme Beweglichkeit des Oberschenkels) und Röntgenaufnahme (Femurfraktur am Übergang vom mittleren zum distalen Drittel)

24.2 Wie würden Sie diese Fraktur versorgen?

Versorgung mit einem **Verriegelungsnagel** (Marknagel + zusätzliche Verriegelungsschrauben → Sicherung gegen einen Rotationsfehler) oder einer **Plattenosteosynthese**

24.3 Wie groß kann der Blutverlust bei einer Femurfraktur sein?

Der Blutverlust kann bis zu **3 l** betragen → Schockgefahr!

24.4 **!** Wie werden kindliche Femurfrakturen therapiert?

- **bis zum 3. Lebensjahr**: Overhead-Extension für ca. 4 Wochen

- **ab dem 3. Lebensjahr**: Extensionsbehandlung am Weber-Tisch für 4–6 Wochen, heute in der Regel intramedulläre Stabilisierung mit elastischen Titannägeln (z. B. Prevot-Nägeln)

24.5 ❗ Welche Verdachtsdiagnose stellen Sie?

Fettembolie-Syndrom: V. a. bei unversorgten oder durch Marknagelung versorgten Schaftfrakturen langer Röhrenknochen, Einschwemmung des fettreichen Knochenmarks in die Blutbahn oder Änderung des Fettstoffwechsels im Schock mit Aggregation von Lipiden im Blut → Verstopfung von kleinen Gefäßen in Lunge, Gehirn oder Haut durch die Fetttröpfchen → Dyspnoe, Bewusstseinsstörungen, petechiale Blutungen

Kommentar

▶ **Einteilung.** Bei den **Femurfrakturen** werden per- und subtrochantäre Frakturen, Abrissfrakturen (z. B. des Trochanter major), Schaftfrakturen sowie distale Frakturen mit Gelenkbeteiligung unterschieden.

▶ **Ätiologie.** Die Ursache sind **meist große Krafteinwirkungen**, Femurfrakturen finden sich gehäuft (ca. 20 % der Fälle) bei polytraumatisierten Patienten. Die Ausnahme sind die **pertrochantären Frakturen**, die – ähnlich wie Schenkelhalsfrakturen – v. a. bei älteren Patienten mit **osteoporotischen Veränderungen** auftreten.

▶ **Klinik.** Die Untersuchung zeigt eine **Schwellung** und eine **schmerzhafte Bewegungseinschränkung**. Bei dislozierten Frakturen ist das betroffene Bein verkürzt.

▶ **Diagnostik.** Zur Diagnosesicherung ist ein **Röntgen des Femurs in 2 Ebenen** erforderlich. Hierbei sollten auch die **angrenzenden Gelenke** mit abgebildet werden, da – v. a. bei Anpralltraumen am Armaturenbrett – Begleitverletzungen an Knie- oder Hüftgelenk häufig sind.

▶ **Therapie.** Die Therapie besteht – außer bei Kontraindikationen zur Operation – in der **operativen Stabilisierung** der Fraktur. Bei per- und subtrochantären Frakturen kommen eine **dynamische Hüftschraube** (DHS) oder ein **intramedullärer Kraftträger** (z. B. Gamma- oder proximaler Femur-Nagel [PFN A]) zum Einsatz. **Femurschaftfraktu-** ren werden durch **Marknägel mit zusätzlichen Verriegelungsschrauben** (Verriegelungsnagel) stabilisiert. **Plattenosteosynthesen** werden bei offenen und bei kindlichen Frakturen verwendet. Bei Kindern ab dem 3. Lebensjahr wird heute üblicherweise eine intramedulläre Nagelung mit Prevot-Nägeln durchgeführt, da so ebenfalls die Epiphysenfugen geschont werden können (s. Antwort zu Frage 24.4). Die Anlage eines **Fixateur externe** ist indiziert bei Trümmerfrakturen, bei offenen Frakturen mit ausgedehnten Weichteilverletzungen sowie zur Erstbehandlung polytraumatisierter Patienten. Nach Stabilisierung des Allgemeinzustands sollte bei Polytrauma der Fixateur externe jedoch wieder entfernt und eine Marknagelosteosynthese durchgeführt werden. Zunehmend kommen auch **winkelstabile Implantate** zum Einsatz. Diese entsprechen dem Fixateur-Prinzip und werden bei gelenknahen sowie bei osteoporotischen Frakturen verwendet. **Röntgenkontrollen** erfolgen bei unkompliziertem Verlauf unmittelbar postoperativ, dann nach 1, 6 und 12 Wochen.

Die **postoperative Behandlung** ist abhängig von der Frakturform und dem gewählten Osteosyntheseverfahren: Bei **Marknagelosteosynthesen** ist bei Querfrakturen sofort eine Vollbelastung, bei Mehrfragmentfrakturen zunächst eine Teilbelastung und – in Abhängigkeit von den Befunden der radiologischen Kontrollen – eine Vollbelastung erst nach einigen Wochen möglich. **Plattenosteosynthesen** sind nicht belastungsstabil, hier kann erst nach einer mehrwöchigen Teilbelastung eine Vollbelastung erfolgen. Bei Kindern kann nach Stabilisierung der Fraktur mit **Prevot-Nägeln** eine frühzeitige Belastung stattfinden. Die **Metallentfernung** erfolgt nach 1,5–2 Jahren, bei Kindern nach 4–6 Monaten.

▶ **Prognose.** Die Prognose ist **in der Regel gut**. Zu den **Frühkomplikationen** zählen Fettemboliesyndrom (s. Antwort zu Frage 24.5), tiefe Beinvenenthrombose und Lungenembolie. **Spätkomplikationen** sind Infektionen (Osteomyelitis), Pseudarthrosen sowie Achsen- und Rotationsfehlstellungen.

Zusatzthemen für Lerngruppen

- Anatomie des Femurs
- Schenkelhalsfraktur
- hämorrhagischer Schock

25 Mediastinaltumoren

25.1 Welche Erkrankung vermuten Sie bei diesem Patienten?

Myasthenia gravis bei malignem Thymom: Klinik (Ermüdbarkeit im Laufe des Tages, Sehstörungen), diagnostische Befunde (positiver Cholinesterase-Test, Tumor mit Infiltration im vorderen Mediastinum, s. ▶ Abb. 25.3)

25.2 Erläutern Sie die pathophysiologische Ursache der Muskelschwäche bei dem Patienten!

Die **Myasthenia gravis** ist eine erworbene Autoimmunerkrankung, bei der in 80–90 % d.F. **Antikörper gegen Acetylcholinrezeptoren der motorischen Endplatte** nachgewiesen werden können. Diese Antikörper bedingen eine schlechtere Überleitung der nervalen Impulse auf die Muskeln.

25.3 Fassen Sie anhand der Zeichnung (▶ Abb. 25.2) die häufigsten Tumoren im oberen, vorderen unteren, mittleren unteren und hinteren unteren Mediastinum zusammen!

Das **Mediastinum** wird in einen oberen und einen unteren Anteil aufgeteilt. Das untere Mediastinum wird durch das Herz, das im mittleren unteren Mediastinum liegt in ein vorderes, mittleres und hinteres unteres Mediastinum unterteilt. Die jeweils häufigsten Tumoren sehen Sie in ▶ Abb. 25.3.

25.4 Nennen Sie weitere mögliche Symptome von Mediastinaltumoren!

Heiserkeit, Husten, Stridor, Schluckstörungen, retrosternale Schmerzen, obere Einflussstauung, Zwerchfellhochstand, Singultus, Horner-Syndrom, Herzrhythmusstörungen

25.5 ! Was verstehen Sie unter einem Teratom? Wo ist es meist im Mediastinum lokalisiert?

Teratome entstehen aus pluripotenten Keimzellen und können Zellen aller 3 Keimblätter (Ento-, Meso- und Ektoderm) enthalten. Sie liegen im Thorax meist **im vorderen Anteil des oberen Mediastinums**.

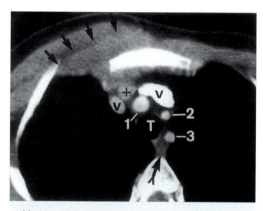

Abb. 25.3 Malignes Thymom mit Tumorinfiltration des vorderen Mediastinums retrosternal und der vorderen Thoraxwand (→), Lymphknotenmetastase über dem Zusammenfluss der V. brachiocephalica dextra und sinistra: 1: Truncus brachiocephalicus, 2: A. carotis communis sinistra, 3: A. subclavia sinistra, T: Trachea, V: V. brachiocephalica dextra und sinistra, + Lymphknotenmetastase, → Ösophagus (aus Bücheler E, Lackner K-J, Thelen M, Einführung in die Radiologie, Thieme, 2006)

retrostantum Strumen Nebenschilddrüsenadenome Teratome Thymome Ösophagustumoren		
Neurinome Neurofibrome Ösophagustumoren Zwerchfellhernien	Perikardzysten Lymphome Sarkoidose Lymphknotenmetastasen	Lipome Zwerchfellhernien

Abb. 25.4 Lokalisation von Mediastinaltumoren

Kommentar

▶ **Definition.** Der Begriff **Mediastinaltumor** umfasst eine Vielzahl von Geschwülsten und Raumforderungen, die im Mediastinum lokalisiert sind und von den verschiedenen Organen ausgehen können (s. Antwort zu Frage 25.3). Sie können gut- oder bösartig sein.

▶ **Klinik.** Die Symptome der Mediastinaltumoren können **in Abhängigkeit von Art und Lage des Tumors** sehr unterschiedlich sein. Die meisten Tumoren werden durch Verdrängung und Kompression von Nachbarorganen symptomatisch (s. Antwort zu Frage 25.4). Ein Thymom kann zusätzlich neurologische Symptome verursachen (s. Fallbeispiel).

▶ **Diagnostik.** Die wichtigsten Verfahren zur Sicherung der Diagnose sind ein **Röntgen Thorax** in 2 Ebenen sowie ein **CT** und ein **MRT** des Thorax. Oft gelingt eine Diagnosesicherung auch erst durch eine **Thorakotomie** und histologische Untersuchung.

▶ **Therapie.** Die Therapie besteht in der **Tumorresektion** und evtl. Nachbehandlung mittels **Strahlen- oder Chemotherapie**. Eine Ausnahme sind hierbei die **Lymphome**, die **primär** durch **Chemotherapie** behandelt werden. Dies darf jedoch erst nach gesicherter Diagnose durch Lymphknotenbiopsie erfolgen. Hierzu können neben Lymphknoten des Mediastinums (Entnahme durch Mediastinoskopie oder Thorakoskopie), auch Lymphknoten der Axilla oder des Halses untersucht werden.

Der **operative Zugang** wird in Abhängigkeit von Größe und Lage des Tumors gewählt: Tumoren im oberen Mediastinum können meist über einen zervikalen Zugang (z. B. Kocher-Kragenschnitt), selten über eine Sternotomie entfernt werden. Zwerchfellhernien im vorderen Mediastinum werden von abdominal versorgt. Der Zugang für das mittlere und hintere Mediastinum erfolgt über eine antero- oder posterolaterale Thorakotomie. In Einzelfällen ist auch eine Operation über eine Thorakoskopie oder Mediastinoskopie möglich. Mögliche **Komplikationen** der Operation sind Pneumothorax, Pneumonie, Verletzungen der Nn. vagus, laryngeus recurrens und phrenicus sowie des Ductus thoracicus.

▶ **Prognose.** Die Prognose ist **abhängig vom Grundleiden**, meist aber gut. Bei malignen Raumforderungen ist eine entsprechende Tumornachsorge erforderlich.

Zusatzthemen für Lerngruppen

- Anatomie des Mediastinums
- Mediastinitis

26 Hyperparathyreoidismus

26.1 Welche Form des Hyperparathyreoidismus liegt bei diesem Patienten vor? Begründen Sie!

Der Patient leidet unter einem **primären Hyperparathyreoidismus** (HPT), da PTH (Normwert 18–50 ng/l) und Kalzium (Normwert 2,2–2,6 mmol/l) erhöht sind, der Phosphatwert erniedrigt ist (Normwert 0,84–1,45 mmol/l) und die Sonografie ein Nebenschilddrüsenadenom zeigt.

26.2 ! Ein Hyperparathyreoidismus kann auch im Rahmen einer multiplen endokrinen Neoplasie (MEN) auftreten. Welche Formen gibt es, wodurch sind sie charakterisiert?

- **MEN I** (Wermer-Syndrom): Pankreastumoren (v. a. Gastrinom, Insulinome) + primärer HPT + Hypophysentumoren + neuroendokrine Tumoren + Nebennierenrindenadenome
- **MEN IIa** (Sipple-Syndrom): C-Zellkarzinom der Schilddrüse + Phäochromozytom + primärer HPT
- **MEN IIb** (Gorlin-Syndrom): C-Zellkarzinom + Phäochromozytom + Ganglioneuromatose (z. B. Zunge) + marfanoider Habitus

26.3 Welche Therapie schlagen Sie dem Patienten vor?

operative Entfernung des Nebenschilddrüsenadenoms, heute auch minimalinvasiv möglich (OMIP = offene minimalinvasive Parathyreoidektomie)

Kommentar

▶ **Definition und Ätiopathogenese.** Einem **Hyperparathyreoidismus** (HPT) liegt eine Steigerung der Parathormon-Synthese durch die Nebenschilddrüsen zugrunde. Beim **primären HPT** geht die Steigerung der Produktion von einem Prozess in den Nebenschilddrüsen selbst aus. Ursachen können solitäre oder multiple Adenome, Hyperplasien des Nebenschilddrüsengewebes oder in seltenen

Fällen auch ein Karzinom sein. Beim **sekundären HPT** führt eine Niereninsuffizienz oder eine Malabsorption zu einer Hypokalzämie mit reaktiver Steigerung der Parathormonsynthese und Hyperplasie aller Epithelkörperchen. Ein **tertiärer HPT** entsteht aus einem sekundären HPT aufgrund eines Missverhältnisses zwischen PTH-Sekretion und -Bedarf: Die Produktion von PTH wird „autonom", es resultiert eine Hyperkalzämie.

▶ **Klinik.** Die klinischen Symptome sind bei den einzelnen Formen unterschiedlich:

- Beim **primären** und **tertiären HPT** stehen die durch die Hyperkalzämie bedingten Symptome im Vordergrund, die durch die Trias „Stein-, Bein- und Magenpein" charakterisiert sind (s. Fallbeispiel): 70 % der Patienten leiden unter Nierensteinen. Gastrointestinale Symptome wie gastroduodenale Ulzera sowie Knochen- und Gelenkbeschwerden treten hinzu.
- Beim **sekundären HPT** steht klinisch die Grunderkrankung im Vordergrund (z. B. Niereninsuffizienz). Zusätzlich kommt es zu Knochenschmerzen, Juckreiz und extraossären Verkalkungen.

▶ **Diagnostik.** Die Diagnose wird anhand der **erhöhten PTH-Werte** sowie der Veränderungen der Kalzium- und Phosphat-Werte im Serum gestellt (s. Antwort zu Frage 26.1). Die Lokalisationsdiagnostik beim **primären HPT** erfolgt durch eine **Sonografie der Halsregion**, ergänzt durch eine ^{99m}Tc-SestaMibi-Zweiphasenszintigrafie. Dies ermöglicht in ca. 90 % der Fälle eine genaue Lokalisation. CT und MRT haben eine geringere Spezifität und sind zur Diagnostik orthotoper Epithelkörperchen nicht geeignet, können aber bei auffälligem Szintigrafiebefund zur besseren anatomischen Lokalisation eines ektop gelegenen Epithelkörperchens (z. B. im Mediastinum) im Rahmen der OP-Planung durchgeführt werden. Zusätzlich sollte vor einer Operation aus forensischen Gründen eine Stimmbandprüfung erfolgen. Mit **Röntgenaufnahmen** (bevorzugt der Hand) kann die Skelettdemineralisation nachgewiesen werden.

Bei **sekundärem oder tertiärem HPT** ist keine Lokalisationsdiagnostik indiziert, da intraoperativ alle Epithelkörperchen exploriert werden müssen.

▶ **Differenzialdiagnosen der Hyperkalziämie.** Benigne hyperkalziurische Hyperkalziämie, Tumorhyperkalziämie, Immobilisation, Sarkoidose, Vitamin-D-Intoxikation

▶ **Therapie.** Die Therapie des **primären HPT** besteht immer in der **Resektion des Adenoms**. Nach definitiver präoperativer Lokalisation kann heute auch minimalinvasiv operiert werden. Wurde das Adenom **präoperativ nicht lokalisiert**, werden **alle Nebenschilddrüsen exploriert.** Hierbei kann insbesondere auch auf Zweitadenome oder eine Hyperplasie aller Epithelkörperchen geachtet werden. Bei Nachweis eines vergrößerten Epithelkörperchens wird dieses reseziert und anschließend **intraoperativ** der **Spiegel von Parathormon bestimmt**, um einen Abfall von PTH nachzuweisen, der den Erfolg der Operation bestätigt. Bei einer **Hyperplasie aller Epithelkörperchen** kann eine **3½-Drüsenresektion** durchgeführt werden. Bei einem **MEN I- oder MEN IIa-Syndrom** sollten **alle Epithelkörperchen sowie der Thymus reseziert** und anschließend kleine Anteile der Epithelkörperchen in den Unterarm replantiert werden. Der **Zugang** erfolgt wie bei Schilddrüsenoperationen über einen **Kocher-Kragenschnitt**. Bei der Darstellung der Nebenschilddrüsen ist insbesondere auf den **N. laryngeus recurrens** zu achten. Wird bei der Operation kein Adenom bzw. keine Hyperplasie der Nebenschilddrüsen gefunden und/oder persistiert der HPT, ist eine erneute Lokalisationsdiagnostik mit einer Zweitoperation indiziert.

Beim **sekundären und beim tertiären HPT** steht die **Überwachung des nephrologischen Grundleidens** mit Kontrolle der Laborwerte im Vordergrund. Bei der Therapie kommen v. a. konservative Maßnahmen wie Diät (z. B. erhöhte Kalziumzufuhr) sowie Medikamente (z. B. Phosphatbinder, Vitamin-D-Substitution parenteral) zum Einsatz. Bei ausbleibender Besserung werden alle Epithelkörperchen exploriert, entfernt und kleine Anteile in den Unterarm replantiert (Autotransplantation). Hierdurch wird ein PTH-Mangel vermindert und bei einem Rezidiv die erneute Operation erleichtert. Eine Nierentransplantation behebt die Ursache des sekundären HPT.

Nach Operationen an den Nebenschilddrüsen entwickelt sich **postoperativ** in ca. 2 % der Fälle ein **passagerer Hypoparathyreodismus** mit **Hypokalzämie** (Serum-Kalzium < 2 mmol/l). Die Patienten beklagen ein Kribbeln in den Händen. Selten kommt es zum Vollbild der Tetanie. Die Therapie besteht in einer Kalziumsubstitution (10 ml Kalzium 20 % i. v. und/oder Kalziumbrausetabletten). Bei schweren Fällen kann auch 1 mg Dihydrotachysterol (z. B. 3 × 10 gtt. = 1 ml A.T. 10) verabreicht werden. Weitere postoperative Komplikationen sind ein **persistierender HPT** und eine **Rekurrensparese**.

- Kalziumhaushalt
- Niereninsuffizienz
- parathyreotoxische Krise

27 Follikulitis –Furunkel – Karbunkel

27.1 Nennen Sie 3 Infektionen im Bereich der Haarfollikel! Worin unterscheiden sie sich?

- **Follikulitis** (▶ Abb. 27.2): Entzündung des Haarfollikels
- **Furunkel**: aus Follikulitis hervorgehende Entzündung von Haarfollikel und Talgdrüse
- **Karbunkel**: konfluierende Furunkel mit ausgedehnter Abszess- und Nekrosenbildung

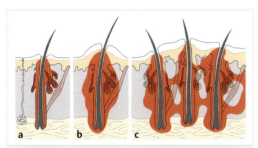

Abb. 27.2 Entzündungen im Bereich der Haarfollikel: a Follikulitis, b Furunkel, c Karbunkel (aus Schumpelick V, Bleese N, Mommsen U, Kurzlehrbuch Chirurgie, Thieme, 2011)

27.2 An welche Prädisposition für die Entstehung derartiger Hautinfektionen denken Sie im Zusammenhang mit der Fallgeschichte?

- Stammbetonte Adipositas und essenzielle Hypertonie sind Hinweise auf das Wohlstandssyndrom (**metabolisches Syndrom**), in dessen Rahmen sich jetzt auch eine **Glukosetoleranzstörung** (Diabetes mellitus Typ II) entwickelt haben könnte; der Furunkel könnte ein Hinweis auf eine geschwächte Abwehrlage auf dem Boden eines noch nicht entdeckten Diabetes mellitus sein.

- **geschwächte Abwehrlage**: Diabetes mellitus, chronische Infektions- und Stoffwechselerkrankungen, Immundefekte, Glukokortikoidtherapie, Morbus Cushing, chronischer Alkoholismus

27.3 Wie therapieren Sie die Entzündung im Nackenbereich?

- **desinfizierende Maßnahmen**, z. B. mit Braunol® oder Rivanol®
- **bei Einschmelzung**: Abszessspaltung, Wundabstrich, Exzision der Nekrosen, Spülung; antiseptische Salben; ggf. Antibiose; sekundäre Wundheilung mit ggf. späterem Wundverschluss

27.4 Wie würden Sie im Gegensatz dazu bei einer solchen Entzündung im Bereich der Oberlippe vorgehen? Begründen Sie!

- **Gesichtsfurunkel** in der Regel **konservativ** behandeln, d. h. stationäre Aufnahme, systemische Antibiotikatherapie nach Antibiogramm (z. B. Cephalosporine der 3. Generation), Sprech- und Kauverbot
- chirurgische Therapie nur bei ausgeprägten Befunden (Sepsis und neurologische Symptomatik)!
- **Keine Manipulation** durch Drücken oder Quetschen wegen der Gefahr eines Übergreifens der Infektion über die V. angularis und V. ophthalmica auf den Sinus cavernosus, wodurch sich eine Sinus-cavernosus-Thrombose und eine eitrige Meningitis entwickeln kann.
- **Immer Tetanusschutz überprüfen!**

Kommentar

▶ **Definition.** Siehe Antwort zu Frage 27.1.

▶ **Ätiopathogenese.** Häufig findet man Entzündungen der Haarfollikel und Talgdrüsen im Zusammenhang mit **resistenzmindernden Grunderkrankungen**, sodass im vorliegenden Fallbeispiel ein **Diabetes mellitus** ausgeschlossen werden sollte. Ebenso können mangelhafte Hygiene sowie bei Jugendlichen hormonelle Veränderungen zu einer geminderten Hautabwehrfunktion und folglich zu einer Furunkulose führen. Der häufigste Erreger ist **Staph. aureus**.

▶ **Klinik.** Die Infektion kann prinzipiell überall dort auftreten, wo Haare vorkommen, v. a. jedoch an **Nacken**, **Rücken**, **Gesäß** sowie **äußerem Gehör-**

gang. Furunkel und Karbunkel fallen durch **schmerzhafte**, **gerötete Schwellungen** auf, u. U. ist das **Allgemeinbefinden beeinträchtigt**. Bei Karbunkeln besteht die Gefahr der Entwicklung einer **Sepsis**.

▶ **Diagnostik.** Die Diagnose wird aufgrund der klinischen Symptomatik gestellt. Zudem sollte eine genaue Anamnese erhoben und eine klinische Untersuchung durchgeführt werden, bei der insbesondere **nach Immundefizienzen** wie Diabetes mellitus, malignen Erkrankungen, HIV oder Morbus Cushing **gefahndet** werden sollte (Blutzucker, Differenzialblutbild usw.).

▶ **Differenzialdiagnosen.** Infiziertes Atherom, im Kopfbereich fortgeleitete HNO-Infektionen.

▶ **Therapie.** Siehe Antworten zu den Fragen 27.3 und 27.4.

28 Ulcus duodeni

28.1 Welche Verdachtsdiagnose stellen Sie?

Ulcus duodeni: Nüchternschmerz, Nachtschmerz, Besserung nach Nahrungsaufnahme durch die vermehrte Pufferung der Magensäure. Diese Klinik gilt als typisch für das Ulcus duodeni, die Patienten klagen jedoch meist eher unspezifisch über Übelkeit, Erbrechen sowie Schmerzen im rechten Oberbauch und Epigastrium.

28.2 Nennen Sie mögliche Differenzialdiagnosen und erläutern Sie Abgrenzungskriterien zu Ihrer Verdachtsdiagnose!

- **Ulcus ventriculi**: diffuser Sofortschmerz nach Nahrungsaufnahme, aber auch oft unabhängig davon; Übelkeit, Appetitlosigkeit; Abgrenzung zum Ulcus duodeni durch Endoskopie
- **Cholelithiasis**: bei Steinwanderung (D. choledochus/D. cysticus) Kolikschmerz, Übelkeit, Appetitlosigkeit; Diagnostik durch Sonografie
- **Pankreatitis:** Übelkeit, Erbrechen, gürtelförmiger Oberbauchschmerz, Meteorismus; Lipase und Elastase ↑
- **Gastritis**: Appetitlosigkeit, Übelkeit, Erbrechen, Völlegefühl, Schmerzen im Epigastrium; Abgrenzung durch Endoskopie

- **Magenkarzinom**: kurze oder fehlende Anamnese mit unspezifischen Beschwerden wie Übelkeit, Druckgefühl im Oberbauch, bei fortgeschrittenem Karzinom Gewichtsabnahme, Abneigung gegen Fleisch; Abgrenzung durch Endoskopie mit Biopsie (histologische Untersuchung)

28.3 Nennen Sie eine diagnostische Maßnahme zur Bestätigung Ihrer Verdachtsdiagnose!

Ösophagogastroduodenoskopie mit Biopsien → Nachweis von Helicobacter pylori, Ausschluss eines Karzinoms

28.4 Nennen Sie Komplikationen dieser Erkrankung!

Perforation, Blutung, Penetration in andere Organe, narbige Stenosierung

28.5 Beschreiben Sie 2 Therapieansätze!

- **konservative Maßnahmen**:
  - **allgemeine Maßnahmen**: Diät; kleine Mahlzeiten; Vermeidung von Stress, NSAR; Kaffee-, Nikotin- und Alkoholkarenz
  - **medikamentöse Therapie**: Protonenpumpenhemmer (z. B. Omeprazol), H_2-Blocker; **bei Nachweis von Helicobacter pylori Eradikationstherapie** (z. B. French Triple-Therapie): Protonenpumpenhemmer (doppelte Tagesstandarddosis, z. B. Pantoprazol 2 × 40 mg/d) + Amoxicillin 2 × 1000 mg/d + Clarithromycin 2 × 500 mg/d für 7 Tage
- **operative Maßnahmen** (nur bei Versagen der konservativen Therapie):
  - **Vagotomie:** Ausschaltung der Säureproduktion durch Unterbrechung der vagalen Innervierung der Belegzellen des Magens; Vorteil: Magenfunktion bleibt erhalten; 3 Verfahren: selektive proximale Vagotomie (SPV), trunkale Vagotomie (TV), selektive totale Vagotomie mit Pyloroplastik (STV)
  - **Ulkusumstechung** bzw. -übernähung, ggf. vorher Exzision
  - **Magenteilresektion mit Rekonstruktion nach Billroth** (s. Fall 89): Billroth I: termino-terminale Gastroduodenostomie; Billroth II: Gastrojejunostomie mit Y-Roux-Anastomose oder mit Omegaschlinge und Braun'scher Fußpunktanastomose

Kommentar

▶ **Epidemiologie.** Das **Ulcus duodeni** ist die **häufigste Manifestationsform** der Ulkuskrankheit mit einer Inzidenz von ca. 150/100 000 Einwohner/Jahr in Deutschland. Männer sind 4-mal häufiger betroffen. Ulcera duodeni treten gehäuft zwischen dem 20. und 40. Lebensjahr auf (s. Fallbeispiel).

▶ **Ätiopathogenese.** Die Ursache ist eine **relative Hypersekretion von Salzsäure** im Magen. Man spricht hier von relativer Hypersekretion, da auch bei Normazidität aufgrund fehlender Pufferung im Duodenum oder zu rascher Entleerung des Mageninhalts Ulzera entstehen können. Auslösende Faktoren sind hierbei v. a. **Infektionen mit Helicobacter pylori** sowie die **Einnahme nichtsteroidaler Antirheumatika** (NSAR).

▶ **Klinik.** Siehe Antwort zu Frage 28.1.

Die **Schmerzen** beim Ulcus duodeni sind im Gegensatz zum Ulcus ventriculi (diffuser Oberbauchschmerz) **relativ genau und punktförmig** zu lokalisieren. Etwa 1/3 der Patienten wird erst bei Komplikationen (z. B. Blutung, Perforation) symptomatisch. Empirisch lässt sich ein **periodisches Auftreten** der Ulcera duodeni und somit der Beschwerden **im Frühjahr und Herbst** feststellen.

▶ **Diagnostik.** Die Diagnose wird anhand der **Anamnese** (Schmerzcharakter, NSAR-Einnahme), der **klinischen Untersuchung** und durch die **Gastroduodenoskopie** gestellt. Hierbei sollten Biopsien der Duodenalschleimhaut entnommen und auf Helicobacter pylori untersucht werden. Im Röntgen mit Kontrastmittel (Magen-Darm-Passage) kann eine Ulkusnische (Füllung des Defekts mit Kontrastmittel) zu sehen sein. Bei der Ulkusdiagnostik ist die **Endoskopie der Röntgendiagnostik deutlich überlegen** und daher die Methode der Wahl: Ca. 25 % der endoskopisch gesicherten Ulcera duodeni entgehen dem röntgenologischen Nachweis. Zusätzlich muss jedes Ulkus vor und nach Therapie endoskopisch-bioptisch kontrolliert werden, um ein Karzinom nicht zu übersehen. Die **Röntgendiagnostik** hat aus diesem Grund **heute keine Bedeutung mehr** bei der Diagnose gastroduodenaler Ulzera.

▶ **Therapie.** Siehe Antwort zu Frage 28.5.

Therapeutisch wird zunächst konservativ eine **medikamentöse Säuresuppression** (Mittel der Wahl: Protonenpumpenhemmer) versucht, bei Nachweis von Helicobacter pylori wird eine **Eradikationsbehandlung** durchgeführt. Da hiermit sehr gute Therapieerfolge zu erreichen sind, kommen **Operationsverfahren** zur Säurereduktion heute **nur noch selten** zum Einsatz. Das Standardverfahren ist hierbei die **selektive proximale Vagotomie** (SPV), bei der die sekretorischen Vagusfasern zum proximalen Magen durchtrennt werden. Die trunkale und selektive totale Vagotomie führen jeweils zu weiteren Ausfällen des N. vagus, u. a. auch zu einer Magenentleerungsstörung, weshalb sie mit einer Pyloroplastik kombiniert werden sollten. Die **resezierenden Verfahren** haben heute in der Therapie des Ulcus duodeni **praktisch keine Bedeutung mehr** und kommen nur bei sonst nicht beherrschbaren Komplikationen (Perforation, Blutung, Rezidiv) zum Einsatz.

Zusatzthemen für Lerngruppen →•

- Anatomie des Duodenums
- weitere Risikofaktoren für die Entstehung eines Ulcus duodeni
- Postvagotomie-Syndrom
- Diagnostik und Therapie des perforierten Ulcus duodeni
- Prognose des Ulcus duodeni
- Ulcus pepticum jejuni

---

29 Rektumprolaps

29.1 Welche Diagnose stellen Sie?

Rektumprolaps: anamnestisch Stuhlinkontinenz; 3 vaginale Geburten als Hinweis auf eine mögliche Beckenbodeninsuffizienz; klinische Untersuchung mit Pressversuch: Prolaps der Schleimhaut mit zirkulärer Fältelung

29.2 Erklären Sie die Ätiologie dieser Erkrankung!

Bindegewebeschwäche, chronische Ostipation, chronische Diarrhö bei Kindern oder mehrere vaginale Geburten → Insuffizienz des Halteapparats von Rektum und des Beckenbodes mit Herabsinken des Darms

29.3 Nennen Sie weitere Untersuchungen, die Sie veranlassen!

- **Prokto-/Rektoskopie**: Ausschluss von Ulzerationen, Polypen oder Karzinomen, ggf. mit Entnahme von Biopsien wegen der Blutbeimengungen im Stuhl
- **Koloskopie**: Ausschluss von Tumoren als Ursache für eine chronische Obstipation und Blutbeimengungen im Stuhl
- ggfs. **Kolon-Kontrasteinlauf**: Nachweis eines Colon oder Sigma elongatum als Ursache für eine chronische Obstipation
- **Defäkografie**, evtl. als MR-Defäkografie: Nachweis eines Absinkens des Beckenbodens, Überprüfung der Kontinenzleistung

29.4 Beschreiben Sie die Therapie bei dieser Patientin!

Da bei der Patientin ein ausgeprägter Rektumprolaps besteht, ist die **operative Therapie** indiziert: offene oder laparoskopische **Rektosigmoidresektion** (Resektion des Sigmas und oberen Rektumanteils, hierdurch wird eine Raffung des Darms erreicht) **mit Rektopexie** (Fixierung des Rektums am Kreuzbein).

Kommentar

▶ **Definition.** Der **Rektumprolaps** ist definiert als ein Vorfall aller Darmwandschichten vor die Sphinkterebene.

▶ **Ätiopathogenese.** Siehe Antwort zu Frage 29.2.
Betroffen sind v.a. **Frauen jenseits des 50. Lebensjahres mit mehreren Spontangeburten** in der Anamnese. Weitere Ursache kann eine **chronische Obstipation** durch ein Karzinom oder ein Colon bzw. Sigma elongatum sein (verlängerte Darmpassagezeit → verstärkte Eindickung des Stuhls). Zunächst entsteht ein **innerer Prolaps**,

d.h. es invaginiert die Schleimhaut des oberen Rektums in die Rektumampulle. Dadurch reiben die beiden Schleimhäute aneinander mit konsekutiver Schleimhautblutung und evtl. peranalen Blutabgängen. Bei Fortschreiten der Erkrankung entwickelt sich ein **äußerer Prolaps**, also die Ausstülpung aller Wandschichten des Sphinkters durch den Analkanal.

▶ **Stadieneinteilung des Rektumprolapses:**
- **Stufe I**: innerer Prolaps („Rektumintussuszeption")
- **Stufe II**: beginnender Rektumprolaps, beim Pressen sichtbar
- **Stufe III**: äußerer Prolaps, zirkuläre Ausstülpung sämtlicher Darmschichten

▶ **Klinik.** Die Patienten berichten über den **Vorfall**, der **anfangs nur bei der Defäkation** bemerkt wird, sowie über **Blut im Stuhl**. Bei Fortschreiten der Erkrankung kommt es durch die außerhalb der Sphinkterebene liegende Schleimhaut zu **Nässen**, **Juckreiz** und **Inkontinenz** (s. Fallbeispiel). Mögliche Komplikationen sind **Inkarzerationen** und **Nekrosen**.

▶ **Diagnostik.** Siehe Antwort zu Frage 29.3. Klinisch kann die Diagnose durch die **zirkuläre Fältelung der Schleimhaut** gestellt werden, da beim differenzialdiagnostisch in Frage kommenden Analprolaps eine radiäre Fältelung auffällt (s. ▶ Abb. 29.2). Die weitere Diagnostik sollte ein Karzinom oder ein Colon elongatum als Ursache ausschließen. Hierzu werden eine **Prokto-Rektoskopie**, eine **Koloskopie** und ein **Kolon-Kontrasteinlauf** durchgeführt. Bei der **Defäkografie** wird das Rektum mit Kontrastmittel gefüllt und überprüft, ob sich der Beckenboden beim Stuhlgang absenkt und das Kontrastmittel gehalten werden kann.

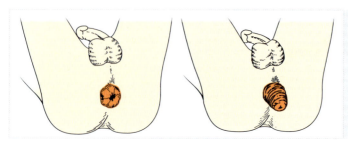

Abb. 29.2 Klinische Unterscheidung von Anal- und Rektumprolaps (nach Largiadèr F, Saeger H-D, Keel M, Checkliste Chirurgie, Thieme, 2012)

▶ **Therapie.** Die Therapie erfolgt in Abhängigkeit von Ursache und Ausmaß des Prolapses und der muskulären Schwäche: Bei einem kleinen inneren Prolaps werden zunächst **stuhlregulierende Maßnahmen**, z.B. mit Movicol® durchgeführt. Bei bleibenden Beschwerden ist eine **Resektion des inneren Prolapses mittels STARR** (Stapled Transanal Rectal Resection) möglich. Bei ausgedehnterem Befund kommen sowohl abdominelle als auch perineale Operationsverfahren zum Einsatz. Bei den abdominellen Verfahren wird zur Wiederherstellung der physiologischen Verhältnisse eine Fixation des Rektums am Kreuzbein (**Rektopexie**) durchgeführt. Ergänzend ist bei Sigma elongatum eine Resektion von Anteilen des Rektums und des Sigmas möglich (**Resektionsrektopexie**). Die Operation bewirkt eine Raffung und Wiederaufrichtung des Rektums. Die abdominellen Verfahren haben eine geringere Rezidivrate, jedoch ist eine Intubationsnarkose notwendig. Bei den perinealen Operationsverfahren wird das prolabierte Rektum von anal reseziert (**transanale Rektumresektion nach Altemeier**) bzw. die Schleimhaut reseziert und die Muskulatur gedoppelt (**Verfahren nach Rehn-Delorme**). Die perinealen Verfahren haben eine höhere Rezidivrate, können jedoch bei multimorbiden Patienten auch in Spinal- oder Lokalanästhesie vorgenommen werden.

Bei einer ausgeprägten **Beckenbodeninsuffizienz** kann evtl. zusätzlich eine **Raffung der Beckenbodenmuskulatur** erforderlich sein. Bei Inkarzeration des Rektums muss eine Resektion des Invaginats durchgeführt werden.

Zusatzthemen für Lerngruppen ➔•

- Analprolaps
- kindlicher Rektumprolaps
- Prognose

---

30 Splenektomie

30.1 Welche Untersuchung sollte unbedingt vor einer Splenektomie wegen einer hämolytischen Anämie durchgeführt werden? Begründen Sie Ihre Antwort!

Szintigrafie mit ^{99m}**Tc-markierten Erythrozyten** zur Abklärung, ob Nebenmilzen vorhanden sind

30.2 Welche Ursachen für eine Splenomegalie kennen Sie?

- **Systemerkrankungen**: hämatologische oder onkologische Erkrankungen (z.B. CLL, ALL, Morbus Hodgkin, hämolytische Anämien, Polycythaemia vera), Herzinsuffizienz, Pericarditis constrictiva, portale Hypertension bei Leberzirrhose
- **Speicherkrankheiten**: Morbus Gaucher, Morbus Niemann-Pick
- **Infektionen** mit EBV, HIV, Plasmodien, Toxoplasma gondii
- **organbedingte Ursachen**: Milzzysten, primäre Milztumoren

30.3 Welche Impfungen sollten vor einer elektiven Splenektomie durchgeführt werden?

Impfungen gegen:
- **Pneumokokken**
- **Haemophilus influenzae Typ B**
- **Meningokokken** (nach dem 2. Lebensjahr)

Diese Impfungen sollten bei elektiver Splenektomie **2–4 Wochen präoperativ**, bei einer posttraumatischen Splenektomie aufgrund der regelhaft postoperativ auftretenden Immunsuppression 2–4 Wochen postoperativ erfolgen (Begründung s. Antwort zu Frage 30.6). Zusätzlich sollte bei Kindern unter 10 Jahren eine **postoperative Antibiotikaprophylaxe mit Penicillin V** für 2 Jahre, bei posttraumatischer Splenektomie oder hämatologischer Grunderkrankung sogar für 5–10 Jahre durchgeführt werden.

30.4 Welche Komplikationen können postoperativ auftreten?

- allgemeine **Adynamie, Orthoregulationsstörungen**, Schwitzen, **Schlafstörungen**
- **erhöhte Infektanfälligkeit**, Maximalvariante: OPSI (s. Antwort zu Frage 30.6)
- **Blutbildveränderungen**: passagere Thrombozytose (→ Thromboseneigung → Thromboseprophylaxe mit niedermolekularem Heparin [z.B. Clexane® 40] oder ASS 100 bei Thrombozyten > 500 000/μl), persistierende Leukozytose, Erhöhung der Erythroblasten, anormale Erythrozyten (Howell-Jolly-Körperchen, Heinz-Innenkörper, Membrandefekte)

30.5 Was verstehen Sie unter einem Hypersplenismussyndrom?

Das **Hypersplenismussyndrom** ist eine Sonderform der Splenomegalie mit Mangel an allen Blutzellen (Panzytopenie) oder einzelnen Reihen (z. B. Granulozytopenie) sowie Knochenmarkhyperplasie.

30.6 ! Erläutern Sie den Begriff OPSI!

Der Begriff **OPSI** (Overwhelming Postsplenectomy Infection) bezeichnet eine **Abwehrschwäche mit fulminant verlaufender Bakteriämie**, meist ohne Nachweis eines Fokus. Es kommt zum **septischen Schock** mit disseminierter intravasaler Gerinnung (DIC), Bewusstlosigkeit und evtl. Nebennierenblutungen (Waterhouse-Friderichsen-Syndrom). Meist tritt das OPSI **in den ersten 3 Jahren nach Splenektomie** auf und ist ausgelöst durch eine Infektion mit **Pneumokokken, Meningokokken** oder **Haemophilus influenzae**. Die Letalität beträgt 50–70 %! Daher sollten die Patienten prophylaktisch geimpft werden (s. Antwort zu Frage 30.3).

Kommentar

▶ **Definition.** Der Begriff **Splenomegalie** beschreibt eine akute oder chronische Vergrößerung der Milz aufgrund verschiedener Ursachen (s. Antwort zu Frage 30.2). Bei diesen sowie einigen Erkrankungen, die nicht mit einer Splenomegalie einhergehen (z. B. idiopathische thrombozytopenische Purpura [ITP, Morbus Werlhof] oder Milzruptur), kann die Entfernung der Milz (**Splenektomie**) das Krankheitsbild positiv beeinflussen oder sogar lebensrettend sein.

▶ **Klinik.** Das klinische Bild wird meist durch die zugrunde liegende Erkrankung bestimmt (s. Antwort zu Frage 30.2).

▶ **Diagnostik.** Bei der klinischen Untersuchung wird die **Milz** perkutiert und palpiert: Sie ist **nur bei Vergrößerung zu tasten**. Meist genügt die **Sonografie**, um die genaue Größe und Form der Milz zu bestimmen, evtl. können zusätzlich **CT** und **MRT** zum Einsatz kommen. Vor einer geplanten Splenektomie bei hämatologischen Erkrankungen sollte eine **Szintigrafie** mit ^{99m}Tc-markierten Erythrozyten durchgeführt werden. Hierbei muss ge-

klärt werden, ob die Milz überhaupt Hauptabbauort der roten und weißen Blutzellen ist oder ob Nebenmilzen vorhanden sind. Diese Nebenmilzen müssen bei der Operation mitentfernt werden, da sie andernfalls die Funktion der Milz übernehmen können (s. Antwort zu Frage 30.1). Im **Labor** sollten Blutbild und Leberparameter bestimmt werden.

▶ **Therapie.** Vor einer elektiven Splenektomie sollten die Patienten **gegen Pneumokokken, Meningokokken und Haemophilus influenzae Typ B geimpft** werden, um das Risiko von postoperativen Infektionen zu reduzieren. Bei einer aufgrund eines Traumas notwendigen Splenektomie sollte die Impfung 2–4 Wochen postoperativ erfolgen (s. Antworten zu den Frage 30.3 und 30.6). Eine **Wiederholung** der Immunisierung ist **alle 10 Jahre** notwendig.

Bei hämatologisch-onkologischen Erkrankungen erfolgt die **Splenektomie** als Elektiveingriff, bei einer traumatischen Milzverletzung liegt eine Notfallindikation vor. Die Laparotomie zur Entfernung der Milz erfolgt über einen **Rippenbogenrandschnitt links**, bei einer Notfallindikation wird die mediane Laparotomie bevorzugt, da sie einen besseren Überblick über mögliche Begleitverletzungen ermöglicht. Bei der Präparation und Exstirpation der Milz muss auf die **enge Nachbarschaftsbeziehung** zu Magen, Pankreas, Nebennieren und Kolon geachtet werden.

Zusatzthemen für Lerngruppen

- Anatomie und Physiologie der Milz
- Traube-Raum
- Operationsindikationen allgemein (Notfall-, Elektiveingriff)
- Abdominaltrauma (zweizeitige Milzruptur)

31 Thoraxtrauma

31.1 Welche Verdachtsdiagnose stellen Sie aufgrund der Röntgenaufnahme und der Anamnese?

Zwerchfellruptur mit Enterothorax: Thoraxübersichtsaufnahme zeigt lufthaltiges Organ (wahrscheinlich Magen) in der linken Thoraxhälfte mit erheblicher Mediastinalverschiebung nach rechts;

Anamnese (Sturz auf Thorax) und Klinik (atemabhängige Schmerzen, Dyspnoe)

31.2 Welche weiteren Untersuchungen veranlassen Sie, um Ihre Diagnose zu sichern?

Ergänzend bildgebende Verfahren zum Nachweis, welche abdominellen Organe in den Thorax verlagert sind: **Sonografie** bzw. **CT Abdomen/Thorax**.
Bei unklarem Zwerchfellhochstand mit Mediastinalverlagerung zur Gegenseite ist mittels dieser Verfahren erst die Diagnosestellung (z. B. Zwerchfellruptur) möglich.

31.3 Welche therapeutischen Maßnahmen sind zu ergreifen?

operative Revision: Zugang über eine Laparotomie (bei intrathorakalen Begleitverletzungen auch thorakaler Zugang), Reposition der prolabierten Organe, Übernähung des Zwerchfelldefektes, evtl. Deckung mit einem Netz bei ausgedehnten Rupturen; intraoperativ Anlage einer Thoraxdrainage zur Wiederherstellung des pleuralen Unterdruckes

31.4 **!** Nennen Sie die 5 häufigsten Verletzungen beim stumpfen Thoraxtrauma!

- Rippenfrakturen (60 %): einfache Frakturen (40 %), Rippenserienfrakturen (20 %)
- Hämatothorax (40 %)
- Lungenkontusion (20 %)
- Pneumothorax (20 %)
- Herzverletzungen, meist Kontusionen (15 %)

Kommentar

▶ **Definition.** Beim Thoraxtrauma handelt es sich um eine **Verletzung des Brustkorbs und/oder der darin enthaltenen Organe**. Man unterscheidet **stumpfe** (ohne Verbindung der Thoraxorgane zur Außenluft) und **penetrierende** Thoraxverletzungen. Als Folgen können auftreten: Thoraxprellung (keine knöcherne Verletzung), Thoraxquetschung (Thoraxwand- und intrathorakale Verletzung), Rippenfrakturen, Lungenkontusion, traumatischer Pneumothorax (s. Fall 90), Hämatothorax (Blutungen in die Pleurahöhle), Chylothorax (Chylusansammlung im Pleuraraum), Haut- und Mediastinalemphysem (Luftansammlung in Haut und Muskulatur bzw. im Mediastinum), Lungenruptur, Explosionstrauma sowie Tracheal- und Bronchusverletzungen.

▶ **Ätiopathogenese.** Stumpfe Thoraxtraumata entstehen meist im Rahmen von Verkehrs- oder Arbeitsunfällen, penetrierende durch Stich- oder Schussverletzungen. Die im Fallbeispiel beschriebene Zwerchfellruptur entsteht meist durch flächenhafte Gewalteinwirkung auf den Körperstamm. Die linke Zwerchfellhälfte ist deutlich häufiger betroffen (5 : 1), da auf der rechten Seite die Leber das Zwerchfell von kaudal „schient". Meist reißt das Centrum tendineum radiär ein. Durch den negativen intrathorakalen Druck kommt es zum Prolabieren von Bauchorganen in den Thorax. Dies kann unter Umständen auch erst Wochen bis Monate nach einer Ruptur geschehen.

▶ **Klinik.** Klinische Symptome findet man in Abhängigkeit vom betroffenen Organ. Häufig liegen jedoch kardiale (z. B. Tachykardie, Blutdruckabfall) oder pulmonale (z. B. Dyspnoe, atemabhängige Schmerzen) Störungen vor. Bei dem hier geschilderten Fall der traumatischen Zwerchfellruptur kommt es meist zu uncharakteristischen abdominellen, kardiovaskulären und pulmonalen Beschwerden. Bei Einklemmungen kann es zum Ileus kommen.

▶ **Diagnostik.** Neben Anamnese und klinischer Untersuchung (z. B. tympanitischer Klopfschall sowie Darmgeräusche im Thorax bei Zwerchfellruptur) gehört die **Röntgenaufnahme des Thorax** zur Standarddiagnostik. Hier können Verletzungen des Brustkorbs und der Lungen nachgewiesen werden. Ergänzend sollte eine Sonografie und bei unklaren Befunden auch eine CT von Thorax und Abdomen angefertigt werden, um Begleitverletzungen (z. B. Milzruptur) auszuschließen.

▶ **Therapie.** Die initiale Therapie bei einem Thoraxtrauma besteht in der **Sicherung der Vitalfunktionen** (Atmung, Herz-Kreislauf) und **Schmerzmedikation**. Die weitere Therapie erfolgt in Abhängigkeit der betroffenen Organe konservativ oder operativ (zur Therapie der Zwerchfellruptur s. Antwort zu Frage 31.3).

Zusatzthemen für Lerngruppen
• Therapiemaßnahmen bei Thoraxverletzungen
• Schock
• Spannungspneumothorax

32   Thoracic-Outlet-Syndrom

32.1   Welche Verdachtsdiagnose stellen Sie?

Thoracic-outlet-Syndrom (**TOS**): Schmerzen im Bereich des Schultergürtels v. a. bei Elevation des Armes (Arbeiten über Kopf); Parästhesien und Durchblutungsstörungen des Armes durch Irritation des Plexus brachialis und Kompression der A. subclavia

32.2   Welche anatomischen Veränderungen kommen als Ursache in Frage?

- **Kompression in der Skalenuslücke**: Hypertrophie oder Fibrose des M. scalenus anterior, Halsrippe, Exostose oder Steilstand der 1. Rippe
- **Kompression im Kostoklavikularspalt**: funktionelle Kompression bei Hyperabduktion des Armes, überschießende Kallusbildung nach medialer Klavikulafraktur
- **Kompression im Korakopektoralraum**: Hypertrophie des M. pectoralis minor

32.3   Worauf achten Sie bei der klinischen Untersuchung, welche weitere Diagnostik veranlassen Sie?

- **Provokations-Test** (**Adson-Test**): Hyperabduktion der Arme und Retroflexion des Kopfes nach dorsal und zur erkrankten Seite führt zu Schmerzen, Parästhesien; siehe ▶ Abb. 32.1.

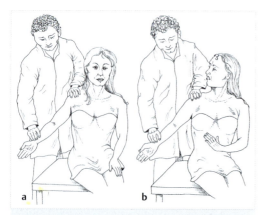

Abb. 32.1 Adson-Test (aus Buckup K, Buckup J, Klinische Tests an Knochen, Gelenken und Muskeln, Thieme, 2012)

- **Röntgenaufnahme von Thorax und HWS** (in 4 Ebenen) zum Ausschluss einer Halsrippe, Exostosen, degenerativer Veränderungen an der HWS
- **Dynamische Armangiografie/Armphlebografie mit Provokation** zum Ausschluss von Stenosen/Verschlüssen oder eines poststenotischen Aneurysmas
- evtl. Prüfung der **Nervenleitgeschwindigkeit des N. ulnaris** (s. Kommentar)

32.4   Wie sieht die Therapie aus?

- **konservativ**: Physiotherapie mit Massagen und Wärmeanwendungen, Krankengymnastik zur Kräftigung der Muskulatur
- **operativ**: bei ausgeprägter vaskulärer oder neurologischer Symptomatik Resektion einer Halsrippe bzw. einer 1. Rippe bzw. Durchtrennung komprimierender Kapsel-/Bandstrukturen/Muskelansätze

Kommentar

▶ **Definition.** Der Begriff **Thoracic-Outlet-Syndrom** fasst verschiedene Ursachen einer Kompression des Plexus brachialis, der A. subclavia bzw. V. subclavia im Bereich des Schultergürtels zusammen.

▶ **Ätiopathogenese.** Das Gefäß-Nerven-Bündel muss hier drei anatomisch präformierte Engstellen passieren: die **Skalenuslücke**, den **Kostoklavikularraum** und den **Korakoklavikularraum**. Durch die Kompression kann es zu Nervenschäden und Gefäßkomplikationen (z. B. arterielle/venöse Thrombose, poststenotische Aneurysmabildung mit peripheren Embolien) kommen.

▶ **Klinik.** Anamnestisch berichten die Patienten zunächst über intermittierende **Schmerzen im Schulterbereich bei Belastung**. Es folgen **Parästhesien** an der betroffenen Extremität, die sich v. a. im Versorgungsgebiet des N. ulnaris manifestieren. Bei fortschreitender Nervenschädigung können diese auch in **Paresen** übergehen. Zusätzlich treten auch die bereits erwähnten Veränderungen an den Gefäßen hinzu. Die isolierte **Kompression der V. subclavia** wird auch als **Thoracic-Inlet-Syndrom** bezeichnet. Typischerweise werden auch vasomotorische Störungen im Sinne eines **Raynaud-Phänomens** angegeben.

▶ **Diagnostik.** Anatomische Veränderungen, die zu einer Kompression des Gefäß-Nerven-Bündels führen, müssen ausgeschlossen werden (s. Antwort zu Frage 32.3). Mittels einer dynamischen Armangiografie bzw. Armphlebografie lässt sich eine Gefäßkompression oder Aneurysmabildung nachweisen.

▶ **Therapie.** Zunächst sollte ein konservativer Versuch mit Massagen und Wärmeanwendung zur Lockerung der Muskulatur unternommen werden. Bei ausbleibendem Erfolg und ausgeprägten Beschwerden (s. Antwort zu Frage 32.4) wird die hypertrophierte Muskulatur gespalten. Bei Vorliegen einer Halsrippe oder Exostosen der 1. Rippe sollten diese reseziert werden.

Zusatzthemen für Lerngruppen →•

• Differenzialdiagnosen des TOS

33 Erworbene Herzklappenfehler (Mitralklappenstenose)

33.1 Welche Verdachtsdiagnose stellen Sie?

Mitralklappenstenose: Anamnese (zunehmende Belastungsdyspnoe, nächtlicher Husten – „Asthma cardiale"), klinische Untersuchung (erhöhter Venendruck mit sichtbarer oberer Einflussstauung, rötliche Wangen = „Facies mitralis", paukender 1. Herzton, Mitralöffnungston, diastolisches Decrescendogeräusch)

33.2 Welche Veränderungen erwarten Sie im EKG dieses Patienten?

• zweigipfliges P in Ableitung II (**P-mitrale**) als Zeichen der Belastung des linken Vorhofes, evtl. Vorhofflimmern mit absoluter Arrythmie
• Zeichen der Rechtsherzhypertrophie: Entwicklung des Lagetyps zum **Steil- bis Rechtstyp**, Sokolow-Lyon-Index für Rechtsherzhypertrophie RV_1 und $SV_{5 oder 6} > 1,05$ mV

33.3 In welchem Stadium entsprechend der Einteilung der New York Heart Association (NYHA) befindet sich der Patient?

Die Einteilung der NYHA der Schweregrade der Herzklappenfehler richtet sich nach der **subjektiven Beschwerdesymptomatik** des Patienten. Der Patient klagt über Beschwerden schon bei leichter körperlicher Belastung und befindet sich somit im Stadium III (vgl. ▶ Tab. 33.1).

Tab. 33.1 NYHA-Stadien der chronischen Herzinsuffizienz

NYHA-Stadium	klinische Beschwerdesymptomatik
I	keine Beschwerden, uneingeschränkte körperliche Belastbarkeit
II	Beschwerden nur bei schwerer körperlicher Belastung
III	Beschwerden schon bei leichter körperlicher Belastung
IV	Beschwerden schon in Ruhe

33.4 Nennen Sie chirurgische Therapieoptionen für diesen Patienten!

Bei symptomatischen Patienten ab NYHA-Stadium III besteht eine OP-Indikation. Hierbei sind möglich:
• **klappenerhaltende Operationen**: Kommissurotomie (offene Trennung der verschmolzenen Kommissuren oder geschlossene Sprengung der Klappen mittels Katheter) bei Stenosen, wegen hoher Komplikationsrate nur selten durchgeführt
• **Klappenersatz** (mechanische oder biologische Prothesen)

33.5 Erläutern Sie Vor- und Nachteile von mechanischen und biologischen Herzklappen!

Tab. 33.2

	mechanische Prothesen	biologische Prothesen
Vorteile	lange Haltbarkeit	gute Flussverhältnisse, keine Antikoagulation notwendig (Einsatz bei älteren Patienten und bei Patienten mit KI für Antikoagulationstherapie)
Nachteile	lautes Geräusch, unphysiologische Flussverhältnisse mit Hämolyse, lebenslange Antikoagulation mit Cumarinen notwendig	begrenzte Haltbarkeit (Revision nach 5–10 Jahren notwendig)

33.6 ! Was müssen Sie bei einem Patienten mit Mitralklappenersatz vor einer Koloskopie mit Polypenabtragung durchführen?

Eine generelle Endokarditisprophylaxe ist laut den aktuellen Empfehlungen der Deutschen Gesellschaft für Kardiologie und der Paul-Ehrlich-Gesellschaft im Rahmen von Eingriffen am Urogenitaltrakt oder Gastrointestinaltrakt (auch bei Biopsie-Entnahme) auch bei Patienten mit dem höchsten Endokarditisrisiko (u. a. Klappenersatz) nicht mehr empfohlen. Nur bei Infektionen dieser Organe sollte eine Endokarditisprophylaxe durchgeführt werden. Die Antibiotikaprophylaxe sollte in diesem Fall ca. 30–60 Minuten vor der Prozedur erfolgen.
   Endokarditisprophylaxe: Amoxicillin (Amoxypen) 2 g p. o. (oder Ampicillin 2 g i. v.) 30–60 Minuten vor dem Eingriff zur Infektionsprophylaxe. Bei Penicillinallergie kann Clindamycin 600 mg p. o. oder i. v. gegeben werden.

Kommentar

▶ **Definition.** Es wird zwischen kongenitalen und erworbenen **Herzklappenerkrankungen** unterschieden. Bei letzteren wird zwischen Stenosen und Insuffizienzen der einzelnen Klappen sowie kombinierten Klappenerkrankungen differenziert.

▶ **Ätiopathogenese.** Kongenitale Klappenerkrankungen (s. Fall 76) entstehen durch eine Schädigung des Embryos in den ersten 3 Monaten der Schwangerschaft. Weitaus häufiger sind die erworbenen Formen. Diese können aufgrund einer **rheumatischen** oder **bakteriellen Endokarditis**, eines **Myokardinfarktes** mit Beteiligung der Papillarmuskeln sowie einer **idiopathischen Klappensklerose** im höheren Lebensalter auftreten. In den meisten Fällen sind aufgrund der stärkeren mechanischen Belastung die Klappen des linken Herzens betroffen. Am häufigsten ist hierbei die Mitralklappenstenose. Die Klappen des rechten Herzens sind vor allem bei Drogenabhängigen durch bakterielle Endokarditiden aufgrund des intravenösen Drogenkonsums befallen.

▶ **Klinik.** Die Klinik der verschiedenen Klappenerkrankungen ist unterschiedlich in Abhängigkeit vom Grad der Schädigung und damit den hämodynamischen Auswirkungen. Gemeinsam ist jedoch allen eine **zunehmende Einschränkung der körperlichen Leistungsfähigkeit mit Belastungsdyspnoe**.

▶ **Diagnostik.** Neben der Basisdiagnostik (**Auskultation, EKG, Röntgen-Thorax**) sind eine **Echokardiografie** und eine **Herzkatheteruntersuchung** notwendig. Hierdurch können die Flussverhältnisse mit Druckgradienten über den Klappen sowie die Klappenöffnungsfläche ausgemessen werden.

▶ **Therapie.** Die **Therapie in Stadium I und II** entspricht der der Herzinsuffizienz. Dazu gehören symptomatische Maßnahmen, wie körperliche und seelische Entlastung, regelmäßige körperliche Bewegung und Gewichtsnormalisierung sowie die medikamentöse Therapie mit ACE-Hemmern, β-Blockern, Herzglykosiden sowie Diuretika. Ergänzend ist eine Thromboembolieprophylaxe mit Phenprocoumon (z. B. Marcumar) bei Vorhofflimmern oder instabilem Sinusrhythmus indiziert. **Ab Stadium NYHA III** ist meist eine operative Therapie der Herzklappenerkrankung erforderlich. Hierbei werden klappenerhaltende von Klappenersatz-Operationen unterschieden (s. Antworten zu den Fragen 33.4 und 33.5). Die Operation erfolgt über eine Sternotomie am offenen Herzen unter Einsatz der Herz-Lungen-Maschine. Die sog. Ballonvalvuloplastik zur geschlossenen Sprengung stenotischer Klappen erfolgt interventionell durch einen eingebrachten Ballonkatheter.
   Endokarditisprophylaxe s. Antwort zu Frage 33.6.

Zusatzthemen für Lerngruppen

- Anatomie und Physiologie des Herzens
- Herzinsuffizienz
- Herztransplantation
- Schrittmachertherapie

---

34 Erysipel

34.1 Welche Erkrankung vermuten Sie?

Erysipel (Syn.: Wundrose): scharf abgegrenzte Hautrötung, Schmerzen, schweres Krankheitsgefühl

34.2 Welchen Erreger findet man am häufigsten bei dieser Infektion?

β-hämolysierende Streptokokken der Gruppe A

34.3 Nennen Sie mögliche Komplikationen dieser Infektion!

- Rezidivneigung
- bei Rezidiven Obliteration von Lymphbahnen, konsekutive Lymphödeme möglich
- Endokarditis
- Streptokokkensepsis

34.4 Beschreiben Sie die Therapie!

- Aufsuchen einer Eintrittspforte und Sanierung des Streuherdes
- Ruhigstellung, feuchte Umschläge (z. B. Rivanol®), lokale Kühlung (z. B. mit Eis)
- systemische Antibiotikatherapie mit Penicillin G, bei Verdacht auf Mischinfektion β-lactamasefestes Penicillin wie Ampicillin + Sulbactam (z. B. Unacid®)
- Tetanusschutz sichern!

34.5 Welche Krankheiten (mindestens 4) kommen differenzialdiagnostisch ebenfalls in Frage?

- **Allergie:** Insektenstich-, Medikamentenanamnese
- **akute Dermatitis:** gerötete, meist stark juckende Effloreszenz ohne Fieber
- **Phlegmone:** flächiges, livides Erythem mit teigiger Schwellung, Schmerz und Überwärmung; Fieber; diffus tief abszedierende Entzündung des interstitiellen Bindegewebes; Erreger: Staphylokokken, Streptokokken, für klinisches Bild siehe ▶ Abb. 34.2

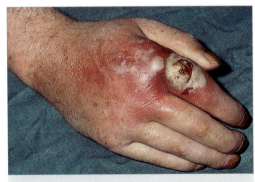

Abb. 34.2 Phlegmone (aus Moll I, Duale Reihe Dermatologie, Thieme, 2010)

- **Quincke-Ödem:** schmerzhafte Schwellung allergischer Genese, kein Fieber
- **Erysipeloid (Schweinerotlauf):** scharf begrenzte flammende blau-rote Verfärbung der Haut, nur geringes Fieber und selten systemische Auswirkungen; Erreger: Erysipelothrix rhusiopathiae, kann durch Kontakt mit infizierten Tieren auf Menschen bei Hautverletzungen übertragen werden (v. a. Tierärzte, Landwirte betroffen), für klinisches Bild siehe ▶ Abb. 34.3.

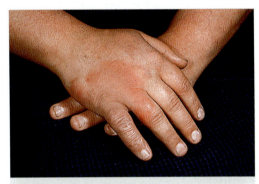

Abb. 34.3 Erysipeloid (aus Moll I, Duale Reihe Dermatologie, Thieme, 2010)

Kommentar

▶ **Definition.** Bei einem **Erysipel** handelt es sich um eine flächenhafte Infektion von Haut und Unterhautzellgewebe mit scharfer Begrenzung.

▶ **Ätiopathogenese.** Das Erysipel ist eine Infektion der Haut mit β-hämolysierenden Streptokokken der Gruppe A. Die Streptokokken dringen dabei über kleinste Hautverletzungen ein und breiten sich im Korium sowie dem subkutanen Fett- und Bindegewebe entlang der Lymphspalten aus. Hierdurch kommt es zu einer ödematösen Schwellung. Besonders betroffen sind Patienten mit einer Abwehrschwäche wie Diabetes mellitus oder einer Durchblutungsstörung.

▶ **Klinik.** Bei der Inspektion findet man eine scharf begrenzte, ödematöse Rötung der Haut mit flammenförmigen Ausläufern sowie Überwärmung und Druckschmerzhaftigkeit. Oft kommt es zur Schwellung von regionären Lymphknoten und zu einer ausgeprägten Allgemeinsymptomatik mit Fieber und Schüttelfrost.

Fall 35

▶ **Diagnostik.** Das klinische Erscheinungsbild (Entzündung der Haut und schwere Allgemeinsymptomatik) ermöglicht die Diagnose Erysipel. Im Labor ist eine ausgeprägte Leukozytose sowie eine Erhöhung von CRP, BSG und des Antistreptolysintiters (ASL) nachweisbar. Letzterer ist auch beweisend für einen Streptokokkeninfekt.

▶ **Therapie.** Siehe Antwort zu Frage 34.4.

35 Kolonkarzinom

35.1 Welche therapeutischen und diagnostischen Maßnahmen sollten Sie auf jeden Fall durchführen? Begründen Sie Ihr Vorgehen!

Anamnese, klinische Untersuchung sowie diagnostische Erstmaßnahmen erbringen den Verdacht auf ein Kolonkarzinom. Daher ist folgendes therapeutisches und diagnostisches Vorgehen notwendig:

- **stationäre Aufnahme**: Nahrungskarenz; parenterale Ernährung; Schmerztherapie, z. B. mit Butylscopolamin (z. B. Buscopan®), Tramadol (z. B. Tramal®) oder Metamizol (z. B. Novalgin®)
- abführende Maßnahmen, z. B. Hebe-Senk-Einläufe, orthograde Spülung des Darms mit hypertoner Flüssigkeit (cave: bei ausgeprägter Stenose kann es durch die orthograde Spülung zu einem Ileus und ggfs. Ruptur des vorgeschalteten Darmabschnittes kommen)
- nach abführenden Maßnahmen Kolon-Kontrasteinlauf oder Koloskopie mit Biopsie zur Abklärung des stenosierenden Prozesses

35.2 Erläutern Sie die UICC-Stadieneinteilung des kolorektalen Karzinoms!

Tab. 35.1 UICC-Einteilung

UICC-Stadium	Kriterien	5-Jahres-Überlebensrate
0	Carcinoma in situ	
I	Infiltration von Mukosa, Submukosa (T 1) bis max. in die Lamina muskularis propria (T 2) → Dukes A	80 %
II	Infiltration von Serosa und perikolischem Fettgewebe (T 3) sowie Nachbarorgane infiltrierend (T 4) → Dukes B	60 %

Tab. 35.1 Fortsetzung

UICC-Stadium	Kriterien	5-Jahres-Überlebensrate
III	Lymphknotenmetastasen (1–3 = N1, > 3 = N2) → Dukes C	40 %
IV	Fernmetastasen (M1) → Dukes D	5 %

35.3 Welche Operation muss durchgeführt werden?

Hemikolektomie rechts mit Ileotransversostomie, regionale Lymphadenektomie

35.4 Welche Therapie sollte ergänzend durchgeführt werden?

Wegen des Lymphknotenbefalls muss postoperativ eine adjuvante Chemotherapie mit 5-Fluorouracil und Folsäure (z. B. Leukovorin) und evtl. zusätzlich mit Oxaliplatin oder Irinotecan durchgeführt werden (FOLFOX bzw. FOLFIRI).

Bei Kontraindikationen gegen eine FOLFOX-Therapie kann auch eine orale Chemotherapie mit Capecitabin erfolgen. Durch die Zugabe von humanisierten Antikörpern gegen VEGF z. B. Bevacizumab (Avastin®) oder gegen EGF-Rezeptor z. B. Cetuximab (Erbitux®) zu den klassischen Chemotherapeutika können bei fortgeschrittenen Karzinomen höhere Ansprechraten erzielt werden. Vor dem Einsatz von EGF-Rezeptor-Antikörpern muss der KRAS-Mutationsstatus geklärt werden, da diese Antikörper bei einer KRAS-Mutation keine Wirkung haben.

35.5 **!** Wie hoch schätzen Sie die 5-Jahres-Überlebensrate aller Kolonkarzinome?

5-JÜR ca. 45 %

Kommentar

▶ **Epidemiologie.** Das **kolorektale Karzinom** ist das **zweithäufigste Karzinom** – nach dem Bronchialkarzinom beim Mann und dem Mammakarzinom bei der Frau –, in Europa mit steigender Inzidenz. Beim Kolonkarzinom sind Frauen und Männer gleichermaßen betroffen, beim Rektumkarzinom Männer doppelt so häufig wie Frauen.

▶ **Ätiologie.** Prädisponierende Faktoren sind familiäre Disposition, entzündliche Darmerkrankungen (Colitis ulcerosa, Morbus Crohn), villöse Adenome sowie eine ballaststoffarme, fettreiche Ernährung.

▶ **Klinik.** Das Kolonkarzinom bleibt lange **klinisch stumm** oder äußert sich durch **unspezifische Symptome** wie Flatulenz, Darmkrämpfe, chronische Anämie, Leistungsknick sowie Gewichtsabnahme. Jede **Änderung der Stuhlgewohnheiten** nach dem 40. Lebensjahr ist **karzinomverdächtig.** Bei Tumoren in distalen Kolonabschnitten finden sich Blut- und Schleimbeimengungen im Stuhl, bei proximal lokalisierten eher okkulte Blutungen mit einer chronisch hypochromen Anämie. Bei fortgeschrittener Erkrankung kann es zu zunehmenden Stenosierungserscheinungen bis zum Ileus kommen.

▶ **Diagnostik.** Aufgrund der fehlenden Frühsymptome wird in über der Hälfte der Fälle das Kolonkarzinom erst bei Vorliegen von Lymphknoten- oder Fernmetastasen diagnostiziert.

Neben **Anamnese** und **klinischer Untersuchung** (rektale Untersuchung!) gehört zur Basisdiagnostik eine vollständige **Koloskopie bis zum Zäkum mit Biopsien**, da in 5 % der Fälle ein weiteres Kolonkarzinom vorliegt. Ein Röntgen des Kolons mit Kontrastmittel ist ebenfalls möglich (▶ Abb. 35.1). Bei histologisch nachgewiesenem Kolonkarzinom erfolgt zum **Staging** eine **Sonografie des Abdomens** und ein **Röntgen-Thorax**, wobei heutzutage meist eine **CT von Thorax und Abdomen** durchgeführt wird. Hiermit können Lymphknoten- sowie Fernmetastasen nachgewiesen werden. Eine Bestimmung der **Tumormarker CEA** und **CA 19–9** zur **Verlaufskontrolle** sollte ebenfalls erfolgen. Bei Verdacht auf Infiltration von Organen des kleinen Beckens muss ein urologisches/gynäkologisches Konsil durchgeführt werden.

▶ **Therapie.** Bei nachgewiesenem Karzinom muss die **vollständige Tumorresektion** mit Einhaltung eines ausreichenden Sicherheitsabstandes erfolgen. Dies bedeutet in Abhängigkeit von der Tumorlokalisation eine (erweiterte) Hemikolektomie rechts, eine Transversumresektion oder (erweiterte) Hemikolektomie links. Hierbei werden die jeweiligen Lymphabflussgebiete (Meso mit Lymphknoten) mitentfernt. Regionäre solitäre Lebermetastasen können ebenfalls reseziert werden. Lymphknoten- und Fernmetastasen (UICC III und IV) sind die Indikation für eine adjuvante Chemotherapie (s. Antwort zu Frage 35.4).

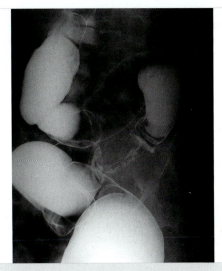

Abb. 35.1 Kolon-Kontrasteinlauf: Subtotale Tumorstenose eines Kolonkarzinoms (aus Henne-Bruns et al., Duale Reihe Chirurgie, Thieme, 2012)

In Einzelfällen kann auch im UICC-Stadium II bei ausgewählten Risikosituationen (T4, Tumorperforation/-einriss oder Operation unter Notfallbedingungen) eine adjuvante Chemotherapie erwogen werden.

Zusatzthemen für Lerngruppen ➜•

- histologische Einteilung der Kolonkarzinome
- Anatomie des Kolons (Arterien, Lymphabflusswege, Innervation)
- Differenzialdiagnosen mit Abgrenzungskriterien zum Kolonkarzinom
- Ileus
- Nachsorge (z. B. Koloskopie-Kontrollen in bestimmten Abständen)

36   Hydrozephalus

36.1 **Welche Diagnose stellen Sie aufgrund des MRT-Bildes?**

Es handelt sich hierbei um einen **Hydrocephalus occlusus** aufgrund eines stenosierenden (hyperintensen) Prozesses im Bereich des Aquaeductus mesencephali. Hierdurch ist es zu einer deutlichen Erweiterung der Seitenventrikel sowie des 3. Ventrikels gekommen.

| 36.2 | Nennen Sie Beispiele für die Einteilung nach der Genese sowie der Lokalisation der pathologischen Veränderungen dieser Erkrankung allgemein! |

- **nach Genese**:
  - Hydrocephalus occlusus: Abflussstörung aus dem Ventrikelsystem
  - Hydrocephalus malresorptivus: Liquorresorptionsstörung
  - Hydrocephalus hypersecretorius: vermehrte Liquorproduktion
  - Hydrocephalus e vacuo: Vergrößerung der Ventrikelräume durch hirnatrophische Prozesse
  - Normaldruckhydrozephalus: vergrößertes Ventrikelsystem unklarer Genese meist bei alten Menschen
- **nach Lokalisation**:
  - Hydrocephalus internus: Vergrößerung der inneren Liquorräume
  - Hydrocephalus externus: Vergrößerung der äußeren Liquorräume
  - Hydrocephalus communicans: Vergrößerung der inneren und äußeren Liquorräume bei erhaltener Verbindung

| 36.3 | ! Welche Ursachen kommen für diese Erkrankungen in Frage? |

- Zysten, Tumoren
- Entzündungen, z. B. Enzephalitis, Meningitis, Abszesse
- Schädel-Hirn-Trauma, Subarachnoidalblutung

| 36.4 | Welche Therapie würden Sie für den Patienten vorschlagen? |

- Entfernung des stenosierenden Prozesses
- Falls dies nicht möglich ist, Liquorableitung durch **ventrikulo-atrialen** oder **ventrikulo-peritonealen Shunt**, alternativ Ventrikeldrainage nach Torkildsen (Ableitung aus einem Seitenventrikel in die Cisterna magna).

Kommentar

▶ **Definition.** Unter einem **Hydrozephalus** versteht man eine Erweiterung der inneren und/oder äußeren Liquorräume zu Ungunsten der Gehirnsubstanz.

▶ **Ätiopathogenese.** Siehe auch Antworten zu den Fragen 36.2 und 36.3.

Zu einem Hydrozephalus kann es infolge verschiedener Ursachen wie Überproduktion oder fehlender Resorption des Liquors sowie stenosierender Prozesse in den Ventrikelräumen mit Aufstau des Liquors vor der Stenose kommen. Dadurch steigt der Druck in den Liquorräumen an.

▶ **Klinik.** Die Symptomatik wird zum einen durch den steigenden Hirndruck, zum anderen durch tumorbedingte Lokalsymptome geprägt. Anfänglich treten v. a. **Kopfschmerzen, Übelkeit** und **Erbrechen** auf. Im weiteren Verlauf kommen **Gangstörungen** (kleinschrittiger Gang), **Blasenstörungen** mit Harninkontinenz sowie Zeichen der **Demenz**, wie Merk- und Konzentrationsstörungen, und **Vigilanzstörungen** bis hin zum **Koma** hinzu.

Bei einem Hydrocephalus e vacuo stehen psychische Veränderungen und ein demenzieller Verfall im Vordergrund.

Kinder bis zum 4. Lebensjahr fallen durch die Zunahme des Kopfumfanges wegen der noch fehlenden Synostosierung der Schädelnähte auf.

▶ **Diagnostik. Anamnese** (z. B. vorangegangenes Trauma, Meningitis, Blutung) sowie **klinische Untersuchung** (Fundoskopie, Perimetrie, Kopfumfang bei Kleinkindern) können richtungsweisend sein. Zur Sicherung der Diagnose und Nachweis möglicher Ursachen sind jedoch eine **kraniale CT** (CCT) oder **MRT** notwendig. Die CCT stellt hierbei die Standardmethode dar. Mit ihr können die Größe der Ventrikel, der Zisternen und der äußeren Liquorräume bestimmt sowie periventrikuläre Ödemzonen nachgewiesen werden. Die MRT kommt bei unklaren CT-Befunden und bei Raumforderungen im Bereich des Hirnstamms zum Einsatz. Vorteile der MRT sind eine bessere Kontrastauflösung pathomorphologischer Veränderungen, freie Wahl der Schichtebenen, keine Strahlenbelastung und fehlende Knochenartefakte.

Zusätzlich kann eine Messung des intrakraniellen Druckes über 24 Stunden sowie eine Szintigrafie zum Nachweis einer Liquorresorptionsstörung durchgeführt werden.

▶ **Therapie.** Die Therapie richtet sich nach der Ursache des Hydrozephalus. Beim Hydrocephalus e vacuo ist keine kausale Therapie möglich. Stenosierende Tumoren sollten, wenn möglich, entfernt werden. Zur Senkung des Druckes kann eine Liquorableitung in den rechten Vorhof über die V. jugularis externa (ventrikulo-atrialer Shunt) oder in die Peritonealhöhle (ventrikulo-peritonealer Shunt) erfolgen. Bei einem Hydrocephalus occlusus der inneren Liqorräume ist auch eine Ventrikeldrainage nach Torkildsen möglich, bei der die Ableitung aus einem Seitenventrikel in die Cisterna magna erfolgt. Hierdurch ist meist eine rasche Rückbildung der Symptome zu erreichen, falls noch keine irreversiblen Schäden vorliegen.

Zusatzthemen für Lerngruppen →•

- Differenzialdiagnosen mit Abgrenzungskriterien zum Hydrozephalus
- Komplikationen der Liquorableitung
- Anatomie und Physiologie des Liquorsystems

---

37 Verletzungen des Kniestreckapparates

37.1 Welche Verletzungen kommen bei einem Ausfall der aktiven Streckung im Kniegelenk in Frage?

- Quadrizepssehnenruptur
- Patellafraktur
- Ruptur des Lig. patellae
- Abrissfraktur der Tuberositas tibiae

37.2 Welche Diagnose stellen Sie anhand des Röntgenbildes?

Ruptur des Lig. patellae

37.3 Welche Therapie empfehlen Sie dem Patienten?

Eine Indikation zur operativen Therapie ist immer gegeben! Es erfolgt eine End-zu-End-Naht der Sehnenstümpfe. Zusätzlich wird zur Verminderung der Zugbelastung auf der Sehnennaht eine so genannte Rahmennaht (McLaughlin-Cerclage) eingebracht. Diese wird proximal durch einen Bohrkanal in der Kniespitze und distal durch die Tuberositias tibiae platziert. Als Material kommen entweder langsam resorbierbares Nahtmaterial (z. B. PDS) oder eine Drahtcerclage in Frage. Die Drahtcerclage wird nach ca. 6 Wochen wieder entfernt.

Nachbehandlung: Kniegelenksorthese für 6 Wochen, Übung ab dem 2. Tag auf der Bewegungsschiene; Mobilisation an Unterarmgehstützen, schrittweise Steigerung der Belastung, ab der 7. postoperativen Woche Belastung mit dem vollen Körpergewicht, Physiotherapie.

Kommentar

▶ **Ätiologie.** Als Ursache für einen Ausfall der aktiven Streckung am Kniegelenk kommen eine Ruptur der Quadrizepssehne oder des Lig. patellae, eine Fraktur der Patella oder ein knöcherner Ausriss der Tuberositas tibiae in Frage. Während die Patellafraktur vor allem durch direkte Traumen verursacht wird, stehen bei den anderen drei Verletzungen indirekte Gewalteinwirkungen durch eine Kontraktion des M. quadriceps femoris im Vordergrund. Hierbei liegen meist schon degenerative Veränderungen vor.

▶ **Klinik.** Die Patienten berichten über einen **peitschenhiebartigen Knall** und eine nachfolgende **Unfähigkeit das Knie zu strecken**. In Abhängigkeit von der Rupturlokalisation kommt es zu einem Patellahoch- oder Patellatiefstand. Das Kniegelenk ist geschwollen, möglicherweise ist ein Hämatom sichtbar.

▶ **Diagnostik.** Die Diagnose wird anhand der typischen **Anamnese** und der **klinischen Untersuchung** gestellt. Ergänzend werden **Röntgenaufnahmen** des Kniegelenks in 2 Ebenen und eine Sonografie durchgeführt. Mit der **Sonografie** kann man die muskulären sowie ligamentären Dehiszenzen nachweisen.

▶ **Therapie.** Bei einer Verletzung des Kniestreckapparates ist stets eine Operationsindikation gegeben. Bei Ruptur der Quadrizepssehne oder des Lig. patellae wird eine End-zu-End-Naht mit postoperativer temporärer Ruhigstellung in einer Kniegelenksorthese durchgeführt (s. Antwort zu Frage 37.3).

Eine **Patellafraktur** wird mittels Zuggurtungsosteosynthese und Kirschnerdrähten versorgt. Die Nachbehandlung bei operativ versorgter Patellafraktur besteht zunächst in passiven Bewegungsübungen auf der Motorschiene. Bei zunehmender Beschwerdefreiheit sollte aktiv geübt werden. Es folgt eine Teilbelastung an Unterarmgehstützen mit max. 15–20 kg für ca. 6 Wochen und anschließender Steigerung bis zur Vollbelastung. Röntgenkontrollen werden unmittelbar postoperativ, nach 1 und 6 Wochen durchgeführt.

▶ **Prognose.** Frakturen der Patella heilen meist in 6–8 Wochen aus. Komplikationen sind Beuge- und Streckdefizite, Retropatellararthrose, Pseudoarthrosen sowie belastungsabhängige Schmerzen oder Dauerschmerzen. Quadrizepssehnenrupturen sind häufig durch degenerative Sehnenerkrankungen mitverursacht, gelegentlich liegt begleitend eine Gonarthrose vor. Aufgrund der notwendigen längeren Ruhigstellung kommt es **nicht** zur schmerzfreien Ausheilung. Patellarsehnenrupturen heilen häufig unter Verkürzung aus, sodass u. U. ein Beugedefizit verbleiben kann.

Zusatzthemen für Lerngruppen →•

• Anatomie des Kniegelenks
• weitere Verletzungen am Kniegelenk (z. B. Meniskusläsion)

38 Verbrauchskoagulopathie

38.1 Welche Verdachtsdiagnose stellen Sie? Begründen Sie diese!

disseminierte intravasale Gerinnung (DIC) mit Verbrauchskoagulopathie: Thrombozyten ↓, Quick ↓, AT III ↓; PTT ↑

38.2 Wodurch kann diese Erkrankung ausgelöst werden?

• Schock jeglicher Genese durch Störung der Mikrozirkulation
• Verletzungen oder Operationen an thrombokinasereichen Organen (4 „P": Pulmo, Pankreas, Prostata, Plazenta)
• Sepsis: insbesondere durch gram-negative Bakterien, Meningokokken (Waterhouse-Friedrichsen-Syndrom), Staphylokokken (Toxic Shock Syndrom)
• akute Pankreatitis
• Polytrauma, Verbrennungen
• Hämolysen (Transfusionszwischenfall), Immunsuppression
• extrakorporaler Kreislauf

38.3 Stellen Sie anhand der folgenden Tabelle die Phasen der Verbrauchskoagulopathie, die jeweiligen Laborveränderungen und die Therapie zusammen!

Tab. 38.1 Laborwertveränderungen bei DIC

Phase	Laborveränderungen	Therapie
Aktivierungsphase	Thrombozytenabfall, Gerinnungsaktivierung (PTT eher ↓)	prophylaktische Heparinisierung mit Heparin 10 000–15 000 IE i. v./d
frühe Verbrauchsphase	Thrombozyten ↓, PTT ↑, Quick ↓, AT III ↓, Fibrinogen ↓, Organversagen	Substitution von AT III, Gerinnungsfaktoren durch Konzentrate (ATIII und PPSB) und FFP (Fresh Frozen Plasma) und Thrombozyten; Gabe von Heparin umstritten, nur bei klinischen Thrombosen
späte Verbrauchsphase und reaktive Hyperfibrinolyse	s. frühe Verbrauchsphase, zusätzlich Nachweis von Fibrin-Spaltprodukten als Zeichen der Hyperfibrinolyse	Substitution von Gerinnungsfaktoren und Thrombozyten (s. o.)

Kommentar

▶ **Definition.** Bei der **Verbrauchskoagulopathie** handelt es sich um eine pathologische intravasale Aktivierung des Gerinnungssystems (disseminierte intravasale Gerinnung) unter Verbrauch von Gerinnungsfaktoren und Thrombozyten mit nachfolgender hämorrhagischer Diathese.

▶ **Ätiopathogenese.** Durch verschiedene Ursachen (s. Antwort zu Frage 38.2) wird die intravasale Gerinnung aktiviert. Es bilden sich Mikrothromben. Durch Verbrauch von Thrombozyten und Gerinnungsfaktoren kommt es zu einer erhöhten Blutungsneigung. Um die intravasalen Mikrothromben aufzulösen, entwickelt sich eine Hyperfibrinolyse. Gleichzeitig können somit Hypo- und Hyperkoagulabilität vorliegen. Diese führen im Sinne eines Circulus vitiosus zu unbeherrschbaren Blutungen und Mikrothromben in verschiedenen Organen (akutes Nierenversagen, ARDS) und letztendlich zum Multiorganversagen.

▶ **Klinik.** Symptome wie petechiale oder flächenhafte Haut- und Schleimhautblutungen sowie innere Blutungen finden sich nur bei schwerer DIC (s. Fallbeispiel).

▶ **Diagnostik.** Die Diagnose wird einerseits anhand der ausgedehnten Blutungen, andererseits anhand der **Laborveränderungen** gestellt (s. Antwort zu Frage 38.3).

▶ **Therapie.** Siehe Antwort zu Frage 38.3.
Wichtig ist, dass die Hyperfibrinolyse nicht durch Antifibrinolytika gestoppt wird, da hierdurch die Mikrothromben aufgelöst und die Mikrozirkulation wieder sichergestellt werden kann.

> **Zusatzthemen für Lerngruppen** →•
>
> • Prognose der Verbrauchskoagulopathie
> • ARDS

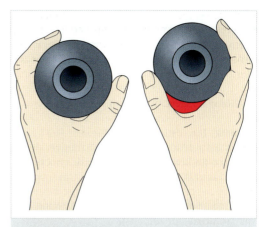

Abb. 39.1 positives Flaschenzeichen (aus Mattle H, Mumenthaler M, Kurzlehrbuch Neurologie, Thieme, 2010)

39 Karpaltunnelsyndrom

39.1 Welche Diagnosen kommen differenzialdiagnostisch in Frage?

• Durchblutungsstörungen (pAVK, Raynaud-Syndrom, Ergotismus)
• vertebragene Schmerzen
• Läsionen der Nn. medianus bzw. ulnaris
• Karpaltunnelsyndrom
• Läsion des N. radialis

39.2 Was verstehen Sie unter dem Hoffmann-Tinel- und Flaschenzeichen sowie Phalen-Test?

• **Hoffmann-Tinel-Zeichen**: Bei Beklopfen des Karpaltunnels kommt es zu Dysästhesien im Bereich der Finger I–III.
• **Flaschen-Zeichen**: Durch Parese des M. abductor pollicis brevis kann eine Flasche nicht richtig umfasst werden (siehe ▶ Abb. 39.1).
• **Phalen-Test**: Bei maximaler Beugung im Handgelenk kommt es zu Dysästhesien.

39.3 Für welche Erkrankung sind diese Testergebnisse pathognomonisch?

Der positive Ausfall dieser 3 Tests ist pathognomonisch für das **Karpaltunnelsyndrom**. Auch die Anamnese (Schmerzen und Kribbeln der Finger nachts = sog. **Brachialgia paraesthetica nocturna**) und die klinische Untersuchung (Finger I–III betroffen) weisen in diese Richtung.

39.4 Welche ergänzenden Untersuchungen können Sie veranlassen?

• **EMG:** Denervierungszeichen der Thenarmuskulatur
• **NLG:** Nachweis einer Verlängerung der Nervenleitgeschwindigkeit
• **Röntgen:** Ausschluss knöcherner Verletzungen im Bereich des Handgelenks

39.5 Geben Sie 5 mögliche Ursachen für diese Erkrankung an!

• entzündlich: Tendosynovitiden, Polyarthritis
• Frakturen/Luxationen des distalen Radius oder der Handwurzelknochen
• endokrin-metabolisch: Diabetes mellitus, Hypothyreose (Myxödem), Akromegalie, Schwangerschaft (Ödeme)
• idiopathisch

Kommentar

▶ **Allgemeines.** Beim **Karpaltunnelsyndrom** kommt es zu einer **Einengung des Karpaltunnels** mit **Druckschädigung des N. medianus** und damit zu Ausfällen in dem von ihm versorgten Gebiet. Der **Karpaltunnel** wird gebildet durch die **Handwurzelknochen** und das darüber gespannte **Lig. carpi transversum** und enthält die langen Fingerbeuger sowie den N. medianus. Der N. medianus innerviert an der Hand sensibel die palmare Seite der Finger I–III und die radiale Seite des Fingers IV sowie an der dorsalen Seite die Endphalangen von Finger II und III. Motorisch werden der M. abductor pollicis brevis, M. opponens pollicis, M. flexor pollicis brevis (Caput superficiale) und die Mm. lumbricales versorgt.

▶ **Ätiologie.** Siehe Antwort zu Frage 39.5.

▶ **Klinik.** Die Patienten beschreiben vor allem nachts auftretende Dys- und Parästhesien an den Fingern I–III (**Brachialgia paraesthetica nocturna**), die z. T. auch in den Unter- und Oberarm sowie die Schulter ausstrahlen. Bei bereits länger bestehender Einengung kann es zu einer Atrophie der Thenarmuskulatur kommen.

▶ **Diagnostik.** Siehe Antworten zu den Fragen 39.2 und 39.4.

Bei der klinischen Untersuchung wird durch Beklopfen des Karpaltunnels (Hoffmann-Tinel-Zeichen) oder eine maximale Beugung im Handgelenk (Phalen-Test) die Einengung des N. medianus verstärkt und damit die Beschwerden provoziert. Ein rundes Gefäß kann durch den Ausfall des M. abductor pollicis brevis nicht umfasst werden (Flaschen-Zeichen). Es sollten mögliche internistische Erkrankungen, wie Hypothyreose oder Diabetes mellitus, ausgeschlossen werden.

▶ **Therapie.** Im Frühstadium erfolgt zunächst eine Ruhigstellung des Unterarms mit dorsaler Gipsschiene sowie eine Antiphlogistikagabe (z. B. Diclofenac, Ibuprofen). Bei ausbleibender Beschwerdebesserung oder Taubheitsgefühl in den Fingern ist eine operative Spaltung des Lig. carpi transversum mit Entfernung von komprimierendem Gewebe indiziert (Neurolyse).

Zusatzthemen für Lerngruppen ➔•

- Anatomie von Hand und Unterarm
- Differenzialdiagnosen mit Abgrenzungskriterien zum Karpaltunnelsyndrom

40 Insulinom

40.1 Welche Verdachtsdiagnose stellen Sie?

Insulinom: Klinik (Schwäche, Schweißausbrüche, Heißhungerattacken, neurologische Symptomatik, Hypoglykämie, Tachykardie)

40.2 Wie lässt sich hierbei die neurologische Symptomatik erklären?

Durch die Hypoglykämie kommt es zu den geschilderten zentralnervösen Symptomen (**Neuroglukopenie**).

40.3 Welche klinischen Befunde charakterisieren die „Whipple-Trias"?

- **Spontanhypoglykämie** < 40 mg/dl, ausgelöst durch Nahrungskarenz (morgens!) oder körperliche Anstrengung
- **Symptome der Hypoglykämie**: Schwächegefühl, Schweißausbrüche, Heißhungerattacken, Tachykardie, Bewusstseinsstörungen, Kopfschmerzen, Krampfanfälle, Seh- und Sprachstörungen
- sofortige **Besserung der Beschwerden nach Zufuhr von Glukose** (i. v. oder p. o.)

40.4 Nennen Sie weitere diagnostische Maßnahmen, die Sie zur Diagnosesicherung noch durchführen würden!

- **Fastentest** unter stationären Bedingungen für 72 h mit wiederholter Bestimmung von Insulin und Blutzucker: Typisch für das Insulinom ist die konstante, unphysiologische Insulinproduktion im Hungerversuch (normalerweise fällt der Insulin/Glukose-Quotient beim Hungerversuch ab, beim Insulinom steigt er > 0,3 an).
- **Insulinsuppressionstest**: fehlender Abfall des C-Peptidspiegels (durch Zufuhr von exogenem Insulin sinkt normalerweise die körpereigene Produktion, beim Insulinom bleibt sie hoch)
- **Lokalisationsdiagnostik**: Sonografie, CT/MRT mit Kontrastmittel, selektive Angiografie, intraoperative Lokalisationsdiagnostik

Kommentar

▶ **Definition und Ätiopathogenese.** Das **Insulinom** ist der häufigste endokrine Pankreastumor. Ausgehend von den B-Zellen des Pankreas produziert der Tumor nur in 50 % der Fälle Insulin und sonst andere gastrointestinale Hormone, z.B. Somatostatin oder pankreatisches Polypeptid. In 90 % der Fälle ist er solitär im Korpus des Pankreas lokalisiert, nur in 10 % treten multiple Tumoren im Pankreas oder im übrigen Gastrointestinaltrakt auf. Eine maligne Entartung tritt in ca. 10 % der Fälle auf.

▶ **Klinik.** Die klinischen Befunde des Insulinoms werden durch die „Whipple-Trias" zusammengefasst: **Spontanhypoglykämie**, **Klinik der Hypoglykämie** (Schwitzen, Tachykardie, Schwäche, Angst, Heißhunger, Übelkeit) sowie **prompte Besserung bei Gabe von Glukose** (s. Antwort zu Frage 40.3).

▶ **Diagnostik.** Siehe Antworten zu den Fragen 40.3 und 40.4.

▶ **Differenzialdiagnosen.** extrapankreatische Tumoren (z.B. Leberzellkarzinom), schwere Lebererkrankungen, Anfangsstadium des Diabetes mellitus, Spätdumping-Syndrom nach Magenresektion, Überdosierung von Insulin/Sulfonylharnstoffen sowie insbesondere die Hypoglycaemia factitia (artifizielle Insulininjektionen oder Einnahme von Sulfonylharnstoffen, z.B. in suizidaler Absicht)

▶ **Therapie.** Die Methode der Wahl ist die **operative Entfernung** des Insulinoms. Je nach Anzahl, Ausdehnung und Dignität der Tumoren ist entweder eine Enukleation ausreichend, oder es ist eine Pankreasteilresektion bzw. totale Pankreatektomie erforderlich.
   Bei Inoperabilität, fehlendem Nachweis des Insulinoms sowie präoperativ kann eine medikamentöse Therapie mit Diazoxid (Hemmung der Insulinproduktion) oder Octreotid (Hemmung der Pankreasenzymproduktion) durchgeführt werden.

Zusatzthemen für Lerngruppen ➔•

- weitere hormonproduzierende Tumoren des Pankreas
- Differenzialdiagnosen der Hypoglykämie
- Maßnahmen nach totaler Pankreatektomie

---

41 Refluxösophagitis

41.1 Nennen Sie die Einteilung der Ösophagitis nach Savary und Miller!

Tab. 41.1 Einteilung der Refluxösophagitis nach Savary und Miller.

Grad	Befund
I	einzelne Erosionen
II	longitudinal konfluierende Erosionen
III	Erosionen, die die gesamte Zirkumferenz des Ösophagus einnehmen
IV	Fibrinbeläge, Strikturen und narbige Stenosen, Zylinderepithelmetaplasie (Barrett-Syndrom oder Endobrachyösophagus)

41.2 Beschreiben Sie die Ätiologie!

- **primär**: Aufgrund einer Verschlussinsuffizienz des unteren Ösophagussphinkters (UÖS) **unklarer Ätiologie** kommt es zu einem Reflux von Magensäure in den Ösophagus, häufig mit einer axialen Hiatushernie vergesellschaftet.
- **sekundär**: aufgrund **bekannter Ursachen** (Schwangerschaft, Magenausgangstenose, Sklerodermie, nach Kardiomyotomie bei Achalasie)

41.3 Welche Diagnostik veranlassen Sie?

- **Endoskopie mit Biopsien**: Nachweis einer Ösophagitis (siehe ▶ Abb. 41.1) und/oder einer Hiatushernie
- **Spezialuntersuchungen**:
  - 24 h-pH-Metrie: Nachweis eines pathologischen Refluxes
  - Ösophagusmanometrie: Nachweis einer Insuffizienz des UÖS

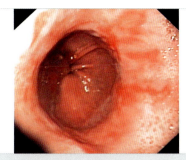

Abb. 41.1 Endoskopiebefund bei Ösophagitis (aus Baenkler H-W et al., Duale Reihe Innere Medizin, Thieme, 2013)

41.4 Welche therapeutischen Maßnahmen stehen zur Verfügung?

- **konservativ**:
  - allgemeine Maßnahmen: kleine, fettarme, eiweißreiche Mahlzeiten, Nikotin-, Kaffee- und Alkoholabstinenz, Gewichtsreduktion, Schlafen mit erhöhtem Oberkörper
  - medikamentöse Therapie: **Protonenpumpenhemmer** (z. B. Omeprazol, Pantoprazol); H$_2$-Blocker (z. B. Ranitidin, Cimetidin), Prokinetika (z. B. Cisaprid, Metoclopramid, Domperidon), Antazida (z. B. Aluminiumhydroxid)
- **operativ**
  - Indikationen: Nachweis einer gastroösophagealen Refluxkrankheit mit nachgewiesener Insuffizienz des unteren Ösophagussphinkters, gute Reaktion auf Protonenpumpeninibitoren, Notwendigkeit der Steigerung der PPI-Medikation, Unverträglichkeit der PPI-Medikation, junge Patienten
  - **Fundoplikatio nach Nissen-Rosetti**: Fundusmanschette wird komplett um den distalen Ösophagus gelegt, um den Druck auf den UÖS zu erhöhen, evtl. mit Hiatoplastik bei Vorliegen einer Ösophagushernie (Magen wird wieder nach abdominell verlagert und der Hiatus oesophagei eingeengt)
  - **Hemifundoplikatio nach Toupet**: Hierbei wird die Fundusmanschette nur 180° oder 270° um den Ösophagus gelegt, die Verstärkung des UÖS ist nicht so ausgeprägt. Dies kann bei begleitenden Motilitätsstörungen des Ösophagus von Vorteil sein.
  - **Fundopexie**: Magenfundus wird am Zwerchfell fixiert.

41.5 Nennen Sie Komplikationen, die als Folge einer Refluxösophagitis auftreten können!

- **Endobrachyösophagus** (Syn.: Barret-Ösophagus): Ersatz des Plattenepithels des Ösophagus durch Zylinderepithel, Gefahr der malignen Entartung (10–15 % d.F.)
- **peptische Strikturen** des distalen Ösophagus (sog. Schatzki-Ring)

Kommentar

▶ **Definition.** Bei der **Refluxösophagitis** (Syn.: Refluxkrankheit, gastroösophageale Refluxkrankheit, GERD) handelt es sich um eine Veränderung der Ösophagusschleimhaut, die durch einen unphysiologisch langen Kontakt mit gastrointestinalen Säften (Magensäure, Galle) bei insuffizientem Verschlussmechanismus des unteren Ösophagussphinkters auftritt. Ein **gastroösophagealer Reflux** liegt dann vor, wenn lediglich Magen- oder Darminhalt in den Ösophagus zurückfließt, jedoch keine Symptome auftreten.

▶ **Ätiologie.** Siehe Antwort zu Frage 41.2.

▶ **Pathogenese.** Durch die Verschlussinsuffizienz des unteren Ösophagussphinkters kommt es zu einem Reflux von Mageninhalt, welcher die Ösophagusmukosa schädigt. Ausmaß und Schweregrad der Schädigung sind abhängig von der Kontaktzeit, der Zusammensetzung des Refluats, der gestörten Selbstreinigungsfunktion des Ösophagus und von exogenen Noxen. Nur 15 % der Patienten mit einem gastroösophagealen Reflux entwickeln eine Refluxösophagitis.

▶ **Klinik.** Die von dem Patienten geschilderten Symptome wie Sodbrennen (v. a. im Liegen), Reizhusten (Refluxbronchitis), Heiserkeit (Refluxlaryngitis) und epigastrischer Schmerz sind typisch für einen vermehrten Reflux von Magensäure in den Ösophagus. Bei Fortschreiten der Erkrankung kann es auch zu Dysphagie und Globusgefühl kommen.

▶ **Diagnostik.** Siehe Antwort zu Frage 41.3.

▶ **Therapie.** Siehe Antwort zu Frage 41.4.

Zusatzthemen für Lerngruppen

- Differenzialdiagnosen mit Abgrenzungskriterien zur Refluxösophagitis
- Häufigkeitsverteilung des gastroösophagealen Reflux, der Refluxösophagitis in der Bevölkerung
- MUSE-Klassifikation nach Amstrong

---

42 Thrombophlebitis

42.1 Welche Verdachtsdiagnose stellen Sie?

Thrombophlebitis: Venenverweilkanüle; Schmerzen, Rötung und Verhärtung im Venenverlauf

42.2 Nennen Sie mögliche Differenzialdiagnosen!

- **Erysipel**: Erreger meist β-hämolysierende Streptokokken der Gruppe A; Ausbreitung entlang der Lymphspalten der Kutis; flächige, meist scharf begrenzte Rötung, Ödem, Druckschmerz, Überwärmung
- **Phlegmone**: Erreger meist Streptokokken; diffus abszedierend in tieferen Hautschichten, entlang Sehnen, Faszien, Muskulatur; flächiges, livides Erythem, unscharf begrenzt; teigige Schwellung, Schmerz, Überwärmung

42.3 ! Was versteht man unter einer Thrombophlebitis migrans?

- spontan auftretende Entzündung oberflächlicher Venen
- spontane Rückbildung innerhalb von 1–2 Wochen, erneutes Auftreten nach Tagen bis Jahren an anderer Stelle
- v. a. bei jungen Männern
- in 25 % d.F. allergisch-hyperergische Genese
- Vorkommen bei schwerwiegenden Grunderkrankungen
  - Malignome: Karzinome von Prostata, Pankreas, Lunge
  - arterielle Verschlusskrankheiten: z. B. Thrombangitis obliterans (Morbus Winiwarter-Buerger)
  - Autoimmunerkrankungen: Lupus erythematodes, Morbus Behçet, Kollagenosen
  - hämatologische Erkrankungen: Leukämien, Polycythaemia vera
  - Infektionskrankheiten: Tuberkulose, Rickettsiose

42.4 Wie gehen Sie therapeutisch vor?

- Entfernung der Venenverweilkanüle
- lokale Applikation von kühlenden, abschwellenden Verbänden (z. B. Rivanol, Alkohol)
- Analgetika/Antiphlogistika, z. B. Ibuprofen, Diclofenac
- ggf. Ruhigstellung in Gipsschiene
- ggf. Antibiotika i. v., z. B. Ampicillin + Sulbactam (z. B. Unacid®, 3 × 3 g) oder Flucloxacillin (z. B. Staphylex®, 4 × 1 g)
- Tetanusprophylaxe

Kommentar

▶ **Definition.** Eine **Thrombophlebitis** ist eine Entzündung von oberflächlichen Venen mit begleitender **Thrombose** der betroffenen Vene.

▶ **Ätiologie.** Typische Ursachen an den **oberen Extremitäten** sind vor allem Venenverweilkanülen (mechanischer Reiz) oder Infusionslösungen und Medikamente (chemisch-osmotischer Reiz). An den **unteren Extremitäten** entsteht sie meist bei vorbestehenden Varizen der V. saphena magna und parva.

▶ **Klinik.** Es finden sich die typischen Entzündungszeichen wie Rubor, Kalor, Dolor, Tumor (siehe Fallbeispiel).

▶ **Diagnostik.** Die Diagnose wird v. a. klinisch gestellt. Im Labor sollten die Entzündungs- (Leukozyten, CRP, BSG) und Gerinnungsparameter und der Antistreptolysin-Titer bestimmt werden. Eine Duplex-Sonografie sollte bei proximal gelegenen Thrombophlebitiden durchgeführt werden, um das Vorwachsen eines Thrombuszapfens aus der V. saphena magna in die V. femoralis superficialis auszuschließen.

▶ **Differenzialdiagnose.** Siehe Antwort zu Frage 42.2.
Wichtig ist die begriffliche Abgrenzung zur Phlebothrombose, die eine Thrombose des tiefen Venensystems beschreibt (s. Fall 83).

▶ **Therapie.** Zunächst muss nach Möglichkeit die Ursache beseitigt werden, also wie im vorliegenden Fall z. B. eine Venenverweilkanüle entfernt werden. An der **oberen und unteren Extremität** werden kühlende, antiseptische Umschläge mit Rivanol oder Alkohol angelegt, an den Beinen zusätzlich ein Kompressionsverband zur Thromboseprophylaxe.
Bei einer Thrombophlebitis der **V. saphena magna** muss zusätzlich eine low-dose-**Heparinisierung** mit niedermolekularem Heparin s. c. bis zum Abklingen der Entzündungszeichen durchgeführt werden, um ein Übergreifen auf die V. femoralis superficialis zu verhindern.
Bei einer Thrombophlebitis ist eine **Mobilisation problemlos möglich.** Die Muskelpumpe führt zur Erhöhung des Blutflusses, wodurch ein Übergreifen des Thrombus auf das tiefe Venensystem verhindert werden soll. Fieber und erhöhte Leukozy-

ten- und CRP-Werte weisen auf eine Infektion hin. In diesem Fall sollte eine antibiotische Therapie, z. B. mit Unacid® oder – bei Verdacht auf eine Staphylokokkeninfektion – auch mit Staphylex® begonnen werden (s. Antwort zu Frage 42.4).

Venenverweilkanülen sollten nur so lange liegen, wie der Patient eine Infusionstherapie benötigt, andernfalls – oder bei lokalen Entzündungen – sollten die Kanülen sofort entfernt werden. Falls beide Arme eine Thrombophlebitis aufweisen, der Patient jedoch unbedingt Infusionen benötigt, muss ein zentraler Venenkatheter in die V. jugularis interna oder V. subclavia – und nur in Ausnahmefällen eine Venenverweilkanüle am Fuß oder Hals – gelegt werden.

Zusatzthemen für Lerngruppen →•

- Phlebothrombose
- Paget-von-Schroetter-Syndrom

---

43 Invagination

43.1 Welche Befunde erheben Sie vermutlich bei der klinischen Untersuchung?

- walzenförmiger Tumor im rechten Unter- und Mittelbauch
- geblähtes Abdomen, verstärkte Peristaltik
- rektale Untersuchung: hellrotes Blut am Fingerling (Spätsymptom)

43.2 Erläutern Sie die Pathogenese der Invagination!

In 80–90 % der Fälle bleibt die Ursache unklar. Eine Erklärung sind z. B. evtl. vorliegende Darmpolypen, Meckel-Divertikel oder mesenteriale Lymphknotenvergrößerungen bei Enteritiden oder Lymphomen. Diese Gewebsveränderungen an oder in der Nähe der Darmwand werden durch die Peristaltik in das Darmlumen gezogen. Hierdurch schiebt sich das betroffene Darmsegment in den sich aboral anschließenden Darm.

43.3 Nennen Sie eine Untersuchung, die sowohl Ihre Diagnose bestätigt als auch therapeutisch genutzt werden kann!

Kolon-Kontrasteinlauf mit wasserlöslichem Kontrastmittel: Hierbei kommt es zum Abbruch des Kontrastmittels im Bereich des Invaginatkopfes.

Alternativ wird die Diagnose heutzutage sonografisch gestellt, es zeigt sich hierbei das typische Bild einer Kokarde. Der Vorteil der Sonografie ist die fehlende Strahlenbelastung.

43.4 Wie wird diese Maßnahme durchgeführt?

Durch das rektal eingebrachte Kontrastmittel oder alternativ Ringer-Laktat-Lösung (unter sonografischer Kontrolle) wird das Invaginat wieder nach oral reponiert.

Kommentar

▶ **Definition und Epidemiologie.** Bei einer **Invagination** handelt es sich um die Einstülpung eines Darmsegments in das Lumen des sich aboral anschließenden Darms. Durch die Eigenperistaltik des Invaginats bewegt sich dieses nach anal. Die Invagination stellt mit einer Inzidenz von ca. 3 auf 1000 Kindern eine der häufigsten Ileusursachen dar. Sie tritt bevorzugt nach dem ersten Lebenstrimenon bis zum Ende des zweiten Lebensjahres auf. In ca. 80 % der Fälle handelt es sich um eine ileokolische und ileozäkale Invagination.

▶ **Ätiopathogenese.** (s. Antwort zu Frage 43.2): Die Ursache bleibt in einem Großteil der Fälle unbekannt. Eine Invagination tritt jedoch gehäuft beim Vorliegen von Darmpolypen oder im Rahmen von Lymphknotenvergrößerungen bei Enteritiden auf. Auch kindliche Lymphome oder Leukämien können eine Ursache darstellen.

Durch die Invagination kommt es zu einer Kompression mit Störung des venösen Rückflusses. Folgen sind Ödem und Blutung aus der Darmwand und Schleimhaut. Konsekutive Verklebungen der aufeinanderliegenden Serosaflächen sind möglich.

▶ **Klinik.** Die Kinder fallen durch rezidivierende kolikartige Bauchschmerzen mit Erbrechen aus völligem Wohlbefinden heraus auf. Die Intensität der Beschwerden nimmt im Krankheitsverlauf zu.

▶ **Diagnostik.** Bei der klinischen Untersuchung lässt sich die Invagination als **walzenförmiger Tumor** im rechten Unter- und Mittelbauch tasten. Die rektal-digitale Untersuchung zeigt bei bereits länger andauernder Invagination hellrotes Blut am Fingerling.

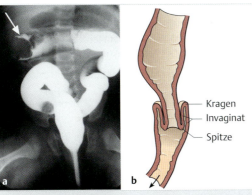
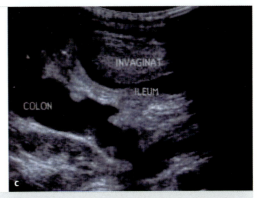

Kragen
Invaginat
Spitze

Abb. 43.1 Radiologische, schematische und sonografische Darstellung einer Invagination. a) 3 Monate alter Junge mit ileokolischer Invagination [→]; Repositions-Kontrasteinlauf. b) Schematische Darstellung einer Invagination. c) Sonogramm einer Doppelkokarde [→] bei Invagination (aus Sitzmann et al., Duale Reihe Pädiatrie, Thieme, 2012)

Die Diagnose wird durch eine **Sonografie** (Kokarde) oder einen **Kolon-Kontrasteinlauf** gestellt (▶ Abb. 43.1).

▶ **Therapie.** Durch den Koloneinlauf kann in 50–70 % der Fälle auch das Invaginat wieder reponiert werden (Kontrollsonografie). Sollte dies nicht möglich sein, muss umgehend die operative Revision erfolgen. Hierbei wird der invaginierte Anteil manuell wieder aus dem distalen Darmabschnitt herausgedrückt. Der nicht reponierbare Darmanteil wird reseziert und eine End-zu-End-Anastomose durchgeführt.

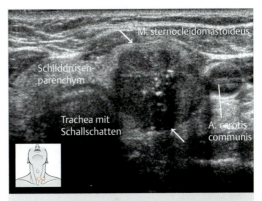

Abb. 44.1 Echoarmer, unscharf und irregulär begrenzter Knoten mit stippchenförmigen Verkalkungen. Eine Szintigrafie ist bei der geringen Größe nicht aussagekräftig. Histologisch fand sich ein medulläres (C-Zell-) Karzinom. Zusätzlich hatte der Patient ein Phäochromozytom rechts bei familiärer multipler endokriner Neoplasie IIa: 3 weitere Mitglieder der Familie sind erkrankt oder sind Genträger. N.B.: Verkalkungen kommen bei benignen wie malignen Knoten vor. Diese Form der stippchenförmigen Verkalkungen aber ist malignitätsverdächtig. Dasselbe gilt für die unscharfe Begrenzung des Knotens! (aus Delorme S, Debus J, Jenderka K-V, Duale Reihe Sonografie, Thieme, 2012)

> **Zusatzthemen für Lerngruppen** ➜•
>
> • Prognose der Invagination
> • Differenzialdiagnosen mit Abgrenzungskriterien zur Invagination
> • Volvulus

44 Schilddrüsenkarzinome

44.1 Welche Untersuchungen sollten veranlasst werden? Welche Befunde wären karzinomverdächtig?

• **Labor:** TSH, fT_4, fT_3, Kalzitonin (Marker bei medullärem Schilddrüsenkarzinom), Thyreoglobulin (Marker bei differenziertem Karzinom = papillär + follikulär), CEA
• **Sonografie:** echoarme, unregelmäßig begrenzte Areale (▶ Abb. 44.1)

• **Szintigrafie:** „kalte Knoten" = nichtspeichernde Areale
• **Feinnadelpunktion**
• ggf. weiterführende Diagnostik: **CT** (ohne iodhaltiges Kontrastmittel) **oder MRT des Halses** (Ausschluss Infiltration von Nachbarorganen), **Skelettszintigrafie** (Metastasensuche), bei medullä-

rem Karzinom auch Phäochromozytom ausschließen

44.2 Nennen Sie die 4 häufigsten malignen Schilddrüsentumoren! Wodurch sind sie charakterisiert?

- **papilläres Karzinom** (50 % aller Fälle): differenziert, langsames Wachstum, lymphogene Metastasierung, Jodspeicherung möglich, Auftreten häufig vor dem 40. Lebensjahr
- **follikuläres Karzinom** (30 % aller Fälle): differenziert, Jodspeicherung möglich, frühe hämatogene Metastasierung in Lunge und Knochen
- **anaplastisches** (**undifferenziertes**) **Karzinom** (10–15 %): aggressives Wachstum, frühzeitige hämatogene Metastasierung in Lunge/Leber/Knochen/Hirn; keine Jodspeicherung
- **medulläres** (**C-Zell-**)**Karzinom**: von parafollikulären C-Zellen ausgehend, Produktion von Kalzitonin, keine Teilnahme am Jodstoffwechsel, evtl. in Kombination mit MEN-Syndrom, frühzeitige Infiltration von Nachbarorganen und Fernmetastasierung

44.3 Beschreiben Sie das operative Vorgehen!

Totale Thyreoidektomie mit Lymphknotenentfernung medial und lateral der Karotisscheide sowie ggf. mediastinal und im Bereich des M. sternocleidomastoideus

44.4 Wie sieht die weitere postoperative Therapie aus?

- **postoperative Radiojodtherapie:** obligater Bestandteil der kurativen Therapie bei differenzierten Karzinomen
- **Substitutionstherapie**: hochdosierte Behandlung mit L-Thyroxin (100–300 µg/d) zur totalen TSH-Suppression (Verhinderung der Stimulation des verbleibenden Schilddrüsengewebes)
- **Tumormarker zur Verlaufskontrolle:** Thyreoglobulin
- **Metastasensuche:** Radiojod-Ganzkörperszintigrafie
- **halbjährliche Kontrolluntersuchungen**: Anamnese, Sonografie, Tumormarker, ggf. (Ganzkörper-)Szintigrafie

44.5 ! Können Sie etwas zur 5-Jahres-Überlebensrate des papillären Schilddrüsenkarzinoms sagen, welches sind Kriterien für eine günstige Prognose?

- 5-JÜR beim papillären Schilddrüsenkarzinom: ca. 90 %
- Prognostisch günstig: junger Patient, weibliches Geschlecht, niedriges T-Stadium

Kommentar

▶ **Epidemiologie.** Insgesamt sind maligne Erkrankungen der Schilddrüse am Gesamtanteil aller Krebserkrankungen sehr selten (0,5–1 %). Jährlich treten ungefähr 10–30 Fälle pro 1 Mio. Einwohner auf.

▶ **Ätiologie.** Genetische Faktoren spielen insbesondere beim medullären (C-Zell-)Karzinom eine Rolle. In 25 % der Fälle liegt hier ein dominanter Erbgang vor. In einigen Fällen werden ionisierende Strahlungen für Malignome verantwortlich gemacht, meist ist jedoch die Ursache unklar.

▶ **Klinik.** Die Beschwerden beim Schilddrüsenkarzinom sind lange Zeit gering und unspezifisch. Anfangs fällt lediglich ein **harter, nicht schmerzhafter Knoten** in der Schilddrüse sowie eine **Vergrößerung zervikaler Lymphknoten** auf (s. Fallbeispiel). Erst bei organübergreifendem Wachstum können unter anderem eine Parese des N. laryngeus recurrens (Heiserkeit!), ein Horner-Syndrom, Dysphagie und Schmerzen am Hals auftreten.

▶ **Diagnostik.** Aufgrund der geringen klinischen Symptomatik muss bei jedem unklaren Schilddrüsenknoten eine Sonografie und Szintigrafie durchgeführt werden. Bei auffälligen Befunden sollte eine Feinnadelpunktion erfolgen. Siehe Antwort zu Frage 44.1.

▶ **Therapie.** Die Therapie besteht in einer **Thyreoidektomie** mit Entfernung der Lymphknoten im Bereich des zentralen und ggf. des lateralen Kompartiments um die Karotisscheide herum, sowie ggf. der Lymphknoten im Bereich des Mediastinums und des M. sternocleidomastoideus (funktionelle **Neck-Dissection**). Eine früher durchgeführte Mitentfernung des M. sternocleidomastoideus (radikale Neck-Dissection) hat keine Überlebensvorteile, aber deutliche funktionelle Einschränkungen für die Patienten gezeigt. Postoperativ schließt sich bei den Jod speichernden Karzinomen eine Radiojodtherapie zur Behandlung von Restschilddrüsengewebe und Metastasen an.

Bei **papillären Schilddrüsenkarzinomen** < 1 cm und fehlendem Nachweis von Lymphknotenmetastasen (N_0) ist auch eine Hemithyreoidektomie ausreichend.

Bei einem **anaplastischen Schilddrüsenkarzinom** ist eine Operation mit kurativer Zielsetzung meist aufgrund des schnellen Wachstums nicht möglich, hier kann lediglich eine Tumormassenreduktion (sog. debulking) durchgeführt werden. Zusätzlich kann eine palliative Strahlentherapie erfolgen.

Postoperative Therapie s. Antwort zu Frage 44.4.

▶ **Prognose:.** Die 5-JÜR bei Patienten mit papillärem Karzinom liegt bei 90 %, mit follikulärem bei 80 %, mit medullärem bei 60 % und mit anaplastischem Karzinom unter 10 %.

Zusatzthemen für Lerngruppen ➔•

- Stadieneinteilung der Schilddrüsenmalignome
- MEN-Syndrome

---

45   Polytrauma

45.1   Definieren Sie den Begriff „Polytrauma"!

Bei einem **Polytrauma** handelt es sich um die gleichzeitige Verletzung von mindestens 2 Körperregionen oder Organsystemen, wobei mindestens eine Verletzung oder die Kombination mehrerer lebensbedrohlich ist.

45.2   Welche diagnostischen Maßnahmen werden bei einem Polytrauma durchgeführt?

- **Labor**: Blutbild (Hb, Hk), Gerinnung, Elektrolyte, Blutzucker, Transaminasen, Nieren- und Pankreaswerte, arterielle Blutgasanalyse, Blutgruppe und Kreuzblut
- **Sonografie des Abdomen** (FAST = **F**ocussed **As**sessment with **S**onography in **T**rauma) (**obligat!**): Organstatus, freie abdominelle Flüssigkeit
- **Röntgen**:
  ○ Achsenskelett: Schädel, Thorax, HWS, BWS, LWS in 2 Ebenen, Becken a. p.
  ○ Abdomenübersicht: Ausschluss freier Luft
  ○ ggf. Extremitäten
- **CT-Abdomen**: bei schlechter Beurteilbarkeit oder pathologischen Befunden in der Sonografie
- **ggf. CT-Schädel**: intrakranielle Blutungen, Kontusionen
- **ggf. CT-Thorax**: Lungenkontusionen, Verletzungen der großen Gefäße, Herzbeuteltamponade

In vielen Kliniken wird bei einem Polytrauma, nach einer Sonografie des Abdomens sowie einem Thorax-Röntgen, als initiale Diagnostik auch gleich ein Ganzkörper-CT („Polytraumaspirale") durchgeführt, da dies weitaus schneller geht als einzelne Röntgenaufnahmen.

45.3   Welche Verletzungen beeinflussen vor allem die Schwere eines Polytraumas?

Schädel-Hirn-Verletzungen, Thoraxtrauma, stumpfes Abdominaltrauma, innere Blutungen

45.4   **!** Die operative Versorgung eines Polytraumas wird in verschiedene Phasen eingeteilt. Stellen Sie anhand der folgenden Tabelle die jeweils in den einzelnen Phasen durchgeführten (operativen) Eingriffe zusammen!

Tab. 45.1 Operative Versorgung eines Polytraumas

Phase	Eingriffe/Operationen
Akut- oder Reanimationsphase (bis 3 h nach Trauma)	lebenserhaltende Sofortmaßnahmen, z. B. • Thoraxdrainagen bei Spannungspneumothorax, Hämatothorax • Punktion bei Herzbeuteltamponade • Druckentlastung bei intrazerebralen Blutungen • Versorgung innerer Massenblutungen, offener Beckenfrakturen
Primärphase (4–72 h nach Trauma)	• Organverletzungen von Thorax (z. B. Zwerchfellruptur) oder Hohlorganen des Bauchraums • Rückenmarkkompressionen • stark blutende Wunden des Gesichtsschädels

Tab. 45.1 Fortsetzung

Phase	Eingriffe/Operationen
	• offene Extremitäten- und Gelenkverletzungen • geschlossene Frakturen des Oberschenkels • Spaltung von Kompartmentsyndromen
Sekundärphase (3–10 d nach Trauma)	• osteosynthetische Versorgung von Unterarm-, Hand- und Fußfrakturen • Gelenkrekonstruktionen • Verfahrenswechsel, d. h. initial mit einem Fixateur externe gesicherte Frakturen werden definitiv versorgt • definitive Versorgung von Frakturen des Gesichtsschädels

Kommentar

▶ **Definition.** Siehe Antwort zu Frage 45.1.

▶ **Ätiopathogenese.** Polytraumen entstehen zu ca. 70 % durch Verkehrsunfälle, seltener durch Arbeitsunfälle sowie Stürze aus großer Höhe. Durch die Beteiligung mehrerer Organsysteme und einen zum Teil erheblichen Blutverlust kann es zum **hämorrhagischen Schock** mit Störungen der Blutzirkulation und der Sauerstoffversorgung der Organe kommen. Durch die Gewebezerstörung erfolgt die Freisetzung von Entzündungsmediatoren und Aktivierung des Gerinnungs- und Abwehrsystems. In der Folge kann es zur **disseminierten intravasalen Gerinnung** (DIC) sowie unspezifischen Schädigung körpereigener Strukturen kommen. Unbehandelt führen diese Veränderungen zum **Multiorganversagen**.

▶ **Diagnostik.** Die Diagnose wird anhand der Anamnese (Unfallhergang) sowie einer eingehenden klinischen Untersuchung gestellt. Hierbei erfolgt neben einer Überprüfung der **vitalen** und **neurologischen Funktionen** eine systematische Untersuchung des Körpers von kranial nach kaudal. Je nach klinischem Befund schließen sich verschiedene apparative Untersuchungen an (s. Antwort zu Frage 45.2).

▶ **Therapie.** Die Therapie wird in verschiedene Phasen aufgeteilt. An der Unfallstelle erfolgt zunächst die Bergung des Patienten, die **Wiederherstellung und Sicherung der Vitalfunktionen** sowie eine Vorbereitung auf den Transport. In der Klinik werden dann lebensnotwendige Eingriffe vorgenommen (**Akutphase**, s. Antwort zu Frage 45.4). In der **Primärphase** erfolgt eine Stabilisierung des Gesamtorganismus mit Beseitigung von Störungen von Atmung, Kreislauf und Metabolismus. In dieser Phase schließt sich die definitive

Versorgung schwerer Verletzungen an (s. Antwort zu Frage 45.4). In der **Sekundärphase** kommt es zu einer langsamen Normalisierung der hämodynamischen, respiratorischen und metabolischen Parameter. In dieser Phase werden leichtere Verletzungen definitiv versorgt.

Anschließend folgt die sog. **Tertiärphase** oder Rehabilitationsphase. Hier soll eine physiotherapeutische, soziale und berufliche Rehabilitation des Patienten durchgeführt werden.

Zusatzthemen für Lerngruppen

• Abdominaltrauma
• Thoraxtrauma
• Schock

46 Schenkelhernie

46.1 Nennen Sie 3 mögliche Differenzialdiagnosen einer Schwellung in der Leiste!

• Schenkel- oder Leistenhernie
• Lymphknotenschwellungen, Leistenabszess
• Lipome, Weichteilgeschwülste
• Aneurysma der A. femoralis, Ektasien der V. saphena magna

46.2 Wie lassen sich die Ileussymptomatik und die Schwellung unterhalb des Leistenbandes erklären?

Es könnte sich bei der Schwellung in der Leistengegend um eine **Schenkelhernie** handeln, da diese meist erst zum Zeitpunkt einer **Inkarzeration** von Darmanteilen mit Ileussymptomatik klinisch auffällig wird.

| 46.3 | Beschreiben Sie das therapeutische Vorgehen! |

- **Stationäre Aufnahme** und **umgehende operative Revision** aufgrund der Inkarzeration von Darmanteilen
- **operative Versorgung** über
  - **kruralen** Zugang (Freilegung des Bruchsacks unterhalb des Leistenbandes, Eröffnung des Bruchsacks und Reponieren des Bruchinhalts – hierbei ist die Inspektion, z. B. der inkarzerierten Darmanteile, möglich; Abtragen des Bruchsacks und Verschluss der Bruchpforte, indem das Leistenband an das Lig. pubicum genäht wird)
  - oder **inguinalen** Zugang (Eröffnung des Leistenkanals, Bruchsack nach oben ziehen und Verschluss der Bruchpforte von kranial).
  - minimal invasive Verfahren z. B. TEP oder TAPP (s. a. Fall 107 „Leistenhernie")

Kommentar

▶ **Definition.** Schenkelhernien sind seltene, immer erworbene Brüche und treten vor allem bei adipösen Frauen in höherem Lebensalter auf. Die Bruchpforte liegt dabei unterhalb des Leistenkanals und der Bruchsack tritt durch die Lacuna vasorum medial der Gefäße unter die Haut.

▶ **Klinik.** Die Hernien sind äußerlich oft nicht sichtbar und entgehen daher häufig einer Palpation. Klinisch fallen sie meist erst aufgrund einer Inkarzeration von Darmanteilen mit Ileussymptomatik auf. V. a. bei älteren Frauen mit einer Ileussymptomatik sollte daher immer an eine Schenkelhernie gedacht werden!

▶ **Diagnostik.** Hilfreich ist hier v. a. die Sonografie. Ergänzend kann eine Abdomenübersicht zum Nachweis eines Ileus erfolgen.

▶ **Therapie.** Die Therapie besteht bei Inkarzerationszeichen oder -gefahr in der umgehenden Revision mit Abtragung des Bruchsacks und Verschluss der Bruchpforte (s. Antwort zu Frage 46.3).

▶ **Prognose.** Die Letalität ist abhängig von der Vitalität des inkarzerierten Darmanteiles mit evtl. Perforation und Peritonitis und liegt unter 1 %. Rezidive sind relativ häufig und treten in bis zu 10 % der Fälle auf.

> **Zusatzthemen für Lerngruppen** →•
> - weitere Hernienformen (z. B. Spieghel-Hernie, Lumbalhernien)
> - Ileus

47 Lebertransplantation

| 47.1 | Nennen Sie je 5 weitere Indikationen und Kontraindikationen für eine Lebertransplantation! |

Mittlerweile gibt es > 60 Indikationen für eine Lebertransplantation, z. B.:
- **Parenchymerkrankungen**: Leberzirrhose, Autoimmunhepatitis, zystische Fibrose, akutes Leberversagen
- **angeborene Stoffwechselerkrankungen**: Morbus Wilson, Amyloidose, Hämochromatose
- **Erkrankungen des Gallenwegssystems**: primär biliäre Zirrhose (PBC), primär sklerosierende Cholangitis, Gallengangsatresie
- **Tumorerkrankungen der Leber**: benigne, nicht resektable Lebertumoren, primäres hepatozelluläres Karzinom (HCC) < 5 cm, N_0-Stadium
- **sonstige Erkrankungen**: Budd-Chiari-Syndrom, Lebertrauma

Kontraindikationen für eine Lebertransplantation:
- **absolute KI**: multifokales HCC, sekundäre Lebertumoren (multiple Metastasen), aktiver Alkoholismus oder Drogenabhängigkeit, HIV-Infektion
- **relative KI**: HCC > 5 cm, erhebliche Begleiterkrankungen (z. B. Kardiomyopathie), fortgeschrittene Niereninsuffizienz, ungenügende Compliance des Patienten

| 47.2 | Welche Organe werden heutzutage routinemäßig transplantiert? |

Leber, Herz, Lunge, Nieren (oft in Kombination mit Pankreas), Knochen, Knochenmark, Knorpel, Haut, Hornhaut

| 47.3 | Woran ist postoperativ eine akute Transplantatabstoßung zu erkennen? Wie wird sie behandelt? |

- **Klinik**: Schwellung und Schmerzhaftigkeit des Transplantats, Fieber, Funktionseinschränkung des transplantierten Organs

- **Therapie**: abhängig von der Schwere der Abstoßungsreaktion
  - Fortführung der Basisimmunsuppression evtl. Dosissteigerung (s. Antwort zu Frage 47.4) sowie zusätzlich Steroidgabe für 3–5 Tage (250–500 mg/d Kortison)
  - bei schweren Abstoßungsreaktionen zusätzlich polyklonale Anti-T-Zell-Globuline (ATG) oder Anti-Lymphozyten-Globuline (ALG) oder monoklonale Antikörper (OKT 3)

47.4 **Welche Medikamente kommen bei der postoperativen Immunsuppression zum Einsatz?**

Bei der postoperativen Immunsuppression wird zwischen einer Induktions- und einer Erhaltungstherapie unterschieden. Die Induktionstherapie erfolgt bis ca. 6 Wochen postoperativ und umfasst eine relativ hoch dosierte Kombination von 3 oder 4 der folgenden Medikamente:
- Cyclosporin A (z. B. Sandimmun): Hemmung der IL-2-Produktion/Freisetzung
- Tacrolimus-FK 506 (z. B. Prograf): Hemmung der Sekretion von Zytokinen (vorwiegend IL-2) und Inhibition der IL-2-Rezeptorexpression
- Mycophenolat Mofetil (z. B. CellCept): selektive Proliferationshemmung von B- und T-Lymphozyten
- Prednisolon (z. B. Decortin H): Hemmung der Interleukin-1-Freisetzung
- Azathioprin (z. B. Imurek): unspezifische Hemmung der Zellproliferation.

Neuere Medikamente sind:
- mTOR-Inhibitoren (Sirolimus, Everolismus)
- Polyklonale und monoklonale Antikörper (z. B. IL-2 Rezeptor-Antikörper wie Basiliximab und Daclizumab)

Anschließend erfolgt eine schrittweise Reduktion der Immunsuppression bis zur sog. Erhaltungsdosis. Es werden dann nur noch 2 oder 3 Medikamente (z. B. Cyclosporin A + Tracolimus + Prednisolon) verabreicht.

47.5 **Welche Komplikationen können auftreten?**

- technische Probleme bei der Operation
- Anastomoseninsuffizienz, Pfortaderthrombose
- Abstoßungsreaktion, Transplantatversagen
- Infektionen als Folge der Immunsuppression

Kommentar

▶ **Allgemeines.** Die erste erfolgreiche **Lebertransplantation** wurde 1963 in den USA durchgeführt. In Deutschland wurden im Jahr 2011 ca. 1200 Lebertransplantationen vorgenommen. Die Patienten sind meist zwischen 1–3 (angeborene Leberdysfunktion) und 45–65 Jahren alt (erworbene Leberdysfunktionen).

▶ **Indikation.** Die zunehmende Standardisierung der operativen Eingriffe sowie die verbesserte postoperative Immunsuppression haben zu einer kontinuierlichen Verbesserung der Operationsergebnisse und Überlebenschancen nach Organtransplantation geführt. So hat sich die Indikation zur Lebertransplantation auf mittlerweile über 60 Krankheitsbilder ausgedehnt (s. Antwort zu Frage 47.1).

▶ **Diagnostik.** Zur präoperativen Diagnostik gehören folgende Untersuchungen: **Labor**: Blutbild, Elektrolyte, Entzündungs-/Leber-/Gerinnungsparameter, Bestimmung von Blutgruppe/Rhesusfaktor, Kreuzprobe, HLA-Typisierung (der HLA-Typisierung wurde früher eine große Bedeutung für die Kompatibilität von Spenderorgan und Empfänger beigemessen, jedoch wurde festgestellt, dass auch bei geringerer HLA-Übereinstimmung gute Ergebnisse erreicht werden, die Bedeutung ist daher umstritten), **Serologie** (CMV-IgM, CMV-IgG, HbsAg, Anti-HIV$_{1/2}$-Antikörper, Anti-HCV-Antikörper, HSV, Toxoplasmose, Treponema pallidum, HTLV I/II), **Röntgenaufnahme des Thorax**, **EKG**, **Echokardiografie** (Untersuchung der Herzleistung, da OP große kardiale Belastung), **CT und Angiografie des Abdomens** (Nachweis evtl. Gefäßmissbildungen oder Organanomalien). Unerlässlich ist auch die Suche nach evtl. Infekten (Konsil HNO, Gynäkologie, Zahn-Mund-Kieferheilkunde usw.) und – falls vorhanden – deren Sanierung, da postoperativ eine immunsuppressive Therapie eingeleitet wird.

▶ **Therapie.** Die Explantation des Organs erfolgt meist als Multiorganentnahme mit anhängenden Gefäßen und dem D. choledochus. Die Implantation erfolgt orthotop in das ehemalige Leberbett. Zunehmend wird heute auch eine Leberteiltransplantation (sog. split-liver) bei angeborenen Erkrankungen von einem Elternteil auf das Kind durchgeführt.

Postoperativ erfolgt eine lebenslange immun-suppressive Therapie (s. Antwort zu Frage 47.4).

▶ **Prognose.** Die Prognose ist unterschiedlich. Bei benignen Lebererkrankungen wird eine 5-Jahres-Überlebensrate von 50–80 %, bei malignen jedoch nur von 10 % erreicht.

Zusatzthemen für Lerngruppen →•

- Anatomie und Physiologie der Leber
- chronische Abstoßungsreaktion
- Transplantationsimmunologie, Immuntherapie
- weitere Organtransplantationen (z. B. Nierentransplantation)

---

48   Humerusfraktur

48.1   **Welche Diagnose stellen Sie anhand der Anamnese, Klinik sowie der Röntgenaufnahmen?**

Humerusschaftfraktur: Anamnese (Sturz auf den rechten Arm), Klinik (schmerzhafte Bewegungseinschränkung im Ellenbogengelenk, abnorme Beweglichkeit des Humerus) sowie Röntgenaufnahmen (Humerusfraktur am Übergang vom mittleren zum distalen Drittel)

48.2   **! Welcher Nerv ist bei Humerusfrakturen besonders gefährdet? Mit welcher neurologischen Symptomatik müssen Sie bei der klinischen Untersuchung rechnen?**

Es ist v. a. der **N. radialis** gefährdet, da er den Humerus spiralig umläuft und im mittleren Drittel nach dorsal kreuzt. Bei Schädigung kann es entsprechend der zu versorgenden Haut und Muskulatur zu folgender neurologischen Symptomatik kommen:
- meist keine Ausfälle im Bereich des Oberarms, da die innervierenden Äste bereits in der Axilla abgezweigt sind (→ M. triceps brachii; Armstreckung intakt)
- Ausfall der Streckergruppe am Unterarm (Folge: Fallhand)
- Sensibilitätsausfall auf der Streckseite des Unterarmes, dem Handrücken sowie der Grund- und Mittelglieder der radialen $2^1/_2$ Finger im dorsalen Bereich.

48.3   **Nennen Sie allgemeine Prinzipien der Frakturbehandlung!**

- **anatomische Reposition**, **Fixation**, **Ruhigstellung** und **Rehabilitation**
- **konservative Frakturbehandlung**:
  - **Indikation**: wenig dislozierte, stabile Frakturen; die meisten Frakturen im Wachstumsalter; Frakturen am Beckenring, Klavikula, Skapula, Fersenbein, Humerus- und Unterschenkelschaftfrakturen, Wirbelkörper ohne neurologische Ausfälle
  - **Prinzipien**: stabilisierender Verband (z. B. Rucksack- oder Gilchristverband), Dauerextension oder Gipsverbände; dabei Miterfassung der der Fraktur benachbarten Gelenke in Funktionsstellung zur Ruhigstellung
- **operative Frakturbehandlung**:
  - **Indikation**: Frakturen, die nicht mit konservativen Maßnahmen heilen; nicht reponible Gelenkfrakturen; Ketten- und Serienfrakturen, offene Frakturen, geschlossene Frakturen mit Begleitverletzungen, irreponible Epiphysenverletzungen, pathologische Frakturen
  - **Prinzipien**: Osteosynthese mittels Kompression und/oder Schienung (Fixationsmöglichkeiten: Marknägel, Platten, Fixateur externe, Spickdrähte, Schrauben, Zuggurtung, Verbundosteosynthese, winkelstabile Implantate)

48.4   **Nennen Sie Indikationen für eine operative Therapie von Humerusfrakturen!**

- offene Frakturen mit ausgedehnten Weichteilverletzungen
- Schädigung von Nerven (v. a. N. radialis) oder Gefäßen
- beidseitige Humerus- oder Rippenserienfrakturen
- Defektbrüche
- Weichteilinterposition im Frakturspalt
- Kettenfrakturen der oberen Extremität, z. B. Oberarm- und Unterarmfrakturen

Kommentar

▶ **Allgemeines.** Entsprechend der Lokalisation werden **Humeruskopffrakturen** von **Humerusschaftfrakturen** und **distalen Humerusfrakturen** unterschieden. Die Humeruskopffraktur ist eine typische Fraktur des älteren Menschen. Frakturen im Bereich des Schaftes können in jedem Alter auftreten, ebenso wie distale Frakturen im Bereich der Kondylen. Bei Kindern finden sich häufig suprakondyläre Frakturen.

▶ **Ätiopathogenese.** Frakturen des Humerus können durch einen direkten Schlag auf den Oberarm oder indirekt durch einen Sturz auf Hand oder Ellenbogen entstehen. Je nach Stellung der Gelenkflächen und Richtung der einwirkenden Kraft kann es zu Abrissen, Abscherungen, Impressionen und Zertrümmerungen kommen.

▶ **Klinik.** Es lassen sich die typischen Zeichen der Fraktur, wie Hämatom, Schwellung und eingeschränkte Funktion, feststellen. Weiterhin können neurologische Ausfallserscheinungen bei Schädigung des N. radialis auftreten (s. Antwort zu Frage 48.2).

▶ **Diagnostik.** Anamnese und klinische Untersuchung sind richtungsweisend. Wichtig ist immer die Prüfung der peripheren Durchblutung, Motorik und Sensibilität (DMS), da z. B. bei Frakturen im mittleren Schaftdrittel der N. radialis, bei distalen Frakturen die Nn. radialis, ulnaris und medianus sowie die Aa. radialis und ulnaris geschädigt sein können.

Gesichert wird die Diagnose mittels einer **Röntgenaufnahme** des Humerus in **2 Ebenen mit angrenzenden Gelenken**.

▶ **Therapie. Humeruskopffrakturen** können in ca. 80 % der Fälle aufgrund der vorhandenen Einstauchung konservativ behandelt werden. Für ca. 8 Tage bzw. bis zur Schmerzfreiheit wird ein Gilchrist- oder Desault-Verband angelegt. Anschließend erfolgt eine frühfunktionelle Behandlung mit Pendelbewegungen des Armes im Schultergelenk und passiver, später aktiver Physiotherapie, bis die volle Funktionsfähigkeit der Schulter wieder erreicht ist. Eine operative Therapie ist bei irreponibler Frakturdislokation, Abrissfrakturen des Tuberculum majus mit subakromialer Interposition, offenen Frakturen und Schädigung des N. radialis indiziert. Es wird versucht, die Fraktur geschlossen zu reponieren und mittels Kirschner-Drähten zu fixieren. Postoperativ wird der Arm für eine Woche im Desault-Verband ruhig gestellt, dann erfolgt wie beim konservativen Vorgehen die physiotherapeutische Nachbehandlung. Ist eine geschlossene Reposition nicht möglich, muss offen reponiert und mittels Kirschner-Drähten, Zugschrauben,

Zuggurtung, T-Platten, winkelstabilen Platten oder eines proximalen Humerusnagels stabilisiert werden. Bei irreversibler Zerstörung des Humeruskopfes wird eine Humeruskopfprothese implantiert.

Frakturen des Humerusschaftes werden in aller Regel konservativ mit einem Gilchrist-Verband oder einem Oberarmgips behandelt. Nach ca. 2 Wochen wird dann ein sog. Oberarm-Brace aus Kunststoff angelegt, durch den die Patienten nur noch gering eingeschränkt sind. Falls eine operative Therapie indiziert ist (s. Antwort zu Frage 48.4), wird eine Marknagelung oder Plattenosteosynthese bei Humerusschaftfrakturen vorgenommen. Ein Fixateur externe kommt bei offenen Frakturen mit ausgedehnten Weichteilschäden oder zur ersten Stabilisierung bei polytraumatisierten Patienten zum Einsatz. Bei Kindern wird zunehmend eine intramedulläre Schienung mit sog. Prevot-Stiften durchgeführt.

Frakturen der Kondylen oder **suprakondyläre Humerusfrakturen** werden entweder konservativ oder operativ mittels Platten- und Schraubenosteosynthese versorgt. Bei Kindern sollte nur bei fehlender Dislokation konservativ behandelt werden, andernfalls sollte immer eine Fixierung mittels Kirschner-Drähten erfolgen.

Bei komplexeren Frakturformen kommen zunehmend auch sog. winkelstabile Implantate zum Einsatz.

Generell muss jedoch gesagt werden, dass die konservative Therapie heutzutage zunehmend seltener durchgeführt wird und in vielen Fällen einer operativen Versorgung der Vorzug gegeben wird.

▶ **Prognose.** Bei **Humeruskopffrakturen** wird die Prognose maßgeblich vom Frakturtyp beeinflusst. Bei nichtdislozierten Frakturen finden sich bei 90 % der Patienten befriedigende Ergebnisse, bei operativ versorgten Vierfragmentfrakturen hingegen nur bei 10 % der Patienten. Instabile Frakturen können zu einer Pseudarthrose führen.

Die Prognose bei **Humerusschaftfrakturen** ist bei konsequenter konservativer bzw. komplikationsarmer operativer Therapie gut, da die Fragmente durch die kräftige Oberarmmuskulatur geschient und die Fraktur durch eine rasche Kallusbildung stabilisiert wird.

Bei **Fraktur der Kondylen** bzw. **suprakondylärer Humerusfraktur** des Erwachsenen ist die Prognose abhängig vom Frakturtyp und somit insbesondere von der operativen Rekonstruktion der gelenknahen Anteile. Die suprakondyläre Humerusfraktur beim Kind kann, falls eine rechtzeitige Reposition nicht erfolgt ist, zum Kompartmentsyndrom mit konsekutiver Volkmann-Kontraktur führen. In einem hohen Prozentsatz treten bei Kindern in Varusstellung fehlverheilte Frakturen (Wachstumsfuge am Condylus ulnaris humeri geschädigt) auf, die die Funktion des Armes nicht beeinträchtigen, jedoch eine psychische Belastung darstellen können. Bei Frakturen des Condylus radialis humeri kann es zu einer Valgusfehlstellung mit nachfolgendem Dehnungsschaden des N. ulnaris kommen.

Zusatzthemen für Lerngruppen →•

- Anatomie des Humerus
- Formen der Frakturheilung
- allgemeine Komplikationen von Frakturen

---

49 Krankheiten des operierten Magens

49.1 Welches Syndrom liegt bei dem Patienten vor?

Frühdumping-Syndrom: Bauchschmerzen, nahrungsabhängige Diarrhö, Übelkeit und Kreislaufsymptomatik sofort bis 15 min postprandial, Billroth-II-Operation in der Anamnese

49.2 Erklären Sie den Pathomechanismus!

- Überstürzte Magenentleerung (aufgrund des fehlenden Verschlussmechanismus zum Intestinum) führt im Jejunum zur Hyperosmolarität
- Durch die osmotische Wirkung der unverdauten Nahrung (bes. Kohlenhydrate) kommt es zu einem Flüssigkeitsübertritt aus dem Gefäßsystem in das Darmlumen, welcher zu einer Hypovolämie führt, Folge: Osmotische Diarrhö, orthostatischer Kollaps.

49.3 Welche Therapie schlagen Sie dem Patienten vor?

- **konservative Maßnahmen**: mehrere, kleine Mahlzeiten, eiweiß- und fettreiche Speisen
- **operative Maßnahmen**: Bei ausgeprägtem Dumping-Syndrom sollte eine Umwandlung des Bill-

roth-II-Magens in einen Billroth-I-Magen erfolgen, wobei die ausgeschaltete Schlinge wieder in die Kontinuität eingefügt wird. Hierdurch wird die physiologische (langsamere) Nahrungspassage durch das Duodenum wiederhergestellt. Die Hyperosmolarität im Jejunum ist somit geringer.

49.4 Nennen und erläutern Sie weitere Syndrome, die infolge einer Operation am Magen auftreten können!

- **Spätdumping-Syndrom**:
  - **Klinik**: 2–3 h postprandial Übelkeit, Herzrasen, Kaltschweißigkeit, Schwindel
  - **Pathogenese**: Durch schnelle Nahrungspassage in das Jejunum und dadurch vermehrter Glukoseaufnahme in das Blut kommt es 2–3 h nach Nahrungsaufnahme zu einer überschießenden Insulinausschüttung mit nachfolgender Hypoglykämie.
- **Afferent-Loop-Syndrom** (Syndrom der zuführenden Schlinge):
  - **Klinik**: Völlegefühl, galliges Erbrechen, Diarrhö
  - **Pathogenese**: Aus Stenosierung der zuführenden Duodenalschlinge nach Billroth-II-Operation resultiert eine Stase und Abflussbehinderung von Galle und Pankreassäften, bakterielle Fehlbesiedlung möglich.
- **Efferent-Loop-Syndrom** (Syndrom der abführenden Schlinge):
  - **Klinik**: Übelkeit, Erbrechen, Appetitlosigkeit bis hin zur Ileussymptomatik
  - **Pathogenese**: Eine Anastomosenenge oder Abknickung der abführenden Schlinge führt zu einer Entleerungsstörung des Restmagens.
- **Blind-Loop-Syndrom** (Syndrom der blinden Schlinge):
  - **Klinik**: Maldigestion, Vitamin-B_{12}-Mangel
  - **Pathogenese**: Überwucherung der blinden Schlinge mit Darmbakterien, wodurch es zur Dekonjugation von Gallensäuren und zum Verbrauch von Vitamin B_{12} kommt.

Kommentar

▶ **Definition.** Unter **Dumping-Syndrom** versteht man eine Kombination verschiedener gastrointestinaler Beschwerden, die mit einer Störung der Kreislauffunktion nach Magenoperationen einhergehen. Die **Schlingen-Syndrome** stellen eine Folgeerkrankung nach Billroth-II-Operation dar und sind durch die Ausschaltung des Duodenums

aus der physiologischen Nahrungspassage zu erklären.

▶ **Ätiologie.** Dumping- und Schlingen-Syndrome
treten vor allem nach Billroth-II-Operationen, aber
auch nach anderen Magenoperationen auf.

▶ **Pathogenese.** Siehe Antworten zu Fragen 49.2
und 49.4.

▶ **Klinik.** Siehe Antworten zu den Fragen 49.1
und 49.4.

In einem Großteil der Fälle kommt es nach einer
Übergangsphase zur Beschwerdefreiheit. In ca. 10–
20 % der Fälle bleiben leichte Beschwerden bestehen, weitere 10 % der Patienten klagen weiterhin
über erhebliche Probleme.

▶ **Diagnostik.** Die Diagnose wird anhand der Magenoperation in der Anamnese und der geschilderten Symptomatik gestellt. Zur Diagnosesicherung
und zum Ausschluss anderer Erkrankungen als Ursache für die Beschwerden sollten zusätzlich eine
Gastroskopie sowie Magen-Darm-Passage erfolgen
(▶ Abb. 49.1).

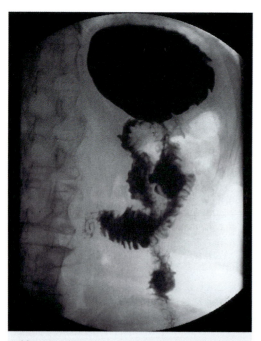

Abb. 49.1 Magen-Darm-Passage nach Billroth-II-Operation

▶ **Therapie.** Siehe Antwort zu Frage 49.3.

Bei ausgeprägten Beschwerden durch Dumping-
Syndrome sowie der Efferent- bzw. Afferent-Loop-
Syndrome sollte eine operative Umwandlung des
Billroth-II-Magens in einen Billroth-I-Magen erfolgen. Dabei wird die ausgeschaltete Duodenalschlinge wieder mit dem Restmagen anastomosiert und somit ein Billroth-I-Magen hergestellt.
Beim Blind-loop-Syndrom sollte eine medikamentöse Therapie mit Tetrazyklinen, Cholestyramin
(bindet Gallensäuren) sowie eine parenterale Vita-
min-B_{12}-Substitution erfolgen.

Zusatzthemen für Lerngruppen →•

- Billroth-I/II-Operation (s. Fall 89)
- weitere Komplikationen des operierten Magens
  (z. B. Magenstumpfkarzinom, Vitamin-B_{12}-
  Mangel)

---

50   Tollwut

50.1   **Welche Verdachtsdiagnose stellen Sie?**

Tollwut (Syn.: Rabies, Lyssa, Hundswut, Hydrophobie): Anamnese (Tierbiss), Speichelfluss, Hydrophobie

50.2   **Wie können Sie Ihre Verdachtsdiagnose bestätigen?**

- Anamnese (Umstände des Tierbisses und Verhalten des Tieres)
- Einfangen und Beobachtung des Tieres
- Sektion des verdächtigen Tieres, Nachweis von
  sog. Negri-Körperchen (intraplasmatische Ein-
  schlusskörperchen) vor allem im Ammonshorn
- Erregernachweis in Speichel, Urin, Liquor möglich, jedoch langwierig

50.3   **Welcher Erreger ist für diese Infektion
verantwortlich? Erläutern Sie die Pathophysiologie der Erkrankung!**

- Erreger: Rabies-Virus (RNA-Virus aus der Gruppe
  der Rhabdoviren)
- Virus breitet sich von der Wunde entlang der
  Nervenbahnen zum ZNS hin aus

50.4 In welchen Stadien läuft die Erkrankung ab?

- **Prodromalphase**: Kopfschmerz, Übelkeit, Erbrechen, Reizbarkeit, Erregung, Angstzustände
- **Erregungsstadium**: „rasende Wut", Speichelfluss, Schlundkrämpfe, Hydrophobie, Überempfindlichkeit gegen Sinnesreize, Lähmungen bis zur Ateminsuffizienz, Wesensänderung, Aggressivität
- **Endstadium**: „stille Wut", tonisch-klonische Krämpfe bei Sinnesreizen, Paresen der Muskulatur, Atemstillstand

50.5 Welche therapeutischen Erstmaßnahmen ergreifen Sie bei einem Patienten nach Biss eines tollwutverdächtigen Tieres?

- ausgedehnte Wundausschneidung, Auswaschen der Wunde, offene Wundbehandlung
- aktive Immunisierung (Rabivac®) am Tag 0/3/7/ 14/28/90
- simultane Impfung mit 20 IE/kg KG mit Rabiesimmunglobulin (Berirab®), die eine Hälfte um die Wunde herum, die andere Hälfte an kontralateraler Körperstelle i. m.
- Tetanusprophylaxe

Kommentar

▶ **Ätiologie.** Die **Tollwut** wird durch das Rabies-Virus, ein RNA-Virus aus der Gruppe der Rhabdoviren ausgelöst. Eine Übertragung auf den Menschen erfolgt durch den virushaltigen Speichel, z. B. durch Biss eines infizierten Tieres. Das Virus ist weltweit verbreitet.

▶ **Pathogenese.** Die Viren wandern entlang der Nervenbahnen zum Rückenmark und Gehirn. Die Inkubationszeit kann bis zu einigen Monaten betragen, im Durchschnitt jedoch 3–4 Wochen. In Deutschland gibt es durchschnittlich 3 Fälle pro Jahr.

▶ **Klinik.** Siehe Antwort zu Frage 50.4.

▶ **Diagnostik.** Siehe Antwort zu Frage 50.2.

▶ **Therapie.** Es gelingt bisher nicht, den Tod nach Ausbruch der Erkrankung zu verhindern! Deshalb sollte schon **bei Verdacht** auf eine Infektion prophylaktisch eine aktive und passive **Immunisierung** erfolgen!

▶ **Prophylaxe.** Bei Risikogruppen, z. B. Förstern, Jägern und Landwirten, ist eine Immunisierung mit 3 Impfungen zu empfehlen.

> **Zusatzthemen für Lerngruppen**
>
> - Differenzialdiagnosen mit wesentlichen Abgrenzungskriterien zur Tollwut
> - Meldepflicht

51 Hyperthyreose

51.1 Nennen Sie mögliche Ursachen einer Hyperthyreose!

- Morbus Basedow (immunogene Hyperthyreose)
- Schilddrüsenautonomie (autonomes Adenom und disseminierte Autonomien)
- subakute Thyreoiditis de Quervain: passagere Hyperthyreose
- Schilddrüsenkarzinome
- übermäßige Jodzufuhr (jodhaltiges Kontrastmittel)
- Hyperthyreosis factitia: exogene Zufuhr von Schilddrüsenhormonen
- TSH-bildende Hypophysentumoren

51.2 Welche Laborwerte hat die Hausärztin bestimmt? Welche Werte waren erniedrigt, welche erhöht? Wie leiten Sie eine konservative Therapie ein?

- **Laborwerte**: TSH basal ↓, fT_3 ↑, fT_4 ↑, **TRAK** (TSH-Rezeptor-Antikörper) ↑, teilweise auch Thyreoglobulin Antikörper (Anti-TG) und mikrosomale Antikörper (MAK oder anti-TPO-AK) erhöht (nicht spezifisch)
- **konservative Therapie**:
  - Hemmung der Schilddrüsenhormonsynthese mit schwefelhaltigen Thyreostatika wie Carbimazol oder Thiamazol
  - bei Tachykardie zusätzlich β-Blocker, z. B. Propanolol

51.3 Nennen Sie 2 Komplikationen bei einer Schilddrüsenoperation, über die Sie die Patientin aufklären müssen!

- Verletzung des N. laryngeus recurrens mit nachfolgender Stimmbandparese, bei einseitiger Verletzung resultiert Heiserkeit, bei beidseitiger

Schädigung starke Behinderung der Atmung mit evtl. notwendiger Tracheotomie
• postoperativer Hypoparathyreoidismus (Hypokalziämie mit Tetanie) durch Entfernung oder Devaskularisierung aller Nebenschilddrüsen

51.4 **Beschreiben Sie die postoperative Therapie!**

Nach subtotaler Strumektomie bds. 6–8 Wochen postoperativ Bestimmung des TSH, bei Anzeichen einer subklinischen Hypothyreose (TSH ↑) Substitution mit Thyroxin (z. B. Euthyrox® 50–100 µg/d).

Kommentar

▶ **Ätiologie.** Siehe Antwort zu Frage 51.1.

▶ **Klinik.** Eine Hyperthyreose äußert sich allgemein durch eine **Steigerung aller Stoffwechselprozesse.** Hierzu gehören Wärmeintoleranz, Gewichtsverlust, Tachykardie und psychomotorische Unruhe. Zusätzlich findet sich bei ca. 80 % der Patienten eine vergrößerte Schilddrüse. Bei der immunogenen Hyperthyreose, dem Morbus Basedow, steht die sog. Merseburger Trias mit Struma, Tachykardie und Exophthalmus im Vordergrund.

▶ **Diagnostik.** Die Diagnostik besteht neben der klinischen Untersuchung zunächst in einer Bestimmung der **Schilddrüsenhormone.** Generell findet sich eine Erhöhung von fT_3 und fT_4 mit Erniedrigung des basalen TSH bei thyreogener Ursache, bei einem Hypophysentumor ist auch das TSH erhöht. Bei Verdacht auf Morbus Basedow werden zusätzlich TSH-Rezeptor-Antikörper (TRAK) bestimmt (s. Antwort zu Frage 51.2). Ergänzend erfolgt eine Untersuchung der Schilddrüse mittels **Sonografie** und **Szintigrafie.**

▶ **Therapie.** Die Therapie erfolgt zunächst konservativ durch Thyreostatika, z. B. Carbimazol (s. Antwort zu Frage 51.2). Bei großen Strumen mit lokalen Kompressions- und Verdrängungserscheinungen, Therapieresistenz, Karzinomverdacht oder bei thyreotoxischer Krise erfolgt eine subtotale Schilddrüsenresektion. Bei histologischem Nachweis eines Schilddrüsenkarzinoms muss anschließend eine Nachresektion erfolgen (s. Fall 44).
Alternativ zur Operation und bei bestimmten Indikationen (Rezidivstruma nach OP, hohes OP-Risiko, kleine Struma usw.) kann auch eine Radiojodtherapie mit radioaktivem [123]Jod erfolgen. Dieses reichert sich in der Schilddrüse an und zerstört dort v. a. mehrspeicherndes Gewebe. Die Behandlung erfolgt für 5–10 Tage unter stationären Bedingungen. Anschließend erfolgt eine Thyroxin-Substitution (z. B. Euthyrox® 0,1 mg/d). Durch die Radiojodtherapie erreicht man eine Verkleinerung des Schilddrüsengewebes um ca. 30 %. Dieser Effekt tritt jedoch oft erst nach einigen Monaten ein. Kontraindikationen für eine Radiojodtherapie sind Patienten im Wachstumsalter, Gravidität, Stillzeit, Karzinomverdacht und lokale Kompressionserscheinungen.

Zusatzthemen für Lerngruppen

• Schilddrüsenhormone
• thyreotoxische Krise
• Schilddrüsenkarzinom

52   Varikosis

52.1 **Welche Diagnose stellen Sie?**

Varikosis: Schwere- und Spannungsgefühl der Beine, im Tagesverlauf zunehmende Schwellung der Beine, Erweiterung der subkutanen Venen; Berufsanamnese (häufiges langes Stehen)

52.2 **Welche Venensysteme gibt es am Bein?**

• **oberflächlich:** V. saphena magna und parva sowie ihre Seitenäste
• **tief:** intermuskulär liegende, die Arterien begleitende Venen; sie übernehmen 90 % des venösen Rückstroms.
• **Verbindungsvenen** (Perforans-Venen): verbinden oberflächliches und tiefes System miteinander; die normale Flussrichtung ist von außen nach innen.

52.3 **Erläutern Sie die Einteilung in primäre und sekundäre Varizen und geben Sie Beispiele für die jeweiligen Ursachen!**

• **primär:** primäre Erweiterung der oberflächlichen Venen bei genetischer Disposition (Bindegewebsschwäche) und/oder unphysiologischer Belastung (z. B. bei stehenden Berufen)
• **sekundär:** Erweiterung der oberflächlichen Venen aufgrund anderer Abflussbehinderungen

des tiefen Venensystems, z. B. im Rahmen eines postthrombotischen Syndroms, Tumors im kleinen Becken

52.4 Was sind Ihre nächsten diagnostischen Schritte bei dieser Patientin?

- **Perthes-Test** zur klinischen Überprüfung der Durchgängigkeit des tiefen Venensystems: Anlegen einer Staubinde am Oberschenkel, um einen Blutabfluss über die oberflächlichen Venen zu verhindern, dann den Patienten herumgehen lassen. Normalerweise findet nun der Blutfluss über die tiefen Venen statt. Der **Perthes-Test** ist **positiv**, wenn aufgrund einer **Abflussbehinderung im tiefen Venensystem** die oberflächlichen Venen praller werden und schmerzen; es handelt sich also um **sekundäre Varizen,** die Varizen dürfen nicht operativ entfernt werden!
- **Trendelenburg-Test** zur klinischen Überprüfung der Suffizienz der Vv. perforantes und Venenklappen: Am liegenden Patienten mit hochgelagerten Beinen Ausstreichen der Varizen und Anlegen einer Staubinde am Oberschenkel zur Kompression der V. saphena magna. Patienten aufstehen lassen und oberflächliche Venenfüllung beobachten. Normalerweise dürfte keine oder nur eine langsame Füllung der oberflächlichen Venen erfolgen. Der **Trendelenburg-I-Test** ist **positiv**, wenn es zu einer **schnellen Venenfüllung** (< 15 s) kommt. Anschließend wird die Staubinde vom Oberschenkel genommen. Bei retrograder Füllung der V. saphena magna sind die Venenklappen insuffizient (**Trendelenburg-II-Test positiv**).
- **Pratt-Test** zur Lokalisation der insuffizienten Vv. perforantes: Umwickeln des gesamten Beines vom Fuß ausgehend mit einer elastischen Binde. Anschließend vom Fuß her Binde wieder abwickeln und im Abstand von einigen Zentimetern eine 2. Binde hinterherwickeln, so dass immer ein bestimmtes Areal frei bleibt. Bei Vorliegen insuffizienter Vv. perforantes kommt es in diesem Areal zu einer retrograden Füllung der oberflächlichen Venen.

Die klinischen Tests werden in der alltäglichen Routine kaum noch durchgeführt und sind durch bildgebende Diagnostik ersetzt:
- **Dopplersonografie und farbkodierte Duplexsonografie:** Nachweis der Kaliberzunahme und des retrograden Flusses der Vv. saphenae und der

Strömungsumkehr in den Vv. perforantes (**Methode der Wahl**)
- **aszendierende Phlebografie** zur Überprüfung der Durchgängigkeit der tiefen Venen und Vv. perforantes; Bestimmung des Ausmaßes der Varikosis (nur noch in Ausnahmefällen)
- **MR-Phlebografie:** kann ergänzend bei einer sekundären Varikosis eingesetzt werden. Hierdurch kann zusätzlich das venöse System in den abdominellen und Beckenvenen beurteilt werden.

52.5 Wie sieht die Therapie der primären Varikosis aus?

Venen-Stripping nach Babcock: Variköse Seitenäste und Perforansvenen werden ligiert, anschließend wird eine Sonde in die V. saphena magna von femoral nach distal eingeführt und damit die Vene von der Leiste her „herausgerissen". Ergänzend werden kleinere Seitenäste durch eine Miniphlebektomie entfernt und insuffiziente Perforansvenen ligiert. Dies kann sowohl in Vollnarkose als auch in Periduralanästhesie erfolgen.

Kommentar

▶ **Definition.** Der Begriff **Varikosis** beschreibt eine Erweiterung der oberflächlichen, subkutanen Venen, meist an der unteren Extremität.

▶ **Ätiologie.** Eine primäre Varikosis entsteht aufgrund einer **Bindegewebeschwäche**, eine **sekundäre Varikosis** durch eine **Behinderung des Blutabflusses in den tiefen Venen** mit konsekutiv vermehrtem Blutabfluss über die oberflächlichen Venen (s. Antwort zu Frage 52.3).

▶ **Klinik.** Während die **primäre Form** sich meist nur in einem **Schwere- und Spannungsgefühl** bei längerem Stehen äußert, kann es bei der **sekundären Form zusätzlich** zu **Juckreiz, Ekzem, Stauungsdermatitis** bis zum Ulcus cruris venosum kommen.

▶ **Diagnostik.** Siehe Antwort zu Frage 52.4.
Entscheidend für die Therapiestrategie (konservativ, operativ) ist die Frage, ob es sich um primäre oder sekundäre Varizen handelt. Sollte nämlich eine Abflussbehinderung des tiefen Venensystems vorliegen, dürfen die oberflächlichen Venen nicht entfernt werden!

Verschiedene klinische Tests helfen bei dieser Differenzierung: Der Perthes-Test, der Trendelenburg-Test sowie der Pratt-Test. Während der **Perthes-Test** eine Durchgängigkeit des tiefen Venensystems testet, überprüft der **Trendelenburg-Test** die Suffizienz der Perforans-Venen und der Klappen. Mit dem **Pratt-Test** lässt sich die Lokalisation der insuffizienten Perforans-Venen herausfinden.

In der Praxis haben die klinischen Tests heutzutage nur noch eine geringe Bedeutung. Methode der Wahl ist die farbkodierte Duplexsonografie. Durch sie kann das tiefe Venensystem untersucht und so eine Klappeninsuffizienz der oberflächlichen Venen sowie der Perforansvenen nachgewiesen werden. Die aszendierende Phlebografie sollte aufgrund der Strahlenbelastung nur noch in Ausnahmefällen zum Einsatz kommen. Die MR-Phlebografie kann bei unklaren Befunden und ergänzend bei einer Thrombose in den abdominellen Venen oder den Beckenvenen angewandt werden.

▶ **Therapie.** Bei geringen Beschwerden kann durch **Kompressionsstrümpfe** ein vermehrter Abfluss über die tiefen Venen und damit eine klinische Besserung erreicht werden. Kleine Besenreiser oder Seitenastvarizen werden durch perkutane Sklerosierung „verödet". **Operativ** erfolgt eine Entfernung der varikösen V. saphena magna durch das sog. **Venen-Stripping** nach Babcock (s. Antwort zu Frage 52.5). Zusätzlich können im selben Eingriff kleinere Seitenäste durch eine Miniphlebektomie entfernt und insuffiziente Perforansvenen ligiert werden. Postoperativ müssen Kompressionsstrümpfe für 2–3 Monate getragen und auf ausreichende Bewegung geachtet werden.

Alternativ stehen auch weitere Verfahren zur Verfügung. Bei einer Stammvarikosis kommen thermische Obliterationsverfahren wie die Radiofrequenzobliteration (RFO) und die endovenöse Lasertherapie (EVLT) zum Einsatz. Die Ergebnisse sind hierbei vergleichbar dem konventionellen Varizenstripping, aber mit einem höheren technischen Aufwand verbunden. Kleinere varikös veränderte Seitenäste können durch eine Sklerosierung mit z. B. Polidocanol verödet werden und die Ligatur insuffizienter Perforansvenen ist auch mittels endoskopischer Perforansdissektion möglich.

▶ **Prognose.** Nach operativer Therapie treten in 5–15 % der Fälle Rezidive auf, nach Sklerosierung in 40–80 % der Fälle innerhalb von 5 Jahren.

Zusatzthemen für Lerngruppen

- tiefe Beinvenenthrombose
- Paget-von-Schroetter-Syndrom
- Ösophagusvarizen

53 Bandverletzungen am Sprunggelenk

53.1 Beschreiben Sie, was Sie klinisch untersuchen! Welche Strukturen sind von besonderem Interesse?

- Druckschmerz im Bereich des Malleolus medialis und lateralis sowie im Bandverlauf
- Prüfung der peripheren Durchblutung, Motorik und Sensibilität
- Bei geringer Schmerzhaftigkeit Prüfung, ob Talusvorschub oder vermehrte seitliche Aufklappbarkeit im oberen Sprunggelenk (OSG) möglich ist (Seitenvergleich!)
- Druckschmerz im Bereich der Metatarsale-V-Basis: Ansatz der Sehne des M. peronaeus brevis, bei Supinationstraumen des OSG kann es zu knöchernen Ausrissen der Sehne kommen (s. Fall 73)
- Abtastung der Fibula bis zum Fibulaköpfchen: Ausschluss einer hohen Fibulafraktur (Maisonneuve-Fraktur, s. Fall 73)

53.2 Wie therapieren Sie den Patienten in der Zwischenzeit?

- Hochlagerung, Kühlung
- Entlastung durch Unterarm-Gehstützen
- Salbenverband, z. B. mit Diclofenac-Salbe, elastischer Stützverband
- Schmerztherapie: NSAR (z. B. Diclofenac 2 × 50 mg/d p. o.), ergänzend zur Magenprotektion H_2-Blocker (z. B. Ranitidin 2 × 150 mg/d p. o.)
- Unterschenkelgipsschiene mit Thromboseprophylaxe (mit niedermolekularem Heparin z. B. Enoxaparin 1 × 20–40 mg/d s. c.)

53.3 Welche Therapie schlagen Sie vor?

- **Therapie:**
  - Hochlagerung, Kühlung, Entlastung mit Unterarmgehstützen

○ Anlage einer Orthese (z. B. Aircast-Schiene, MHH-Schiene, Malleoloc) für 6 Wochen, Tag und Nacht zu tragen, um Supinationsbewegungen im Sprunggelenk zu verhindern
○ funktionelle Belastung (bis zur Schmerzgrenze)
○ spezielle Physiotherapie bei normalem Heilungsverlauf nicht notwendig, nur bei Funktionsdefiziten oder Muskelatrophie

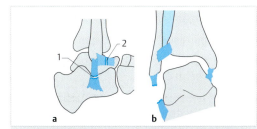

Abb. 53.1 a) mögliche Bandrupturen am Außenknöchel (1: Lig. Fibulocalcaneare, 2: Lig. Fibulotalare anterius), b) laterale Aufklappbarkeit im Supinationsstress (nach Mutscher W, Haas N, Praxis der Unfallchirurgie, Thieme, 1999)

Kommentar

▶ **Allgemeines.** Beim Bänderriss des oberen Sprunggelenks können die Ligg. fibulotalare anterius und posterius sowie fibulocalcaneare isoliert oder in Kombination betroffen sein. Ebenso ist eine Ruptur des Syndesmosen- und Innenbandes möglich. Isolierte Bandausrisse haben nur lateral eine klinische Bedeutung.

▶ **Ätiologie.** Außenbandrupturen des Sprunggelenks entstehen typischerweise durch ein „Umknicken" (Supinationstrauma) bei sportlicher Aktivität (z. B. Volley-, Basket- oder Fußball). In 90 % der Fälle rupturiert das Lig. fibulotalare anterius.

▶ **Klinik.** Klinisch äußert sich die Ruptur in Schmerz, Schwellung und Hämatom im Bereich des Malleolus lateralis sowie in einer Bewegungseinschränkung. Die Patienten klagen häufig über ein Instabilitätsgefühl.

▶ **Diagnostik.** Die Instabilität sollte bei geringer Schmerzhaftigkeit im Seitenvergleich geprüft werden. Anschließend sollten **Röntgenaufnahmen des Sprunggelenks in 2 Ebenen** durchgeführt werden. Nachdem eine knöcherne Läsion ausgeschlossen ist, können zusätzlich eine Sonogra-

phie bzw. auch eine MRT zum Nachweis der Bandruptur angefertigt werden. Die früher empfohlene gehaltene Aufnahme wird aufgrund variabler Ergebnisse nicht mehr durchgeführt.

Bei der Diagnostik sollte man unbedingt auf **Begleitverletzungen der sog. Supinationskette** achten. Hierzu gehören die Bandverletzung des Subtalargelenks, Außenknöchelfraktur, Fraktur des Processus anterior calcanei sowie die Abrissfraktur des Os metatarsale V.

▶ **Therapie.** Siehe Antwort zu Frage 53.3.

Von der generellen OP-Empfehlung ist man abgekommen, da die Bandheilung unter funktioneller Belastung und bei Vermeidung von Zugbeanspruchung durch eine Orthese sichergestellt ist. Eine operative Adaptation der Bandstümpfe erfolgt nur bei einer Dreibandverletzung, Syndesmosenverletzung, knöchernem Bandausriss oder bei Leistungssportlern. Nach ca. 6 Wochen erfolgt eine spezielle Kräftigung der Peronaealmuskulatur. Bei chronischen Instabilitäten und erfolglosem konservativen Vorgehen kann auch eine Rekonstruktion des Kapsel-Band-Apparates mittels Peronaeusbrevis-Sehne oder Periostlappenplastik erfolgen.

▶ **Prognose.** In 80 % der Fälle lassen sich sowohl durch konservative als auch operative Therapie gute Ergebnisse erzielen. Lediglich bei 10 % der Patienten treten anhaltend ein Instabilitätsgefühl oder Belastungsschmerzen auf.

Zusatzthemen für Lerngruppen
• Anatomie des Sprunggelenks (insb. Bandapparat)
• Sprunggelenksfraktur

54   Morbus Crohn

54.1 Welche Diagnose stellen Sie aufgrund des Röntgenbildes?

Stenose im Bereich des terminalen Ileums bei Morbus Crohn

54.2 Nennen Sie mindestens 3 weitere Komplikationen eines Morbus Crohn!

Fistelbildung (ca. 30–50 %), Abszesse (ca. 20 %), Fissuren, Perforation mit Peritonitis, Konglomerattumoren (entzündlich verbackene Darmschlingen mit Ileussymptomatik), Amyloidose, karzinomatöse Entartung

54.3 Welche extraintestinalen Manifestationen eines Morbus Crohn können auftreten? Nennen Sie mindestens 5 Beispiele!

- Haut: Erythema nodosum (siehe ▶ Abb. 54.2), Pyoderma gangraenosum (siehe ▶ Abb. 54.3)
- Augen: Uveitis, Episkleritis
- Gelenke: Arthritis, ankylosierende Spondylitis
- Malabsorptionsstörungen mit Gewichtsverlust und Anämie
- sklerosierende Cholangitis
- Nieren- und Gallensteine

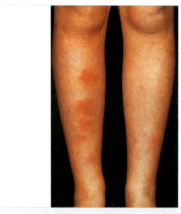

Abb. 54.2 Erythema nodosum (aus Sterry W, Burgdorf W, Worm M, Checkliste Dermatologie, Thieme, 2014)

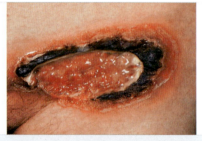

Abb. 54.3 Pyoderma gangraenosum (aus Sterry W, Burgdorf W, Worm M, Checkliste Dermatologie, Thieme, 2014)

54.4 Welche Therapie würden Sie bei diesem Patienten durchführen?

Ileozökalresektion mit End-zu-End-Anastomose

54.5 ! In wie viel Prozent ist mit einem operationspflichtigen Rezidiv zu rechnen?

In ca. 25 % in 5 Jahren und 40 % in 10 Jahren

Kommentar

▶ **Definition.** Beim **Morbus Crohn** (Syn.: Ileitis terminalis) handelt es sich um eine chronisch entzündliche Darmerkrankung, die vom Mund bis zum Analkanal auftreten kann. Am häufigsten ist dabei das terminale Ileum betroffen. Die **Entzündung ist** dabei **disproportioniert** (von der Mukosa zur Serosa zunehmend) **und diskontinuierlich** (segmentaler Befall mit dazwischenliegenden gesunden Darmanteilen).

▶ **Ätiopathogenese.** Die Ätiologie ist ungeklärt, jedoch tritt die Erkrankung familiär gehäuft auf. Pathoanatomisch findet sich eine transmurale Entzündung einschließlich Mesenterium und Lymphknoten. Histologisch findet sich eine Infiltration von Lymphknoten und Plasmazellen mit epitheloidzelligen Granulomen ohne Verkäsung und mit mehrkernigen Riesenzellen vom Langhans-Typ.

▶ **Klinik.** Die Erkrankung äußert sich in **intermittierenden krampfartigen Schmerzen** v. a. im rechten Unterbauch und **Diarrhöen**. Blut- und Schleimbeimengungen sind selten. Weiterhin können beim Morbus Crohn **extraintestinale Manifestationen** auftreten (s. Antworten zu den Fragen 54.2 und 54.3).

▶ **Diagnostik.** Neben der Anamnese werden eine **Magen-Darm-Passage nach Sellink** sowie ein **Kolon-Kontrasteinlauf** durchgeführt. Alternativ wird zunehmend ein MR-Sellnik sowie eine MRT des Abdomens eingesetzt, um die Strahlenbelastung bei den zumeist jungen Patienten zu reduzieren. Hierbei lassen sich segmentale Stenosen, Fisteln, Wandverdickungen, das sog. Pflastersteinrelief sowie die charakteristischen „Skip Lesions" (durch den diskontinuierlichen Befall abwechselnd betroffene und gesunde Darmabschnitte) feststellen. Da die **Diagnose** des Morbus Crohn **histologisch gestellt** wird, ist zusätzlich eine **Endoskopie** mit Biopsien notwendig (cave: ohne Histologie keine Diagnose Morbus Crohn!). Im Labor finden sich erhöhte Entzündungsparameter (BSG, Leukozyten, CRP) sowie evtl. eine Anämie. In der Sonografie imponiert die Wandinfiltration als langstreckige (5–20 cm) echoarme Darmwandverdickung, das Lumen erscheint als zentrales zartes Reflexband, evtl. ist ein Nachweis von Fistelgängen und Abszessen möglich. Bei Verdacht auf Abszess- oder Fistelbildung kommen zusätzlich CT, MRT sowie die rektale Endosonografie zum Einsatz.

▶ **Therapie.** Die Therapie besteht zum einen in einer leicht resorbierbaren, ballaststoffarmen Kost sowie in der Substitution von Vitaminen und Mineralstoffen. Im akuten Schub werden systemisch Glukokortikoide, 5-Aminosalicylsäure und bei therapierefraktären Verläufen auch Immunsuppressiva (z.B. Azathioprin) verabreicht. Bei Fisteln hat sich auch eine antibiotische Behandlung mit Metronidazol bewährt. Eine chirurgische Therapie ist beim Auftreten von Komplikationen indiziert (s. Antwort zu Frage 54.2). Da die Erkrankung chirurgisch nicht zu heilen ist, sollten **Resektionen** immer **so sparsam wie möglich** durchgeführt werden. Aufgrund des bevorzugten Befalls des terminalen Ileums erfolgt am häufigsten eine Ileozökalresektion oder Hemikolektomie rechts. Zur Therapie der Fisteln s. Fall 60.

Zusatzthemen für Lerngruppen ➔•

- Colitis ulcerosa
- weitere Differenzialdiagnosen mit Abgrenzungskriterien (z. B. Appendizitis, Kolonkarzinom, psychosomatische Darmbeschwerden)

---

55   Neuroblastom

55.1 Stellen Sie eine Verdachtsdiagnose! Nennen Sie weitere mögliche Ursachen für die Raumforderung!

- Verdachtsdiagnose: **Neuroblastom** (Bauchtumor, Gewichtsverlust, rezidivierendes Erbrechen)
- weitere Ursachen: **Nephroblastom** (Vorwölbung des Abdomens, meist gutes Allgemeinbefinden; evtl. Bauchschmerz, Obstipation, Erbrechen, Fieber, Makrohämaturie); **Lymphome** (Morbus Hodgkin, Non-Hodgkin-Lymphome; selten im Kindesalter; Raumforderung, z. B. durch Milzbefall; Fieber, Gewichtsverlust); **Rhabdomyosar-**

kom (maligner Tumor der quergestreiften Muskulatur; Raumforderung); **Schwannome und Ganglionneurinome** (Raumforderung paravertebral)

55.2 Nennen Sie eine laborchemische Untersuchung, die Ihre Verdachtsdiagnose bestätigen kann!

Der erhöhte Nachweis der **Katecholaminmetabolite** Homovanillinsäure und Vanillinmandelsäure im Serum und 24 h-Sammelurin ist beweisend für ein Neuroblastom.

55.3 Welche weiteren radiologischen Untersuchungen veranlassen Sie?

- **Röntgen Abdomen**: charakteristische feinschollige Verkalkungen in Höhe der 10./11. Rippe
- **CT oder MRT**: zur genauen Tumorlokalisation
- **Szintigrafie** mit ^{123}Jod-Metajodbenzylguanidin (MIBG): zur Metastasensuche

55.4 Von welchen Strukturen nimmt dieser Tumor seinen Ausgang?

Ausgangspunkt sind embryonale sympathische Neuroblasten entweder des Nebennierenmarks oder der Sympathikusganglien.

55.5 **!** Nennen Sie eine Stadieneinteilung!

Es existiert eine Stadieneinteilung nach histologischen (nach Hughes) und nach chirurgischen (INSS, modifiziert nach Evans) Kriterien.

Tab. 55.1 Stadieneinteilung des Neuroblastoms (INSS).

Stadium	Charakteristika
I	unilateraler, lokal begrenzter Tumor mit makroskopisch kompletter Entfernung, Lymphknoten tumorfrei
II	unilateraler Tumor mit makroskopisch inkompletter Entfernung, (a) Lymphknoten tumorfrei, (b) ipsilaterale Lymphknoten befallen
III	bilateraler, nicht resektabler Tumor oder unilateraler Tumor mit kontralateralem Lymphknotenbefall
IV	Metastasen in Knochenmark, Knochen, Leber, Haut, entfernten Lymphknoten
IV-S	Neuroblastom im 1. Lebensjahr mit Metastasen (ohne Knochen)

Kommentar

▶ **Definition und Epidemiologie.** Das **Neuroblastom** ist ein embryonaler Tumor ausgehend von den sympathischen Neuroblasten des Nebennierenmarks oder der Sympathikusganglien des Grenzstranges mit Sekretion von Katecholaminen. Er kann zervikal, thorakal oder abdominal vorkommen. Am häufigsten ist er im Abdomen lokalisiert. Es handelt sich hierbei um den dritthäufigsten Tumor im Kindesalter mit einem Altersgipfel vom 1.–4. Lebensjahr.

▶ **Klinik.** Solange der Tumor lokalisiert ist, treten lokale Symptome auf, z. B. **Horner-Syndrom** (Lokalisation Hals), **Husten**, **Dyspnoe** (intrathorakale Lokalisation), **Querschnittlähmung** („Sanduhrtumor") oder ein **vorgewölbtes Abdomen**. Sobald Fernmetastasen (Leber, Knochen, Knochenmark, Lymphknoten, Haut) vorliegen, stehen Allgemeinsymptome wie Fieber, Schmerzen, Gewichtsverlust, Erbrechen, Inappetenz oder Abgeschlagenheit im Vordergrund. Bei Orbitainfiltrationen findet man charakteristischerweise Lidekchymosen. Weiterhin können arterielle Hypertonie oder chronische Diarrhö auftreten.

▶ **Diagnostik.** Die Diagnosestellung erfolgt durch den **Nachweis erhöhter Vanillinmandelsäure- und Homovanillinsäure-Werte** im Blut und 24 h-Sammelurin. Die Katecholaminmetabolite dienen auch zur Verlaufskontrolle. Die Lokalisationsdiagnostik erfolgt mittels **Sonografie, CT** oder **MRT**, Metastasensuche mit der **Szintigrafie** (s. Antworten zu den Fragen 55.2 und 55.3). Zusätzlich ist eine Knochenmarkpunktion des Beckenkamms zum Ausschluss einer Metastasierung in den Markraum notwendig.

▶ **Therapie.** Die Therapie richtet sich nach dem Alter des Patienten und dem Stadium der Erkrankung. Während im Stadium I die Operation ausreichend ist, ist in höheren Stadien zusätzlich eine Radiochemotherapie notwendig. Bei der Resektion wird die komplette Entfernung des Tumors angestrebt. Ist dies nicht möglich, erfolgt die Chemotherapie. Ein Sonderfall stellt ein Einbruch des Tumors in den Spinalkanal mit drohender Querschnittsymptomatik dar. Hier erfolgt primär eine Operation.

▶ **Prognose.** Die Heilungsaussichten im Stadium I und II liegen bei ca. 90 %, im Stadium III und IV-S bei 60–70 %. Kinder mit Tumoren Stadium IV haben eine infauste Prognose. Meist wird der Tumor erst in diesem Stadium entdeckt. Insgesamt sind die Heilungschancen im 1. Lebensjahr günstiger.

Zusatzthemen für Lerngruppen

- Differenzialdiagnosen mit Abgrenzungskriterien zum Neuroblastom
- Screening des Neuroblastoms
- weitere Tumoren des Kindesalters

---

56 Wirbelsäulenverletzung

56.1 Worauf müssen Sie bei der körperlichen Untersuchung besonders achten?

- Druckschmerz, Kompressionsschmerz im Bereich der Wirbelsäule: Frakturhinweis
- sensible oder motorische Ausfälle: Schädigung des Rückenmarks und/oder der Nervenwurzeln
- ggf. Prüfung des analen Sphinktertonus: Schädigung des Rückenmarks und/oder der Nervenwurzeln

56.2 ! Welchem Frakturtyp nach dem Dreisäulenmodell nach Denis entspricht diese Verletzung?

Es handelt sich bei dem Modell nach Denis um eine Einteilung der Wirbelsäulenverletzungen nach der Lokalisation der Verletzung am Wirbelkörper (s. ▶ Tab. 56.1 und ▶ Abb. 56.3). Diese beschreibt eine eventuelle Instabilität des Wirbelkörpers und damit eine Gefährdung des Rückenmarks. In den vorliegenden Röntgen- und CT-Aufnahmen sieht man lediglich eine Fraktur der Brustwirbelkörper 11 und 12 ohne Beteiligung der Wirbelkörperhinterkanten oder Einengung des Spinalkanals (Typ A).

Tab. 56.1 Lokalisation der Verletzung (Dreisäulenmodell nach Denis).

Typ	Frakturlokalisation
A	Fraktur des Wirbelkörpers ohne Beteiligung der Wirbelkörperhinterkante
B	Fraktur mit Beteiligung der Wirbelkörperhinterkante und der Bogenwurzel
C	Fraktur der Wirbelbögen und der Fortsätze

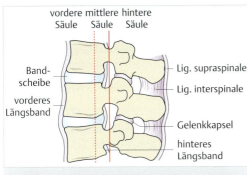

Abb. 56.3 Dreisäulenmodell nach Denis (aus Henne-Bruns et al., Duale Reihe Chirurgie, Thieme, 2012)

56.3 Nennen Sie Indikationen für eine operative Versorgung von Wirbelsäulenfrakturen!

• neurologisches Defizit
• Verlegung des Wirbelkanals um mehr als $\frac{1}{3}$
• grobe Dislokationen (Luxation, Kyphose > 20 %, Kompression des Wirbelkörpers > 50 %, Instabilität, offene Verletzungen)

56.4 Wie würden Sie bei dieser Patientin therapeutisch vorgehen?

• frühfunktionelle Behandlung, d. h. Bettruhe für einige Tage in Abhängigkeit von den Beschwerden, dann Mobilisation unter Schmerzmedikation
• radiologische Kontrolle nach ca. 1 Woche, zur Überprüfung einer Sinterung der Fraktur

Kommentar

▶ **Definition.** Unter dem Begriff der **Wirbelsäulenverletzungen** werden verschiedenste ossäre und ligamentäre Traumata der Brust- und Lendenwirbelsäule mit und ohne neurologische Ausfallssymptomatik zusammengefasst.

▶ **Ätiopathogenese.** Wirbelsäulenverletzungen entstehen meist durch ein **indirektes Trauma**, wie z. B. einen Sturz auf die ausgestreckten Beine oder das Gesäß. Seltenere Ursachen sind direkte Krafteinwirkungen durch Schlag oder Schuss. Bei den sog. **pathologischen Frakturen** kommt es aufgrund einer geringeren Belastbarkeit des Knochens bei Osteoporose oder Metastasen schon bei geringem Trauma zu einer Fraktur.

▶ **Klinik.** Stabile Frakturen können völlig symptomlos sein. Andernfalls findet man Druck- oder Klopfschmerz über dem betroffenen Segment sowie einen Wirbelsäulenstauchungsschmerz. In Abhängigkeit von der Lokalisation der Fraktur kann es zu neurologischen Ausfällen bis hin zum Querschnittsyndrom kommen.

▶ **Diagnostik.** Es sollte nach **Anamnese** und **klinischer Untersuchung** die Beurteilung der **gesamten Wirbelsäule** in der **Röntgenaufnahme** in **2 Ebenen** einschließlich einer Beckenübersicht erfolgen. Bei auffälligen Befunden sollte ergänzend eine Computertomografie oder eine konventionelle Tomografie erfolgen. Hierdurch ist eine Beurteilung der Hinterkante des Wirbelkörpers möglich sowie evtl. einer Einengung des Wirbelkanals. Die Durchführung einer MRT ist bei neurologischen Defiziten zur Beurteilung des Myelons, von Einblutungen in den Spinalkanal sowie Bandscheibenvorfällen indiziert.

▶ **Therapie.** Die Therapie ist abhängig vom Frakturtyp. **Frakturen im Bereich der A-Säule** werden als stabil eingestuft, das Rückenmark ist aufgrund der intakten Wirbelkörperhinterkante nicht in Gefahr. Hier wird eine sog. frühfunktionelle Behandlung durchgeführt. Nach einigen Tagen Bettruhe erfolgt die Mobilisation unter ausreichender Schmerztherapie. Nach ca. 1 Woche sollte nochmals eine Röntgenkontrollaufnahme erfolgen. Bei einer starken Sinterung der Fraktur und Ausbildung einer Kyphose > 20° sollte auch sekundär eine osteosynthetische Stabilisierung der Fraktur erfolgen. Bei osteoporotischen Sinterungsfrakturen mit intakter Hinterkante des Wirbelkörpers wird zunehmend eine **Kypho- oder Vertebroplastie** durchgeführt. Bei der **Kyphoplastie** wird zunächst mit Nadeln von dorsal über die Wirbelbögen bis in den Wirbelkörper eingegangen. Über diese Nadeln wird der Wirbelkörper zunächst mit Hilfe eines Ballons wieder aufgerichtet. Anschließend wird über die Nadeln Zement eingebracht. Bei der **Vertebroplastie** werden die Wirbelkörper direkt durch das Einbringen des Zements aufgerichtet. Der Zement ist in beiden Fällen innerhalb weniger Minuten fest, die Patienten dürfen direkt nach der Operation aufstehen. **Frakturen im Bereich der B- und C-Säule** gehen mit einer Einengung des Wirbelkanals und einer Gefährdung des Rückenmarks einher. Hier sollte primär eine operative Versorgung angestrebt werden. Am häufigsten wird eine

Stabilisierung mittels eines Fixateur interne von dorsal und einer Auffüllung des knöchernen Defektes mit Spongiosa oder Knochenzement von ventral durchgeführt. Postoperativ können die Patienten ab der 3. Woche im Bett krankengymnastische Übungen durchführen und nach ca. 4 Wochen mobilisiert werden.

Zusatzthemen für Lerngruppen ➜•

- Anatomie der Wirbelsäule
- Einteilung der Wirbelsäulenverletzung nach Wolter

57 Verbrennungen

57.1 Welcher Verbrennungsgrad liegt bei dem Patienten mindestens vor?

Der Patient hat mindestens eine Verbrennung vom Grad IIa.

57.2 Erläutern Sie die Neuner-Regel nach Wallace anhand einer Zeichnung!

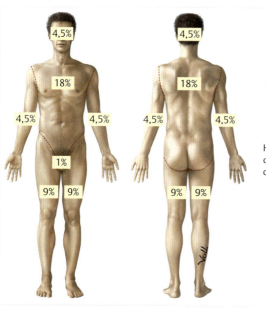

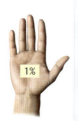

Handfläche des Patienten ca 1% der KOF

Abb. 57.2 Neuner-Regel und Handflächenregel (aus Schünke M, Schulte E, Schumacher U, PROMETHEUS Allgemeine Anatomie und Bewegungssystem, Thieme, 2005)

Tab. 57.1 Verbrennungsgrade

Grad	Schädigungstiefe	Klinik	Heilung
I	obere Epidermis	Erythem, Schmerz, Schwellung	Restitutio ad integrum
IIa	Epidermis und obere Dermis	Blasenbildung, Schmerz, Rötung + feuchter Wundgrund, Sensibilität erhalten	Abheilung ohne Narbenbildung
IIb	Epidermis und tiefe Dermis	Blasenbildung, Schmerz, Rötung + trockener Wundgrund, blasse und gerötete Areale, Sensibilität eingeschränkt	Abheilung unter Narbenbildung
III	Epidermis, Dermis und Subkutis	Analgesie, Nekrosen, gräulich-weiße Verfärbung der Haut mit sichtbaren koagulierten Blutgefäßen	keine Spontanheilung
IV	Beteiligung von Muskeln, Sehnen und Knochen	Verkohlung	keine Spontanheilung

57.3 Welche Erstmaßnahmen würden Sie als Notarzt am Unglücksort vornehmen?

- Lokaltherapie: Kühlung mit kaltem Wasser (ca. 10–20 °C)
- Abdecken der Wundfläche mit sterilen Tüchern
- Schmerzbehandlung, z. B. Morphin oder Ketanest, evtl. leichte Sedierung mit Diazepam
- bei Verdacht auf Inhalationstrauma Verabreichung von Kortison-Spray (z. B. Auxiloson®-Spray) initial 2–4 Hübe, dann alle 3 Minuten 1 Hub
- evtl. Intubation und Beatmung bei ausgeprägten Schmerzen oder Inhalationstrauma
- Volumensubstitution zur Schockbehandlung

57.4 ! Anhand welcher Formel lässt sich der Flüssigkeitsbedarf eines Patienten mit Verbrennungen berechnen?

Parkland-Formel nach Baxter: **4 ml Ringer-Laktat-Lösung × Prozent verbrannter Körperoberfläche × kg KG**

Das berechnete Volumen gilt für 24 h, wobei die erste Hälfte in den ersten 8 h infundiert werden sollte. Bei Kindern kann ein Volumenersatz bis zur doppelten der mit der Parkland-Formel errechneten Menge notwendig sein.

57.5 Welche Komplikationen können als Folge ausgedehnter Verbrennungen auftreten?

- **Verbrennungskrankheit**: Volumenmangelschock, akutes Nierenversagen, ARDS (adult respiratory distress syndrom), Stressulzera, disseminierte intravasale Gerinnung (DIC), Störungen der Infektabwehr, Multiorganversagen
- Wundinfektion, Keloidbildung, Kontrakturen

Kommentar

▶ **Definition.** Unter einer **Verbrennung** versteht man eine Schädigung des Gewebes durch eine Hitzeeinwirkung > 50 °C. Ähnliche Gewebeveränderungen werden auch bei Verbrühungen, Verätzungen und UV-Strahleneinwirkungen gefunden.

▶ **Klassifikation.** Die Schwere der Schädigung und damit die Auswirkung auf den Gesamtorganismus wird anhand der Tiefe (**Schädigungsgrad**) sowie der Oberflächenausdehnung (**Neuner-Re-**gel) bestimmt (s. Antworten zu den Fragen 57.1 und 57.2).

▶ **Klinik.** Die Klinik ist abhängig von der Tiefe der Verbrennung (s. Antwort zu Frage 57.1). Bei ausgedehnten Verbrennungen kann es zusätzlich zu einem **Volumenmangelschock** aufgrund eines verstärkten Flüssigkeitsverlustes in das Gewebe (Erhöhung der Gefäßwandpermeabilität durch Kinine) kommen. Gerade bei Verbrennungen im Gesicht sollte auch an ein **Inhalationstrauma** (thermische Schädigung des respiratorischen Systems) gedacht werden. Hierbei kann sich ein Lungenödem mit Luftnot entwickeln.

▶ **Diagnose.** Die Diagnose wird aufgrund der Anamnese und der klinischen Untersuchung gestellt. Oftmals kann initial das gesamte Ausmaß der Verbrennung nicht eindeutig bestimmt werden, da es noch zum sog. Nachbrennen kommen kann. Hierbei gibt das Gewebe die gespeicherte Wärme langsam wieder ab und führt so zu einer weiteren Schädigung. Auch die Unterscheidung zwischen Grad IIa und IIb ist initial nicht eindeutig zu treffen. Erst bei ausbleibender Epithelialisierung kann von einer Verbrennung Grad IIb ausgegangen werden. Zur weiteren Abgrenzung kann die sog. **Nadelstichprobe** verwendet werden. Hierbei wird mit einer Nadel in die verbrannten Areale gestochen. Ist dies schmerzlos, liegt hier mindestens eine Verbrennung vom Grad III vor. Neben der klinischen Untersuchung sollte eine Blutentnahme mit Bestimmung von Hämoglobin, Hämatokrit und Gesamteiweiß erfolgen, um das Ausmaß des Flüssigkeitsverlustes abschätzen zu können.

▶ **Therapie.** Zur initialen Therapie am Unfallort s. Antwort zu Frage 57.3.

In der Klink sollte weiter eine **intensive Flüssigkeitssubstitution** erfolgen, um Schock und akutem Nierenversagen vorzubeugen. Blasen sollten eröffnet und die Blasenhaut abgetragen werden. Lokal erfolgt die Behandlung z. B. mit PVP-Jod (z. B. Betaisodona®-Salbe) oder Sulfadiazin-Silber-Creme (z. B. Flammazine®) sowie Fettgaze. Bei zirkulären Verbrennungen ist evtl. eine Escharotomie (zickzack-förmige Entlastungsschnitte der Haut sowie evtl. der Muskelfaszien) notwendig, um die Ausbildung eines Kompartmentsyndroms an den Extremitäten sowie eine Einschränkung der Thoraxexkursion zu verhindern. Bei jedem Verbrennungspatienten muss außerdem eine Tetanusprophylaxe durchgeführt werden. Eine prophylaktische Antibiotikatherapie ist nicht notwendig. Ab einer Verbrennungstiefe Grad IIb ist eine Abheilung nur noch unter Narbenbildung möglich. Bei größeren Flächen ist hier eine frühzeitige Nekrosektomie mit Eigenhauttransplantation (z. B. Mesh-Graft) anzustreben, um ausgedehnten narbigen Kontrakturen vorzubeugen. Sowohl nach Eigenhauttransplantation als auch bei konservativer Therapie sollte zur Vermeidung einer hypertrophen Narbenbildung für 1–2 Jahre eine Kompressionsbehandlung nach Jobst durch spezielle maßgefertigte Trikotagen erfolgen.

Zusatzthemen für Lerngruppen →•

- Unterkühlung und Erfrierung
- Indikationen für Behandlung in speziellen Verbrennungskliniken

---

58 Meniskusverletzungen

58.1 Erläutern Sie die Neutral-Null-Methode! Was bedeutet in diesem Fall eine Extension/Flexion von 0/20/140 des Kniegelenks?

Die **Neutral-Null-Methode** wird zur standardisierten Überprüfung und Dokumentation der Gelenkbeweglichkeit in verschiedenen Ebenen eingesetzt. Dabei wird von einer anatomischen Normalstellung (Null-Stellung) ausgegangen: aufrechter, gerader Stand mit hängenden Armen, Daumen zeigen nach ventral. Die **erste Zahl** beschreibt die vom Körper wegführende Bewegung, die **zweite Zahl** die Null-Stellung (falls diese erreicht wird) und die **dritte Zahl** die zur Körpermitte hinführende Bewegung.

Bei diesem Patienten bedeutet Extension/Flexion von 0/20/140: 0 Grad (keine) Beweglichkeit in der Extension (1. Zahl), 140 Grad max. Beweglichkeit in der Flexion (3. Zahl); als 2. Zahl wurde 20 Grad in Richtung der Extension gemessen, d. h. der Patient kann das Kniegelenk nicht bis in die Null-Stellung bringen (und auch nicht darüber hinaus in die Extension) und hat damit eine Streck**hemmung**! (Normalbeweglichkeit des Kniegelenks ca. 10/0/140)

58.2 Welche Verdachtsdiagnose stellen Sie? Begründen Sie diese!

Meniskusläsion: Anamnese (Verdrehtrauma des Kniegelenks) und Klinik (federnde Streckhemmung des Kniegelenks).

58.3 Welche Tests führen Sie zur Bestätigung Ihrer Verdachtsdiagnose durch?

- **Böhler-Test**: Bei Varusstress (Adduktion, laterales „Aufklappen") im Kniegelenk kommt es zu Schmerzen am verletzten medialen, bei Valgusstress (Abduktion, „mediales Aufklappen") zu Schmerzen am verletzten lateralen Meniskus.
- **Steinmann-I-Test**: Außenrotation bei gebeugtem Kniegelenk führt zu Schmerzen am verletzten medialen, Innenrotation zu Schmerzen am verletzten lateralen Meniskus.
- **Steinmann-II-Test**: Bei Beugung des Kniegelenks wandernder Druckschmerz am Gelenkspalt von ventral nach dorsal bei medialer Meniskusläsion
- **Payr-Test**: Im Schneidersitz kommt es zu Schmerzen am medialen Kniegelenksspalt bei verletztem Hinterhorn des medialen Meniskus.
- **Apley-Test**: Patient liegt in Bauchlage, Kniegelenk 90° angewinkelt, bei Kompression und Rotation gibt der Patient Schmerzen bei verletztem Meniskus an.

58.4 Wie verfahren Sie weiter mit dem Patienten?

- **Diagnostik**: Röntgen des Kniegelenks in 2 Ebenen zum Ausschluss knöcherner Verletzungen
- **Therapie**: Bei erstmaligem Einklemmen kann eine Reposition des Meniskus durch „Ausschütteln" bei aufgeklapptem Gelenkspalt versucht werden. Weiterhin:
  - Entlastung durch Unterarmgehstützen
  - Salbenverband (z. B. Diclofenac-Salbe)
  - Antiphlogistika-Gabe (z. B. Diclofenac)

Kommentar

▶ **Allgemeines.** Die Menisken wirken als Stoßdämpfer, Stabilisierungselement und verbessern die Kongruenz zwischen Tibia und Femur. Der **mediale Meniskus** ist halbmondförmig, hat ein schmales Vorder- und breites Hinterhorn und ist am medialen Seitenband fixiert. Aus diesem Grund ist er verletzungsanfälliger als der laterale (ca. 20-mal häufiger). Der **laterale Meniskus** ist eher C-förmig mit homogener Dicke.

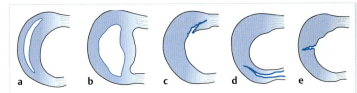

Abb. 58.1 Typische Meniskusrisse in Aufsicht: a) Längsriss; b) Korbhenkelriss; c) Hinterhornriss; d) Vorderhornriss; e) Radiärriss (aus Härter et al., Checkliste Gipstechnik, Fixationsverbände, Thieme, 1998)

▸ **Ätiologie.** Häufigste Ursachen sind **degenerative** (50 %) und **sekundär traumatische** (40 %) **Veränderungen**, d. h. nach einem Trauma kommt es Monate oder Jahre später zu einer Meniskuläsion, die jedoch in Zusammenhang mit dem Trauma steht. Einen relativ geringen Anteil von ca. 10 % machen die **primär traumatisch** verursachten Meniskusläsionen aus. Typische Meniskusrisse siehe ▸ Abb. 58.1.

▸ **Klinik.** Klinisch fällt bei den Patienten eine schmerzhafte sowohl passive als auch aktive **federnde Streckhemmung** durch die eingeklemmten Meniskusanteile auf. Das Kniegelenk wird in einer Schonhaltung leicht gebeugt gehalten, bei älteren Verletzungen ist u. U. eine Atrophie des M. vastus medialis nachweisbar.

▸ **Diagnostik.** Die Diagnose wird anhand der **Anamnese** (siehe Fallbeispiel) und verschiedener **klinischer Tests** gestellt (s. Antwort zu Frage 58.3). Weiterhin kommen initial **Röntgenaufnahmen** des Kniegelenks in 2 Ebenen (Auschluss knöcherner Verletzungen), die **MRT** (Darstellung der Menisken) sowie die **Arthroskopie** (Sicherung der Diagnose und gleichzeitige Therapie) zum Einsatz.

▸ **Therapie.** Im Gegensatz zu früher wird heute versucht, den Meniskus so weit wie möglich zu erhalten und nur verletzte Anteile zu resezieren bzw. bei basisnahen Einrissen auch wieder zu refixieren. Bei erstmaliger Einklemmung kann auch versucht werden, den Meniskus wieder zu reponieren. Danach sollte das Kniegelenk bis zur Beschwerdefreiheit geschont werden und sich eine physikalische Therapie anschließen (s. Antwort zu Frage 58.4). Bei rezidivierenden Einklemmungen oder Gelenkergüssen wird operativ vorgegangen. Bei der Arthroskopie können verletzte Meniskusanteile oder basisnahe Anteile refixiert werden.

Postoperativ erfolgt die Mobilisation an Unterarmgehstützen unter Teilbelastung noch am Operationsabend. Volle Belastung erreicht man nach einigen Tagen. Begleitend sollte eine physiotherapeutische Behandlung für 1–2 Wochen erfolgen.

Eine volle Bewegungsfähigkeit ist je nach Ausmaß der Verletzung und Resektion nach 3–6 Wochen möglich.

Zusatzthemen für Lerngruppen

- Anatomie des Kniegelenks
- Tibiakopffraktur
- Bandverletzungen am Kniegelenk

59   Ösophaguskarzinom

59.1   Welche Verdachtsdiagnose stellen Sie?

Ösophaguskarzinom: **Dysphagie** für feste, später auch flüssige Speisen, Gewichtsabnahme, retrosternaler Schmerz, reduzierter Allgemeinzustand

59.2   Nennen Sie Risikofaktoren für diese Erkrankung!

- Alkohol-, Nikotinabusus
- Barrett-Syndrom (Zylinderepithelmetaplasie) als Komplikation einer Refluxösophagitis (sog. Barrett-Ösophagus, Endobrachyösophagus)
- Ösophagusverätzungen
- Nahrung: Nitrosamine, Aflatoxine, Betelnüsse
- Vitamin- und Eisenmangel
- humane Papillomaviren
- Achalasie

59.3   Welche Untersuchungen sollten durchgeführt werden?

- **Ösophagoskopie** mit Biopsien und Histologie: direkter Tumornachweis (siehe ▸ Abb. 59.1)
- **Röntgenbreischluck**: Stenose, unregelmäßige Wandbegrenzung (siehe ▸ Abb. 59.2)
- **Endosonografie**: Beurteilung der Tiefeninfiltration sowie des Lymphknotenbefalls
- **Computertomografie des Thorax**, bei distalem Ösophaguskarzinom auch des Abdomens: Nachweis von Fernmetastasen

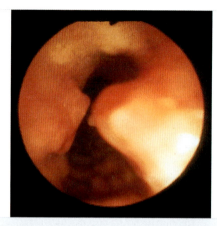

Abb. 59.1 Befund der Ösophagoskopie (aus Reiser M, Kuhn F-P, Debus J, Duale Reihe Radiologie, Thieme, 2011)

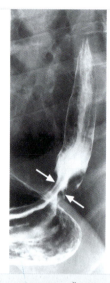

Abb. 59.2 Kontrastdarstellung Ösophaguskarzinom mit typischen unregelmäßigen Füllungsdefekten und Einengung des Ösophaguslumens (aus Reiser M, Kuhn F-P, Debus J, Duale Reihe Radiologie, Thieme, 2011)

- **Sonografie des Abdomens**: Nachweis von Lebermetastasen und Lymphknotenvergrößerungen
- **PET-CT**: Nachweis von Fernmetastasen und ggfs. eines Therapieansprechens
- **Labor**: zur Verlaufskontrolle Blutbild, Leberwerte, Nierenwerte, CEA, SCC
- **Skelettszintigrafie**: bei Knochenschmerzen oder AP-Erhöhung

- **Bronchoskopie/Mediastinoskopie**: bei V. a. Ausdehnung auf das Bronchialsystem
- **Ggfs. Staginglaparoskopie**: bei distalen Ösophagustumoren zum Ausschluss einer Peritonealkarzinose

---

59.4 Beschreiben Sie die Therapie in Abhängigkeit vom Stadium!

- Bei **nicht resektablen** Tumoren wie Karzinomen im oberen Ösophagusdrittel, inoperablen Karzinomen im mittleren Drittel, → **palliativer Ansatz**
  - **Strahlen- und Chemotherapie**
  - endoskopische Lasertherapie, Bougierungsbehandlung mit Stenteinlage
  - Anlage einer perkutanen endoskopischen Gastrostomie (PEG) oder Witzel-Fistel zur Ernährung
- Bei begrenzten Tumoren ohne Fernmetastasen **kurativer Ansatz**:
  - bei T 1a (Infiltration der Mukosa) „low-risk-Karzinomen" endoskopische Mukosaresektion
  - **primäre Tumorresektion mit ausreichendem Sicherheitsabstand und radikale Lymphadenektomie bei $T_{1/2}$ Tumoren**
  - Ersatz des Ösophagus durch Magenhochzug, Kolon- oder Dünndarminterponat
  - „Down-Staging" bei $T_{3/4}$ Tumoren mittels neoadjuvanter Radio-/ Chemotherapie, anschließend ggfs. Operation

---

59.5 Nehmen Sie Stellung zur Prognose des Patienten!

- Insgesamt schlechte Prognose, da die **Dysphagie** meist ein **Spätsymptom** ist und auf ein hohes Tumorstadium hinweist
- 5-Jahres-Überlebensrate aller Ösophaguskarzinome bei operablen Patienten nur ca. 10 %; bei palliativ behandelten Patienten < 1 Jahr

Kommentar

▶ **Definition und Epidemiologie.** Beim Ösophaguskarzinom handelt es sich um die häufigste bösartige Neubildung des Ösophagus. Betroffen sind v. a. Männer (Verhältnis Männer : Frauen = 5 : 1) jenseits des 50. Lebensjahres. Die Inzidenz beträgt ungefähr 5 : 100 000 Einwohner in Mittel- und Westeuropa.

▶ **Ätiologie.** Siehe Antwort zu Frage 59.2.

▶ **Histopathologie.** Weltweit handelt es sich in ca. **80 %** der Fälle um **Plattenepithelkarzinome**, in 10 % um ein entdifferenziertes Karzinom und in den restlichen Fällen um ein Adenokarzinom. Adenokarzinome entstehen meist auf dem Boden eines Endobrachyösophagus und haben mittlerweile in der westlichen Welt die Plattenepithelkarzinome an Häufigkeit übertroffen. Die Karzinome sind in der Regel an den **drei physiologischen Engen** (mittlere > untere > obere) lokalisiert. Hierbei kann das Plattenepithelkarzinom im gesamten Ösophagus vorkommen mit einer Häufung im mittleren Ösophagus. Das Adenokarzinom ist fast ausschließlich im distalen Ösophagus lokalisiert (s. auch AEG-Tumoren Fall 111). Da der Ösophagus keinen Serosaüberzug hat, kommt es zu einer raschen lokalen Tumorausbreitung sowie einer **frühen lymphogenen** bzw. späten hämatogenen (Lunge, Leber, Knochen) **Metastasierung**.

▶ **Klinik.** Die Problematik des Ösophaguskarzinoms besteht darin, dass **keine Frühsymptome** vorhanden sind. In späteren Tumorstadien finden sich Gewichtsverlust, Dysphagie, retrosternale Schmerzen sowie Regurgitationen. In seltenen Fällen treten Heiserkeit, Husten und Rückenschmerzen auf, evtl. sind ein Tumor bzw. zervikale Lymphknoten tastbar.

▶ **Diagnostik.** Als Methode der Wahl zur Diagnosestellung hat sich die **Endoskopie** gegenüber dem Ösophagusbreischluck durchgesetzt, da hierdurch auch kleinere Tumoren nachgewiesen und gleichzeitig Biopsien genommen werden können. Ergänzend sollte in jedem Fall eine **Endosonografie** durchgeführt werden, da durch sie die Tiefenausdehnung exakt bestimmt werden kann. Zusammen mit der Computertomografie ist dann eine Stadieneinteilung möglich (s. Antwort zu Frage 59.3).

▶ **Therapie.** Die Therapie ist von der Lokalisation und dem Tumorstadium abhängig. In einem frühen Stadium bei Low-Risk-Tumoren (d. h. Stadium T_{1a} auf die Mukosa begrenzt, Tumorgröße < 2 cm, gute Tumordifferenzierung [$G_{1/2}$]) ist insbesondere bei Adenokarzinomen eine endoskopische Abtragung möglich. Bei Tumoren im Stadium $T_{1/2}$ ist eine primäre chirurgische Resektion mit Lymphadenektomie und anschließender Kontinuitätswiederherstellung indiziert. Hierbei stehen verschiedene Verfahren wie ein Schlauchmagenhochzug oder ein Koloninterponat zur Verfügung.

Im Stadium $T_{3/4}$ ist eine neoadjuvante Radio-/Chemotherapie indiziert Bei einem Ansprechen kann dann ggfs. eine sekundäre Resektion erfolgen. Sollte der Patient aufgrund Begleiterkrankungen nicht operabel sein, ist auch eine definitive Radio-/Chemotherapie möglich.

Bei einem irresektablen Tumor oder dem Vorliegen von Fernmetastasen ist eine kurative Resektion meist nicht mehr möglich. Es wird lediglich versucht, die durch die zunehmende Stenosierung des Ösophagus entstehenden Beschwerden des Patienten durch Radio-/Chemotherapie oder eine Stentimplantation zu lindern. Zusätzlich erhält der Patient eine palliative Therapie mit „Best-supportive-Care".

Siehe auch Antwort zu Frage 59.4.

▶ **Prognose.** Siehe Antwort zu Frage 59.5.

Zusatzthemen für Lerngruppen →•

- Tumorklassifikation des Ösophaguskarzinoms
- Differenzialdiagnosen und Abgrenzungskriterien zum Ösophaguskarzinom

60 Analabszesse und Analfisteln

60.1 Wie entwickelt sich ein Analabszess? Welche Formen kennen Sie?

- Ein Analabszess entwickelt sich aus einer Entzündung der **intersphinkter** gelegenen Proktodealdrüsen.
- Formen des Analabszesses (▶ Abb. 60.3):
  - subkutan (1): unmittelbar unter der Haut des Analkanals; unterhalb der Linea dentata
  - submukös (2): unterhalb der Schleimhaut; oberhalb der Linea dentata
  - periproktitisch (3): tief im Gewebe des Analkanals
  - pelvirektal (4): oberhalb des M. levator ani im kleinen Becken
  - ischiorektal (5): unterhalb des M. levator ani in der Fossa ischiorectalis

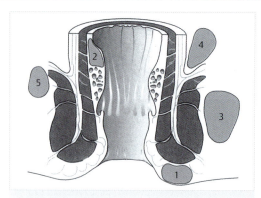

Abb. 60.3 Formen des Analabszesses (aus Reutter K-H, Chirurgie-Essentials, Thieme, 2004)

60.2 **Welche zusätzliche Untersuchung führen Sie durch bzw. veranlassen Sie?**

- **Prokto-/Rektoskopie**: Ausschluss von Begleiterkrankungen, evtl. Nachweis einer inneren Fistelöffnung
- **Endosonografie**: evtl. Darstellung des Fistelverlaufes

60.3 **Zeichnen Sie in die folgende Abbildung die Verläufe von subkutanen, submukösen, extrasphinkteren, intersphinkteren und transsphinkteren Analfisteln ein!**

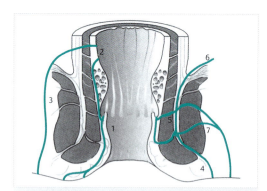

Abb. 60.4
1 subkutan
2 submukös
3 extrasphinktär
4, 5 intersphinktär
6 suprasphinktär (intersphinktär)
7 transsphinktär (aus Reutter K-H, Chirurgie-Essentials, Thieme, 2001)

60.4 **! Worin bestehen die Unterschiede in der Behandlung von inter- und extrasphinkteren Analfisteln?**

- **Intersphinktere Fistel**: Spaltung der Fistel unter Durchtrennung des M. sphincter ani internus
- **Extrasphinktere Fistel**: Eine radikale Spaltung der Fistel ist nicht möglich, da die Durchtrennung des M. puborectalis zur Inkontinenz führen würde; Einlage einer Fadendrainage oder Gummilasche zur Ableitung des Sekretes, später evtl. Fistelklebung oder Mucosaflap.

Kommentar

▶ **Ätiopathogenese.** Analfisteln und -abszesse entstehen meist durch eine Entzündung der Proktodealdrüsen. Es bildet sich Eiter, der sich aufgrund einer Verstopfung der Ausführungsgänge nicht entleeren kann. Da die Proktodealdrüsen intersphinkter liegen und mit ihren Ausführungsgängen durch den Sphinkterapparat ziehen, kommt es meist zur Ausbildung von inter- und transsphinkteren Abszessen und Fisteln. Analfisteln treten gehäuft beim Morbus Crohn auf.

▶ **Klinik.** Klinisch äußern sich Abszesse durch Schmerzen, vor allem bei der Defäkation und beim Sitzen. Analfisteln fallen durch eine eitrige Sekretion bei meist nur diskreten Schmerzen auf. Störungen des Allgemeinbefindens mit Fieber und Abgeschlagenheit sind möglich.

▶ **Diagnostik.** Siehe Antwort zu Frage 60.2

▶ **Therapie.** Siehe Antwort zu Frage 60.4
Eine Antibiotikatherapie ist bei einem lokal begrenzten Abszess nicht notwendig. Bei einer phlegmonösen Entzündung des umgebenden Gewebes und Störungen des Allgemeinbefindens sollte ergänzend eine antibiotische Therapie, z. B. mit Ampicillin + Sulbactam (Unacid®, 3 × 3 g/d i. v.), durchgeführt werden.

Zusatzthemen für Lerngruppen ➔•

- Anatomie des Analkanals
- Komplikationen des Analabszesses/der Analfistel
- Differenzialdiagnosen mit Abgrenzungskriterien zu Analabszess/Analfistel

61 Panaritium

61.1 Nennen und erläutern Sie verschiedene Formen des Panaritiums!

- **oberflächliche Formen**:
  - Paronychie (Umlauf): Entzündung des Nagelwalls
  - **Panaritium peri- und subunguale**: Entzündung des gesamten Nagelbetts bzw. Nagelwalls bei Fortschreiten einer Paronychie
  - **Panaritium subcutaneum**: eitrige Entzündung des Unterhautgewebes
  - **Panaritium cutaneum**: blasenförmige Abhebung der Epidermis
- **tiefe Formen**:
  - **Panaritium ossale**: Knochenbeteiligung infolge eines Panaritium subcutaneum
  - **Panaritium tendinosum**: Sehnenbeteiligung infolge eines Panaritium subcutaneum oder nach sekundär infizierten Verletzungen
  - **Panaritium articulare**: Gelenkbeteiligung infolge eines Panaritium subcutaneum

61.2 Wie heißt diese spezielle Form des Panaritiums?

Kragenknopfpanaritium: intra- oder subkutanes Panaritium mit einem Verbindungsgang in die Tiefe zu einem Panaritium ossale, tendinosum oder articulare

61.3 Nennen Sie mögliche Komplikationen!

Sehnenscheidennekrose, Hohlhandphlegmone (Sonderform: V-Phlegmone mit Entzündung der Sehnenscheide des 1. und 5. Fingers), Unterarmphlegmone, Lymphangitis, Kontrakturen, Bewegungseinschränkungen bei Verklebung der Sehnen, Gelenksinfektion

61.4 Beschreiben Sie das therapeutische Vorgehen bei Panaritien!

- Inzision, Entfernung der Nekrosen, offene Wundbehandlung, ggf. Ruhigstellung mittels Gipsschiene, ggf. Antibiotikatherapie (z. B. mit Clindamycin oder Cephalosporin der 3. Generation), feuchte Umschläge (z. B. Rivanol)
- Bei tiefen Formen zusätzlich ausgiebige Spülung, stationäre Aufnahme, intravenöse Antibiotikagabe, Ruhigstellung
- Tetanusschutz überprüfen!

Kommentar

▶ **Definition.** Der Begriff **Panaritium** beschreibt eine unspezifische eitrige Entzündung an Finger oder Zehen.

▶ **Ätiopathogenese.** Auslöser sind meist Staphylokokken und Streptokokken, seltener andere Erreger. Über kleine Hautverletzungen, Stich- oder Bisswunden kommt es zu einem Eindringen der Keime und zunächst zu einer lokalen Gewebeeinschmelzung.

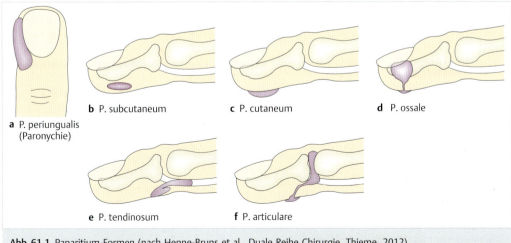

a P. periungualis (Paronychie) **b** P. subcutaneum **c** P. cutaneum **d** P. ossale

e P. tendinosum **f** P. articulare

Abb. 61.1 Panaritium-Formen (nach Henne-Bruns et al., Duale Reihe Chirurgie, Thieme, 2012)

▶ **Klinik.** Klinisch findet sich eine Rötung und Schwellung des Fingers bzw. der Zehe mit typischerweise pulsierenden Schmerzen. Systemische Reaktionen wie Fieber treten erst bei Ausweitung der Infektion auf.

▶ **Diagnostik.** Die Diagnose Panaritium wird anhand der klinischen Symptomatik gestellt. Im fortgeschrittenen Stadium findet man auch röntgenologische Veränderungen wie Verschmälerung des Gelenkspalts, Knochenerosionen und Entkalkung benachbarter Knochenanteile. Im Labor können die Entzündungsparameter (CRP, Leukozyten, BSG) erhöht sein.

▶ **Therapie.** Es werden oberflächliche von tiefen Panaritien unterschieden. Während die oberflächlichen Formen durch Inzision, Spülung, feuchte Rivanol-Umschläge und temporäre Ruhigstellung mit einer Gipsschiene ausreichend behandelt sind, muss die Therapie bei den tiefen Formen durch eine umgehende operative Revision mit Spülung in Allgemeinanästhesie erfolgen. Eine Exploration in Lokalanästhesie muss auf jeden Fall unterlassen werden, da es durch das Einspritzen eines Lokalanästhetikums zur Verbreitung der Infektion in das umgebende Gewebe kommen kann. Es sollte möglichst bei allen Panaritien ein Abstrich zur Keim- und Resistenzbestimmung erfolgen. Postoperativ erfolgt ebenfalls eine Ruhigstellung mit einem Gips und eine systemische Antibiose nach Antibiogramm, z. B. mit Gyrasehemmern.

62 Cholezystolithiasis und Choledocholithiasis

62.1 Welche Verdachtsdiagnose stellen Sie?

Choledocholithiasis bei **Cholezystolithiasis:** Anamnese (Gallenkoliken, Übelkeit, Erbrechen), Diagnostik (Druckschmerz im rechten Oberbauch)

62.2 Nennen Sie Untersuchungen zur Bestätigung Ihrer Diagnose! Welche Ergebnisse erwarten Sie?

- **Labor**: Erhöhung von aP/ γ-GT/direktem Bilirubin, evtl. auch GOT/GPT; bei Begleitpankreatitis auch Lipase- und Amylaseerhöhung
- **Sonografie des Abdomens** (s. ▶ Abb. 62.1): evtl. Nachweis einer Cholezystolithiasis (Schallschat-

ten durch Steine ab einer Größe von 3 mm), keine Wandveränderungen (Abgrenzung zur Cholezystitis), dilatierte Gallenwege (D. choledochus > 8 mm) → Nachweis eines Steines in den Gallengängen oft nicht möglich
- **ERCP** (endoskopische retrograde Cholangio-Pankreatikografie): Nachweis von Steinen im Gallengang, gleichzeitig therapeutische Intervention möglich (Papillotomie und Extraktion von Gallensteinen aus den Gallengängen)
- Wenn ERCP nicht möglich auch **PTC** (perkutane transhepatische Cholangiografie) oder **MRCP**
- **Gastroskopie**: Ausschluss einer anderen Ursache für die Beschwerden (z. B. Ulcus ventriculi)

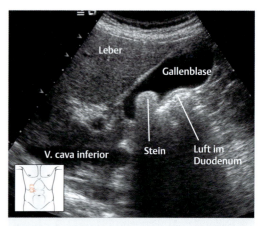

Abb. 62.1 Sonografie: Gallensteine (aus Delorme S, Debus J, Jenderka K-V, Duale Reihe Sonografie, Thieme, 2012)

62.3 Welche Maßnahmen leiten Sie nach der Diagnostik ein?

- Stationäre Aufnahme, Infusionstherapie und Nahrungskarenz
- Spasmolytika, z. B. Butyscopolamin (Buscopan 20 mg i. v.)
- Bei stärkeren Schmerzen Pethidin (Dolantin 25–50 mg i. v.) oder Tramadol (Tramal 50–100 mg i. v.) oder Metamizol (Novalgin 500–1000 mg i. v.); Cave: Keine anderen Morphinderivate, da spasmogene Wirkung!
- Cholezystektomie: laparoskopisch oder offen-chirurgisch

<table><tr><td>62.4</td></tr></table>

! Erläutern Sie die Pathophysiologie dieser Erkrankung!

- Lösungsungleichgewicht zwischen Gallensäuren und Phospholipiden im Vergleich zu Cholesterin, Bilirubin oder Kalzium führt zur Steinbildung
- Ursache ist entweder ein erhöhter Verlust von Gallensäuren im enterohepatischen Kreislauf (z. B. Erkrankung des terminalen Ileums oder Resektion des Ileums mit verminderter Rückresorption) oder ein Überangebot von Cholesterin, Bilirubin, Kalzium (z. B. vermehrte Hämolyse, chronische Lebererkrankungen)
- Weitere Ursachen können Funktionsstörungen, Abflussstörungen und Entzündungen der Gallenwege sein.

Kommentar

▶ **Definition.** Unter einer Cholezystolithiasis versteht man das Vorliegen von Konkrementen in der Gallenblase. Bei Vorkommen von Konkrementen in den Gallenwegen spricht man von einer Choledocholithiasis.

▶ **Ätiopathogenese.** Gallensteine entstehen durch ein Lösungsungleichgewicht zwischen Gallensäuren und Cholesterin, Bilirubin oder Kalzium (s. Antwort zu Frage 62.4). Nach der chemischen Zusammensetzung unterscheidet man reine Cholesterinsteine (10 %), Pigmentsteine (10 %) und gemischte Steine (80 %).

Prädisponierende Faktoren für ein Gallensteinleiden werden auch unter den 5 „F" zusammengefasst: fourty (vierzig), fat (dick), female (weiblich), fair (blond) und fertile (kinderreich).

▶ **Klinik.** Eine Cholezystolithiasis wird nur in ca. 25 % der Fälle symptomatisch und damit auch behandlungsbedürftig. Die Patienten klagen dann über Koliken, Völlegefühl, Übelkeit, Gelbfärbung der Haut oder Schmerzen im rechten Oberbauch.

▶ **Komplikationen.** Hierzu zählen die Cholezystitis, die Cholangitis, der Gallenblasenhydrops, das Gallenblasenempyem, die Gallenblasenperforation, das Gallenblasenkarzinom (in 2 % der Fälle bei Cholezystolithiasis maligne Entartung), ein Gallensteinileus sowie die Choledocholithias. Diese äußert sich durch krampfartige Schmerzen im rechten Oberbauch (Koliken) mit Ausstrahlung in die rechte Schulter (Head-Zone), die durch die Einklemmung eines Steines in den Gallenwegen ent-

stehen. Am häufigsten geschieht dies an der Papilla vateri. Durch die gemeinsame Mündung des Ductus choledochus mit dem Ductus pancreaticus ist hier oft auch eine Begleitpankreatitis (biliäre Pankreatitis) zu finden.

▶ **Diagnostik.** Siehe Antwort zu Frage 62.2.

Die Diagnosesicherung erfolgt primär durch die Oberbauchsonografie, bei der Gallensteine in der Gallenblase oder eine Choledochuserweiterung auf über 8 mm dargestellt werden können. Bei Verdacht auf Choledocholithiasis sollte eine ERCP erfolgen, um den obstruierenden Stein darstellen und in der gleichen Sitzung entfernen zu können.

Zusätzlich sollte eine Ösophagogastroduodenoskopie erfolgen, da die geschilderten Beschwerden wie Völlegefühl, Übelkeit oder Schmerzen im Oberbauch auch durch eine Gastritis oder Ulcera ventriculi et duodeni ausgelöst werden können.

▶ **Therapie.** Jede symptomatische Cholezystolithiasis muss therapiert werden. Dabei steht die Cholezystektomie – laparoskopisch bzw. offen – an erster Stelle. Die laparoskopische Cholezystektomie ist heute die operative Therapie der Wahl. Vorteile sind hier geringe Wundschmerzen und Wundheilungsstörungen, seltene Passagestörungen sowie ein günstiges kosmetisches Ergebnis. Eine kürzere Verweildauer (3–4 d; bei konventioneller Cholezystitis 7 d) der Patienten im Krankenhaus resultiert hieraus. Kontraindikationen einer laparoskopischen Cholezystektomie sind akute Cholezystitis (relativ), Gallenblasenempyem, Schrumpfgallenblase, abdominelle Voroperationen im Oberbauch, V. a. Karzinom sowie Leberzirrhose mit portaler Hypertension.

Bei Verdacht auf eine Choledocholithiasis und präoperativ nicht erfolgter ERCP sollte ergänzend eine intraoperative Gallengangsrevision – laparoskopisch oder offen – erfolgen.

Zu den alternativen Behandlungsmethoden der Cholezystolithiasis ohne Komplikationen gehört die medikamentöse Litholyse. Hierbei erfolgt durch die orale Zufuhr von Gallensäuren (z. B. Chenodesoxycholsäure) eine Auflösung der Gallensteine. Diese Behandlung ist jedoch relativ langwierig (mindestens 15 Monate), erfordert eine hohe Compliance des Patienten und stellt bestimmte Voraussetzungen (nur Cholesterinsteine < 10 mm, Gallenblase darf höchstens bis zur Hälfte mit Steinen gefüllt sein). Nach 12 Monaten haben sich ca. 80 % der Steine aufgelöst, die Rezidivquote liegt jedoch bei 30–50 % in 5 Jahren. Ein weiteres alternatives Verfahren ist die **extrakorporale Stoßwellenlitho-tripsie** (ESWL), bei der das Konkrement sonografisch oder röntgenologisch geortet und durch darauf fokussierte Stoßwellen zertrümmert wird.

Die nichtchirurgischen Verfahren der Steinbeseitigungen haben praktisch keine Bedeutung mehr, da die Therapiedauer der Litholyse bis zu 2 Jahre beträgt, bei einer Erfolgsrate von nur ca. 70 %. Die Rezdivrate liegt bei bis zu 50 % in 5 Jahren.

Zusatzthemen für Lerngruppen ➔•

- Anatomie der Gallenblase, der Gallenwege und des Pankreas
- Differenzialdiagnosen mit Abgrenzungskriterien zum Gallensteinleiden
- Vor- und Nachteile der laparoskopischen Operation
- Postcholezystektomiesyndrom

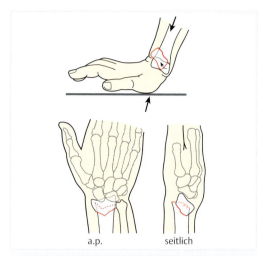

Abb. 63.2 typische Frakturdislokationen: a) nach radial = Bajonett-Stellung; b) nach dorsal = Fourchette-Stellung (aus Schumpelick V, Bleese N, Mommsen U, Kurzlehrbuch Chirurgie, Thieme, 2010)

63 Distale Radiusfraktur

63.1 Welche Diagnose stellen Sie anhand von Anamnese, Klinik und Röntgenaufnahme?

Distale Radiusfraktur vom Extensionstyp (**Colles-Fraktur**): Anamnese (Sturz auf die rechte Hand), Klinik (schmerzhafte Gelenkschwellung und Bewegungseinschränkung) und Röntgenaufnahme (Fraktur des Radius distal)

63.2 Erklären Sie anhand dieses Röntgenbildes die sog. Fourchette- und Bajonett-Stellung!

- **Fourchette-Stellung**: Gabelstellung durch Dorsalluxation des Fragments in der seitlichen Projektion
- **Bajonett-Stellung**: Aufgrund einer Radialluxation des Fragments durch die starke radialseitige Muskulatur sitzt die Hand mit dem Knochenfragment wie ein Bajonett auf einem Gewehrlauf, sichtbar in der a. p.-Projektion.

63.3 ! Nennen Sie die Prinzipien der Behandlung der distalen Radiusfraktur! Was ist der Böhler-Gelenkwinkel?

- **Ziel der Therapie**: Wiederherstellung der Radiuslänge und der Gelenkwinkel nach Böhler (s. ▶ Abb. 63.3) sowie der Gelenkflächen
- **konservative Therapie**:
  - **Indikationen**: stabile extraartikuläre Frakturen, gering dislozierte intraartikuläre Frakturen
  - **Prinzipien**: Reposition des dislozierten Fraktur unter Narkose, Plexusanästhesie oder Bruchspaltanästhesie; Fixation in Gipsschiene für 4–6 Wochen
- **operative Therapie**:
  - **Indikationen**: offene Frakturen, instabile Frakturen, Flexionsfrakturen (Smith-Fraktur), dislozierte intraartikuläre Frakturen, irreponible Frakturen, Trümmerfrakturen, akute Durchblutungsstörungen nach Reposition, sekundär dislozierte Frakturen
  - **Prinzipien**: perkutane Kirschner-Drähte, Schrauben- oder Plattenosteosynthese, Fixateur externe, Zuggurtung (z. B. bei Abriss des Proc. styloideus), winkelstabile Plattensysteme

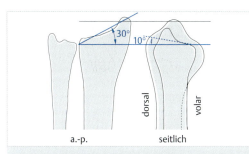

Abb. 63.3 Radiusgelenkwinkel nach Böhler (aus Bühren V, Keel M, Marzi I, Checkliste Traumatologie, Thieme, 2011)

63.4 Welche Therapie schlagen Sie der Patientin vor?

Da es sich hierbei um eine intraartikuläre Fraktur handelt, sollte bei der noch (relativ) jungen Patientin zur Wiederherstellung der Radiuslänge und des Gelenkwinkels eine operative Reposition und Osteosynthese mittels Kirschnerdrähten oder Plattenosteosynthese durchgeführt werden.

Kommentar

▶ **Allgemeines.** Die **distale Radiusfraktur** ist die **häufigste Fraktur** des Menschen.

▶ **Ätiopathogenese.** Die sog. **Colles-Fraktur** oder Radiusfraktur „loco typico" entsteht durch einen Sturz auf die dorsalextendierte Hand (Extensionsfraktur), das abgesprengte Knochenfragment disloziert hierbei nach radial und dorsal. Bei einem Sturz auf die palmarflektierte Hand disloziert das Frakturfragment nach radial und palmar, man spricht dann von einer sog. **Smith-Fraktur** (Flexionsfraktur). Eine Sonderform stellt die **Galeazzi-Fraktur** dar, bei der es neben einer Radiusfraktur zu einer Luxation der Ulna im distalen Radioulnargelenk kommt.

▶ **Klinik.** Es treten die typischen Zeichen einer Fraktur wie **Schwellung, Gelenkfehlstellung** (z. B. Bajonett- oder Fourchettestellung, s. Antwort zu Frage 63.2) sowie **schmerzhafte Bewegungseinschränkungen** auf.

▶ **Diagnostik.** Die Diagnose wird durch eine **Röntgenaufnahme** des Handgelenks in 2 Ebenen gesichert.

▶ **Therapie.** Siehe Antwort zu Frage 63.3.

> **Zusatzthemen für Lerngruppen** →•
>
> • Anatomie des Unterarms und des Handgelenks
> • Unterarmschaftfraktur
> • AO-Klassifizierung der Frakturen

64 Nabelhernie

64.1 Nennen Sie weitere Hernien, die an der vorderen Bauchwand auftreten können!

• **epigastrische Hernie:** zwischen Xiphoid und Nabel in der Linea alba
• **Spieghel-Hernie** (Hernia linea semilunaris): zwischen Linea semilunaris und lateraler Rektusscheide, meist in Höhe der Linea arcuata
• **Rektusdiastase:** Auseinanderweichen der Rektusmuskulatur im Bereich der Linea alba (eigentlich keine echte Hernie, da keine Bruchpforte)

64.2 ! Was versteht man unter einer sog. Richter-Littré-Hernie?

Bei der **Richter-Littré-Hernie** handelt es sich um die Einklemmung von Darmwandanteilen bei erhaltener Darmpassage. Hierdurch kommt es zu einer lokalen Darmwandnekrose (Meckel-Divertikel im Bruchsack = Littré-Hernie).

64.3 Beschreiben Sie die Therapie der Nabelhernie!

Operation nach Spitzy: Abtragung des Bruchsackes vom Bauchnabel, Reposition des Bruchinhaltes und Verschluss der Bruchpforte durch Einzelknopfnähte.
Bei großen Nabelhernien wird eine Verstärkung der Bauchwand mittels eines Kunststoffnetzes - offen-chirurgisch oder laparoskopisch - durchgeführt.

64.4 Wie würden Sie bei einer Nabelhernie eines 1-jährigen Kindes therapeutisch vorgehen?

• Zuwarten, da sich angeborene Nabelhernien bis zum 2. Lebensjahr fast immer spontan verschließen, es besteht nur eine geringe Inkarzerationsgefahr

• Operation nur bei großem Bruchsack, Größenzunahme oder ausbleibendem Verschluss nach dem 2. Lebensjahr

Kommentar

▸ **Definition.** Der **Nabel** stellt eine natürliche Bruchlücke dar, wobei die Bruchpforte durch den Anulus umbilicalis gebildet wird.

▸ **Ätiologie.** Nabelhernien (Syn.: Hernia umbilicalis) sind entweder angeboren oder erworben. Angeborene Nabelhernien entstehen durch einen ausbleibenden Verschluss des physiologischen Nabelbruchs. Erworbene Nabelhernien können im Kindesalter durch vermehrtes Pressen und Husten entstehen, wie z. B. bei pulmonalen Infekten oder Passagestörungen des Darms. Im Erwachsenenalter sind vor allem Frauen jenseits des 40. Lebensjahres betroffen.
   Prädisponierende Faktoren sind Schwangerschaft, Adipositas oder rezidivierender Aszites bei Leberzirrhose.

▸ **Klinik.** Oft bestehen lokalisierte Schmerzen evtl. mit Rötung oder Schwellung im Nabelbereich.

▸ **Diagnostik.** Die Diagnose ist meist durch die klinische Untersuchung zu stellen. Hierbei findet man eine exzentrische Einengung des Nabels mit Vorwölbung der Nabelhaut. Bei unklaren Befunden kann ergänzend eine Sonografie durchgeführt werden.

▸ **Therapie.** Siehe Antworten zu Fragen 64.3 und 64.4.
   Nabelhernien lassen sich oft nicht reponieren, so dass eine operative Therapie wegen der Inkarzerationsgefahr von Darmanteilen indiziert ist.

65 Halswirbelsäulen-Trauma

65.1 Welche Diagnose stellen Sie?

Halswirbelsäulen-Trauma (HWS-Trauma): Anamnese (Unfallhergang, Auffahrunfall von hinten) und Klinik (Schmerzen in der Halswirbelsäule, passagere Kribbelparästhesien in den Händen)

65.2 ! Welchem Grad nach der Einteilung nach Erdmann entspricht diese Verletzung?

Bei der Einteilung nach Erdmann handelt es sich um eine Einteilung nach den Schweregraden der Halswirbelsäulenverletzungen. Bei der Patientin handelt es sich entsprechend der Klinik um eine Verletzung vom Schweregrad II (vgl. ▸ Tab. 65.1).

Tab. 65.1 Gradeinteilung nach Erdmann

Grad I	HWS-Distorsion ohne neurologische Ausfälle, beschwerdefreies Intervall > 1 h; Röntgen: unauffällig
Grad II	Gelenkkapselrisse, Muskelzerrungen, retropharyngeales Hämatom ohne neurologische Ausfälle, beschwerdefreies Intervall < 1 h; Röntgen: HWS-Steilstellung
Grad III	Frakturen, Luxationen, Bandscheibenrisse, Bandrupturen, neurologische Defizite, kein beschwerdefreies Intervall; Röntgen: Fehlstellung

65.3 Worauf müssen Sie bei der klinischen Untersuchung besonders achten?

• Druckschmerz im Bereich der gesamten Wirbelsäule, insbesondere der HWS: Ausschluss von Kettenfrakturen (Wirbelsäule, Becken, Bein, Fuß)
• Motorische oder sensible Ausfälle an den Extremitäten: Rückenmarksverletzung
• Gurtprellmarken am Thorax und Abdomen: Contusio cordis, Sternumfraktur
• Druckschmerz im Bereich des Abdomens: Milzverletzung

65.4 Sie füllen eine Röntgenanforderung für die Radiologie aus. Was möchten Sie alles untersuchen lassen?

• **Röntgen**: obligat HWS in 2 Ebenen einschließlich Dens-Zielaufnahme, ggf. BWS und LWS in 2 Ebenen
• ggf. **CT**: HWS mit zervikothorakalem Übergang
• ggf. **Sonografie des Abdomens**: freie Flüssigkeit im Douglas, im Morrisonpouch (Raum zwischen Leber und rechter Niere) oder im Kollerpouch (zwischen Milz und linker Niere), Organstatus

65.5 Wie gehen Sie therapeutisch bei der Patientin vor?

• Anlage einer weichen Halskrawatte (2–3 d)

- medikamentöse Therapie: nichtsteroidale Antiphlogistika (z. B. Diclofenac), Muskelrelaxanzien (z. B. Tetrazepam) s. Kommentar
- klinische Kontrolle nach 3–4 d, bei Beschwerden: Funktionsaufnahmen der HWS in Inklination und Reklination, ggf. CT, MRT

Kommentar

▶ **Definition.** Unter einem **HWS-Trauma** (Syn.: Schleudertrauma) versteht man eine Weichteilverletzung der Halswirbelsäule evtl. mit neurologischen Ausfällen, Bandläsionen, Luxationen oder Frakturen. Zur **Einteilung nach Erdmann** s. Antwort zu Frage 65.2.

▶ **Ätiopathogenese.** Ein HWS-Trauma entsteht typischerweise im Rahmen eines Pkw-Auffahrunfalls durch eine Hyperflexions-/Hyperextensionsbewegung. Seltenere Ursache ist eine direkte Krafteinwirkung auf den Kopf durch einen Sturz oder Sprung in flaches Wasser.

▶ **Klinik.** Die Patienten beschreiben in Abhängigkeit vom Ausmaß der Krafteinwirkung unmittelbar oder nach einigen Stunden **Nacken- und Hinterkopfschmerzen**, die in den Rücken und die Schultern ausstrahlen. Die Beweglichkeit der Halswirbelsäule ist schmerzhaft eingeschränkt. Oft klagen die Patienten auch über **Parästhesien** in Armen und Beinen, die jedoch – sofern keine Luxationen oder Frakturen vorliegen – nach einiger Zeit wieder verschwinden. Begleitend können Übelkeit, Schwindel und Tinnitus auftreten.
Bei einer Verletzung vom Grad III kommt es unmittelbar nach dem Unfall zu starken Schmerzen in der HWS und neurologischen Ausfällen.

▶ **Diagnostik.** Die Diagnose wird anhand der **Anamnese** (Unfallhergang), **Klinik** (Schmerzen, neurologische Symptomatik), einer **Röntgenaufnahme der HWS** in 2 Ebenen und einer **Dens-Zielaufnahme** gestellt. Liegen hier unklare Befunde vor, sollte ergänzend eine Computertomografie bzw. MRT durchgeführt werden.

▶ **Therapie.** Die Therapie ist abhängig vom Grad der Verletzung. Bei Verletzungen vom Grad I und II ist eine kurzzeitige Ruhigstellung mit einer Schanz-Krawatte unter Analgesie (z. B. Diclofenac) ausreichend, bei Beschwerdepersistenz können auch Massagen oder Physiotherapie erfolgen. Weiterhin sollten Muskelrelaxanzien und Antiphlogistika verabreicht werden, da es andernfalls durch die muskuläre Schonung langfristig zu einer Schmerzzunahme kommt. Bei Verletzungen vom Grad III mit Frakturen oder Luxationen ist meist eine operative Stabilisierung notwendig.

Zusatzthemen für Lerngruppen

- Anatomie der Halswirbelsäule
- Wirbelkörperfrakturen (insb. Atlas- und Densfrakturen)

66 Wundheilung

66.1 **Nennen Sie die 5 Kardinalsymptome einer Infektion!**

Die 5 Kardinalsymptome der Entzündung sind: **Rötung** (Rubor), **Überwärmung** (Calor), **Schwellung** (Tumor), **Schmerz** (Dolor) und **Funktionseinschränkung** (Functio Laesa).

66.2 **! Auf die Intaktheit welcher Struktur sollten Sie bei diesem Patienten achten?**

Die **Faszie** muss intakt sein! Andernfalls besteht eine offene Verbindung zur Bauchhöhle („Platzbauch") und es muss eine Revision der Wunde erfolgen.

66.3 **Beschreiben Sie kurz den Ablauf der Wundheilung!**

- **Exsudationsphase** (ca. 1.–4. Tag):
  - Blutstillung durch Gerinnungsaktivierung und Vasokonstriktion
  - Verklebung der Wunde durch Fibrin
  - Infektabwehr durch Granulozyten und Histiozyten
- **Proliferationsphase** (ca. 4.–6. Tag):
  - Proliferation von Fibroblasten und Produktion von Proteoglykanen und Kollagenfasern
  - Umwandlung von Fibroblasten zu Myofibroblasten und Kontraktion der Wunde
  - Einsprossung von Kapillaren
- **Regenerationsphase** (ab 7. Tag):
  - Vernetzung von Kollagenfasern zu Bündeln, hierdurch zunehmende Reißfestigkeit der Wunde
  - Epithelialisierung der Wunde

- Fremdkörper, Infektion
- Begleiterkrankungen, z. B. Diabetes mellitus, Arteriosklerose, chronische Veneninsuffizienz, konsumierende Erkrankungen
- schlechter Ernährungszustand des Patienten (z. B. Hypoproteinämie, Vitaminmangel, Adipositas, Mangel an Mineralstoffen)
- Medikamente, z. B. Immunsuppressiva, Zytostatika, Glukokortikoide, Antikoagulanzien

- **hypertrophe Narbe**: Bindegewebsproliferation ist auf Narbe begrenzt, Narbe blasst nach ca. 1 Jahr ab
- **Narbenkeloid**: Übergreifen des Narbengewebes auf das umgebende gesunde Gewebe, Narbe erblasst nicht, ständiger Juckreiz (siehe
  ▸ Abb. 66.1).

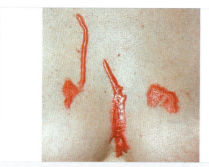

Abb. 66.1 Keloid (aus Moll I, Duale Reihe Dermatologie, Thieme, 2010)

Kommentar

▸ **Definition.** Unter Wundheilung versteht man einen Defektverschluss von zerstörtem Gewebe durch vernarbendes Bindegewebe und Epithelregeneration. Es wird hierbei die Regeneration (gewebsspezifischer Ersatz) von der Reparation (Ersatz durch unspezifisches Binde- oder Stützgewebe) unterschieden.

▸ **Formen.** Man unterscheidet 4 Formen der Wundheilung: **Primärheilung** (Sanatio per primam intentionem = p. p.-Heilung), **verzögerte Primärheilung**, **Sekundärheilung** (Sanatio per secundam intentionem = p.s.-Heilung) sowie die **regenerative Heilung oberflächlicher Wunden**. Primärheilung findet bei nichtinfizierten, spannungsfrei chirurgisch genähten oder geklammerten Wunden (z. B. Platzwunde, OP-Wunde) statt. Bei infizierten Wunden oder offener Wundversorgung (z. B. nach Abszessexzision) erfolgt die sekundäre Wundheilung.

▸ **Pathophysiologie.** Jede Wundheilung verläuft typischerweise in 3 Phasen: Exsudations-, Proliferations- und Regenerationsphase (s. Antwort zu Frage 66.3). Die normale Wundheilung kann durch verschiedene Faktoren gestört und dadurch verzögert werden (s. Antwort zu Frage 66.4).

▸ **Klinik.** Siehe Antwort zu Frage 66.1.

▸ **Diagnostik.** Die Diagnose einer Wundheilungsstörung wird klinisch gestellt. Bei Infektionszeichen kann ein Wundabstrich zur mikrobiologischen Untersuchung abgenommen werden.

▸ **Therapie.** Ziel der Wundversorgung ist die Vermeidung einer Wundheilungsstörung, z. B. durch eine Infektion. Aus diesem Grund sollten Wunden möglichst unter sterilen Bedingungen behandelt werden.

Bei **unkomplizierten Wunden** ist folgendes Vorgehen innerhalb von 6 Stunden nach der Verletzung indiziert: Nach erfolgter Lokal- (z. B. Oberst-Leitungsanästhesie an Fingern/Zehen oder Plexusanästhesie) oder Allgemeinanästhesie kann die Exploration der Wunde erfolgen. Hierbei wird besonders auf Verletzungen tieferer Strukturen, z. B. Sehnen, Nerven, Gefäße oder Organe, geachtet. Dann wird die Wunde gereinigt und mit physiologischer Kochsalzlösung und Wasserstoffperoxid (H_2O_2) ausgespült. Größere Fremdkörper werden entfernt. Bei **stark verschmutzten Wunden** oder zerfetzten Wundrändern erfolgt die Wundrandausschneidung nach Friedrich zur Entfernung von nekrotischen Gewebeanteilen. Im Gesicht und an den Händen sollte dies nicht geschehen, da die Spannung bei Adaptation der Wundränder durch die Naht zu groß wird und die Durchblutung so gut ist, dass meist keine Probleme bei der Wundheilung entstehen. Daran schließt sich der schichtweise Wundverschluss an. Für tiefe subkutane Nähte wird resorbierbares (z. B. Vicryl) und für die Hautnaht zumeist nicht resorbierbares Nahtmaterial (z. B. Prolene) verwendet. Abschließend wird ein steriler Verband angelegt. In Abhängigkeit vom Verschmutzungsgrad der Wunde kann prophylaktisch auch ein Antibiotikum, z. B. ein Cephalosporin (Orelox 2 × 200 mg/d), gegeben werden. Oberflächliche Wunden werden heute auch zunehmend mit Klammerpflastern (Steristrips) oder Gewebeklebern (Dermabond) versorgt.

Bei Wunden, die **älter als 6 Stunden sind,** sowie tiefen, stark verschmutzten Wunden und bei Wundheilungsstörungen (z. B. im Bereich einer OP-Narbe) wird eine **sekundäre Wundversorgung** durchgeführt. Das heißt, die Wunde wird zunächst nur gesäubert und steril verbunden. Es erfolgen tägliche Wundkontrollen. Nach Bildung von sauberem Granulationsgewebe (meist nach 3–8 Tagen) kann die Wunde sekundär verschlossen werden.

Generell sollte bei allen frischen Wunden der **Tetanusschutz überprüft** (Impfausweis!) und gegebenenfalls erneuert werden.

Zusatzthemen für Lerngruppen ➙•

- Therapie bei Biss- und tiefen Stichwunden
- Vorgehen bei Wunden im Gesicht und an den Händen
- Oberst-Leitunganästhesie

---

67 Analkarzinom

67.1 Nennen Sie mindestens 5 Differenzialdiagnosen, die Sie in Betracht ziehen müssen!

- **Analfissur**: meist bei 6 Uhr Steinschnittlage (SSL) längsverlaufender Hauteinriss
- **Hämorrhoiden**: meist bei 4/7/11 Uhr SSL Knoten
- **Hypertrophe Analpapillen**: gutartige, mit Plattenepithel überzogene Fibrome ohne Entartungstendenz, von Linea dentata ausgehend; derbe Konsistenz, aber glatte Oberfläche
- **Basaliom**: infiltrierend wachsender, exulzerierender Prozess, keine Metastasierung (semimaligner Tumor); histologische Untersuchung
- **Morbus Bowen**: chronisch-entzündliches, intraepidermal gelegenes Carcinoma in situ; histologische Untersuchung
- **Condyloma accuminata**: spitze papillomatöse Wucherungen v. a. im Anogenitalbereich; klinisches Bild und HPV-Nachweis
- **Condyloma lata**: breite, oberflächlich erodierte, nässende Papeln im Anogenitalbereich, Sekundärstadium der Lues; klinisches Bild und Luesserologie

67.2 Welcher Schritt zur Diagnosesicherung ist als nächstes indiziert?

Biopsie im Rahmen einer **Rektoskopie,** histopathologische Untersuchung

67.3 Welche weiteren Untersuchungen sind zum Staging notwendig?

- **Endosonografie**: Bestimmung der Tiefeninfiltration
- **Koloskopie oder Kolon-Kontrasteinlauf**: Suche nach Zweittumoren
- **CT/MRT von Abdomen und Becken**: Nachweis von Fernmetastasen, lokale Tumorausdehnung
- **Röntgen Thorax**, ggf. CT Thorax: Nachweis einer pulmonalen Metastasierung

67.4 Wie therapiert man ein Plattenepithelkarzinom des Analkanals im Gegensatz zum Adenokarzinom des Analkanals?

- **Plattenepithelkarzinom des Analkanals**:
  - Kombinierte **Radio-Chemotherapie** (5-FU und Mitomycin-C), ggf. im Afterloading-Verfahren
  - Abdominoperineale Rektumamputation mit Anlage eines Anus praeternaturalis bei Rezidivtumoren oder mangelndem Ansprechen auf Radio-Chemotherapie
- **Adenokarzinom des Analkanals**: primär chirurgische Therapie (abdominoperineale Rektumamputation mit Anlage eines Anus praeternaturalis)

Kommentar

▶ **Definition.** Das Analkarzinom ist ein relativ seltener Tumor des Gastrointestinaltrakts, sein Anteil beträgt lediglich 5 %. Es werden Analrand- von Analkanalkarzinomen unterschieden. Histologisch lassen sich vor allem **Plattenepithelkarzinome** (90 %) nachweisen. Das Analkarzinom metastasiert frühzeitig lymphogen in die Leisten-, Iliakal- und Mesenteriallymphknoten.

▶ **Ätiologie.** Diskutiert wird eine virale Genese, da sich Humane Papillomaviren (HPV 16) zu 90 % bei Analkarzinomen finden.

▶ **Klinik.** Die Patienten berichten über **Juckreiz, anale Missempfindungen** und **Kontaktblutungen.** Im weiteren Verlauf kommt es zu **Schmerzen**, bei Infiltration des Sphinkters zu **Kontinenzstörungen.**

▶ **Diagnostik.** Bei der klinischen Untersuchung findet sich ein derber, ulzerierter Prozess, der evtl. auch exophytisch wächst, möglicherweise sind vergrößerte Lymphknoten in der Leistenregion zu tasten. Die Diagnose wird anhand multipler Biopsien gestellt, die im Rahmen einer Proktoskopie entnommen werden. Nach der Diagnosesicherung muss ein komplettes Staging (s. Antwort zu Frage 67.3) durchgeführt werden.

▶ **Therapie.** Die Therapie erfolgt in Abhängigkeit vom histologischen Befund und der Lokalisation (Analkanalkarzinome s. Antwort zu Frage 67.4). Bei **Analrandkarzinomen** kann bei geringer Tiefenausdehnung auch eine lokale Exzision mit Nachbestrahlung versucht werden, bei Infiltration des Sphinkterapparates ist eine Rektumamputation notwendig.

▶ **Prognose.** Die 5-Jahres-Überlebensrate beträgt für Patienten mit Analrandkarzinomen ca. 60–85 %, für Patienten mit Analkanalkarzinomen ca. 30–50 % in Abhängigkeit vom jeweiligen TNM-Stadium.

Zusatzthemen für Lerngruppen ➔•

- Kolonkarzinom
- TNM-Stadien der Analkarzinome

---

68   Schenkelhalsfraktur

68.1 Welche Diagnose stellen Sie anhand von Klinik, Anamnese und Röntgenaufnahme?

mediale Schenkelhalsfraktur: Anamnese (Sturz auf Hüfte), Klinik (schmerzhafte Bewegungseinschränkung des Beins, Bein verkürzt und außenrotiert) und Röntgenaufnahme (nach kranial dislozierte Schenkelhalsfraktur links mit steil verlaufender und direkt unterhalb des Femurkopfes beginnender Frakturlinie)

68.2 Nennen Sie eine Einteilung dieser Frakturen! Wie würden Sie die vorliegende Fraktur bei der Patientin hierbei einordnen?

Man unterscheidet zwischen **medialen** und **lateralen Schenkelhalsfrakturen**. Mediale Schenkelhalsfrakturen liegen innerhalb der Gelenkkapsel und sind sehr häufig. Eine Einteilung der medialen

Schenkelhalsfrakturen erfolgt nach **Pauwels** aufgrund des Winkels zwischen einer Horizontalen und der Frakturlinie im a. p. Röntgenbild (▶ Abb. 68.2). Bei der Patientin handelt es sich um eine mediale Schenkelhalsfraktur vom Adduktionstyp (Pauwels III), da der Winkel zwischen Horizontaler und dem Bruchlinienverlauf über 70 % beträgt.

- Typ I (Abduktionsfraktur): Winkel < 30°
- Typ II: Winkel zwischen 30° und 70°
- Typ III (Adduktionsfraktur): Winkel > 70°

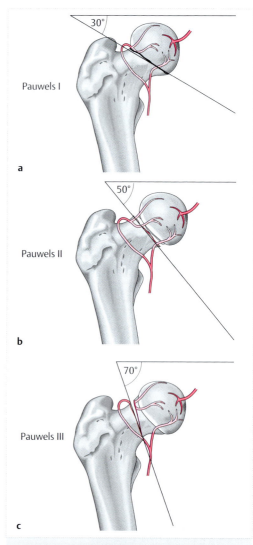

Abb. 68.2 Klassifikation nach Pauwels (aus Wirth C, Mutschler W-E, Praxis der Orthopädie und Unfallchirurgie, Thieme, 2008)

- **Stationäre Aufnahme zur Versorgung der Fraktur**: Lagerung des Beines auf Schiene, Legen eines venösen Zugangs, Infusionstherapie, evtl. Schmerztropf, Thromboseprophylaxe mit niedermolekularem Heparin, bei starken Schmerzen auch Extension
- **OP-Vorbereitung**: Blutentnahme, Blutkonserven anfordern, Röntgen-Thorax, chirurgische und anästhesiologische Aufklärung

Bei dem Frakturtyp Pauwels III wirken sehr starke Schub- und Scherkräfte, die zu einer Instabilität der Fraktur führen, so dass eine Heilung ohne Operation nicht möglich ist. Im vorliegenden Fallbeispiel ist die Operation bei der 80-jährigen Patientin möglicherweise sogar lebensrettend, da eine längere Immobilisation mit möglichen Komplikationen (Pneumonie, Thrombembolie) sowie Pseudarthrose vermieden werden kann. Die Patientin sollte mit einer Teilendoprothese (Duokopfendoprothese) versorgt und sofort wieder mobilisiert werden. Alternativ kann bei vorbestehender Hüftgelenksarthrose auch eine Totalendoprothese (TEP) mit Ersatz der Pfanne und des Femurkopfes erfolgen.

Kommentar

▶ **Definition und Einteilung.** Bei den **Schenkelhalsfrakturen** handelt es sich um einen Bruch zwischen Hüftkopf und Trochanter major. Man unterscheidet entsprechend dem Ansatz der Gelenkkapsel intrakapsuläre **mediale** und extrakapsuläre **laterale Schenkelhalsfrakturen**. Zur Einteilung nach Pauwels s. Antwort zu Frage 68.2.

▶ **Ätiopathogenese.** Die mediale Schenkelhalsfraktur ist die typische Fraktur des alten Menschen mit bereits osteoporotischen Veränderungen des Knochens. Meist reicht hier dann schon ein geringes Trauma aus. Bei jungen Menschen tritt eine Schenkelhalsfraktur nur bei sehr stark einwirkenden Kräften auf, z. B. im Rahmen eines Unfalls.

▶ **Klinik.** Bei **instabilen Frakturen** (Adduktionsfraktur, Pauwels Typ III) findet man eine **Verkürzung** (Trochanterhochstand) und **Außenrotation** des Beines, die Bewegung des Beines in der Hüfte ist schmerzhaft eingeschränkt. Bei **stabilen Frakturen** (Abduktionsfraktur, eingestauchte Fraktur, Pauwels Typ I) liegt meist **keine Fehlstellung** des Beines vor und es treten nur **geringe Schmerzen** bei Bewegung auf.

▶ **Diagnostik.** Der Unfallhergang sollte erfragt werden. Dem Patienten sind bei nur geringer Krafteinwirkung oder Ermüdungsbrüchen häufig keine Besonderheiten erinnerlich. Bei der klinischen Untersuchung müssen Durchblutung, Motorik und Sensibilität (DMS) des Beines überprüft werden. Klinische Frakturzeichen können bei den stabilen (eingestauchten) Frakturen fehlen! Es sollten eine **Röntgenübersichtsaufnahme** des Beckens sowie Röntgenaufnahmen der Hüfte a. p. und axial angefertigt werden.

▶ **Therapie.** Die Therapie richtet sich nach der Größe des Bruchwinkels (s. Antwort zu Frage 68.2). Je größer der Winkel, desto größer ist auch die Gefahr, dass die Fraktur disloziert! **Frakturen vom Typ I** (nach Pauwels) sind aufgrund des flachen Winkels und des Muskelzugs meist ausreichend stabilisiert. Hier ist ein konservatives Vorgehen mit Lagerung des Beines in einer flachen Schaumstoffschiene sowie Schmerztherapie, Atemgymnastik und Thromboseprophylaxe möglich. Sobald der akute Frakturschmerz nachlässt, kann der Patient unter krankengymnastischer Anleitung mit 2 Unterarmgehstützen wieder voll belastet werden (sog. frühfunktionelle Mobilisierung). **Frakturen vom Typ II** (nach Pauwels) werden meist operativ mit Spongiosaschrauben stabilisiert, ein konservatives Vorgehen ist ebenfalls möglich. Bei konservativ behandelten Abduktionsfrakturen kommt es in ca. 10–30 % der Fälle zu einer sekundären Instabilität, die eine operative Behandlung erfordert. Daher werden in vielen Kliniken auch Frakturen vom Typ I und II (nach Pauwels) primär mittels Schraubenosteosynthese stabilisiert. Man beobachtet dann lediglich noch bei ca. 2–5 % der operierten Patienten eine sekundäre Instabilität und Dislokationen. Bei **Frakturen vom Typ III** (nach Pauwels) besteht **immer** eine **Operationsindikation**. Zum Einsatz kommen verschiedene Osteosyntheseverfahren (z. B. 3 Spongiosaschrauben, dynamische Hüftschraube [DHS]). In Abhängigkeit der arthrotischen Gelenkveränderungen kommt beim älteren Menschen v. a. die zementierte Totalendoprothese (TEP) mit dem Vorteil einer schnellen postoperativen Mobilisierung zum Einsatz (s. Antwort zu Frage 68.4). Bei geplanter „kopferhaltender" Osteosynthese ist eine Operation innerhalb von 6 Stunden nach dem Trauma notwendig, da es andernfalls aufgrund der Minderperfusion des Femurkopfes zu einer erhöhten Rate an Femurkopfnekrosen kommt. Die Minderperfusion ist zurückzuführen auf eine Verletzung versorgender Gefäße und/oder das intrakapsuläre Hämatom mit Erhöhung des intrakapsulären Drucks. Auch die Anlage einer Extension wird in diesem Zusammenhang kritisch betrachtet, da hierdurch der intrakapsuläre Druck bis auf das 3-Fache ansteigen kann. Im Falle einer geplanten Endoprothese mit Ersatz des Femurkopfes kann eine Extension bei Dislokation des Fragments und Schmerzen angelegt werden, hier ist dann keine Sofortoperation notwendig. Bei nichtoperativer Behandlung sollte bei nachgewiesener Kapselspannung eine Gelenkpunktion zur Drucksenkung erfolgen.

Laterale Schenkelhalsfrakturen müssen nicht innerhalb der ersten 6 Stunden versorgt werden, da der Frakturspalt außerhalb der Gelenkkapsel liegt. Sie werden wie mediale Schenkelhalsfrakturen osteosynthetisch versorgt.

▶ **Prognose.** Hüftkopfnekrosen werden sowohl bei nichtoperativer Therapie als auch bei „kopferhaltender" Osteosynthese in bis zu 30 % der Fälle beobachtet. Hier muss dann sekundär eine endoprothetische Versorgung erfolgen.

Zusatzthemen für Lerngruppen ➜•

- pertrochantäre Fraktur
- Femurschaftfraktur
- Anatomie des Hüftgelenks
- Einteilung der Schenkelhalsfrakturen nach Garden

---

69   Subclavian-Steal-Syndrom

69.1   Welche Erkrankung vermuten Sie?

Subclavian-Steal-Syndrom: Schmerzen im Arm, Schwindel sowie Sehstörungen unter Belastung, in Ruhe beschwerdefrei

69.2   Nennen Sie zwei Untersuchungen, die Sie zur Diagnose führen! Was erwarten Sie?

- **Doppler- bzw. (Farb-)Duplexsonografie der hirnversorgenden Arterien**: Strömungsumkehr in der A. vertebralis, v. a. nach Provokation einer Hypoxämie/Sauerstoffschuld der Extremität durch Anlage einer Staubinde/Blutdruckmanschette
- **CT oder MR-Angiografie der supraaortalen Gefäße**: Verschluss der proximalen A. subclavia links oder des Truncus brachiocephalicus rechts, jeweils **vor** dem Abgang der A. vertebralis

69.3   Erläutern Sie die pathophysiologischen Vorgänge, die zu den Beschwerden des Patienten führen!

Durch den Verschluss der A. subclavia links vor dem Abgang der A. vertebralis kommt es bei Belastung des linken Armes zu einer Strömungsumkehr in der A. vertebralis zugunsten der A. axillaris. Hierdurch kommt es zu einem Blutentzug („Steal") aus dem vertebrobasilären Stromgebiet zugunsten der Armversorgung.

69.4   Diskutieren Sie die Therapie!

- **interventionell**: PTA (perkutane transluminale Angioplastie, s. Kommentar)
- **operativ**: nur bei ausgeprägter Symptomatik; Bypass zwischen ipsilateraler A. carotis communis zur A. subclavia distal der Stenose (Verfahren der Wahl) *oder* Transposition der distal der Stenose gelegenen A. subclavia auf die ipsilaterale A. carotis communis *oder* extraanatomische Bypässe

Kommentar

▶ **Definition und Pathogenese.** Beim Subclavian-Steal-Syndrom kommt es aufgrund eines **Verschlusses der proximalen A. subclavia links bzw. des Truncus brachiocephalicus rechts vor Abgang der A. vertebralis** zu einer **Strömungsumkehr** in der gleichseitigen A. vertebralis. Bei Belastung des Armes kommt es so zu einem Blutentzug aus den hirnversorgenden Gefäßen.

▶ **Klinik.** Die Minderperfusion des Gehirns äußert sich u. a. in Schwindel, Hör- und Sehstörungen, Parästhesien und Paresen. Am betroffenen Arm kann es zusätzlich zu Brachialgien und Claudicatio intermittens kommen.

▶ **Diagnostik.** Bei der Untersuchung fällt ein abgeschwächter oder aufgehobener **Radialispuls** sowie eine **Blutdruckdifferenz** > 30 mmHg an den oberen Extremitäten auf. Mittels **Dopplersonografie** lässt sich eine Strömungsumkehr in der A. vertebralis nachweisen (s. Antwort zu Frage 69.2), die **Angiografie** zeigt den Verschluss der proximalen A. subclavia.

▶ **Therapie.** Bei **asymptomatischen Zufallsbefunden** erfolgt **keine interventionelle/operative Therapie**, es sollten lediglich regelmäßig klinische und dopplersonografische Kontrollen sowie eine Prophylaxe mit Thrombozytenaggregationshemmern (z. B. ASS 100 mg/d) durchgeführt werden.

Das **Verfahren der Wahl beim symptomatischen** Subclavian-Steal-Syndrom ist heute die **perkutane transluminale Angioplastie** (PTA). Hierbei wird ein Ballonkatheter über einen transfemoralen Zugang oder über die A. brachialis bis zur Stenose vorgeschoben. Hier erfolgt die intravasale Gefäßdilatation durch vorsichtiges Aufblasen des Ballons an der Spitze des Katheters. Anschließend ist eine Stentimplantation an der Stelle der ehemaligen Stenose möglich. Operative Verfahren s. Antwort zu Frage 69.4.

Nach interventioneller und operativer Therapie muss eine Antikoagulanzientherapie zur Vermeidung einer Rethrombosierung erfolgen. Anfänglich ist eine Heparinisierung mit 20 000–30 000 IE/24 h i. v. (PTT 60–80 s), nach einigen Tagen die Umstellung auf einen Thrombozytenaggregationshemmer (z. B. ASS 300 mg/d) oder ADP-Antagonisten (z. B. Ticlopidin 2 × 250 g/d oder Clopidogrel 1 × 75 mg/d) als Dauertherapie erforderlich.

Zusatzthemen für Lerngruppen ➔•

- TIA hinteres Stromgebiet

---

70   Lungenembolie

70.1   Welche Verdachtsdiagnose stellen Sie?

V. a. Lungenembolie: akute Luftnot, Tachypnoe, Thoraxschmerz, Tachykardie, OP mit nachfolgender Immobilität

70.2   Nennen Sie mindestens 2 mögliche Differenzialdiagnosen!

- **übersehene Rippenfrakturen mit Pneumothorax:** einseitige, evtl. atemabhängige Thoraxschmerzen; zunehmende Dyspnoe; hypersonorer Klopfschall, abgeschwächtes bis aufgehobenes Atemgeräusch auf betroffener Seite
- **Myokardinfarkt:** akuter anhaltender Thoraxschmerz retrosternal mit Ausstrahlung in (linken) Arm, Schulter, Hals, Unterkiefer, Oberbauch; kein Nachlassen der Schmerzen bei Nitrogabe; Todesangst, Vernichtungsgefühl, Übelkeit, Erbrechen, Dyspnoe, Tachypnoe, evtl. Schock
- **Pneumonie:** hohes Fieber, Husten mit Auswurf, Dyspnoe, Tachypnoe, atemabhängige Thoraxschmerzen; klingelnde Rasselgeräusche, Stimmfremitus verstärkt, gedämpfter Klopfschall; bei atypischer Pneumonie auch schleichender Beginn mit leichtem Fieber, Kopfschmerzen, wenig produktivem Husten
- **schwerer Asthmaanfall ("Status athmaticus"):** Dyspnoe, Orthopnoe, Tachypnoe, Zyanose, Tachykardie; verlängerte Exspiration mit Giemen; exspiratorischer Stridor; im fortgeschrittenem Stadium Bradykardie, Atemerschöpfung, Somnolenz
- **akute Aortendissektion:** akuter, meist thorakaler Schmerz, in Rücken/Schulterblätter ausstrahlend; evtl. Pulsdifferenz an oberen Extremitäten
- **psychogene Hyperventilation:** Nervosität, Schwindel, Kopfschmerzen, Palpitationen, Atemnot, Parästhesien (v. a. perioral, an Akren), Bewusstlosigkeit
- **Anämie durch Blutverlust bei Oberschenkelfraktur:** Schock (Hf ↑, RR ↓); blasse, kaltschweißige Haut; Angst, Unruhe, später Bewusstseinseintrübung
- **Schädel-Hirn-Trauma:** Vigilanz-/Orientierungsstörungen, neurologische Ausfälle (Pupillenstörungen), vegetative Symptomatik (Schwindel, Brechreiz, Kreislaufinstabilität)

70.3   Welche Untersuchungen führen Sie durch, um Ihre Verdachtsdiagnose zu bestätigen oder auszuschließen?

- **RR- und Pulskontrolle, Pulsoxymetrie**
- Kontrolle der Drainagen/Wunde (Blutverlust?)
- Inspektion der Beine: Thrombose?
- **Blutgasanalyse:** arterieller pO_2-Abfall und pCO_2-Abfall

- **EKG**: nur in 50 % der Fälle typische Veränderungen wie Sinustachykardie, inkompletter Rechtsschenkelblock, S_IQ_{III}-Typ (tiefes S in Ableitung I und tiefes Q in Ableitung III), P-pulmonale (siehe ▶ Abb. 70.1)
- **Röntgen-Thorax**: meist unauffällig, evtl. keilförmiges Infiltrat oder Plattenatelektase; zusätzlich Ausschluss eines Pneumothorax
- **Labor**: Troponin T, Gesamt-CK, CK-MB, GOT, D-Dimere (nur eingeschränkter Nutzen, da Operation vorausgegangen), CRP, Fibrinogen, Leukozyten, PTT, TZ, Hb
- **Echokardiografie**: evtl. Zeichen der Rechtsherzbelastung, Nachweis von Thromben, nicht sehr sensitiv und spezifisch
- **Spiral-CT** (CT-Angiografie) des Thorax oder MRT-Angiografie: Darstellung des Thrombus
- **Pulmonalisangiografie: Goldstandard**, auch kleinste Thromben nachweisbar
- **Lungenperfusions- oder Ventilationsszintigrafie**: Alternative zum Angio-CT, Nachweis von Perfusionsdefekten infolge der Embolie (Vergleich mit aktueller Röntgen-Thorax-Aufnahme notwendig)
- **Diagnostik zur Ursachenabklärung: Duplex-Sonografie**: Nachweis einer tiefen Beinvenenthrombose

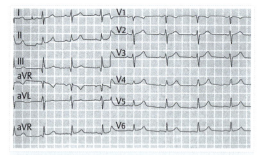

Abb. 70.1 EKG bei Lungenembolie (aus Thiemes Innere Medizin, Thieme, 1999)

70.4 Welche therapeutischen Erstmaßnahmen ergreifen Sie?

- Oberkörperhochlagerung
- Sauerstoffgabe über Nasensonde (4–6 l/min), ggf. Intubation und Beatmung
- Sedierung (z. B. Dormicum 5 mg i. v.) und Analgesie (z. B. Morphin 5–10 mg i. v.)
- Antikoagulation mit unfraktioniertem Heparin im Bolus mit 5 000–10 000 IE, dann Heparinisierung auf das 2–3fache der PTT, alternativ gewichtsadaptiert mit niedermolekularem Heparin; später orale Antikoagulation mit Cumarinen z. B. Phenprocoumon (Marcumar®)
- Bei hämodynamisch relevanter Embolie: systemische Thrombolyse, z. B. mit 100 mg rt-PA i. v. über 2 h; cave: hier nicht möglich, da vorangegangene OP eine Kontraindikation darstellt
- Ultima ratio: operative Embolektomie, jedoch hohe Letalität (30–50 %!)

Kommentar

▶ **Ätiologie.** Risikofaktoren für eine Lungenembolie sind u. a. Operationen mit nachfolgender Bettlägerigkeit wie im vorliegenden Fallbeispiel. Diese kann auch unter einer prophylaktischen Antikoagulation mit niedermolekularem Heparin (Fraxiparin) auftreten und sollte bei operierten Patienten immer bedacht werden. Die Thromboseinzidenz liegt in der Unfallchirurgie bei Femurfrakturen bei bis zu 80 % ohne Thromboseprophylaxe. Bei Prophylaxe mit konventionellem Heparin bei 30–35 %, mit niedermolekularem Heparin bei 15–20 %. Eine Senkung der postoperativen Thromboserate auf 0 % ist bei diesen Hochrisikopatienten heute noch nicht möglich. Neben chirurgischen Erkrankungen und Maßnahmen gehören zu den allgemeinen Risikofaktoren für eine Lungenembolie das weibliche Geschlecht, höheres Lebensalter, Adipositas, Schwangerschaft, Östrogene, Langstreckenflüge („Economy-class-syndrome"), aber auch internistische Grundkrankheiten wie Herzinsuffizienz, Malignome oder Thrombozytosen.

Die **Virchow-Trias** fasst die Ursachen für die Entstehung einer Phlebothrombose (Voraussetzung für die Entstehung einer Lungenembolie) zusammen: **Veränderung** der **Blutzusammensetzung** (Viskosität), der **Strömungsgeschwindigkeit** (Stase) und **Endothelläsion.**

▶ **Klinik.** Die Lungenembolie äußert sich in einer akut auftretenden Luftnot mit Tachypnoe, Husten und evtl. Hämoptoe, darüber hinaus können thorakale Schmerzen, eine Sinustachykardie, Angst, Schweißausbruch, Beklemmungsgefühl auftreten. Kleine embolische Ereignisse können auch symptomlos verlaufen oder sich lediglich durch Synkopen, Schwindelanfälle, Tachykardie sowie unklares Fieber äußern. Daher werden sie häufig verkannt.

▶ **Diagnostik.** Siehe Antwort zu Frage 70.3.

Zur Bestätigung der Verdachtsdiagnose Lungenembolie sollten neben der klinischen Untersuchung (Puls, RR, Inspektion der Beine) als erste Untersuchungen eine **Blutgasanalyse** (Hypoxie und Hypokapnie), ein **EKG** (Zeichen der Rechtsherzbelastung) sowie ein **Röntgen-Thorax** (Infiltrat in der Lunge) erfolgen. Die Laboruntersuchungen wären im Fallbeispiel nur schwer zu interpretieren, da eine Operation vorangegangen ist. Auch CK-MB und Troponin T werden zwar als herzmuskelspezifisch angesehen, sind z. T. aber auch nach Operationen mit Verletzung von Skelettmuskulatur erhöht. D-Dimere stellen Abbauprodukte des Fibrins dar und sind bei Phlebothrombosen und damit auch bei Lungenembolien erhöht im Serum nachweisbar. Sie finden sich jedoch ebenso erhöht nach Operationen, bei Tumorpatienten und bei Verbrauchskoagulopathie.

Standardverfahren zum Nachweis einer Lungenembolie ist zurzeit die **Spiral-CT des Thorax**, mit der der Embolus mit hoher Sensitivität und Spezifität nachgewiesen werden kann. Als **sicherste Diagnostik** bei jedoch höherer Invasivität gilt die **Pulmonalisangiografie**. Durchgeführt wird diese jedoch nur bei unklaren Befunden und therapeutischen Konsequenzen.

Der Nachweis einer tiefen Beinvenenthrombose im Zusammenhang mit der klinischen Symptomatik (Dyspnoe, thorakale Schmerzen, Tachykardie) macht eine Lungenembolie sehr wahrscheinlich.

▶ **Differenzialdiagnosen.** Siehe Antwort zu Frage 70.2.

Auch ein **Myokardinfarkt** – ausgelöst durch den Stress einer Operation – ist denkbar. Ebenso ist ein **Pneumothorax** mit Rippenfrakturen durch den Sturz von der Leiter auch bei initial unauffälligem Röntgen-Thorax in die Differenzialdiagnostik mit einzubeziehen. Ebenso sollte eine zweizeitige Milzruptur mit konsekutivem massiven Blutverlust und Anämie ausgeschlossen werden.

▶ **Therapie.** Therapeutisch stehen an erster Stelle die Gabe von **Sauerstoff** und eine **Analgosedierung**, z. B. mit Dormicum und Morphin. Anschließend erfolgt eine **Antikoagulation** mit Heparin (20 000–30 000 IE/24 h; PTT ca. 60 s), die in der Folge auf eine orale Antikoagulation mit Kumarinderivaten (z. B. Marcumar) für insgesamt 6 Monate umgestellt wird. Der Quickwert sollte hierbei zwischen 20–30 % (INR 2,5–3,5) liegen.

Eine systemische Thrombolyse, die bei hämodynamisch relevanter Lungenembolie indiziert wäre, ist aufgrund der vorangegangenen Operation kontraindiziert.

Eine operative Embolektomie ist nur bei Versagen einer konservativen Therapie indiziert, da sie mit einer hohen Letalität behaftet ist.

▶ **Prophylaxe.** Jede Immobilisation erfordert eine konsequente Thromboseprophylaxe mit Heparin (2 × 7 500 IE/d s. c.) bzw. einem niedermolekularen Heparin (z. B. Fraxiparin 1 × 5 000 IE/d s. c.) und Anti-Thrombosestrümpfen. Die Immobilisation sollte nur so lange wie nötig andauern!

Zusatzthemen für Lerngruppen   →•

- Schweregradeinteilung der Lungenembolie
- weitere Kontraindikationen für systemische Lysetherapie
- Pathophysiologie der Lungenembolie
- weitere Risikofaktoren der Lungenembolie

---

71 Rektumkarzinom

71.1 **Welche weiteren Untersuchungen veranlassen Sie?**

- **Endosonografie**: Bestimmung der Wandinfiltrationstiefe sowie Nachweis lokaler vergrößerter Lymphknoten (▶ Abb. 71.1)
- **MRT des Beckens**: ebenfalls zur Bestimmung der Wandinfiltrationstiefe sowie Nachweis lokaler vergrößerter Lymphknoten, ergänzend jedoch Darstellung der pelvirektalen Hüllfaszien
- **Koloskopie**: Ausschluss von Zweittumoren
- **Staging**:
  ○ CT Thorax/Abdomen: Nachweis von vergrößerten Lymphknoten und Fernmetastasen
  ○ Bestimmung der Tumormarker CEA und CA 19–9: wichtig für die Tumornachsorge, bei einem Abfall nach der Resektion des Karzinoms ist ein erneuter Anstieg ein Hinweis auf ein Rezidiv
  ○ gynäkologisches/urologisches Konsil

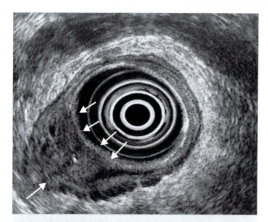

Abb. 71.1 Endosonografische Darstellung eines Rektumtumors. Endoluminaler Ultraschall bei einem zirkulär wachsenden Rektumtumor (→) mit Infiltration der Muscularis propria (⇢), die jedoch nicht überschritten wird (T_2-Tumor).

71.2 Erklären Sie die Metastasierungswege des Rektumkarzinoms!

Die Metastasierung erfolgt in Abhängigkeit von der Lokalisation des Tumors:
- **oberer Anteil** (**8–16 cm ab ano**): Abfluss entlang der A. rectalis superior und der A. mesenterica inf. zu den paraaortalen Lymphknoten;
- **mittlerer Anteil** (**4–8 cm ab ano**): Abfluss zusätzlich entlang der Aa. rectales mediales zu den Aa. iliacae internae und zu den iliakalen Lymphknoten;
- **unterer Anteil** (**0–4 cm ab ano**): Abfluss entlang der A. mesenterica inferior, der Aa. iliacae internae sowie zusätzlich in die inguinalen Lymphknoten.

71.3 Beschreiben Sie die operative Therapie bei dieser Patientin!

anteriore Rektumresektion (indiziert bei Karzinomen höher als 8 cm ab Anokutanlinie): abdominaler Zugang und Resektion des Karzinoms mit einem Sicherheitsabstand von 3–5 cm nach aboral mit partieller mesorektaler Exzision (PME), Kontinuitätswiederherstellung durch End-zu-End-Anastomose mit Handnaht oder Klammernahtgerät ggf. protektive Stomaanlage.

71.4 Was sollten Sie der Patientin in diesem Fall anbieten?

Kombinierte neoadjuvante Radio-Chemotherapie ist indiziert im T_3- und T_4-Stadium sowie bei Nachweis von Lymphknotenmetastasen (ab UICC Stadium II, siehe ▶ Tab. 71.1):
- fraktionierte Bestrahlung mit insgesamt 50,4 Gy und
- 5-Fluorouracil (5-FU) für 6 Wochen
- 4–6 Wochen nach Abschluss der Radiochemotherapie erfolgt die Operation
- postoperativ ist nach ca. 4–6 Wochen eine komplettierende adjuvante Chemotherapie indiziert

71.5 ! Was bedeutet der Begriff TME?

totale mesorektale Exzision: Entfernung des gesamten Weichteilgewebes, welches das Rektum umgibt, mit Lymphknotenstationen und Gefäßen. Dies muss bei jeder onkologischen Rektumresektion erfolgen.

Kommentar

▶ **Epidemiologie.** Das **Rektumkarzinom** (0–16 cm ab Anokutanlinie) macht 60 % aller kolorektalen Karzinome aus.

▶ **Ätiologie.** Wie auch beim Kolonkarzinom (s. Fall 35) findet man als prädisponierende Faktoren chronisch entzündliche Darmerkrankungen, villöse Adenome, familiäre Disposition sowie fettreiche, ballaststoffarme Ernährung.

▶ **Klinik.** Kardinalsymptome sind **hellrote Blutauflagerungen** auf dem Stuhl sowie Änderungen der Stuhlgewohnheiten. Bei fortgeschrittenen Karzinomen kann es durch Organinfiltration auch zu Schmerzen am Os sacrum und einem mechanischen Ileus kommen. Darüber hinaus können chronische Anämie und Gewichtsverlust auftreten.

▶ **Diagnostik.** Siehe Antwort zu Frage 71.1.
Die Diagnostik besteht zunächst in einer **rektaldigitalen Untersuchung** – 50 % aller Rektumkarzinome sind tastbar – und einer **Prokto-/Rektoskopie** mit Entnahme von Biopsien. Ergänzend sollte zum Ausschluss eines Zweitkarzinoms eine **Koloskopie** oder ein Kolon-Kontrasteinlauf durchgeführt werden. Bei nachgewiesenem Rektumkarzinom erfolgt eine **Endosonografie** zur Bestim-

mung der Infiltrationstiefe und lokaler Lymphknotenvergrößerungen. Alternativ bzw. auch zusätzlich wird zunehmend ein MRT des Beckens durchgeführt. Hierdurch können ebenfalls die Infiltrationstiefe des Karzinoms wie auch lokale Lymphknotenvergrößerungen nachgewiesen werden. Zusätzlich kann der Abstand des Tumors zu den pelvirektalen Hüllfaszien dargestellt werden. Dies ist von prognostischer Bedeutung und kann auch die Entscheidung zu einer neoadjuvanten Vorbehandlung beeinflussen. Ergänzt wird das Staging durch eine CT von Thorax und Abdomen. Wichtig ist, dass ca. jeder sechste Patient mit einem kolorektalen Karzinom auch Hämorrhoiden hat. Deswegen darf man sich bei peranalen Blutabgängen ohne weitere Diagnostik nie mit der Diagnose eines Hämorrhoidalleidens zufrieden geben.

▶ **Therapie.** Die Therapie ist abhängig vom Tumorstadium und der Höhenlokalisation des Tumors. Ein Rektumkarzinom im Stadium T_1, N_0,M_0, $G_{1/2}$ ohne Lymphgefäßinfiltration (sog. low-risk-Status) kann durch lokale Resektion behandelt werden z.B. durch endoskopische Abtragung oder mittels TEM (= trasanale endoskopische Mikrochirurgie). Sollte sich in der histopathologischen Untersuchung ein höheres T-Stadium oder Grading ergeben ist eine Rektumresektion mit Entfernung der Lymphknoten indiziert.

Bei allen anderen Tumoren im Stadium T_1 oder T_2 ist eine primäre Operation indiziert. Bei Tumoren in den oberen $^2/_3$ des Rektums kann kontinenzerhaltend durch eine **anteriore** bzw. **tiefe anteriore Rektumresektion** operiert werden. Ergänzend muss das umgebende Mesorektum mit den Lymphgefäßen und -knoten entfernt werden. Dies wird als mesorektale Exzision bezeichnet. Da Tumoren im oberen Rektumdrittel entlang der A. rektalis superior metastasieren, ist hier eine partielle mesorektale Exzision (PME) ausreichend. Bei tiefer gelegenen Tumoren ist auch eine Metastasierung entlang der A. rektalis media oder inferior möglich. Aus diesem Grund muss das Mesorektum komplett entfernt werden (totale mesorektale Exzision = TME).

Bei Tumoren im unteren Drittel muss ein Mindestabstand von ca. 2 cm zum Sphinkter eingehalten werden, um eine kontinenzerhaltende Operation durchführen zu können. Liegt der Tumor tiefer kann durch eine neoadjuvante Vorbehandlung ein Downstaging und damit noch eine sphinktererhaltende Operation versucht werden. Alternativ muss eine **abdomino-perineale Rektumexstirpation bzw. -amputation** erfolgen. Hierbei wird ein endständiges Kolostoma im Colon descendens angelegt.

Bei einem Tumorstadium ab UICC II (d.h. min. $T_{3/4}$ oder N+, siehe ▶ Tab. 71.1) ist das Vorgehen abhängig von der Höhenlokalisation. Tumoren im oberen Rektumdrittel werden aktuell wie Kolonkarzinome behandelt und deswegen nicht neoadjuvant therapiert. Bei Tumoren im mittleren und unteren Drittel sollte eine neoadjuvante Vorbehandlung erfolgen. Hier kann eine neoadjuvante Radiochemotherapie mit insgesamt 50,4 Gy und 5-Fluorouracil und gegebenenfalls Folinsäure über 6 Wochen oder alternativ eine neoadjuvante Kurzzeitradiatio (5×5 Gy) über 5 Tage durchgeführt werden. Bei der Kurzzeitradiatio ist aber keine Tumorverkleinerung zu erwarten, sondern es sollen lediglich die Tumorzellen in peripheren Tumoranteilen devitalisiert werden, damit bei der Operation keine Tumorzellverschleppung stattfindet. Ein wirkliches Downstaging ist nur durch die neoadjuvante Radiochemotherapie zu erreichen. Hierdurch können fast 90% aller primär nicht resektablen Tumoren reseziert werden.

Eine Nachbehandlung sollte bei allen neoadjuvant mittels Radiochemotherapie vorbehandelten Patienten in Form einer Chemotherapie – z.B. nach dem FOLFOX-Schema (5-Fluorouracil + Folonsäure + Oxaliplatin) – erfolgen. Falls das Tumorstadium präoperativ falsch niedrig eingeschätzt worden ist und im endgültigen histologischen Befund ein Stadium $T_{3/4}$ oder/und N-positiv diagnostiziert wird, sollte eine adjuvante Radiochemotherapie durchgeführt werden. Hierdurch kann sowohl die Lokalrezidivrate als auch das Gesamtüberleben im Vergleich zur alleinigen Operation verbessert werden. Die Lokalrezidivrate ist aber bei einer adjuvanten Radiochemotherapie im Vergleich zum neoadjuvanten Vorgehen erhöht (6 vs. 12%). Bei inoperablen Tumoren wird zur Verhinderung eines Ileus palliativ operiert mit lokaler Reduktion der Tumormasse und Anlage eines Anus praeter naturalis.

Tab. 71.1 Tumoreinteilung

Stadium	Kriterien	5-Jahres-Über-lebensrate
UICC 0	Carcinoma in situ	
UICC I	Infiltration von Mukosa, Submukosa (T_1) bis max. in die Lamina muskularis propria (T_2) → Dukes A	80 %
UICC II	Infiltration von Serosa und perikolischem Fettgewebe (T_3) sowie Nachbarorgane infiltrierend (T_4) → Dukes B	60 %
UICC III	Lymphknotenmetastasen (1–3 = N_1, > 3 = N_2) → Dukes C	40 %
UICC IV	Fernmetastasen (M_1) → Dukes D	5 %

Zusatzthemen für Lerngruppen →•

- Anatomie des Rektums
- Komplikationen des Rektumkarzinoms
- Prognose des Rektumkarzinoms
- Prophylaxe des kolorektalen Karzinoms
- Differenzialdiagnosen mit Abgrenzungskriterien für peranalen Blutabgang

72 Ösophagusatresie

72.1 Welche Verdachtsdiagnose stellen Sie?

Ösophagusatresie: Neugeborenes mit schaumig-blasigem Schleim vor dem Mund, Dyspnoe, Husten; Mutter mit Polyhydramnion während der Schwangerschaft

72.2 Die Einteilung nach Vogt beschreibt verschiedene Formen dieser kongenitalen Missbildung. Welche tritt am häufigsten auf?

In 90 % der Fälle handelt es sich um die Ösophagusatresie vom Typ III b (Ösophagusatresie mit unterer ösophagotrachealer Fistel).

72.3 Welche präoperativen Maßnahmen ergreifen Sie?

- halbsitzende Lagerung des Kindes, kontinuierliches Absaugen zur Verhinderung einer Aspiration von Magensaft
- Ausgleich einer Exsikkose, Korrektur von Azidose und Elektrolytverschiebungen

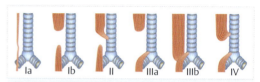

Abb. 72.1 Einteilung der Ösophagusatresieformen nach Vogt
Vogt I: vollständig fehlender Ösophagus
Vogt II: langstreckige Ösophagusatresie ohne Fistel
Vogt IIIa: Ösophagusatresie mit oberer ösophagotrachealer Fistel
Vogt IIIb: Ösophagusatresie mit unterer ösophagotrachealer Fistel
Vogt IIIc: Ösophagusatresie mit oberer und unterer ösophagotrachealer Fistel
sog. H-Fistel: Ösophagus ohne Kontinuitätstrennung mit Fistelverbindung zur Trachea (aus Hirner A, Weise K, Chirurgie, Thieme, 2008)

72.4 Beschreiben Sie das operative Vorgehen bei der häufigsten Form dieser Fehlbildung!

- Zugang über den 4. ICR rechts
- End-zu-End-Anastomose der beiden Ösophagussegmente und Verschluss der trachealen Fistel

72.5 Nennen Sie mindestens 3 Komplikationen, die prä- bzw. postoperativ auftreten können!

- Aspirationspneumonie, Exsikkose
- Anastomoseninsuffizienz
- Anastomosenstenose
- ösophagotracheale Rezidivfistel

Kommentar

▶ **Definition.** Bei der **Ösophagusatresie** handelt es sich um eine angeborene Fehlbildung des Ösophagus. Die Inzidenz beträgt ca. 1 : 3 000.

▶ **Pathogenese.** Bei der Ösophagusatresie handelt es sich eine Differenzierungsstörung von Ösophagus und Trachea zwischen der 4. und 6. Gestationswoche. In 40 % der Fälle finden sich begleitend kardiovaskuläre, gastrointestinale oder urologische Fehlbildungen. Die häufigste Form der Ösophagusatresie ist der Typ III b nach Vogt mit einer Fistel zwischen dem distalen Ösophagus und der Trachea und einem blind endenden proximalen Ösophagus (s. Antwort zu Frage 72.2).

▶ **Klinik.** Klinisch äußert sich die Erkrankung bereits in der Schwangerschaft durch ein Polyhydramnion, da der Fötus das Fruchtwasser nicht schlucken kann. Nach der Geburt kommt es zu **Hustenanfällen** und **Dyspnoe** durch den Übertritt von Speichel und Sekret in die Trachea. Typisch ist auch das Heraufwürgen von **schaumigem Speichel** (s. Fallbeispiel).

▶ **Diagnostik.** Um die Diagnose zu sichern, sondiert man vorsichtig den Ösophagus (Stopp bei ca. 11–12 cm). Eine Röntgenaufnahme des Thorax und Abdomens zeigt dann die eingeführte Sonde im oberen Ösophagusblindsack. Eine Kontrastmitteldarstellung ist bei typischer Klinik meist nicht notwendig. Bei unauffälligem Verlauf kann das Vorliegen einer sog. H-Fistel durch eine Endoskopie gesichert werden.

▶ **Therapie.** Siehe Antworten zu Fragen 72.3 und 72.4.
Die Therapie besteht immer in der **operativen Reanastomosierung des Ösophagus** und, falls vorhanden, dem **Verschluss der Fistel** zur Trachea. Bei weit auseinanderliegenden Ösophagussegmenten ist evtl. auch eine temporäre Magenfistel zur Ernährung und Bougierung des oberen Ösophagusblindsackes zur späteren Anastomosierung indiziert. Die Interposition einer Kolonabschnittes ist nur selten notwendig.

Zusatzthemen für Lerngruppen →•

- Prognose der Ösophagusatresie
- Differenzialdiagnosen mit Abgrenzungskriterien zur Ösophagusatresie

---

73 Sprunggelenksfraktur

73.1 **Worauf achten Sie bei der klinischen Untersuchung?**

- Überprüfung der peripheren Durchblutung, Motorik und Sensibilität
- Fehlstellung, Schwellungen
- Druckschmerz im Bereich des Sprunggelenks (Malleolus medialis und lateralis)
- Druckschmerz unterhalb des Fibulaköpfchens (Ausschluss einer Maisonneuve-Fraktur, s. Frage 73.3)
- Druckschmerz über Metatarsale-V-Basis (Abrissfraktur durch die Sehne des M. peronaeus brevis)

73.2 **Um welche Frakturform handelt es sich nach der Einteilung nach Weber?**

Bei der Einteilung nach Weber ist die **Lage der Fibulafraktur** (Außenknöchelfraktur) **zur Syndesmose** ausschlaggebend (▶ Tab. 73.1/▶ Abb. 73.1). Eine Fraktur des Innenknöchels kann immer mit vorliegen. Bei der Patientin handelt es sich um eine Fibulafraktur oberhalb der Syndesmose mit Ruptur der Syndesmose und Membrana interossea und somit um eine sog. Weber-C-Fraktur. Weiterhin liegen eine Fraktur des Innenknöchels und der hinteren Tibiakante (sog. dorsales Volkmann-Dreieck) vor.

Tab. 73.1 Einteilung der Sprunggelenksfrakturen nach Weber

Weber A	Fibulafraktur unterhalb der Syndesmose
Weber B	Fibulafraktur auf Höhe der Syndesmose; Syndesmose evtl. mitverletzt
Weber C	Fraktur oberhalb der Syndesmose; Syndesmose obligat mitverletzt; Membrana interossea bis zur Fraktur zerrissen

73.3 **! Was ist eine sog. Maisonneuve-Fraktur?**

Bei der Maisonneuve-Fraktur handelt es sich um eine hohe Weber-C-Fraktur knapp unterhalb des Fibula-Köpfchens mit Ruptur der Syndesmose und Längsriss der Membrana interossea bis zur Fraktur (▶ Abb. 73.2).

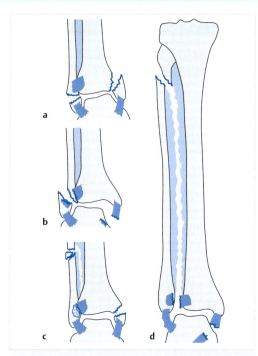

Abb. 73.2 Frakturen des oberen Sprunggelenks: a)Typ Weber A, b)Typ Weber B, c)Typ Weber C, d) Maisonneuve-Fraktur (aus Härter et al., Checkliste Gipstechnik, Fixationsverbände, Thieme, 1998)

73.4 Welche Therapie schlagen Sie der Patientin vor?

Operative Reposition der Fibula und osteosynthetische Stabilisierung mittels Plattenosteosynthese; Naht der Syndesmose, temporäre Stellschraube zwischen Fibula und Tibia, um die Syndesmosennaht zu entlasten; Reposition der Innenknöchelfraktur und Stabilisierung mittels Schraubenosteosynthese; die Fraktur der hinteren Tibiakante (sog. Volkmann-Dreieck) wird meist durch die Osteosynthese der Außenknöchelfraktur reponiert und daher nicht weiter stabilisiert.

Kommentar

▶ **Definition und Einteilung.** Die **Sprunggelenksfraktur** ist die häufigste Fraktur an der unteren Extremität. Es handelt sich hierbei um Frakturen des Innenknöchels, der distalen Fibula und der hinteren oder vorderen Tibiakante (sog. Volkmann-Fraktur = knöcherner Ausriss des vorderen oder hinteren Syndesmosenbandes mit und ohne Riss

der Außenbänder, des Innenbandes, der Syndesmosenbänder; Begleitverletzungen am Talus). Bei Beteiligung der Tibiagelenkfläche handelt es sich nicht mehr um eine Sprunggelenksfraktur, sondern um eine distale Tibiafraktur (Pilon-tibiale-Fraktur).

Die **Einteilung nach Weber** erfolgt allein aufgrund der Lage der Fibulafraktur zur Syndesmose (s. Antwort zu Frage 73.2).

▶ **Ätiologie.** Die Sprunggelenksfraktur entsteht typischerweise durch ein „Umknicken" des Fußes. Dabei führen Supinations- bzw. Adduktionstraumen eher zu einer Weber-A- oder Weber-B-Fraktur, Pronations- bzw. Abduktionstraumen zu einer Weber-C-Fraktur. Oft ist auch der Innenknöchel (Malleolus medialis) betroffen: Durch ein Supinationstrauma entsteht eine Abscherfraktur, ein Pronationstrauma führt zu einer Abrissfraktur oder zu einer Ruptur des Lig. deltoideum.

▶ **Klinik.** Typisch sind Hämatom mit Schwellung und eine schmerzhafte Bewegungseinschränkung des Sprunggelenks.

▶ **Diagnostik.** Druckschmerz lässt sich meist im Bereich des Malleolus medialis und lateralis auslösen. Zusätzlich sollte eine hohe Fibulafraktur sowie eine Abrissfraktur an der Metatarsale-V-Basis ausgeschlossen werden (s. Antwort zu Frage 73.1). Zur Sicherung der Diagnose sollte neben der klinischen Untersuchung ein **Röntgenbild des Sprunggelenks in 2 Ebenen**, bei Verdacht auf eine hohe Fibulafraktur auch eine Aufnahme des Unterschenkels in 2 Ebenen, angefertigt werden.

▶ **Therapie.** Eine nichtdislozierte Weber-A-Fraktur wird konservativ mit einem Unterschenkelgips oder Vacuped-Schuh für 6–8 Wochen therapiert. Bei dislozierten Frakturen sollte eine osteosynthetische Versorgung stattfinden, da schon geringe Verschiebungen des Talus in der Malleolengabel um wenige Millimeter das Risiko einer frühzeitigen Arthrose im oberen Sprunggelenk erheblich erhöhen.

Weber B- und Weber C-Frakturen sollten operativ versorgt werden. Die Fibulafraktur wird durch eine Plattenosteosynthese versorgt, Bandrupturen werden genäht und weitere Knochenabsprengungen am medialen Malleolus und an der dorsalen Tibiakante werden mit Zugschrauben versorgt. Das sog. dorsale Volkmann-Dreieck ist meist durch die

Osteosynthese ausreichend reponiert. Ab einer Beteiligung der Tibia-Gelenkfläche von etwa 30 % ist eine osteosynthetische Stabilisierung mittels einer von ventral eingebrachten Schraube notwendig.

Bei einer Syndesmosenruptur wird diese genäht und zusätzlich werden Tibia und Fibula durch eine Stellschraube miteinander fixiert, um die Syndesmosennaht zu entlasten. Die Stellschraube wird nach 6 Wochen entfernt.

Postoperativ erfolgt eine Ruhigstellung im Unterschenkelgips oder Vacuped-Schuh für 6 Wochen, wobei eine zunehmende Teilbelastung an Unterarmgehstützen erlaubt ist. Die Vollbelastung ist in Abhängigkeit von den Beschwerden nach 6–8 Wochen möglich. Eine Ausnahme stellt die oben beschriebene Syndemosenverletzung mit Syndemosennaht und Anlage einer Stellschraube dar. Hier ist eine Steigerung der Belastung erst nach Entfernung der Stellschraube nach 6 Wochen erlaubt.

Röntgenkontrollen erfolgen postoperativ nach 1/4/6 Wochen. Wird hierbei eine Fehlstellung oder Dislokation festgestellt, sollte frühzeitig eine Korrekturoperation erfolgen. Eine Metallentfernung sollte frühestens nach 4–6 Monaten durchgeführt werden.

▶ **Prognose.** Isolierte, stabile Außenknöchelfrakturen vom Typ Weber A und B heilen meist komplikationslos. Bei Weber-B-Frakturen mit Syndesmosenverletzung sowie Weber-C-Frakturen treten in 20–40 % der Fälle arthrotische Veränderungen auf.

Zusatzthemen für Lerngruppen ➔•

- Anatomie des Sprunggelenks
- Pilon-tibiale-Fraktur
- Außenbandrupturen des Knöchels

---

74   Hiatushernie

74.1 **Welche Diagnose stellen Sie aufgrund der Röntgenaufnahme und der Anamnese?**

Mischhernie aus axialer Gleit- und paraösophagealer Hernie: Nachweis einer Kontrastmittelfüllung im Magen, der sich teilweise im Thorax befindet; Einengung des Magens durch Zwerchfell

74.2 **Welche anderen Formen dieser Erkrankung kennen Sie? Wie heißt die Maximalvariante dieser Erkrankung?**

- **axiale Gleithernie**: Verlagerung von Kardia und Magenfundus in der Längsachse durch den Hiatus oesophagei in das hintere Mediastinum
- **paraösophageale Hernie**: Verlagerung des Magenfundus (selten mit Milz, Kolon, Omentum majus) in das Mediastinum entlang des distalen Ösophagus; **Maximalvariante** der paraösophagealen Hernie ist der **Thoraxmagen** (Syn.: Upside-down-Stomach) mit Verlagerung des gesamten Magens in den Thorax

74.3 **Welche Therapie empfehlen Sie dem Patienten?**

- OP-Indikation wegen Gefahr der Inkarzeration des paraösophagealen Hernienanteils
- Rückverlagerung der Baucheingeweide und Verschluss der Zwerchfelllücke (Hiatoplastik) mit ventraler Gastro- bzw. Fundopexie
- evtl. Fundoplikatio nach Nissen-Rossetti mit Hiatoplastik oder Hemifundoplikatio nach Toupet

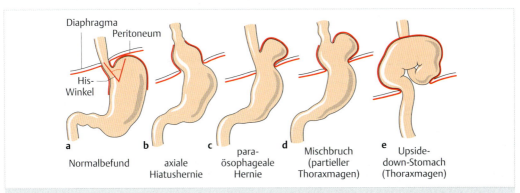

Abb. 74.2 Normalbefund und typische Formen der Hiatushernie (aus Baenkler H-W et al., Duale Reihe Innere Medizin, Thieme, 2013)

Fall 74

74.4 Nennen Sie mindestens 3 Komplikationen dieser Erkrankung!

- Ulzera, Perforation, Strikturen, Narbenbildung
- Refluxösophagitis (Gefahr der malignen Entartung)
- Inkarzeration, Strangulation, Blutung
- kardiale Komplikationen

74.5 ! Worum handelt es sich bei dem sog. Roemheld-Syndrom?

Durch den im Thorax liegenden Magenanteil kommt es zur Verdrängung des Mediastinums und des Herzens und infolge dessen zu kardialen Symptomen, wie z. B. Tachykardie, Extrasystolen, Angina pectoris und Dyspnoe.

Kommentar

▶ **Definition und Einteilung.** Bei den Hiatushernien handelt es sich um die häufigste Form der Zwerchfellhernien. Magen(anteile) und evtl. weitere Baucheingeweide werden hierbei durch den Hiatus oesophagei in den Thorax verlagert. Es werden **drei Formen der Hiatushernie** unterschieden: die **axiale Gleithernie**, die **paraösophageale Hernie** sowie **Mischformen** (s. Antworten zu Fragen 74.1 und 74.2).

▶ **Ätiopathogenese.** Für die Entstehung von Hiatushernien sind vor allem Druckunterschiede zwischen Bauch- und Thoraxraum, Lockerung des Halteapparates im Bereich der Kardia sowie intrathorakale Zugkräfte beim Schluckakt verantwortlich.

Etwa 80 % aller Hiatushernien sind **axiale Gleithernien**. Hierbei gleitet die Kardia sowie der Fundus des Magens in den Thorax, wobei der Peritonealüberzug einen inkompletten Bruchsack bildet. Dadurch ist die Schließfunktion des unteren Ösophagussphinkters (UÖS) nicht mehr gewährleistet, und es kommt zu vermehrtem Säurereflux in den Ösophagus.

Bei der **paraösophagealen Hernie** verlagert sich der Magenfundus mit dem Peritonealüberzug in den Thorax. Die Kardia dagegen befindet sich in regelrechter Position, und der untere Ösophagussphinkter funktioniert normal. Aus diesem Grund tritt bei diesen Patienten auch kein Reflux auf. Es kommt vielmehr zur Ansammlung von Speiseresten im intrathorakalen Magenanteil, was zu einer Verdrängung des Herzens sowie einer Kompression des Ösophagus (Roemheld-Syndrom) führen

kann. Als **Maximalvariante** der paraösophagealen Hernie kann es zu einem **Thoraxmagen (Upside-down-Stomach)** kommen. Hierbei ist der gesamte Magen neben der Kardia durch den Hiatus oesophagei in den Thorax gerutscht und steht quasi auf dem Kopf (Magenvolvulus).

▶ **Klinik. Axiale Gleithernien** sind zu 80 % klinisch stumm. Kommt es jedoch zu einem gastroösophagealen Reflux mit nachfolgender Refluxösophagitis, so klagen die Patienten über Sodbrennen, retrosternale Schmerzen und Dysphagie.

Paraösophageale Hernie sind zu 50 % klinisch stumm. Wie bei den Gleithernien können jedoch ebenfalls Symptome wie retrosternale Schmerzen und Dysphagie auftreten. Darüber hinaus können sie Herzbeschwerden insbesondere nach Nahrungsaufnahme sowie Passagestörungen, Inkarzerationen, Erosionen und Ulzera und damit auch eine chronische Blutungsanämie verursachen.

▶ **Diagnostik.** Hiatushernien werden mittels **Röntgenbreischluck** ggfs. mit Bildern in Kopftieflage diagnostiziert. Bei V. a. Refluxösophagitis bzw. zur differenzialdiagnostischen Abgrenzung muss eine Ösophagogastroskopie erfolgen.

▶ **Therapie.** Die Therapie der **axialen Gleithernie** entspricht zunächst der der Refluxkrankheit. Neben allgemeinen konservativen Maßnahmen, wie z. B. Gewichtsreduktion, häufige, kleine Mahlzeiten, Alkohol- und Nikotinabstinenz, sowie medikamentöser Therapie mit Protonenpumpenhemmern, H_2-Blockern und Antazida, muss bei ausbleibender Besserung eine laparoskopische Fundoplikatio nach Nissen-Rossetti mit Hiatoplastik oder eine Hemifundoplikatio nach Toupet durchgeführt werden.

Die **paraösophageale Hernie** stellt eine Operationsindikation dar, da es jederzeit zu einer Inkarzeration kommen kann. Analog zur axialen Gleithernie wird der Hiatus oesophagei eingeengt (Hiatoplastik) und der Magen entweder an der vorderen Bauchwand fixiert (Fundo- bzw. Gastropexie) oder alternativ eine Fundoplikatio durchgeführt.

- Differenzialdiagnosen mit Abgrenzungskriterien zu Hiatushernien
- Epidemiologie der Hiatushernien
- weitere Zwerchfellhernien
- Therapieprognose der Hiatushernien

75   Schädelfrakturen

75.1   Wie lautet Ihre Verdachtsdiagnose?

Mittelgesichtsfraktur: Brillenhämatom, Druckschmerz im Bereich beider Maxillae sowie Okklusionsstörung

75.2   Welche Untersuchungen veranlassen Sie?

- **Röntgenaufnahmen**:
  ○ Schädelübersicht in 2 Ebenen
  ○ ggf. Spezialaufnahmen: Nasennebenhöhlen, Kiefergelenk, Orbita
  ○ HWS in 2 Ebenen mit Dens-Zielaufnahme
  ○ Sog. Henkeltopfaufnahme bei Verdacht auf Jochbogenfraktur
- CT des Schädels
- Koronares Schädel-CT (bei unklaren Befunden): Schnittführung hierbei in der Frontalebene, notwendig zur OP-Planung, da hiermit Ausmaß der Schädelfraktur bestimmt werden kann

75.3   Welche Einteilung gibt es für die von Ihnen vermutete Diagnose? Erläutern Sie (durch Ergänzung der Zeichnung) diese Einteilung an folgendem Schaubild!

Einteilung der Mittelgesichtsfrakturen nach LeFort:
- LeFort I = basale Absprengung der Maxilla
- LeFort II = pyramidale Absprengung der Maxilla einschließlich knöcherner Nase
- LeFort III = hohe Absprengung des gesamten Mittelgesichtsskeletts einschließlich knöcherner Nase

75.4   Wie sieht die Therapie einer Mittelgesichtfraktur aus?

- Reposition und Stabilisierung der Frakturen mittels Plattenosteosynthese und Schrauben
- Ziel: Wiederherstellung der Gesichtsästhetik, ungestörter Zusammenbiss

75.5   Nennen Sie mindestens 5 Komplikationen dieser Verletzung!

Schädelbasisfrakturen, intrakranielle Blutungen, Schädel-Hirn-Trauma; Verlegung der Atemwege, Aspiration; Augenverletzungen; Doppelbilder bei Orbitabodenfrakturen; Schlussstörungen zwischen Ober- und Unterkiefer; ästhetische Entstellungen

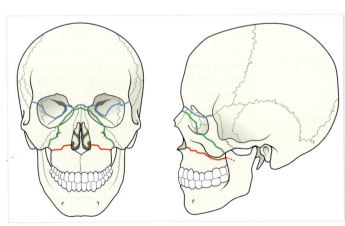

Abb. 75.2 Einteilung der Mittelgesichtsfrakturen nach LeFort
rote Linie: LeFort I
grüne Linie: LeFort II
blaue Linie: LeFort III (aus Henne-Bruns et al., Duale Reihe Chirurgie, Thieme, 2012)

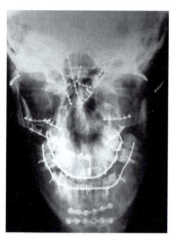 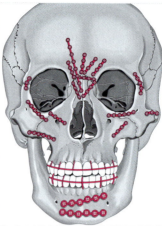

Abb. 75.3 23-jähriger Patient nach Verkehrsunfall. Nasal offenes Schädel-Hirn-Trauma, Stirnhöhlenfrakturen, nasoorbitoethmoidale Fraktur, LeFort-I-, -II-, -III-Frakturen beidseits mit sagittaler Fraktur, mediane Unterkiefertrümmerfraktur. Links: p. a. Schädelaufnahme. Zahlreiche Mikroplatten im Bereich der Stirn und periorbital nach bifrontaler Kraniotomie, Frakturrepositionen und Fixationen. Rechts: Zeichnung dazu. (aus Wirth C, Mutschler W-E, Praxis der Orthopädie und Unfallchirurgie, Thieme, 2013)

Kommentar

▶ **Definition.** Bei den Schädelfrakturen wird zwischen Frakturen des Gesichts- und des Gehirnschädels unterschieden. Die klassische Mittelgesichtsfraktur wird nach **LeFort** eingeteilt (s. Antwort zu Frage 75.3). Weiterhin unterscheidet man Nasenbeinfrakturen, Jochbein- bzw. Jochbogenfrakturen, Mandibulafrakturen sowie die Orbitabodenfraktur (sog. Blow-out-Fraktur).

▶ **Ätiopathogenese.** Frakturen des Gesichtsschädels entstehen meist durch direkte Krafteinwirkung, z. B. bei Verkehrsunfällen, Sportunfällen.

▶ **Klinik.** Aufgrund der guten Durchblutung kommt es bei Schädelfrakturen zu **starken Blutungen** und **Schwellungen**. In Abhängigkeit vom frakturierten Knochen können **sicht- und tastbare Stufenbildungen**, abnorme **Beweglichkeit**, **Schlussstörungen des Kiefers**, **Blutungen aus Nase oder Ohr** sowie **Doppelbilder** auftreten. Leitsymptom bei einer Mittelgesichtsfraktur ist die **Okklusionsstörung** mit frontal offenem Biss; bei Schädelbasisfrakturen ein **Monokel- oder Brillenhämatom**.

▶ **Diagnostik.** Siehe Antwort zu Frage 75.2.
Initial sollten **Röntgenaufnahmen des Schädels in 2 Ebenen** durchgeführt werden. Ergänzend sind evtl. Spezialaufnahmen zur Darstellung der Nasennebenhöhlen, Kiefergelenke sowie des Nasenbeins notwendig. Auf jeden Fall sollte die **HWS in 2 Ebenen mit Dens-Zielaufnahme** geröntgt werdet, da bei Rasanztraumen, wie z. B. einem Verkehrsunfall mit Lenkradaufprall, Begleitverletzungen an der HWS nicht übersehen werden dürfen. Bei unklaren Befunden in der Nativ-Röntgendiagnostik kommt heutzutage die **CT** zum Einsatz. Im horizontalen sowie koronaren (frontalen) Strahlengang sind damit Frakturen im Schädelbereich sicher nachweisbar.

Alternativ wird gerade bei einem polytraumatisierten Patienten auf die Nativ-Röntgenaufnahmen verzichtet und primär eine CT-Traumaspirale einschließlich Schädel und HWS durchgeführt.

▶ **Therapie.** In Abhängigkeit vom Allgemeinzustand sollte bei **Gesichtsschädelfrakturen** die Indikation zur Intubation großzügig und früh gestellt werden, um einer Aspiration und zunehmenden Verlegung der Atemwege durch Weichteilschwellung zuvorzukommen.

Mit Ausnahme von Nasenbeinfrakturen, die konservativ mittels Reposition und Nasengips behandelt werden, erfolgt die Therapie von Mittelgesichtsfrakturen operativ durch verschiedene Miniplatten und Schrauben (s. Antwort zu Frage 75.4).

Die Therapie der **Gehirnschädelfrakturen** richtet sich nach der Frakturform. Bei linearen Kalottenfrakturen ist keine operative Therapie notwendig. Die Patienten müssen jedoch stationär überwacht werden, da sich möglicherweise ein intrakranielles Hämatom entwickeln kann. Bei Berstungsfrakturen durch breitflächig einwirkende Kraft treten fast immer Duraeinrisse und Verletzungen der Hirnoberfläche sowie -gefäße auf, so dass eine operative Versorgung notwendig ist. Bei offenen Impressionsfrakturen und bei Verlagerung des Knochenimprimats um Kalottendicke nach intrakraniell bei geschlossenen Impressionsfrakturen muss immer eine operative Versorgung erfolgen.

Zusatzthemen für Lerngruppen →•

- intrakranielle Blutungen
- Schädel-Hirn-Trauma

---

76 Kongenitale Herzfehler (Fallot-Tetralogie)

76.1 Welche Verdachtsdiagnose stellen Sie aufgrund der Röntgenaufnahme und der Anamnese?

Auftreten der Symptomatik (Belastungsdyspnoe, rasche Ermüdbarkeit) nach dem 6. Lebensmonat, Auskultation (systolisches Herzgeräusch mit p.m. im 3. ICR parasternal), EKG (Rechtstyp) sowie die Röntgenthoraxaufnahme (Herzspitze vermehrt gerundet, Herztaille betont, Lungendurchblutung vermindert) erlauben die Verdachtsdiagnose **Fallot-Tetralogie** zu stellen.

76.2 Mit welcher Untersuchung können Sie Ihre Verdachtsdiagnose bestätigen?

Die Diagnosestellung erfolgt mittels der **Echokardiografie**. Mit ihr lassen sich die klassischen Kriterien der Fallot-Tetralogie (**reitende Aorta, Ventrikelseptumdefekt, Pulmonalstenose, rechtsventrikuläre Hypertrophie**) gut darstellen (siehe ▶ Abb. 76.2).

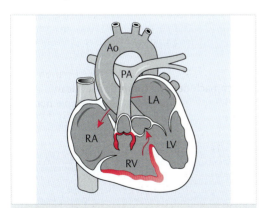

Abb. 76.2 Kriterien der Fallot-Tetralogie (RA = rechtes Atrium; LA = linkes Atrium; RV = rechter Ventrikel; LV = linker Ventrikel; PA = Pulmonalarterie; Ao = Aorta) (aus Gortner L, Meyer S, Sitzmann F, Duale Reihe Pädiatrie, Thieme, 2012)

76.3 Nennen Sie 3 prädisponierende Faktoren für die Entstehung kongenitaler Herzfehler!

- Chromosomenanomalien (Trisomie 18, Trisomie 21, Turner-Syndrom)
- virale Infektionen in der Schwangerschaft (z. B. Röteln, Cytomegalie, Herpes simplex)
- Medikamente (z. B. Phenytoin, Cumarine, Lithium) in der Schwangerschaft
- Alkoholabusus in der Schwangerschaft

76.4 Nennen Sie die 5 häufigsten angeborenen Herzfehler!

- Ventrikelseptumdefekt (ca. 30 %)
- Vorhofseptumdefekt (ca. 12 %)
- Pulmonalstenose (10 %)
- persistierender Ductus arteriosus Botalli (10 %)
- Fallot-Tetralogie (ca. 10 %)

76.5 ! Erläutern Sie die Einteilung in zyanotische und azyanotische Herzfehler und geben Sie jeweils ein Beispiel!

- **zyanotische Herzfehler:**
  - Rechts-Links-Shunt mit verminderter Lungendurchblutung (z. B. Fallot-Tetralogie)
  - Fehlmündungen der Gefäße mit vermehrter Lungendurchblutung (z. B. Transposition der großen Arterien)
- **azyanotische Herzfehler:**
  - mit normaler Lungendurchblutung (z. B. Pulmonalstenose)
  - mit vermehrter Lungendurchblutung (z. B. Ventrikelseptumdefekt)

Kommentar

▶ **Definition.** Unter dem Begriff der **kongenitalen Herzfehler** werden alle angeborenen Herzmissbildungen zusammengefasst.

▶ **Ätiologie.** Die genaue Ätiologie ist unbekannt, es werden jedoch verschiedene prädisponierende Ursachen für die Entstehung verantwortlich gemacht (s. Antwort zu Frage 76.3).

▶ **Klinik.** Das klinische Bild ist abhängig vom vorliegenden Herzfehler. Allgemein fallen die Patienten durch eine Gedeihstörung und **verminderte Belastbarkeit** auf. **Dyspnoe, Zyanose** oder **Ödeme** weisen auf eine Herzinsuffizienz hin. Kinder mit zyanotischen Herzfehlern nehmen häufig eine Hockstellung ein.

▶ **Diagnostik.** Neben Anamnese und klinischer Untersuchung werden zur weiteren Diagnostik eine **Echokardiografie** und evtl. eine **Herzkatheteruntersuchung** durchgeführt.

▶ **Therapie.** Das Ziel einer operativen Therapie ist die Korrektur des Herzfehlers vor einer weiteren Schädigung des Herz-Kreislaufsystems. Eine Operation sollte hierbei im Normalfall bis zum 6. Lebensjahr erfolgen. Bei ausgeprägten Beschwerden schon im Säuglingsalter sind evtl. Palliativeingriffe notwendig, um eine Stabilisierung der Herz-Kreislauffunktion bis zur endgültigen operativen Korrektur zu erreichen. Bei der Fallot-Tetralogie (s. Fallbeispiel) ist ebenfalls die Indikation zur Operation gegeben, da nur 10 % der Kinder ohne operative Korrektur das Erwachsenenalter erreichen. Die Operation sollte zwischen dem 2.–4. Lebensjahr erfolgen. Hierbei wird durch einen Patch der Ventrikelseptumdefekt verschlossen, es erfolgt eine Kommissurotomie der Pulmonalklappe und Resektion der hypertrophen Infundibulummuskulatur. Bei ausgeprägter Symptomatik oder hypoplastischen Lungengefäßen ist zunächst ein Palliativeingriff mit Schaffung eines systemiko-pulmonalen Shunts erforderlich. Dies wird meist durch eine sog. Blalock-Taussig-Anastomose erreicht, bei der mittels eines Goretex-Patches eine Verbindung zwischen A. subclavia und ipsilateraler Pulmonalarterie angelegt wird. Es kommt zu einer verbesserten Oxygenisierung des Blutes sowie zur Erweiterung der hypoplastischen Lungengefäße.

> ### Zusatzthemen für Lerngruppen ➜•
> - Pathophysiologie der zyanotischen und azyanotischen Herzfehler
> - Eisenmenger-Reaktion
> - Prognose kongenitaler Herzfehler
> - Ductus arteriosus Botalli

77   Akromioklavikularluxation

77.1   Für welche Verletzung ist ein „Klaviertastenphänomen" charakteristisch?

Bei einer kompletten Zerreißung aller Bänder des Akromioklavikulargelenks (Lig. acromioclaviculare, Lig. coracoclaviculare) kommt es zum sog. „Klaviertastenphänomen" (▶ Abb. 77.2.). Durch Druck auf das nach kranial dislozierte laterale Klavikula-

ende kann dieses wieder in die Normalposition gebracht werden.

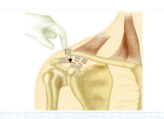

Abb. 77.2 Klaviertastenphänomen: Luxation des Akromioklavikulargelenkes bei Riss der Ligg. acromioclaviculare und coracoclaviculare mit Klavikulahochstand (aus Hirner A, Weise K, Chirurgie, Thieme, 2008)

77.2   Welche Untersuchungen veranlassen Sie, um eine Diagnose zu stellen?

- **Röntgenaufnahme** der rechten Schulter in 2 Ebenen: erweiterter Gelenkspalt, Verschiebung der Klavikula nach kranial
- **Belastungsaufnahme** (sog. Panoramaaufnahme): Gewichtszug mit 10–15 kg an beiden Armen, im Seitenvergleich ist ein Höhertreten des peripheren Klavikulaendes erkennbar

77.3   Nennen und beschreiben Sie eine Einteilung dieser Verletzung!

Tab. 77.1 Einteilung der Akromioklavikularluxation nach Tossy bzw. Rockwood.

Grad	Charakteristika
Tossy I (Rockwood I)	Überdehnung der Ligg. acromioclaviculare und coracoclaviculare (ca. 36 % der Verletzungen)
Tossy II (Rockwood II)	Ruptur des Lig. acromioclaviculare und Überdehnung des Lig. coracoclaviculare → Subluxation (ca. 23 % der Verletzungen)
Tossy III (Rockwood III)	Ruptur der Ligg. acromioclaviculare und coracoclaviculare → Luxation (ca. 39 % der Verletzungen)
Rockwood IV	Die Klavikula ist nach dorsal disloziert und im M. trapezius fixiert (ca. 1 % der Verletzungen)
Rockwood V	Zusätzlich zu den Verletzungen bei Typ III vollständige Ablösung der deltatrapezoidalen Faszie, die Klavikula ist in allen Richtungen instabil (ca. 1 % der Verletzungen)
Rockwood VI	Dislokation der Klavikula subakromial oder subkorakoidal (ca. 0,2 % der Verletzungen)
Rockwood I-III entspricht hierbei Tossy I-III.	

77.4 Welche Therapieoptionen haben Sie?

- **konservative Therapie**: Tossy I, II und bei Patienten > 35 Jahre auch Tossy III → temporäre Ruhigstellung mit Gilchrist- oder Desaultverband
- **operative Therapie**: Tossy III (Rockwood III) bei sportlich aktiven Patienten, bei beruflicher Exposition und Patientenwunsch, sowie bei Mitverletzung von Muskeln und Weichteilen (Rockwood IV-VI) u. a. Begleitverletzungen (Nerven, weitere Frakturen) → Bandnaht und entweder temporäre Arthrodese mittels Spickdraht oder Hakenplatte für ca. 6 Wochen oder Cerclage mit resorbierbarem Faden zwischen Korakoid und Klavikula; postoperativ Gilchrist-Verband für 1 Woche, dann Krankengymnastik, Metallentfernung nach 6 Wochen

Kommentar

▶ **Definition.** Unter dem Begriff **Akromioklavikularluxation** werden komplette oder partielle Luxationen der distalen Klavikula aus dem Akromioklavikulargelenk (AC-Gelenk) zusammengefasst.

▶ **Ätiopathogenese.** Durch Sturz auf die Schulter bei abduziertem Arm kommt es zur Schädigung des Lig. acromioclaviculare und des Lig. coracoclaviculare in unterschiedlichem Ausmaß.

▶ **Klinik.** klinisch imponieren bei der Akromioklavikularluxation **Schmerzen**, **Schwellung** oder **Fehlstellung** des AC-Gelenkes.

▶ **Diagnostik.** Anhand von Anamnese (Trauma) und klinischer Untersuchung (bei Verletzung Tossy III „Klaviertastenphänomen") kann die Verdachtsdiagnose gestellt werden, die durch radiologische Untersuchungsmethoden bestätigt werden kann (s. Antworten zu Fragen 77.1 und 77.2).

▶ **Therapie.** Siehe Antwort zu Frage 77.4.

▶ **Prognose.** Meist ist der Heilungsverlauf unkompliziert und das Therapieergebnis, v. a. bei Verletzungen Typ I nach Tossy, sehr gut. Bei Verletzungen Typ II und III nach Tossy verbleibt meist eine (Sub-)-Luxation. Diese bringt jedoch meist keine funktionellen Einschränkungen im betroffenen Schultergelenk mit sich, kann jedoch vom Patienten aufgrund der Konturveränderungen der Schulter als kosmetisch störend empfunden werden.

Bei Rockwood IV-VI ist immer eine operative Therapie indiziert.

Bei operativen Eingriffen können Komplikationen, wie z. B. Drahtwanderungen, Ermüdungsfrakturen oder Narbenkeloide, in bis zu 20 % der Fälle auftreten. Radiologisch lassen sich sowohl bei konservativem als auch operativem Vorgehen Verkalkungen der korako-klavikulären Bänder und degenerative Veränderungen des Akromioklavikulargelenks in bis zu 50 % der Fälle nachweisen.

> **Zusatzthemen für Lerngruppen**
> - Anatomie des Schultergürtels

78 Zollinger-Ellison-Syndrom (Gastrinom)

78.1 Welche Verdachtsdiagnose stellen Sie?

Zollinger-Ellison-Syndrom (**Gastrinom**): Klinik (abdominelle Schmerzen, therapieresistente Ulcera duodeni et ventriculi, Diarrhö)

78.2 Welche Untersuchungen helfen Ihnen bei der Diagnosesicherung?

- **Bestimmung der Magensäurebasalsekretion**: > 15 mmol/h (Normwert 2–5 mmol/h), keine wesentliche Erhöhung auf Pentagastrin-Gabe → bereits maximale Stimulation
- **Gastrin i. S.**: basal erhöht (Hypergastrinämie), nach Stimulation mit Sekretin (hemmt normalerweise die Sekretion) weiterer Anstieg

78.3 Welche weiteren Untersuchungen veranlassen Sie, bevor Sie therapeutisch tätig werden können?

Lokalisationsdiagnostik des Gastrinoms:
- Endosonografie, CT, MRT
- Somatostatin-Rezeptor-Szintigrafie: Nachweis der Primärtumoren sowie von Metastasen
- Selektive Gastrinbestimmung aus dem Pfortaderblut
- Explorativlaparotomie

Kommentar

▶ **Definition.** Das Zollinger-Ellison-Syndrom wird durch einen **Gastrin-produzierenden Tumor** (Gastrinom) ausgelöst. Er ist in 80 % der Fälle im Pankreas lokalisiert, andere Lokalisationen sind Magen, Duodenum und Jejunum. In etwa der Hälfte der Fälle treten multiple Gastrinome auf. In 60–70 % der Fälle handelt es sich um maligne Tumoren, die früh metastasieren.

▶ **Klinik.** Die klinische Symptomatik begründet sich auf die vermehrte Gastrin- und damit Magensäuresekretion. Es treten **multiple Ulzera** auf, die z. T. auch an **untypischen Stellen** wie der großen Magenkurvatur, dem distalen Duodenum und sogar dem Jejunum lokalisiert sind. Die Patienten klagen je nach Lokalisation über Refluxbeschwerden (Sodbrennen), Magenschmerzen oder diffuse abdominelle Beschwerden. Bei atypisch gelegenen Ulzera aber auch immer an ein Karzinom denken! Diese Ulzera sind oft therapieresistent und rezidivieren häufig. Darüber hinaus kann es zu Komplikationen der Ulkuskrankheit wie Perforation, Blutung oder Strikturen kommen. Durch die überschießende Säuresekretion kommt es zusätzlich zu einer Inaktivierung der Pankreas- und Gallefermente und Entzündung der Dünndarmschleimhaut. Die Folge sind Durchfälle, z. T. auch als Steatorrhö mit Hypokaliämie und Dehydratation.

▶ **Diagnostik.** Siehe Antworten zu Fragen 78.2 und 78.3.

▶ **Differenzialdiagnosen.** G-Zell-Hyperplasie, Gastrinom im Rahmen einer multiplen endokrinen Neoplasie (MEN Typ I), Hyperparathyreodismus, Z. n. ausgedehnter Dünndarmresektion

▶ **Therapie.** Die Therapie besteht bei solitären, nichtmetastasierten Tumoren in der Resektion. Bei multiplen Tumoren, Metastasierung oder fehlender Tumorlokalisation ist eine medikamentöse Säureblockade mit Protonenpumpenhemmern indiziert.

▶ **Prognose.** Metastasierte Tumoren haben eine 5-Jahresüberlebensrate von etwa 40 %.

Zusatzthemen für Lerngruppen →•

- weitere hormonproduzierende Pankreastumoren
- MEN-Syndrome
- Hyperparathyreodismus

79　Milzbrand

79.1 Welche Erkrankung vermuten Sie bei dem Patienten? Welcher Erreger ist dafür verantwortlich?

- **Milzbrand** (Syn.: Anthrax): Papel im Verlauf mit Ulzeration und konfluierendem Pustelsaum, Lymphadenitis, Lymphangitis
- **Erreger**: Bacillus anthracis (grampositiver, aerober, stäbchenförmiger Sporenbildner)

79.2 Wie können Sie den Erreger nachweisen?

Erregernachweis mikroskopisch und kulturell in Wundsekret, Blutkultur, Liquor oder Sputum

79.3 Welche Therapie leiten Sie bei dem Patienten ein?

- Ruhigstellung der betroffenen Extremität
- hochdosiert Penicillin 5–20 Mega IE/d über 6 Tage i. v., dann bis zum 10. Tag oral; ggf. auch Erythromycin, Tetrazykline
- **keine** chirurgische Therapie, da es sonst zur Ausbreitung der Infektion kommt!

Kommentar

▶ **Definition.** Der **Milzbrand** gehört zu den Zoonosen und ist eine meldepflichtige Infektionskrankheit nach dem Infektionsschutzgesetz.

▶ **Ätiopathogenese.** Bacillus anthracis, ein grampositiver, aerober, stäbchenförmiger Sporenbildner, ist der Erreger des Milzbrands. Das natürliche Erregerreservoir stellen Ziege, Rind, Schwein oder Pferd dar. Besonders gefährdet sind deshalb Personen, die Kontakt zu Tieren haben (z. B. Landwirte, Tierärzte).

Die häufigsten Infektionswege sind oberflächliche Hautverletzungen sowie Inhalation oder Ingestion von Sporen. Entsprechend dieser Eintrittspforten können **Hautmilzbrand**, **Lungenmilz-brand** oder **Darmmilzbrand** auftreten.

▶ **Klinik.** In über 90 % der Fälle manifestiert sich die Erkrankung nach einer Inkubationszeit von 2–7 Tagen mit einer kleinen blau-schwarzen Pustel (**Pustula maligna**) an der Haut, sog. Hautmilzband. Aus dieser Pustel entwickelt sich im weiteren Verlauf ein **Ulkus** mit tiefschwarzem Grund (s. ▶ Abb. 79.2). Diagnostisch entscheidend ist, dass dieses Ulkus **schmerzlos** ist. Begleitend kommt es zu einer Lymphangitis und Lymphadenitis mit Ödem der betroffenen Extremität.

Bei den systemischen Formen des Milzbrands (Lungen- und Darmmilzbrand) kann es zu Fieber, Schüttelfrost, Meningitis und sogar Sepsis kommen.

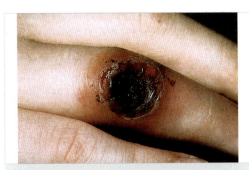

Abb. 79.2 Milzbrand: schwarze, tiefe Nekrose, von einem noch teilweise erkennbaren Pustelsaum sowie Rötung und Schwellung umgeben (aus Hof H, Dörries R, Duale Reihe Medizinische Mikrobiologie, Thieme, 2014)

▶ **Diagnostik.** Siehe Antwort zu Frage 79.2.

▶ **Therapie.** Siehe Antwort zu Frage 79.3.

▶ **Prognose.** Die kutane Form bleibt meist lokal begrenzt und kann auch spontan abheilen. Bei der pulmonalen oder intestinalen Form kommt es häufig zu einer Sepsis oder Meningitis, die auch bei antibiotischer Therapie eine hohe Letalität (über 80 %) hat.

▶ **Prophylaxe.** Eine Impfung ist für Risikogruppen möglich.

Zusatzthemen für Lerngruppen ➔•

- Sporenbildner
- Infektionsschutzgesetz

80 Appendizitis

80.1 Welche Erkrankungen kommen bei dem 17-jährigen Mädchen differenzialdiagnostisch in Frage?

- **Gastroenteritis**: Übelkeit, Erbrechen, Diarrhö, diffuser Bauchschmerz, Fieber bis 39 °C
- **gynäkologische Ursachen** (z. B. Ovarialzysten, Torsionsovar, Adnexitis, Extrauteringravidität, Ovulation): Unterbauchschmerz, Übelkeit, Erbrechen, evtl. Schock/β-HCG positiv/Entzündungsparameter erhöht; Sonografie
- **Appendicitis acuta**: Übelkeit, Erbrechen; sich von periumbilikal in den rechten Unterbauch verlagernder Schmerz, Fieber bis 39 °C
- **Harnwegsinfekt, Ureterstein, Nephrolithiasis**: Dysurie, Pollakisurie, evtl. Kolikschmerz bei Ureterstein, Schmerzausstrahlung in die Leisten
- **„Pseudoappendizitis"** (Lymphadenitis mesenterialis bei Infektionen mit Yersinia pseudotuberculosis): Übelkeit, Diarrhö, Fieber bis 40 °C; BSG stark erhöht
- **Meckel-Divertikulitis**: imponiert klinisch wie Appendicitis acuta

80.2 Welche Untersuchungen schließen Sie an, um zu einer Diagnose zu kommen?

- **Temperaturmessung**: axillo-rektale Temperaturdifferenz (> 1 °C spricht für Appendicitis acuta)
- **Labor**: Entzündungsparameter (Leukozyten, CRP, BSG), β-HCG, Urinstatus
- **Abdomen-Sonografie**: ödematöse Wandverdickung (Kokarde)/gestautes Lumen/Kotstein der Appendix vermiformis; Harnstau, Ureterstein, Ovarialzysten usw.
- **gynäkologisches Konsil**: Ausschluss gynäkologischer Ursachen (Extrauteringravidität, Ovarialzysten, Adnexitis usw.)
- ggf. CT

80.3 Welche Maßnahmen leiten Sie ein bis die Untersuchungsbefunde vorliegen?

- stationäre Aufnahme
- venöser Zugang, Infusionstherapie, Nahrungskarenz, Verlaufskontrolle

80.4 Beschreiben Sie Befunde, die Sie bei der körperlichen Untersuchung bei einer Appendizitis erheben können!

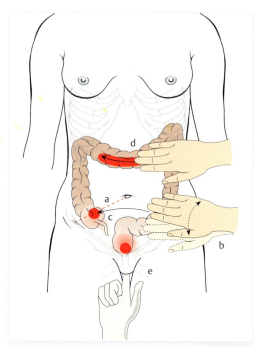

Abb. 80.1 Druck-und Schmerzpunkte zur Diagnose einer Appendicitis acuta
a McBurney-Punkt
b Blumberg-Zeichen
c Lanz-Punkt
d Rovsing-Zeichen
e Douglas-Schmerz (aus Henne-Bruns et al., Duale Reihe Chirurgie, Thieme, 2012)

- **McBurney-Punkt**: Druckschmerz auf halber Strecke zwischen Bauchnabel und Spina iliaca anterior superior rechts, Lage des Zäkums mit Abgang der Appendix
- **Lanz-Punkt**: Druckschmerz am Übergang zwischen mittlerem und rechtem Drittel einer Verbindungslinie der beiden Spinae iliacae anteriores superiores
- **Blumberg-Zeichen**: kontralateraler Loslassschmerz bei bereits vorliegender peritonitischer Reizung
- **Rovsing-Zeichen**: retrogrades Ausstreichen des Kolons führt zu Schmerzen im rechten Unterbauch
- **Psoaszeichen**: Psoasschmerz rechts, bei Lage der Appendix auf der Faszie des rechten M. psoas

kommt es zu Schmerzen bei Anheben des rechten Beines aus der Rückenlage gegen Widerstand
- **Douglasschmerz**: Schmerz bei rektaler Palpation als Hinweis auf peritoneale Reizung

Kommentar

▶ **Definition**. Bei der **Appendizitis** handelt es sich um die Entzündung des Wurmfortsatzes, Appendix vermiformis.

▶ **Ätiologie**. Durch Obstruktion des Wurmfortsatzlumens (durch Kotsteine, Abknickungen, Wurmbefall) und daraus resultierender Entleerungsstörung sowie durch gastrointestinale Infekte kommt es zu einer Appendizitis.

▶ **Klinik**. Die Appendizitis hat typischerweise eine **kurze Anamnese** (12–24 h). Die Schmerzen können zuerst periumbilikal bzw. im Epigastrium auftreten und sich im Krankheitsverlauf in den rechten Unterbauch verlagern. Übelkeit und Erbrechen können hinzukommen. Nicht immer ist die Anamnese typisch, insbesondere bei älteren Menschen kann es zu einem raschen Verlauf mit geringer Symptomatik und oft fehlender Abwehrspannung des Bauches kommen. Bei Kindern kann das Allgemeinbefinden schon sehr früh stark beeinträchtigt sein, auch können Durchfälle und hohes Fieber auftreten. Bei Schwangeren oder bei Patienten mit retrozäkaler Appendix können die Schmerzen an atypischer Stelle durch Verlagerung der Appendix nach kranial auftreten.

▶ **Diagnostik**. Die Appendizitis wird auch als „Chamäleon" bezeichnet, da die Diagnose gerade im Anfangsstadium nur selten eindeutig zu stellen ist. Hinweisend kann hierbei die Verlagerung des Schmerzes vom Epigastrium oder von periumbilikal (Beginn der Erkrankung) in den rechten Unterbauch sein. Die Diagnose der akuten Appendizitis wird immer nach klinischen Gesichtspunkten (s. Antwort zu Frage 80.4) gestellt, da zusätzliche Untersuchungen wie Blutbild oder Temperaturmessung gerade bei kleinen Kindern und älteren Menschen oft keine typischen Befunde aufweisen (s. Klinik).

▶ **Differenzialdiagnosen**. Siehe Antwort zu Frage 80.1.

Insbesondere die **Lymphadenitis mesenterialis** kann vom klinischen Erscheinungsbild wie eine Appendicitis acuta imponieren. **Bronchiale Infekte und Pneumonien bei Kindern** können ebenso eine Schwellung retroperitonealer Lymphknoten und somit das Bild der **Pseudoappendizitis** hervorrufen. Bei älteren Menschen sollten auch immer eine **Divertikulitis** und ein **Kolonkarzinom** in Erwägung gezogen werden. Die Abgrenzung zu **Adnexitis** und **Meckel-Divertikulitis** ist häufig sehr schwierig, die Diagnose wird oft erst intraoperativ gestellt. Als weitere Differenzialdiagnosen kommen chronisch entzündliche Darmerkrankungen (z. B. Erstmanifestation eines **Morbus Crohn** im terminalen Ileum), perforiertes **Duodenalulkus** sowie **Cholecystitis acuta** in Frage.

▶ **Therapie.** Bei unklaren Befunden sollte eine stationäre Aufnahme mit Infusionstherapie und Nahrungskarenz erfolgen und regelmäßige klinische Kontrollen durchgeführt werden. Solange die Diagnose Appendizitis nicht gesichert ist, sollte keine Analgesie erfolgen, um den klinischen Verlauf beurteilen zu können.

Bei eindeutigen Befunden muss unverzüglich operiert werden (Appendektomie), um eine Perforation mit nachfolgender Ausbildung eines perityphlitischen Abszesses oder einer Peritonitis zu verhindern. Dies kann entweder laparoskopisch oder konventionell durch einen Wechselschnitt oder pararektalen Schnitt im rechten Unterbauch erfolgen. Beim Wechselschnitt wird zunächst die Aponeurose des M. obliquus externus längs (d. h. von der Leiste nach schräg lateral oben) gespalten. Anschließend wird der darunterliegende M. obliquus internus in Faserrichtung auseinandergedrängt. Da der M. obliquus internus im rechten Winkel zum M. obliquus externus verläuft, wird also die Schnittrichtung „gewechselt". Der unter dem M. obliquus internus liegende M. transversus abdominis wird ebenfalls stumpf auseinandergedrängt.

Die laparoskopische Appendektomie wird in vielen Kliniken mittlerweile häufiger als die offene Operation durchgeführt. Vorteil ist – wie bei allen minimal invasiven Verfahren – der geringere Wundschmerz und die schnellere Mobilisierung. Zusätzlich kann bei der Laparoskopie auch eine Inspektion des gesamten Bauchraumes erfolgen, d. h. andere Ursachen der Unterbauchschmerzen wie z. B. eine Adnexitis können ausgeschlossen werden. Die allgemeinen Komplikationen sind bei beiden Verfahren in etwa gleich, wobei bei der offenen Appendektomie etwas häufiger Wundinfektionen und bei der laparoskopischen Appendektomie etwas häufiger intraabdominelle Abszesse beobachtet werden.

Bei einer unkomplizierten Appendizitis, d. h. ohne Perforation oder Abszedierung, ist einmalig eine präoperative Antibiotikaprophylaxe mit einem Cephalosporin (z. B. Spizef 1 × 2 g) ausreichend. Bei Komplikationen wird die Antibiotikatherapie postoperativ z. B. mit Ceftriaxon (Rocephin 1 × 2 g/d) oder Cefotaxim (Claforan 3 × 2 g/d) und Metronidazol (Clont 2 × 0,5 g/d) für 5–7 Tage fortgeführt. Der Kostaufbau beginnt schon am 1. postoperativen Tag.

> ## Zusatzthemen für Lerngruppen
>
> - Anatomie der Appendix vermiformis
> - Epidemiologie der Appendizitis
> - Komplikationen der Appendizitis
> - Prognose der Appendizitis

81 Morbus Chassaignac und Ellenbogengelenkluxation

81.1 Stellen Sie eine Diagnose anhand der Anamnese!

Morbus Chassaignac (Pronatio dolorosa, Subluxation des Radiusköpfchens): typische Anamnese (Zug am Arm des Kindes) und Klinik (schmerzhafte Bewegungseinschränkung, Beugung im Ellenbogengelenk)

81.2 Sind weitere Untersuchungen notwendig?

Bei der hier geschilderten klassischen Anamnese und Klinik sind keine weiteren Röntgenuntersuchungen notwendig. Eine Reposition kann sofort erfolgen. Ist der Unfallmechanismus jedoch unklar oder ist eine Reposition nicht möglich sollte ergänzend eine **Röntgenaufnahme** des Ellenbogengelenks in 2 Ebenen (seitlich, a. p.) erfolgen.

81.3 Erläutern Sie den Verletzungsmechanismus!

Durch Zug am Arm des Kindes mit gleichzeitiger Pronation kommt es zu einem teilweisen Herausluxieren des Radiusköpfchens aus dem Lig. anulare radii. Das Band wird zwischen Radius und Capitulum humeri eingeklemmt und dies führt zu einer Pseudoparese des betroffenen Armes.

81.4 **Beschreiben Sie die Therapie!**

Reposition unter Streckung und Supination im Ellenbogengelenk, zusätzlich kann Druck auf das Radiusköpfchen von lateral ausgeübt werden (s. ▶ Abb. 81.1). Danach ist das Kind wieder beschwerdefrei, eine weitere Therapie oder Ruhigstellung ist nicht notwendig.

Kommentar

▶ **Morbus Chassaignac.** Hierbei handelt es sich um eine **Subluxation des Radiusköpfchens innerhalb des Lig. anulare radii.** Diese Verletzung tritt häufig zwischen dem **1. und 4. Lebensjahr** auf. **Ruckartiges Reißen am Arm** des Kindes (z. B. wenn das Kind plötzlich losrennt) oder Spiele wie „Engelchen-Flieg" oder „Flieger" können einen Morbus Chassaignac verursachen. Zum typischen Verletzungsmechanismus s. Antwort zu Frage 81.3. Auffällig ist eine **schmerzbedingte Bewegungshemmung des Unterarms** im Ellenbogengelenk mit **Fixation in Pronationsstellung.** Sind **Anamnese** und **klinisches Bild typisch**, ist **keine weitere Diagnostik** notwendig. Hier kann **sofort ein Repositionsversuch** erfolgen (s. Antwort zu Frage 81.4). Vor und nach Therapie sollten immer Durchblutung, Motorik und Sensibilität (**DMS**) überprüft werden. Lässt sich aus der Anamnese kein typisches Ereignis herleiten oder liegt ein Trauma vor, muss auch an eine Ellenbogengelenkluxation (s. u.) oder Fraktur gedacht werden. Dies muss durch eine Röntgenaufnahme des Ellenbogengelenks in 2 Ebenen ausgeschlossen werden. Die Prognose ist gut. Ein Rezidiv ist bei noch nicht komplett ausgebildeten Radiusköpfchen möglich.

▶ **Ellenbogengelenkluxation.** Hierbei handelt sich um eine **vollständige Diskonnektion der gelenkbildenden Anteile von Humerus, Olekranon und Radiusköpfchen.** Diese Verletzung nimmt mit steigendem Lebensalter zu. Meist kommt es durch Sturz auf die pronierte Hand bei gestrecktem oder leicht gebeugtem Ellenbogengelenk zur Ellenbogengelenkluxation. Radius und Ulna luxieren meist nach dorso-radial, verhaken sich und führen so zu einer **federnden Fixation** und **schmerzhaften Fehlstellung** des Gelenks mit Weichteilschwellung. Oft treten zusätzlich eine Zerreißung der Gelenkkapsel, der Seitenbänder mit Abriss- oder Abscherfrakturen sowie eine Überdehnung des N. ulnaris auf. Hinweisend sind **Anamnese** und **klinische Untersuchung** (DMS!). Beweisend ist die **Röntgenaufnahme** des Ellenbogengelenks in 2 Ebenen. Hiermit können auch evtl. Begleitfrakturen diagnostiziert werden. Bei Luxationen ohne Begleitverletzungen erfolgt die Reposition (s. ▶ Abb. 81.1). Zusätzlich ist eine Ruhigstellung des Gelenks im Oberarmgips für 2–3 Wochen mit anschließender Bewegungstherapie indiziert. Eine Indikation zur Operation besteht bei Begleitverletzungen. Die Prognose ist abhängig von evtl. Begleitverletzungen. Hier können sich eine habituelle Luxation oder Einschränkungen der Gelenkbeweglichkeit entwickeln.

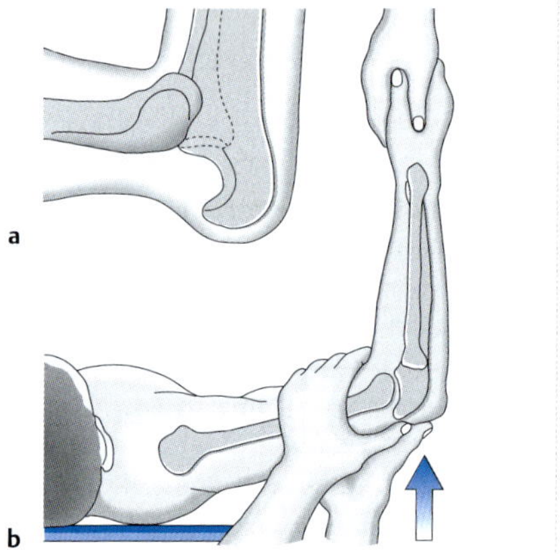

Abb. 81.1 Reposition einer Ellenbogengelenkluxation (aus Bühren V, Keel M, Marzi I, Checkliste Traumatologie, Thieme, 2011)

Zusatzthemen für Lerngruppen

- Anatomie des Ellenbogengelenks
- Radiusköpfchenfraktur

82   Analfissur

82.1   Welche Diagnose stellen Sie?

Analfissur: anamnestisch Defäkationsschmerz, Blutung, Juckreiz sowie Schleimsekretion; inspektorisch schmerzhafter, längsverlaufender Einriss der Analhaut (Anoderm) bei 6 Uhr in SSL (typische Lokalisation)

82.2   Nennen Sie Ursachen für diese Erkrankung!

- Chronisch erhöhter Sphinktertonus, -spasmus
- Chronische Obstipation, harter Stuhlgang
- Kryptitis (Koteinpressung in die Krypten der Analschleimhaut mit Entzündung)
- Morbus Crohn
- venerische Infektionen (Gonorrhö, Herpes simplex, Chlamydien)

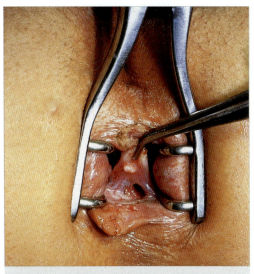

Abb. 82.2 Chronische Analfissur (aus Winkler R, Otto P, Schiedeck T, Proktologie, Thieme, 2011)

82.3   Nennen Sie therapeutische Möglichkeiten für diesen Patienten!

- **konservativ** (bei **akuter** Analfissur, siehe
  ▶ Abb. 82.1 im Fragenteil):
  ○ Lokalanästhetika mit Analdehner (z. B. Dolo-Posterine)
  ○ Nitro- oder Diltiazem-Salbe (Senkung des erhöhten Sphinktertonus; cave: Blutdruckabfall, Kopfschmerzen)
  ○ Stuhlgangregulierung mit Füll- und Quellmitteln, z. B. Flohsamen (Mucofalk, Metamuzil), ballaststoffreicher Ernährung, ausreichender Trinkmenge
- **operativ** (bei **chronischer** Analfissur, siehe
  ▶ Abb. 82.2):
  ○ Prinzip: Beseitigung des Sphinkterspasmus des M. sphincter ani internus, der hauptsächlich für die fehlende Heilung verantwortlich ist
  ○ Exzision der Fissur (histologische Untersuchung zum Ausschluss eines Analkarzinoms), einschließlich der typischerweise vorhandenen hypertrophen Analpapille und der Vorpostenfalte

82.4   Beschreiben Sie kurz den Ablauf einer proktologischen Untersuchung! Welche pathologischen Veränderungen können Sie mit der jeweiligen Untersuchung erfassen?

- **Inspektion**: Ekzeme, Marisken, Kondylome, Fissuren, Fisteln, Perianalvenenthrombosen, Hämorrhoiden, Abszess, Pilonidalsinus; Patient pressen lassen: Hämorrhoiden II° oder III°, Anal- oder Rektumprolaps, Beckenbodeninsuffizienz
- **Rektal-digitale Untersuchung**: Schmerzhaftigkeit, Sphinktertonus, Resistenzen, Rektozelen oder innerer Schleimhautprolaps, Beurteilung der Prostata, Stuhl oder Blut am Fingerling
- **Röntgenuntersuchungen**: Doppelkontrasteinlauf bei V. a. Tumoren; Fistelfüllung
- **Prokto-Rektoskopie**: Hämorrhoiden, Polypen, Karzinome
- **evtl. Endosonografie**: Beurteilung der Tiefenausdehnung von Karzinomen, Inkontinenz

Kommentar

▶ **Definition.** Eine **Analfissur** ist ein **längs verlaufender Riss** der Analschleimhaut, typischerweise bei 6 Uhr, seltener bei 12 Uhr in Steinschnittlage (SSL). Die Unterscheidung zwischen akuter und chronischer Fissur ist uneinheitlich. Während bei der einen Definition jede Fissur die über 6 Wochen besteht als chronisch bezeichnet wird, werden bei einer anderen Definition sekundäre Veränderungen, wie z.B. die Ausbildung einer Mariske (Vorpostenfalte), die Hypertrophie der proximal der Analfissur gelegenen Analpapille, ein freiliegender M. ani internus oder die Ausbildung einer Narbe verlangt.

▶ **Ätiopathogenese.** Siehe Antwort zu Frage 82.2.
Als Ursache kommen harter Stuhlgang, chronische Sphinktertonuserhöhung oder Kryptitiden in Frage. Andere Lokalisationen sollten an ein Analkarzinom, venerische Infektionen oder einen Morbus Crohn denken lassen. Schmerzreflektorisch kommt es zu einer Erhöhung des Sphinktertonus, die zu weiteren Schleimhauteinrissen führt.

▶ **Klinik.** Bei der **akuten Analfissur** berichten die Patienten typischerweise über **Schmerzen bei der Defäkation** und **perianalen Juckreiz**. Aus Angst vor der schmerzhaften Defäkation wird der Stuhlgang hinausgezögert, und es kommt zur weiteren Eindickung des Stuhls. Bei der **chronischen Analfissur** kommt es zu einer Fibrosierung des Schleimhauteinrisses, die Schmerzen treten in den Hintergrund. Die Patienten klagen dann über eine anale Enge. Sowohl bei der akuten als auch bei der chronischen Analfissur kann es zu Blutauflagerungen auf Stuhl und Toilettenpapier kommen (s. Fallbeispiel).

▶ **Diagnostik.** Die Diagnose wird durch die typische Anamnese und den klinischen Befund gestellt.

▶ **Therapie.** Siehe Antwort zu Frage 82.3.
Bei **akuten Fissuren** kann zunächst ein konservativer Therapieversuch erfolgen. Durch Lokalanästhetika, Nitro- oder Diltiazem-Salbe wird versucht, den Sphinktertonus zu senken. Zusätzlich sollte auf einen weichen Stuhl geachtet werden. Bei **chronischen Verläufen** ist ein konservatives Vorgehen meist nicht erfolgreich, so dass eine komplette Exzision der Fissur einschließlich Vorpostenfalte und hypertropher Analpapille erfolgen sollte. Das Exzisat muss zum Ausschluss eines Analkarzinoms histopathologisch untersucht werden. Bei einem vorbestehend erhöhten Sphinkterdruck wurde früher die laterale Sphinkterotomie vorgenommen (Methode nach Parks bzw. Eisenhammer). Da es hierbei zu einer Schwächung des Sphinkterapparates mit erhöhter Inkontinenzrate

gekommen ist, hat man diese Methoden wieder verlassen.

> **Zusatzthemen für Lerngruppen**
> - Anatomie des Analkanals
> - Komplikationen der Analfissur

83 Phlebothrombose der unteren Extremität

83.1 Welche Befunde erwarten Sie bei der körperlichen Untersuchung?

- Schwellung des Beines (im Seitenvergleich)
- Glanzhaut, vermehrte Venenzeichnung, livide Verfärbung des Beines
- verschiedene schmerzhafte Druckpunkte im Venenverlauf:
  - **Payr-Zeichen:** Druckschmerz der Fußsohle
  - **Homann-Zeichen:** Wadenschmerz bei Dorsalflexion im Sprunggelenk
  - **Lowenberg-Zeichen:** Schmerzen in der Wade bei Anlegen einer Blutdruckmanschette am Oberschenkel und Aufpumpen über 60 mmHg
  - **Meyer-Druckpunkte:** Druckschmerz entlang der Tibiakante

83.2 Nennen Sie mindestens 6 Risikofaktoren für das Entstehen einer Phlebothrombose!

- Immobilisation, Operationen
- Nikotin, Ovulationshemmer, Schwangerschaft, Adipositas
- Polyglobulie, Exsikkose, paraneoplastisch
- Gerinnungsstörungen (AT-III-, Protein-S-, Protein-C-Mangel)

83.3 Wodurch ist die Virchow-Trias charakterisiert?

- Schäden der **Gefäßwand**
- Verlangsamung des Blutflusses (**Stase**)
- Veränderung der **Blutzusammensetzung** (Polyglobulie, Exsikkose)

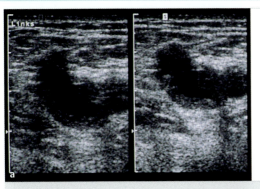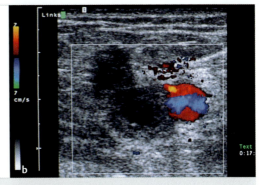

Abb. 83.1 Phlebothrombose: a) Kompressionssonografie (das Gefäß ist nicht komprimierbar → links ohne, rechts mit Kompression); b) Farbduplexsonographie (keine Strömung nachweisbar) (aus Huck K, Kursbuch Doppler- und Duplexsonographie, Thieme, 2004)

83.4 Welche Untersuchungen veranlassen Sie, um das Ausmaß der Phlebothrombose zu bestimmen?

- Bestimmung der D-Dimere im Serum: normwertige D-Dimere schließen eine Thrombose in der Regel aus, jedoch sind erhöhte D-Dimere auch bei anderen Erkrankungen möglich (postoperativ, Malignome, Infektionen etc.)
- Kompressionssonografie, farbkodierte Duplexsonografie (siehe ▶ Abb. 83.1)
- Phlebografie (nur noch indiziert bei unklaren Fällen, die durch die Sonografie nicht geklärt werden konnten)
- CT des Beckens und Abdomens oder MR-Phlebographie: Darstellung der Ausdehnung der Thrombose im Becken und Abdomen

83.5 Wie gehen Sie therapeutisch vor?

Unterschenkelthrombosen, die nicht auf die V. poplitea übergreifen: Patienten werden heute zunehmend mit niedermolekularem Heparin, z. B. Enoxaparin (Clexane) oder Nadroparin (Fraxiparin), gewichtsadaptiert therapiert. Diese Therapie sollte für 3 Monate durchgeführt werden. Ergänzend wird ein Kompressionsstrumpf angepasst und die Patienten mobilisiert. Da keine Immobilisation erfolgt, kann die Therapie von Anfang an ambulant durchgeführt werden.

Folgendes Vorgehen ist bei **Thrombosen der Becken-Beinvenen** sowie bei **Thrombosen der V. poplitea** indiziert:

- konservativ:
  - sofortige Antikoagulation mit Heparin in therapeutischer Dosierung. Hierbei können sowohl unfraktioniertes als auch niedermolekulares Heparin eingesetzt werden. Niedermolekulare Heparin zeigten sich signifikant wirksamer als unfraktioniertes Heparin für die Verhinderung von Rezidiven, bei gleichzeitig reduzierter Häufigkeit von schweren Blutungen und reduzierter Gesamtmortalität. Zusätzlich hat der direkte Faktor-Xa-Inhibitor Fondaparinux (Arixtra®) aktuell eine Zulassung für die Initialtherapie der tiefen Beinvenenthrombose.
    – **Unfraktioniertes Heparin**: initial 5 000–10 000 IE Heparin i. v. als Bolus, anschließend Dauerinfusion mit 20 000–30 000 IE Heparin/24 h (PTT 60–80 s); überlappend Beginn der oralen Antikoagulation mit Phenprocoumon (z. B. Marcumar) für mindestens 3 Monate (INR 2,5–3,5; Quick 20–30 %); nach 3 Monaten sollte eine Reevaluation bezüglich einer längerfristigen oralen Antikoagulation erfolgen.
    – **Niedermolekulares Heparin**: gewichtsadaptierte Gabe 1- oder 2-mal täglich
  - **Kompressionsbehandlung**: besserer venöser und lymphatischer Rückstrom sowie bessere Wandadhärens des Thrombus
  - **Mobilisation**: Unabhängig von der Lokalisation der Thrombose ist eine strenge Bettruhe nicht erforderlich, sie kann aber bei starken Schmerzen aufgrund der Schwellung indiziert sein
  - **Thrombolyse**: systemisch oder lokal mit Streptokinase, Urokinase oder rt-PA über 4–6 d; anschließend Heparinisierung und überlappend

orale Antikoagulation (s. o.); Indikationen: junger Patient, Thrombose nicht älter als 7 d, aszendierende Unterschenkel-/Oberschenkelvenenthrombosen; Kontraindikationen: hohes Alter, arterielle Hypertonie, gastrointestinale Ulzera, unmittelbar nach vorangegangenen Operationen; Thrombolyse bei Phlebothrombose der unteren Extremität wird heute jedoch zunehmend seltener durchgeführt.

- **operativ:**
  - **Indikationen**: Phlegmasia coerulea dolens, V. cava-Thrombose, segmentale Oberschenkel- und Beckenvenenthrombosen, septische Thrombosen
  - **Methode**: Thrombektomie mittels Fogartykatheter und temporäre Anlage einer arteriovenösen Fistel zur Prophylaxe einer Rethrombose (s. Kommentar). Bei rezidivierenden Lungenembolien Einlage eines Kava-Schirms.

Kommentar

▶ **Ätiologie.** Ursachen für eine **Phlebothrombose der Bein- oder Beckenvenen** sind meist längere Immobilisationen, z. B. durch eine längere Reise oder postoperativ. Auch Nikotin und die gleichzeitige Einnahme von Ovulationshemmern erhöhen das Risiko einer Thrombose. Rezidivierende Phlebothrombosen sollten an eine Gerinnungsstörung denken lassen und zu einer entsprechenden weiterführenden Diagnostik führen. Aufgrund der aufrechten Körperhaltung sind die Venen der unteren Extremität des Menschen besonders belastet, da die Blutsäule gegen die Schwerkraft angehoben werden muss. Aus diesem Grund tritt die Phlebothrombose praktisch nur an den Venen unterhalb des Herzens, bevorzugt Becken- und Beinvenen, auf.

▶ **Klinik.** Typisches Symptom ist eine Umfangsvermehrung des betroffenen Beines mit livider und glänzender Haut sowie Schmerzen.

▶ **Diagnostik.** Allgemein wird heutzutage der sog. Wells-Score zu Bestimmung der klinischen Wahrscheinlichkeit einer Thrombose entsprechend den Leitlinien empfohlen.
Hierbei werden Punkte für klinische Befunde vergeben und anhand des Punktwertes die Wahrscheinlichkeit einer Thrombose angegeben. Ergänzend sollten die D-Dimere bestimmt werden. Normwertige D-Dimere zusammen mit einer ge-

Tab. 83.1 WELLS-Score.

Klinische Indizes	Score
aktive Krebserkrankung	1,0
Lähmung oder kürzliche Immobilisation der Beine	1,0
Bettruhe (> 3 Tage); große Chirurgie (< 12 Wochen)	1,0
Schmerz/ Verhärtung entlang der tiefen Venen	1,0
Schwellung des ganzen Beines	1,0
Schwellung Unterschenkel > 3 cm gegenüber der Gegenseite	1,0
Eindrückbares Ödem am symptomatischen Bein	1,0
Kollateralvenen	1,0
Frühere dokumentierte TVT	1,0
alternative Diagnose mindestens ebenso wahrscheinlich wie TVT	– 2,0
Wahrscheinlichkeit für TVT:	
hoch	≥ 2
nicht hoch	< 2

ringen klinischen Wahrscheinlichkeit einer Thrombose schließen diese mit 95 %iger Sicherheit aus. Bei normwertigen D-Dimeren aber hoher klinischer Wahrscheinlichkeit entsprechend dem WELLS-Score sollte trotzdem eine weiterführende bildgebende Diagnostik erfolgen. Erhöhte D- Dimere sind unspezifisch und können auch durch verschiedene andere Erkrankungen ausgelöst werden. Es sollte jedoch auf jeden Fall eine weiterführende Diagnostik durchgeführt werden. Zur **Diagnosesicherung** bietet sich zunächst die **Kompressionssonografie** oder farbkodierte **Duplexsonografie** an. Damit kann die Diagnose in ca. 90 % der Fälle gesichert werden. Bei unklaren Fällen kommt seltener noch die aszendierende **Phlebografie** zum Einsatz. Bei Ausdehnung der Thrombose bis in den Beckenbereich sollte ergänzend eine CT- oder eine MR-Phlebographie von Abdomen und Becken durchgeführt werden.

▶ **Therapie.** Die konservative Therapie wird unter der Antwort zu Frage 83.5 beschrieben.
Eine **Operation** wird bei freiflottierenden Thromben, Phlegmasia coerulea dolens, segmentalen Oberschenkel- und Beckenvenenthromben, sowie septischen Thrombosen durchgeführt. Standardverfahren ist hierbei die Thrombektomie mit-

tels Fogarty-Katheter. Intraoperativ erfolgt eine Oberkörperhochlagerung (Anti-Trendelenburg-Lagerung) sowie Überdruckbeatmung zur Vermeidung einer Lungenembolie. Zum Operationsbeginn werden nochmals 5 000 IE Heparin i. v. als Bolus verabreicht. Bei der Thrombektomie werden zunächst beide Vv. femorales in der Leiste freigelegt. Dann wird ein Ballonkatheter über die gesunde Seite bis in die V. cava inferior vorgeschoben, um eine Abschwemmung von thrombotischem Material zu verhindern. Nun wird auf der erkrankten Seite ein Katheter an der Thrombose vorbeigeschoben und dahinter der Ballon an der Spitze des Katheters aufgepumpt. Der Katheter kann dann mitsamt dem thrombotischen Material herausgezogen werden. Zum Abschluss wird das gesamte Bein von distal nach proximal mit einer elastischen Binde gewickelt, um nach distal abgeschwemmtes thrombotisches Material zu entfernen. Postoperativ erfolgt eine Vollheparinisierung (PTT 60–80 s) und überlappend die Umstellung auf eine orale Antikoagulation für mindestens 3 Monate (INR 2,5–3,5; Quick 20–30 %). Zusätzlich wird ein Kompressionsstrumpf angepasst.

> **Zusatzthemen für Lerngruppen** →•
>
> • Phlegmasia coerulea dolens

84 Kniegelenkstrauma

84.1 Welche Strukturen können bei dem Patienten verletzt sein?

Aufgrund der beschriebenen Symptomatik (Schwellung und Instabilität des Kniegelenks, Streckhemmung) kommen Verletzungen an der **Kapsel**, den **Menisken**, **Seitenbändern**, **Knorpel**, **vorderem** und **hinteren Kreuzband** sowie evtl. **knöcherne Läsionen** im Bereich des Kniegelenks in Frage.

84.2 Erklären Sie den Begriff „Unhappy Triad"!

Kombination von Verletzung des **vorderen Kreuzbandes**, des **medialen Meniskus** und **medialen Seitenbandes** (anteromediale Instabilität → OP-Indikation!)

84.3 Welche Tests führen Sie bei Verdacht auf Bandverletzungen am Kniegelenk durch?

- **Überprüfung der Stabilität der Seitenbänder**: vermehrte Aufklappbarkeit des medialen oder lateralen Kniegelenkspaltes in voller Streckung und bei 20° Beugung (hintere Kapsel entspannt)
- **Schubladen-Test**: 90°-Beugung des Kniegelenkes, durch Zug nach vorne (vordere Schublade, siehe ▶ Abb. 84.1) oder Druck nach hinten (hintere Schublade) gegen den Tibiakopf wird im Seitenvergleich auf eine vermehrte Verschieblichkeit geachtet, Überprüfung der Kreuzbänder
- **Schubladen-Test bei Innen- und Außenrotation des Unterschenkels**: Nachweis kombinierter Verletzungen von Kreuz- und Seitenbändern (z. B. „Unhappy-Triad-Verletzung")
- **Lachman-Test**: entspricht Schubladen-Test bei 20–30°-Beugung des Kniegelenkes, Prüfung des Kreuzbandes
- **Pivot-Shift-Test**: Bei zerrissenem vorderen Kreuzband subluxiert das Tibiaplateau bei Valgus-Stress und Innenrotation des gestreckten Kniegelenks nach ventral; bei Kniebeugung kommt es durch den Tractus iliotibialis zu einer spürbaren Reposition der Tibia.
- Eine Verletzung der Menisken sollte ebenfalls durch verschiedene Tests überprüft werden. Hierzu gehören: Böhler-Test, Steinmann-I/II-Test, Payr-Test, Apley-Test (s. Fall 58).

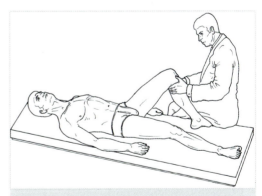

Abb. 84.1 Vorderer Schubladentest (aus Buckup K, Buckup J, Klinische Tests an Knochen, Gelenken und Muskeln, Thieme, 2012)

84.4 Welche weiteren diagnostischen Möglichkeiten haben Sie neben der klinischen Untersuchung? Eine Untersuchung kann gleichzeitig therapeutisch genutzt werden. Beschreiben Sie diese Möglichkeit!

- **Röntgen des Kniegelenks in 2 Ebenen**: Ausschluss knöcherner Läsionen
- **MRT**: Nachweis von Verletzungen an Menisken, Gelenkknorpel, Knochen
- **Arthroskopie**: Diagnosesicherung und Versorgung evtl. verletzter Strukturen wie
  - **Meniskusläsion**: Resektion oder Refixation verletzter Anteile
  - **Seitenbänder**: zunehmend konservative Behandlung durch initiale Teilbelastung und anschließende Orthesenbehandlung für 6 Wochen; operative Rekonstruktion bei Verletzung anderer wichtiger Bandstrukturen, z. B. bei „Unhappy-Triad-Verletzung"
  - **Kreuzbänder**: abhängig von Alter und Leistungsanspruch des Patienten konservative Therapie mit Muskelaufbautraining oder operativ mit Bandersatz durch autologes Patellarsehnendrittel oder Semitendinosus-Sehne möglich

Kommentar

▶ **Ätiologie.** Durch direkte (z. B. Schlag) oder indirekte Gewalt (z. B. Sturz) auf das Kniegelenk sind Verletzungen des Bandapparates, der Menisken sowie knöcherner oder knorpeliger Strukturen am Kniegelenk möglich.

▶ **Klinik.** Typisch für Bandverletzungen am Kniegelenk sind **schmerzhafte Bewegungseinschränkungen** mit evtl. **Instabilität** des Kniegelenks. Meist ist das Knie geschwollen. Die im Fallbeispiel beschriebene **Streckhemmung** des Gelenks ist typisch für eine Meniskusläsion mit Einklemmung eines Meniskusanteils im Gelenkspalt. Das vom Patienten bemerkte **Instabilitätsgefühl** spricht für eine Verletzung der Seiten- oder Kreuzbänder.

▶ **Diagnostik.** Wenn klinisch durch entsprechende Tests (s. Antwort zu Frage 84.3) der Verdacht auf eine Schädigung der Bänder oder der Menisken (s. Fall 58) besteht, sollte eine **Arthroskopie** durchgeführt werden, da sie die gleichzeitige Versorgung verletzter Strukturen ermöglicht (s. Antwort zu Frage 84.4).

▶ **Therapie.** Siehe Antwort zu Frage 84.4.

Therapieziel ist die Wiederherstellung des Bandapparats und damit der Stabilität des Kniegelenks. Unabhängig vom Lebensalter des Patienten und Ausmaß der Verletzungen kann sowohl konservativ als auch operativ vorgegangen werden. Bei beiden Vorgehensweisen können Restinstabilitäten verbleiben, eine generelle Empfehlung für die Akutbehandlung gibt es nicht.

Indikationen für eine **konservative Therapie** sind **isolierte Seitenbandverletzungen** (v. a. Innenbandverletzungen), isolierte Rupturen des vorderen oder hinteren Kreuzbandes sowie das Vorliegen von Kontraindikationen für eine Operation (z. B. höheres Lebensalter, Gonarthrose). Die konservative Therapie zielt auf Schmerzreduktion, Rückgang der Schwellung und des Reizzustandes sowie Herstellung des normalen Bewegungsausmaßes ab. Über einen Zeitraum von 6 Wochen wird mit einer bewegungseinschränkenden Kniegelenksorthese (Extension/Flexion 0/20/90), Unterarm-Gehstützen sowie Physiotherapie behandelt.

Die **operative Therapie** besteht in einer Sehnenersatzplastik. Die primäre Sehnennaht ist wegen schlechter Ergebnisse verlassen worden. Bei einem knöchernen Ausriss ohne Verletzungen der eigentlichen Bandstruktur erfolgt eine Refixation mittels Kirschner-Drähten oder kanülierten Schrauben. Indikationen für die Sehnenersatzplastik sind komplexe Kreuzbandverletzungen, Verlust von vorderem oder hinterem Kreuzband mit Instabilität, Sekundärschäden der Menisken, junge Patienten, Sportler. Als Bandersatz werden autologe Patellarsehne oder mehrsträngige Sehnentransplantate der Mm. semitendinosus et gracilis verwendet. Eine begleitende Verletzung der Seitenbänder wird bei knöchernen Ausrissverletzungen (Fixierung durch Schrauben oder Anker) und bei komplexen Bandverletzungen (direkte Naht) mitversorgt. Postoperativ erfolgt für 6 Wochen die Anlage einer Kniegelenksorthese mit einer Begrenzung der Flexion bei 90°, die Belastung kann ab der 3. postoperativen Woche zunehmend bis zur Vollbelastung gesteigert werden. Kontrollierte Sportarten wie Radfahren oder Jogging sind ab der 6. Woche erlaubt.

▶ **Prognose.** Die beste Prognose haben frühfunktionell-konservativ behandelte isolierte Seitenbandverletzungen. Aber auch nach konservativer Behandlung kann es trotz guter muskulärer Führung langfristig zu Scherbewegungen und Schäden an Knorpel und Menisken kommen. Belastende Tätigkeiten mit plötzlicher Dezeleration sollten vermieden werden. Ersatzplastiken des hinteren Kreuzbandes haben die schlechtesten Heilungsaussichten. In 50 % der Fälle finden sich nicht zufriedenstellende Ergebnisse.

Zusatzthemen für Lerngruppen

- Anatomie des Kniegelenks
- Patellaluxation, Patellafraktur
- Quadrizepssehnenruptur

---

85 Lebertumoren

85.1 Welche Verdachtsdiagnose stellen Sie anhand von Anamnese, Klinik und CT-Bild?

V. a. malignen Lebertumor: Klinik (Gewichtsabnahme, Appetitlosigkeit, Schmerzen, Ikterus) und CT-Befund (unregelmäßig begrenzter, zentral hypodenser Bezirk im rechen Leberlappen)

85.2 Nennen Sie mindestens je 3 benigne und maligne Lebertumoren!

- benigne Lebertumoren:
  - **Hämangiom**: häufigster benigner Lebertumor, meist Zufallsbefund, sonografisch echoreicher Tumor
  - **Leberzelladenom**: Entstehung durch Einnahme östrogenhaltiger Kontrazeptiva, sonografisch echoarmer Tumor, histologisch: Hepatozyten; cave: Maligne Entartung möglich!
  - **fokale noduläre Hyperplasie** (**FNH**): Ätiologie unklar, evtl. durch östrogenhaltige Kontrazeptiva induziert, sonografisch echoarmer Tumor, histologisch: hamartom-ähnliche oder reparative Missbildung mit allen Zellen des Lebergewebes
  - **weitere Tumoren**: Lipome, Fibrome, Lymphangiome, Gallengangsadenome, Zysten u. a.
- maligne Lebertumoren:
  - **hepatozelluläres Karzinom** (HCC): s. Kommentar und Antworten zu Fragen 85.5 und 85.6
  - **Angiosarkom**: Ätiologie: Vinylchlorid, Arsen, Thorotrast (früher verwendetes Röntgenkontrastmittel)

- **Hepatoblastom**: seltener Tumor im Kindesalter
- **Lebermetastasen**: s. Antwort zu Frage 85.3, sonografisch unregelmäßig begrenzt, kein homogenes Binnenecho
- **cholangiozelluläres Karzinom**: ausgehend vom Gallengangsepithel; meist muzinöse Adenokarzinome

85.3 ! Welches sind die häufigsten Lebermalignome? Was sollten Sie daher bei diesem Patienten unbedingt an weiterer Diagnostik veranlassen?

Ca. 80–90 % aller malignen Lebertumoren sind **Metastasen**. Hierbei handelt es sich in ca. 90 % der Fälle um Metastasen eines kolorektalen Karzinoms. Daher sollte eine **Tumorsuche** – zunächst im Gastrointestinaltrakt (Koloskopie mit Biopsie) – erfolgen.

85.4 Welche Therapie würden Sie vorschlagen, wenn es sich tatsächlich um eine Metastase handelt?

Es handelt sich hierbei um eine Solitärmetastase, die durch Leberteilresektion im Gesunden nach Resektion des Primärtumors entfernt werden sollte.

85.5 Nennen Sie Risikofaktoren für die Entstehung eines hepatozellulären Karzinoms!

- Leberzirrhose
- chronische Hepatitis B und Hepatitis C
- Hämochromatose
- Aflatoxin (Toxin des Schimmelpilzes Aspergillus flavus)
- Thorotrast (früher verwendetes Röntgenkontrastmittel)

85.6 Welche Möglichkeiten stehen zur Therapie eines hepatozellulären Karzinoms zur Verfügung?

- operative Therapie:
  - Leberteilresektion bis zur erweiterten Hemihepatektomie
  - ultima Ratio: Lebertransplantation bei Fehlen von Metastasen
  - palliativ: Umgehungsoperationen bei Magenausgangs- oder Duodenalstenose (Gastroenterostomie), Gallestau

- **lokal ablative Verfahren**: bei kleinen Herden potentiell kurabel oder pallitativ bei Inoperabilität zur Nekroseinduktion
  - Lokale arterielle Chemotherapie (über Katheter in der A. hepatica)
  - Transarterielle Chemoembolisation (TACE)
  - Radiofrequenzablation (RFA)
  - CT-gesteuerte Alkoholinjektion
  - Kryo- oder Hyperthermietherapie über CT-gesteuerte Sonden
  - Selective internal radiation therapy (SIRT) = intravasale Injektion von radioaktiven Mikrosphären an den Tumor

Kommentar

▶ **Definition.** Bei den **Lebertumoren** unterscheidet man benigne von malignen sowie primäre von sekundären (Metastasen) Tumoren (s. Antwort zu Frage 85.2).

▶ **Ätiologie.** Siehe Antworten zu Fragen 85.2, 85.3 und 85.5.

▶ **Klinik. Gutartige Lebertumoren** sind in der Regel **symptomlos** und werden meist zufällig im Rahmen einer Sonografie diagnostiziert. **Bösartige Lebertumoren** sind ebenfalls meist lange Zeit **symptomlos** und werden erst bei Größenprogredienz durch **Verdrängungs- oder Kompressionserscheinungen** (Ikterus, Schmerzen) symptomatisch. Erst im **Spätstadium** kommt es durch Zerstörung des Lebergewebes zu **Gewichtsverlust** und **Einschränkung der Leberfunktion.**

▶ **Diagnostik. Klinische Untersuchung** (palpabler Tumor im rechten Oberbauch, Druckschmerz) und **Sonografie** können Hinweise auf einen Lebertumor geben. Zur genauen Diagnostik werden **CT** oder **MRT,** auch als Angio-MRT, sowie die **ERCP** eingesetzt. Im **Labor** sollten bei malignen Lebertumoren Parameter der Leberfunktion (Bilirubin, Gerinnungsfaktoren, Pseudocholinesterase, Cholesterin, Albumin) bestimmt werden. Beim hepatozellulären Karzinom ist vor allem eine Erhöhung des Tumormarkers α-Fetoprotein (AFP) spezifisch.

▶ **Therapie.** Bei den benignen Lebertumoren besteht lediglich beim Leberzelladenom wegen der potenziellen malignen Entartung eine Indikation zur Resektion. Alle weiteren benignen Tumoren sollten regelmäßig (sonografisch) kontrolliert wer-

den. Bei Größenzunahme sollten auch diese bei entsprechendem Leidensdruck der Patienten reseziert werden. Therapie des hepatozellulären Karzinoms (s. Antwort zu Frage 85.6). Einzelne Lebermetastasen können in kurativer Absicht entfernt werden (s. Antwort zu Frage 85.4), bei multiplen bestehen nur palliative Therapiemöglichkeiten (systemische Chemotherapie oder lokale Therapie wie beim HCC).

Zusatzthemen für Lerngruppen

- Anatomie und Physiologie der Leber
- Prognose des hepatozellulären Karzinoms
- Komplikationen benigner Lebertumoren
- Gallengangs- und Gallenblasenkarzinom
- Lebertumorartige Läsionen (z. B. Leberzysten, Echinokokkuszysten, Leberabszesse)

86   Nephroblastom (Wilms-Tumor)

86.1 Beschreiben Sie den sonografischen Befund! Welche Verdachtsdiagnose stellen Sie aufgrund der Anamnese und dieses Befundes?

- **Sonografie**: Raumforderung im Bereich der Niere (s. ▶ Abb. 86.2)
- **Verdachtsdiagnose**: Klinik (Alter der Patientin, Diarrhö, Bauchschmerz, Hämaturie, Resistenz im Oberbauch) und Diagnostik (Tumor im Bereich der Niere) führen zu dem dringenden Verdacht auf ein **Nephroblastom** (Wilms-Tumor).

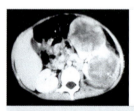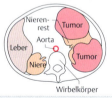

Abb. 86.2 Sonografischer und schematischer Befund eines Nephroblastoms der linken Niere (nach Sitzmann et al., Duale Reihe Pädiatrie, Thieme, 2012)

86.2 Welche weiterführenden Untersuchungen würden Sie veranlassen, um Ihre Verdachtsdiagnose zu bestätigen?

- **i. v.-Pyelogramm**: Nachweis eines verdrängten und deformierten Kelchsystems
- **CT des Abdomens, evtl. MRT**: Ausdehnung des Tumors, intraabdominelle Metastasierung
- **Röntgen-Thorax**: Ausschluss einer pulmonalen Metastasierung
- **ggf. Skelettszintigrafie**: bei V. a. Skelettmetastasen

86.3 ! Welches Tumorstadium liegt hier nach der Einteilung der National-Wilms-Tumor-Study (NWTS) vor?

Da der Tumor auf das Organ beschränkt ist und die Organkapsel nicht durchbrochen hat, handelt es sich um das Tumorstadium I (vgl. ▶ Tab. 86.1).

Tab. 86.1 Stadieneinteilung des Wilms-Tumors nach der National-Wilms-Tumor-Study (NTWS).

Stadium	Charakteristika
I	Tumor auf eine Niere beschränkt, Organkapsel wird nicht überschritten
II	Tumor überschreitet die Organkapsel, chirurgisch komplett resezierbar
III	peritoneale Metastasierung, paraaortale Lymphknoten, Tumor ist nicht mehr vollständig zu entfernen, da lebenswichtige Strukturen infiltriert sind
IV	hämatogene Fernmetastasierung in Leber, Lunge, Knochen oder andere Organe
V	beidseitiger Nierenbefall

86.4 Wie hoch ist die Heilungsrate eines Nephroblastoms im Stadium I?

Stadium I: 100 %!

Kommentar

▶ **Definition.** Das **Nephroblastom** (Syn.: Wilms-Tumor) ist ein **maligner Nierentumor** des Kindesalters mit einem Häufigkeitsgipfel zwischen dem **2.–5. Lebensjahr**.

▶ **Ätiopathogenese.** Ausgangspunkt ist eine fehlerhafte Differenzierung des embryonalen Nierengewebes. Der Tumor wächst diffus und es kommt zu einer frühzeitigen Infiltration der Nachbarorgane. Die Metastasierung erfolgt lymphogen (paraa-

ortale Lymphknoten) sowie hämatogen (Lunge). Eine familiäre Häufung kann in 10 % der Fälle beobachtet werden und ist zurückzuführen auf eine Deletion des Chromosoms 11.

▶ **Klinik.** Auffällig wird der Tumor meist durch eine **Umfangszunahme des Abdomens** mit einer schmerzlosen palpablen Resistenz im Bereich der Nieren. Hinzu kommen können **chronische Bauchschmerzen**, **Makrohämaturie** und uncharakteristische Symptome wie Durchfälle, Obstipation, Erbrechen, Fieber oder Gewichtsabnahme.

▶ **Diagnostik.** Siehe Antwort zu Frage 86.2.
Zur Diagnostik gehören **Sonografie**, **i. v.-Pyelogramm**, **CT** oder **MRT** des Abdomens und **Röntgen-Thorax**.

▶ **Therapie.** Die Therapie des Nephroblastom wird im Rahmen von Studien durchgeführt. Aktuell besteht die Therapie aus einer Kombination von Operation (Nephrektomie mit Entfernung umgebender infiltrierter Strukturen), Strahlen- und Chemotherapie, da der Tumor sowohl auf eine Bestrahlung als auch auf eine Chemotherapie eine hohe Ansprechrate zeigt. In den meisten Fällen erfolgt dabei die Chemotherapie auch in niedrigen Stadien vor einer Operation. Entscheidend ist, dass die Diagnose allein aufgrund der Bildgebung gestellt wird, da es bei Punktion des Tumors zu einer peritonealen Aussaat kommen kann.

▶ **Prognose.** Die Prognose hängt entscheidend vom Tumorstadium ab: Während die Heilungsrate im Stadium I bei 100 % liegt, sinkt sie bei Stadium III–IV auf ca. 50 %.

Zusatzthemen für Lerngruppen ➔•

- Differenzialdiagnosen mit Abgrenzungskriterien zum Nephroblastom
- Komplikationen von Chemo- und Strahlentherapie
- weitere kindliche Tumoren (z. B. Knochentumoren)

87 Sudeck-Dystrophie

87.1 Welche Verdachtsdiagnose stellen Sie bei dieser Anamnese?

Sudeck-Dystrophie (Syn.: Morbus Sudeck; komplexes regionales Schmerzsyndrom – CRPS Typ I): Anamnese (gelenknahe Fraktur) und Klinik (livide, überwärmte, berührungsempfindliche Weichteilschwellung)

87.2 Welche Veränderungen erwarten Sie bei dieser Patientin im Röntgenbild?

Die Patientin befindet sich noch im **Entzündungsstadium** (**Stadium I**) dieser Erkrankung. Hier finden sich zunächst keine Veränderungen im Röntgenbild, nach 1–2 Wochen jedoch tritt eine diskrete Rarefizierung der subchondralen Spongiosa auf.

87.3 ! In welchen Stadien läuft diese Erkrankung ab, wodurch sind diese gekennzeichnet?

Die Krankheit verläuft typischerweise in 3 Stadien:
- **Stadium I** (**Entzündungsstadium**): Ruhe- und Bewegungsschmerz, Berührungsempfindlichkeit, ödematöse Schwellung, bläulich livide, glänzende und überwärmte Haut, Hyperhidrosis, Hypertrichiosis, vermehrtes Nagelwachstum, im Röntgenbild diskrete Rarefizierung der subchondralen Spongiosa
- **Stadium II** (**Dystrophie**): beginnende Fibrosierung und Weichteilschrumpfung sowie Versteifung der Gelenke und Kontrakturen, Nachlassen der Schmerzen, blasse, kühle und glänzende Haut, radiologisch fleckige Entkalkung der Knochen
- **Stadium III** (**Atrophie**): Atrophie von Haut, Bindegewebe und Muskulatur, Versteifung der Gelenke, Schmerzlosigkeit, radiologisch ausgeprägte diffuse Osteoporose

87.4 Wie gehen Sie therapeutisch bei dieser Patientin vor?

Bei der Behandlung der Sudeck-Dystrophie wird folgendes Stufenschema empfohlen:
- Ruhigstellung in Funktionsstellung, Hochlagerung, physikalische Therapie (milde Kühlung, vorsichtige Lymphdrainage)
- aktive Krankengymnastik, überwiegend kontralateral; ipsilateral anfangs nur rumpfnahe Gelenke (hier: Schultergelenk) bis zur Schmerzgrenze
- **Medikamente**:
  - nichtsteroidale Antiphlogistika (z. B. Diclofenac 3 × 50 mg/d p. o.)
  - Metamizol 20–40 gtt., bei Bedarf zusätzlich
  - Opioide (z. B. Tramadol 20–40 gtt.), bei Bedarf zusätzlich
  - Kalzitonin (z. B. Calsynar 100–200 I.E. s. c. oder i. v.): Verhinderung des Knochenabbaus; bei Knochenschmerzen zentral analgetisch wirkend
  - Kortikoide (z. B. Prednisolon 10–30 mg/d p. o.)
  - Sedativa (z. B. Diazepam)
  - Antidepressiva (z. B. Amitriptylin)
  - rheologische Medikamente (Sympatholytika, z. B. Trental)
- **interventionelle Schmerztherapie** (nur bei Ausbleiben des Therapieerfolgs bei konservativer Therapie): Sympathikusblockade: lokale Applikation von Lokalanästhetikum oder Opioidinjektion (ganglionäre lokale Opioidanalgesie [GLOA]) mit Buprenorphin oder Fentanyl im Bereich des Plexus brachialis oder Grenzstrangs

Kommentar

▶ **Definition.** Bei der Sudeck-Dystrophie handelt es sich um eine **neurovaskuläre Fehlregulation mit Durchblutungsstörungen an Knochen und Weichteilen**. Bevorzugt tritt diese Erkrankung bei älteren Patienten mit gelenknahen Frakturen auf. Die Sudeck-Dystrophie wird heutzutage als CRPS Typ I bezeichnet. Das CRPS Typ II (früher Kausalgie) wird im Rahmen einer obligatorischen peripheren oder zentralen Nervenschädigung beobachtet.

▶ **Ätiopathogenese.** Die Ätiologie ist unklar, es werden jedoch wiederholte Repositionsmanöver, einschnürende Verbände oder langandauernder Frakturschmerz für diese Erkrankung verantwortlich gemacht. Es wird angenommen, dass es aufgrund einer überschießenden vasomotorischen Reflexantwort zu lokalen Perfusions- und Stoffwechselstörungen mit nachfolgender Entzündungsreaktion von Weichteilen und Knochen kommt. Im Sinne eines Circulus vitiosus kommt es zu einer erneuten Reizung von Schmerzrezeptoren und Verstärkung der Reflexantwort. Die Schwere des Traumas korreliert dabei nicht mit dem Verlauf der Sudeck-Dystrophie.

▶ **Klinik.** Die Krankheit verläuft typischerweise in den 3 Stadien Entzündung, Dystrophie, Atrophie (s. Antwort zu Frage 87.3).

▶ **Therapie.** Die Therapie der Sudeck-Dystrophie ist in den verschiedenen Stadien unterschiedlich. Zur Therapie im Stadium I s. Antwort zu Frage 87.4. Im **Stadium II** wird eine aktive Krankengymnastik auch der distalen Gelenke der betroffenen Extremität durchgeführt. Ergänzend erfolgen Ergo- und Psychotherapie, damit den Patienten mit Einschränkungen durch Kontrakturen oder Gelenkversteifungen neue Techniken zur Bewältigung von Berufs- und Privatleben vermittelt werden. Im **Stadium III** wird versucht, eine Remobilisation von Muskeln und Gelenken durchzuführen, die jedoch aufgrund der irreversiblen Schädigung der Strukturen meist nicht gelingt. Hier stehen die Ergo- und Psychotherapie im Vordergrund der Behandlung. Die Patienten sind im Stadium II und III zunehmend schmerzfrei, sodass eine medikamentöse Therapie nicht mehr notwendig ist.

▶ **Prognose.** Eine Rückbildung der Veränderungen ist nur in den ersten beiden Stadien zu erwarten, im Stadium III kommt es zu irreversiblen Schäden an Muskeln, Weichteilen und Gelenken.

88 Paget-von-Schroetter-Syndrom

88.1 Welche Verdachtsdiagnose stellen Sie?

Paget-von-Schroetter-Syndrom: akute Thrombose der V. subclavia oder V. axillaris.

88.2 Was könnte als Ursache in Frage kommen?

- **körperliche Anstrengung**, z. B. Gewichtheben, Arbeiten über Kopf
- **venöse Abflussstörungen**, z. B. Lymphome, Herzschrittmacherkabel, zentraler Venenkatheter (Vena-basilica-Katheter)
- **Thoracic-Inlet-Syndrom:** Halsrippe, Skalenussyndrom, Hyperabduktionssyndrom, Hypertrophie des M. pectoralis minor (bei einem Thoracic-outlet-Syndrom kommt es zu Affektionen des arteriellen und venösen Systems sowie des Plexus brachialis; steht nur die venöse Abflussströ-

mung im Vordergrund, spricht man von einem Thoracic-Inlet-Syndrom)

88.3 Welche Untersuchungen veranlassen Sie?

- **Duplex-Sonografie**: Abbruch des Blutstroms im Bereich der Thrombose
- **(MR-)Phlebografie**: Abbruch der Kontrastmittelfüllung im Bereich der Thrombose, evtl. Darstellung eines Umgehungskreislaufs
- ggf. **Ursachenabklärung** (s. o.): Röntgen und evtl. CT des Thorax/HWS

88.4 Wie gehen Sie therapeutisch vor?

Die Therapie kann konservativ oder operativ durchgeführt werden. Für die Wahl des Therapieverfahrens ist das Alter der Thrombose, das Lebensalter des Patienten sowie das Ausmaß der Stauung entscheidend.

- **konservativ:**
  - Therapeutische Antikoagulation mit unfraktioniertem Heparin: 5 000–10 000 IE Heparin i. v. als Bolus, dann 20 000–30 000 IE/24 h Heparin i. v. als Dauerinfusion (PTT 60–80 s); alternativ Verwendung von niedermolekularem Heparin gewichtsadaptiert; Hochlagerung und Wickeln des Armes mit elastischer Binde
  - **Lysetherapie** mit Streptokinase, Urokinase, rt-PA, APSAC bei frischen Thrombosen (3–4 Tage) und jüngeren Patienten mit erheblicher venöser Stauung, anschließend therapeutische Heparinisierung (s. oben) Kontraindikationen einer Lysetherapie: gastrointestinale Ulzera, Hypertonus, Zerebralsklerose, Sepsis, akute Pankreatitis, Endokarditis lenta; unmittelbar postoperativ, nach arterieller Punktion, nach i. m.-Injektionen
- **operativ:** bei Kontraindikationen gegen eine Lysetherapie, erfolgloser Lysetherapie, bei Vorliegen einer Phlegmasia coerulea dolens (extrem selten an der oberen Extremität)
  - Entfernung des thrombotischen Materials über die V. brachialis mittels Ballonkatheter (Fogarty-Katheter, s. Fall 83), postoperativ therapeutische Heparinisierung (s. oben)
  - operative Therapie der Ursache der Kompression (z. B. Entfernung einer Halsrippe)

Anschließend sollte sowohl bei der konservativen als auch bei der operativen Therapie eine überlappende Umstellung der Antikoagulation auf Phenprocoumon (z. B. Marcumar) erfolgen. Diese ist bei einer Ziel-INR von 2,5–3,5 (Quick 20–30 %) für ca. 3 Monate erforderlich.

Kommentar

▶ **Definition.** Das **Paget-von-Schroetter-Syndrom** bezeichnet eine akute Thrombose der V. subclavia oder V. axillaris.

▶ **Ätiologie.** Ursache bei diesem Patienten ist wahrscheinlich eine **Überanstrengung** beim Gewichtheben im Fitnessstudio; hierdurch ist es zu einer Abklemmung der Vene gekommen, mit vorgeschalteter Thrombose. Weitere Ursachen können **Abflussstörungen** durch **Lymphome, zentrale Venenkatheter** oder ein sog. **Thoracic-inlet/outlet-Syndrom** sein (s. Antwort zu Frage 88.2). Bei Frauen kommt auch die Einnahme von Ovulationshemmern in Frage.

▶ **Klinik.** Anamnestisch berichten die Patienten über **Schmerzen** im betroffenen Arm und in der Schulter sowie über eine zunehmende **Schwellung** der betroffenen Extremität. Bei chronischen Verschlüssen ist ein **Geflecht von subkutanen Kollateralvenen** im Bereich der Schulter sichtbar.

▶ **Diagnostik.** Die Diagnose wird anhand des **klinischen Bildes** sowie einer **Duplex-Sonografie** gestellt. Da die Aussagekraft der Sonografie zumeist nicht ausreicht, um die genaue Ausdehnung der Thrombose nach proximal eindeutig zu bestimmen, wird ergänzend eine **(MR-)Phlebografie** durchgeführt. Außerdem sollte die Ursache für die Abflussstörung z. B. durch eine CT des Schulterbereichs abgeklärt werden.

▶ **Therapie.** Siehe Antwort zu Frage 88.4.

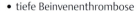

Zusatzthemen für Lerngruppen →●

- tiefe Beinvenenthrombose

89   Ulcus ventriculi

89.1 Welche Untersuchungen veranlassen Sie, um zu einer Diagnose zu kommen?

- **Gastroduodenoskopie** mit Biopsien
- **Röntgen Magen-Darm-Passage:** Ulkusnische, radiäre Schleimhautfalten, Ulkusfinger (Ausziehung an der gegenüberliegenden Seite durch Spasmen), evtl. Pylorusstenose mit Magendilatation

89.2 Nennen Sie die wesentlichen Faktoren für die Ulkusentstehung!

- **Infektion mit Helicobacter pylori**
- **Medikamente:** NSAR, Glukokortikoide
- **Stressulkus:** meist unter intensivmedizinischer Behandlung

89.3 Nennen Sie eine Einteilung der Ulkuslokalisation!

Einteilung nach Johnson (s. ▶ Tab. 89.1)

Tab. 89.1 Einteilung nach Johnson bzgl. der Lage des Ulkus.

Typ	Charakteristika
I	**Ulkus an der kleinen Kurvatur proximal des Angulus** (60 %) bei gastroduodenalem Reflux von Gallensäuren (Pylorusinsuffizienz)
II	**kombiniertes Ulkus** im Duodenum und distal des Angulus (Staseulkus bei Entleerungsbehinderung des Magens)
III	**präpylorisches Ulkus** (Hypersekretion von Magensäure)
IV	**Ulcus duodeni**

89.4 Wie sieht die Behandlung eines Ulcus ventriculi aus?

- **konservative Therapie:**
  - **Allgemeine Maßnahmen:** Nikotin-, Alkohol-, Kaffeeabstinenz, Absetzen ulzerogener Medikamente
  - **medikamentöse Therapie:** Protonenpumpenhemmer (z. B. Omeprazol), H_2-Blocker; Eradikationstherapie bei Nachweis von Helicobacter pylori (z. B. French Triple-Therapie): Protonenpumpenhemmer (doppelte Tagesstandarddosis z. B. Pantoprazol 2 × 40 mg/d) + Amoxicillin 2 × 1000 mg/d + Clarithromycin 2 × 500 mg/d für 7 Tage

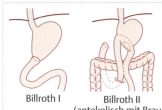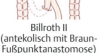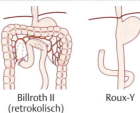

Billroth I	Billroth II (antekolisch mit Braun-Fußpunktanastomose)	Billroth II (retrokolisch)	Roux-Y

Abb. 89.3 Billroth-Rekonstruktionen (aus Reiser M, Kuhn F-P, Debus J, Duale Reihe Radiologie, Thieme, 2006)

- **operative Maßnahmen** (nur bei Komplikationen, Rezidiven):
  - Ulkusexzision und -übernähung
  - proximale oder selektive Vagotomie
  - Magenteilresektion mit Rekonstruktion nach Billroth (s. ▶ Abb. 89.3): **Billroth I:** termino-terminale oder termino-laterale Gastroduodenostomie **Billroth II:** Gastrojejunostomie mit Y-Roux-Anastomose oder Braunscher Fußpunktanastomose

Kommentar

▶ **Definition.** Beim Ulcus ventriculi (Syn.: **Magenulkus, Magengeschwür, peptisches Ulkus**) handelt es sich um eine **Läsion der Magenschleimhaut**, bei der im Gegensatz zur Magenschleimhauterosion die **Muscularis mucosae durchbrochen** ist.

▶ **Ätiologie.** Siehe Antwort zu Frage 89.2.

▶ **Pathogenese.** Durch eine Helicobacter-pylori-Besiedlung bzw. Einnahme ulzerogener Medikamente kommt es zu einem Ungleichgewicht zwischen protektiven (Bikarbonat- und Schleimproduktion, Magendurchblutung) und aggressiven (Magensäure, Pepsin) Faktoren und damit zu einer Schädigung der Magenschleimhaut.

▶ **Klinik.** Anamnestisch berichten die Patienten über Schmerzen im Epigastrium evtl. unmittelbar nach Nahrungsaufnahme, Völlegefühl und Übelkeit. Bei Einnahme von nichtsteroidalen Antiphlogistika können Schmerzen fehlen!

▶ **Diagnostik.** Siehe Antwort zu Frage 89.1.
Es muss eine Endoskopie mit multiplen Biopsien aus dem Ulkusrand durchgeführt werden, um ein Magenkarzinom auszuschließen. Eine Helicobacter-pylori-Diagnostik mittels Urease-Schnelltest bzw. Histologie sollte erfolgen.

▶ **Differenzialdiagnosen.** Ulcus duodeni, Cholezystitis, Cholezystolithiasis, Myokardinfarkt, erosive Gastritis, banale Gastroenteritis, Zollinger-Ellison-Syndrom, Riesenfaltengastritis, MALT-Lymphom, Magenkarzinom.

▶ **Therapie.** Siehe Antwort zu Frage 89.4.
Findet man bei der **diagnostischen Endoskopie eine Blutung,** so muss versucht werden, diese mittels Laserkoagulation bzw. Unterspritzung mit Adrenalin zu stillen, bei unstillbarer Blutung muss eine notfallmäßige Operation erfolgen.
Die Therapie des Ulcus ventriculi besteht neben **allgemeinen Maßnahmen** (z. B. Nikotinabstinenz) zunächst aus einer **medikamentösen Behandlung** mit **Protonenpumpenhemmern** (z. B. Omeprazol). Bei Nachweis einer Helicobacter-pylori-Besiedlung sollte eine Eradikationstherapie erfolgen. In jedem Fall ist eine Kontrollendoskopie obligat.
Ein **operatives Vorgehen** ist heutzutage nur noch **bei ausbleibender Abheilung** des Ulkus sowie bei Auftreten von **Komplikationen** (z. B. Perforation, Penetration anderer Organe, Blutung oder narbige Stenose) indiziert. Beim Ulcus ventriculi stehen hierbei die **Ulkusübernähung** sowie **resezierende Verfahren** (distale Magenresektion und Rekonstruktion nach Billroth I oder II) im Vordergrund.
Sowohl für die Billroth-I- als auch für die Billroth-II-Rekonstruktionen nach $^2/_3$ -Resektion des Magens sind verschiedene Komplikationen und Risiken beschrieben. Bei der **Billroth-I-Rekonstruktion** kann es zu Nahtdehiszenz, Verletzung des Gallenganges, Dumping-Syndromen und Refluxgastritis (durch Gallereflux nach Resektion des Pylorus) kommen, der Vorteil liegt in der Erhaltung der physiologischen Speisepassage durch das Duodenum. Die **Billroth-II-Rekonstruktion** hat eine im Vergleich zur Billroth-I-Rekonstruktion geringere Rate an Rezidivulzera. Als Komplikationen sind Duodenalstumpfdehiszenz, Nahtdehiszenz, Verletzung des Gallengangs, Refluxgastritis, Anas-

tomosenulkus und Stumpfkarzinome (durch Kontakt der Magenschleimhaut mit Galle und Duodenalsekrete im Bereich der Gastrojejunostomie 15–20 Jahre nach der Operation) beschrieben. Die für eine B-II-Rekonstruktion typischen Folgekrankheiten, wie Dumping- und Schlingen-Syndrome, treten in bis zu 25 % der Fälle auf. Um den Kontakt der Magenschleimhaut mit Galle und Duodenalsekreten im Bereich der Gastrojejunostomie zu vermeiden, sollte ergänzend eine **Braun-Fußpunktanastomose** an der Basis der hochgezogenen Jejunalschlinge angelegt werden. Die Rekonstruktionstechnik nach Billroth-II ist aufgrund der Folgekrankheiten heutzutage weitgehend zugunsten einer **Roux-Y-Rekonstruktion** verlassen worden. Hierbei wird analog zur Billroth-II-Rekonstruktion der Duodenalstumpf blind verschlossen und eine Gastrojejunostomie angelegt. Das ausgeschaltete Duodenum wird ca. 40 cm unterhalb der Gastrojejunostomie Y-förmig an das Jejunum anastomosiert. Durch den ausreichenden Abstand zur Gastrojejunostomie und die orthograde Peristaltik in dem hochgezogenen Jejunumsegment wird ein Kontakt der Magenschleimhaut mit Galle und Duodenalsekreten verhindert. Komplikationen können Duodenalstumpfinsuffizienz, Verletzung der Gallenwege sowie postoperativ Dumping-Syndrome und das Ulcus pepticum jejuni sein. Magenstumpfkarzinome werden nicht beschrieben.

Ein weiteres operatives Verfahren ist die **selektive proximale Vagotomie** (SPV) mit und ohne Pylorusplastik. Die operative Belastung ist zwar relativ gering, jedoch treten in 30–40 % der Fälle Rezidive auf.

Durch die Einführung der Protonenpumpenhemmer sowie den Nachweis von Helicobacter pylori mit adäquater Eradikationstherapie spielt die operative Therapie heute praktisch keine Rolle mehr.

Zusatzthemen für Lerngruppen →•

- Abgrenzungskriterien für Differenzialdiagnosen zum Ulcus ventriculi
- Krankheiten des operierten Magens (s. Fall 49)
- Prognose des Ulcus ventriculi
- Epidemiologie des Ulcus ventriculi
- Ulcus Dieulafoy

---

90 Spannungspneumothorax

90.1 Nennen Sie 2 mögliche Ursachen für die zunehmende Luftnot des Patienten!

- Spannungspneumothorax
- Hämatothorax

Klinik (Dypnoe, Tachykardie) und traumatisches Ereignis mit Hämatom an linker Thoraxwand (V. a. Läsion intrathorakaler Strukturen oder Thoraxwand) lassen beide Diagnosen zu.

90.2 Welche Untersuchungsbefunde können Sie bei der klinischen Untersuchung erheben und somit die Differenzialdiagnosen voneinander abgrenzen?

- **Spannungspneumothorax:**
  - hypersonorer Klopfschall, Seitendifferenz!
  - abgeschwächtes bzw. fehlendes Atemgeräusch, Seitendifferenz!
- **Hämatothorax:**
  - gedämpfter Klopfschall (unterer Thoraxbereich), Seitendifferenz!
  - abgeschwächtes Atemgeräusch, Seitendifferenz!

90.3 Welche Untersuchungen veranlassen Sie im Krankenhaus, um Ihre Diagnose zu bestätigen?

- **Röntgenaufnahme des Thorax in 2 Ebenen** (p. a. und seitlich) in Exspiration: bei Pneumothorax fehlende Lungenzeichnung, zentrale Verschattung durch geschrumpftes Lungengewebe, evtl. sichtbarer Saum der viszeralen Pleura; bei Spannungspneumothorax zusätzlich Mediastinalverlagerung zur gesunden Seite, tiefstehendes Zwerchfell, erweiterte Rippenzwischenräume
- **Knöcherner Hemithorax**: zum Ausschluss einer Rippen(serien)fraktur

90.4 Welche Blutuntersuchung veranlassen Sie? Welches Ergebnis erwarten Sie?

Arterielle Blutgasanalyse: Hypoxämie; Hyperkapnie nur bei erheblicher Beeinträchtigung der Atemfunktion

90.5 An welche weiteren intrathorakalen Verletzungen sollten Sie denken, die ebenfalls lebensbedrohlich sein können?

- Aortenruptur
- Lungenkontusion
- Herzkontusion
- Zwerchfellruptur
- Trachealverletzung
- Ösophagusverletzung

Kommentar

▶ **Definition.** Als Pneumothorax bezeichnet man eine Luftansammlung im Pleuraraum, die den normalerweise negativen intrapleuralen Druck aufhebt und somit zu einem Kollaps der Lunge infolge des elastischen Lungengewebes führt. Man unterscheidet **geschlossene** (ohne Verbindung des Pleuraraumes mit der Außenluft) von **offenen** (Verbindung des Pleuraraumes mit Außenluft durch Verletzung der Thoraxwand) Pneumothoraces. Unter einem Mantel- oder Spitzenpneumothorax wird ein Pneumothorax verstanden, der im Röntgenbild unter 2–3 cm groß ist.

▶ **Ätiologie.** Beim Spontanpneumothorax werden zwischen einer primären (oder idiopathischen) und einer sekundären Form unterschieden. Die primäre Form tritt bei jungen asthenischen Männern durch das Platzen von subpleural in der Lungenspitze gelegenen Blasen oder Bläschen („bullae" oder „bleps") auf. Bei der sekundären Form liegt ursächlich eine Lungengerüsterkrankung vor, wie z. B. eine COPD, eine Pneumonie oder eine Mukoviszidose.
Einen **traumatisch** bzw. **iatrogen** entstandenen Pneumothorax findet man nach entsprechenden Verletzungen der Pleura. Das Auftreten eines Spannungspneumothorax ist bei stumpfen Thoraxtraumen nur selten zu beobachten.

▶ **Pathogenese.** Zu einem **Spontanpneumothorax** kommt es meistens durch Platzen einer subpleural gelegenen Emphysemblase. Beim **traumatisch** bzw. **iatrogen** entstandenen Pneumothorax gelangt Luft durch eine direkte Läsion des Lungengewebes oder von außen durch Verletzungen des Thoraxes (Prellungen, Rippenserienfraktur), des Mediastinums bzw. Zwerchfells in den Pleuraspalt.
Es handelt sich um einen **offenen Pneumothorax**, wenn Luft in den Pleuraraum ein- und wieder ausströmt, dabei die Lunge kollabiert und das Mediastinum hin- und herpendelt. Bei einem **Spannungspneumothorax** gelangt durch einen Ventilmechanismus bei der Inspiration Luft in die Pleurahöhle. Diese Luft kann bei Exspiration nicht mehr entweichen. Es kommt zu einer zunehmenden intrapleuralen Drucksteigerung, wobei sich das Mediastinum auf die gesunde Seite verlagert, so dass dabei das noch gesunde Lungengewebe sowie das Herz komprimiert wird. Ein Spannungspneumothorax ist vor allem bei penetrierenden Thoraxverletzungen zu finden.

▶ **Klinik.** Typische Symptome sind zunehmende Atemnot, Thoraxschmerz und Husten, beim Spannungspneumothorax zusätzlich Tachykardie mit begleitender Hypotonie, Zyanose und Einflussstauung.

▶ **Diagnostik.** Bei der klinischen Untersuchung findet man an der betroffenen Lungenseite ein abgeschwächtes Atemgeräusch sowie einen hypersonoren Klopfschall. Mit der **Röntgenübersichtsaufnahme des Thorax in Exspiration** wird die Verdachtsdiagnose eines Pneumothorax bestätigt. Typisch ist der strukturfreie Luftraum (Aufhellung, schwarz) zwischen dem kollabierten Lungengewebe und der Thoraxwand (s. ▶ Abb. 90.1). Beim Spannungspneumothorax ist zusätzlich die Verlagerung des Mediastinums auf die gesunde Seite erkennbar.

▶ **Therapie.** Handelt es sich um einen **offenen** Pneumothorax, muss unverzüglich die Eintrittspforte mit einem Verband **luftdicht abgeschlossen**, bei einem **Spannungspneumothorax** dagegen eine Entlastung durch **Punktion** des Pleuraraumes mit einer großlumigen Kanüle im 2. ICR in der Medioklavikularlinie durchgeführt werden.
Bei allen Pneumothoraces muss eine **Pleurasaugdrainage** (sog. Bülau-Saugdrainage) im 3.–5. ICR hintere Axillarlinie angelegt werden, um die eingeströmte Luft zu entfernen und die Lunge wieder komplett zu entfalten. Über eine Nasensonde sollte der Patient 2–4 l O_2/min erhalten, ggf. ist auch eine Intubation notwendig. Eine Analgesie (z. B. mit Diclofenac) sollte wegen der schmerzhaft bedingten oberflächlichen Atmung mit erhöhter Pneumoniegefahr erfolgen.
Sollte die konservative Therapie mittels einer Thoraxdrainage nicht erfolgreich sein oder es zu einem Rezidiv-Pneumothorax kommen, ist eine operative Therapie indiziert. Dies wird üblicher-

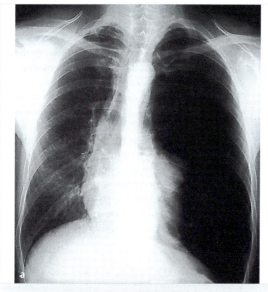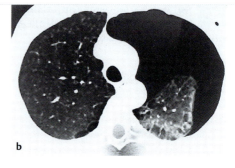

b

a

Abb. 90.1 Pneumothrorax (aus Reiser M, Kuhn F-P, Debus J, Duale Reihe Radiologie, Thieme, 2011)

weise als Thorakoskopie (VATS = Video Assisted Thoracoscopic Surgery) mit Resektion der Bullae oder des Defektes sowie einer (partiellen) Pleurektomie durchgeführt. Der Mantelpneumothorax erfordert keine speziellen Interventionen, es sollten jedoch regelmäßige Röntgenkontrolle erfolgen.

Zusatzthemen für Lerngruppen ➔•

- Therapie des Hämatothorax
- paradoxe Atmung
- Beispiele für die Entstehung und eines iatrogenen Pneumothorax und eines Pneumothorax aufgrund von Lungenvorerkrankungen
- weitere Therapiemöglichkeiten des Pneumothorax
- Klinik, Diagnostik, Abgrenzungskriterien und Therapie der unter 90.5 genannten intrathorakalen Verletzungen

---

91 Achalasie

91.1 Nennen Sie mindestens 3 Differenzialdiagnosen!

Aufgrund der Klinik (Dysphagie, retrosternaler Schmerz) kommen folgende Differenzialdiagnosen in Frage:

- **Refluxösophagitis**: Dysphagie; Sodbrennen, insb. beim Bücken oder in Rückenlage, epigastrische Schmerzen, evtl. Husten und Heiserkeit
- **Ösophaguskarzinom**: Dysphagie erst für feste dann flüssige Nahrung, Gewichtsverlust, retrosternale Schmerzen, Regurgitationen
- **stenosierende Strikturen**: Dysphagie, Odynophagie, anamnestisch Refluxösophagitis
- **Achalasie**: Dysphagie, meist mehr Beschwerden bei flüssiger als bei fester Nahrung; Odynophagie, retrosternale Schmerzen, kein Gewichtsverlust, evtl. Aspirationspneumonie
- **Chagas-Krankheit**: sekundäre Form der Achalasie, Symptome s. Achalasie
- **idiopathischer Ösophagusspasmus**: Dysphagie, retrosternale Schmerzen spontan oder nach Nahrungsaufnahme

91.2 Welche Untersuchungen veranlassen Sie, um zu einer Diagnose zu kommen?

- **Ösophagogastroduodenoskopie**: Ausschluss Ösophagus-/Magenkarzinom
- **Ösophagusbreischluck**: Nachweis einer Motilitätsstörung
- **Ösophagusmanometrie**: Messung des Tonus des unteren Ösophagussphinkters

91.3 Im Ösophagusbreischluck zeigt sich das folgende Bild. Welche Diagnose stellen Sie? Begründen Sie diese!

- Diagnose: **Achalasie**
- Begründung: Der Ösophagusbreischluck zeigt eine trichterförmige Verengung des distalen Ösophagus mit Dilatation des proximal gelegenen Ösophagus („Sektglas").

91.4 Welche konservativen und operativen Therapiemaßnahmen sind möglich?

- **konservativ**:
  - Versuch mit Kalziumantagonisten (Nifedipin), Nitropräparaten (ISDN), Molsidomin vor dem Essen (eher schlechte Erfolgsrate, deswegen weitgehend verlassen)
  - Methode der Wahl: endoskopische pneumatische Dilatation (EPD) des unteren Ösophagussphinkters (Erfolgsrate 80–95 %, oft jedoch mehrfache Dilatation notwendig)
  - Botulinus-Toxin-Injektion in den unteren Ösophagussphinkter (vorübergehende Besserung in 60–80 % der Fälle, meistens erneute Behandlung notwendig)
- **operativ**: bei Versagen der konservativen Behandlung (laparoskopische) extramuköse Kardiomyotomie (nach Gottstein-Heller) mit Antireflux-Operation (Fundoplastik nach Dor oder Thal) (Methode der Wahl insbesondere bei jüngeren Patienten)

Kommentar

▶ **Definition.** Bei der **Achalasie** handelt es sich um eine Ösophagusmotilitätsstörung.

▶ **Ätiologie.** Die Ätiologie der Erkrankung ist ungeklärt, es werden psychische, infektiöse Ursachen und Störungen im autonomen Nervensystem diskutiert. Auch die Chagas-Krankheit, ausgelöst durch Trypanosoma cruzi, führt zu einer symptomatischen Form der Achalasie mit nachweisbarem Verlust der Ganglienzellen.

▶ **Pathogenese.** Bei der Achalasie liegt eine Degeneration des Plexus myentericus (Auerbach-Plexus) der glatten Ösophagusmuskulatur im unteren Ösophagusbereich vor. Hierdurch kommt es zu einer unkoordinierten, propulsiven Peristaltik und zu einer gestörten Erschlaffung des unteren Ösophagussphinkters (UÖS). Die Nahrung kann den Sphinkter nicht passieren und staut sich im Ösophagus, wodurch sekundär ein Megaösophagus entsteht. In Abhängigkeit von dem Ausmaß der Dilatation des Ösophagus vor dem unteren Ösophagussphinkter werden 3 Stadien unterschieden. Im Stadium I besteht keine Dilatation, Stadium II zeigt eine deutliche Dilatation und im Stadium III ist sie extrem.

▶ **Klinik.** Typisch ist eine **Dysphagie** bei fester und insbesondere **flüssiger Nahrung** (sog. paradoxe Dysphagie), Foetor ex ore und retrosternale Schmerzen, die vor allem postprandial auftreten. Zusätzlich kommt es zur Regurgitation der Speisen aus dem Ösophagus (vor allem nachts) und durch Aspiration zu rezidivierenden bronchopulmonalen Infektionen.

▶ **Diagnostik.** Die Diagnosestellung erfolgt durch einen **Röntgenbreischluck**, bei dem sich eine trichterförmige Engstellung im Bereich des distalen Ösophagus mit Dilatation des proximalen Anteils zeigt. Zum Ausschluss eines Karzinoms sollte eine **Endoskopie** mit Biopsie erfolgen. Mittels **Manometrie** kann die gestörte Peristaltik sowie eine fehlende Erschlaffung des unteren Ösophagussphinkters nachgewiesen werden.

▶ **Therapie.** Siehe Antwort zu Frage 91.4.
Die medikamentöse Therapie mit Kalziumantagonisten oder Nitropräparaten wurde aufgrund der schlechten Erfolgsraten weitestgehend verlassen. Bei einem Vergleich der endoskopischen pneumatischen Dilatation versus operative Therapie wird gerade jüngeren Patienten, die wahrscheinlich wiederholte endoskopische pneumatische Dilatationen benötigen, die primäre Operation empfohlen. Dies wird insbesondere dadurch noch unterstrichen, das die operative Therapie nach mehrfachen Dilatationen schlechtere Ergebnisse zeigt als nach primärer Operation.
Bei älteren Patienten und Menschen mit einem erhöhtem Risiko einer Operation sollte zunächst die pneumatische Dilatation durchgeführt werden und erst nach mehrfachen Rezidiven die Operation erfolgen. Die Injektion von Botulinustoxin sollte Patienten mit einem hohen Operationsrisiko vorbehalten sein.
Die extramuköse Kardiomyotomie (nach Gottstein-Heller) wird in der Regel laparoskopisch vorgenommen. Da hierdurch der untere Ösophagussphinkter inkompetent wird, sollte ergänzend in

gleicher Sitzung eine Antireflux-Operation vor-genommen werden, z. B. Fundoplastik nach Dor oder Thal. Eine stärkere Manschettenbildung durch eine Hemifundoplikatio nach Toupet oder eine Fundoplikatio nach Nissen würde aufgrund der bestehenden Ösophagusmotilitätsstörung die Gefahr eines erneuten zu starken Widerstandes mit sich bringen.

Zusatzthemen für Lerngruppen →•

- Stadieneinteilung der Achalasie
- Differenzialdiagnosen mit Abrenzungskriterien zu Achalasie
- Prognose der Achalasie

---

92 Achillessehnenruptur

92.1 **Welche Verdachtsdiagnose stellen Sie anhand von Anamnese und Klinik?**

Achillessehnenruptur: Anamnese (lautes Geräusch, stechender Schmerz im Bereich der rechten Wade) und Klinik (Schwellung, Hämatom der Wade)

92.2 **Welche Befunde können Sie bei der klinischen Untersuchung erheben?**

- Tastbare Delle im Verlauf der Achillessehne
- fehlender Achillessehnenreflex
- aufgehobener Zehenspitzenstand
- positiver Thompson-Test: **keine** Plantarflexion des Fußes beim Kneten der Wade am liegenden Patienten (Nachweis der Achillessehnenruptur)

92.3 **Wodurch ist dies zu erklären?**

Die Sehne des M. plantaris verläuft parallel zur Achillessehne und setzt ebenfalls am Tuber calca-nei an. Diese Sehne bleibt bei Ruptur der Achilles-sehne erhalten und ist in der Lage am liegenden Patienten noch eine Plantarflexion des Fußes durchzuführen.

92.4 **! Inwieweit beeinflusst dies Ihr wei-teres therapeutisches Vorgehen?**

Bei vollständiger Adaptation bzw. einem Abstand von weniger als 0,5 cm beider Sehnenstümpfe von-einander in Plantarflexion ist eine konservative Therapie möglich.

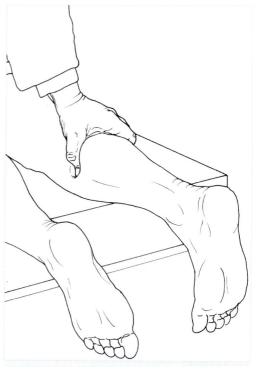

Abb. 92.1 Thompson-Test (aus Buckup K, Buckup J, Klinische Tests an Knochen, Gelenken und Muskeln, Thieme, 2012)

Kommentar

▶ **Allgemeines.** Die Achillessehne bildet die ge-meinsame Endsehne der Mm. gastrocnemius und soleus und setzt am Tuber calcanei an. Man unter-scheidet komplette (meist 2–6 cm über dem Seh-nenansatz) von inkompletten Rupturen sowie Aus-rissverletzungen aus dem Fersenbein. Achillesseh-nenrupturen treten typischerweise bei Männern im 4. Lebensjahrzehnt auf.

▶ **Ätiopathogenese.** Für eine Achillessehnenrup-tur sind v. a. **degenerative Veränderungen** in Kombination mit einem **indirekten Trauma** (ex-treme Muskelanspannung z. B. beim Sport durch schnelle Antritt- oder Abbremsbewegungen) ver-antwortlich. Stoffwechsel- und Autoimmunerkran-kungen evtl. mit Glukokortikoidmedikation oder längerer Immobilisation führen verstärkt zu dege-nerativen Veränderungen. Bei starker Beanspru-chung kann dann die Sehne der Belastung nicht standhalten und reißt. Rupturen durch direkte Gewalteinwirkung, wie Schnitt, Stoß oder Schlag, sind im Vergleich dazu selten.

▶ **Klinik.** Die Patienten berichten über einen **peitschenartigen Knall** und **reißende Schmerzen** im Wadenbereich. Im Bereich der Achillessehne befindet sich eine Schwellung und ein Hämatom (s. Fallbeispiel).

▶ **Diagnostik.** Siehe Antwort zu Frage 92.2.
Ergänzend sollte eine **Sonografie** zur Therapieplanung durchgeführt werden. Kann hierbei eine Adaptation der Sehnenstümpfe bzw. ein Abstand der Sehnenstümpfe von weniger als 0,5 cm nachgewiesen werden, ist ein konservatives Vorgehen möglich. Ein **Röntgen des Rückfußes** sollte zum Ausschluss eines knöchernen Ausriss der Sehne (sog. Entenschnabelfraktur) erfolgen.

▶ **Therapie.** Die Therapie der Achillessehnenruptur befindet sich im Wandel. Sie wird zunehmend **konservativ** durchgeführt, d. h., es wird zunächst eine Ruhigstellung in einer gespaltenen Unterschenkelgipsschale oder ggf. Vacoped® in 20°-Plantarflexion durchgeführt. Nach dem 3.–5. Tag wird ein Spezialschuh mit erhöhter Ferse angepasst. Dieser Schuh sollte in den ersten 3 Wochen Tag und Nacht getragen werden. Die Fersenerhöhung wird nach 4 und 6 Wochen um jeweils 1 cm reduziert. Nach insgesamt 8 Wochen wird der Schuh abgenommen. Regelmäßig sollten sonografische Kontrollen des Heilungsverlaufes sowie ab der 3. Woche Physiotherapie durchgeführt werden.
Eine **operative Therapie** ist ab einer Sehnenstumpfdehiszenz von mehr als 0,5 cm indiziert. Hierbei erfolgt die Sehnennaht mit anschließender Ruhigstellung in einer Unterschenkelgipsschiene in 20°-Plantarflexion für 8–10 Tage. Danach erfolgt die Behandlung mittels Gipsschiene mit Spitzfuß für 2 Wochen, dann je weitere 2 Wochen mittels Gipsschiene in Neutralstellung und Bodenkontakt. Die Nachbehandlung erfolgt mit aktiven und passiven Bewegungsübungen sowie langsamer Belastung.

Zusatzthemen für Lerngruppen ➔•
• Anatomie der unteren Extremität • Außenbandrupturen • Prognose der Achillessehnenruptur

93 Maldescensus testis

93.1 **Welche Diagnose stellen Sie?**

Retentio testis inguinalis (Leistenhoden): Der Hoden ist nicht im Hodensack sondern im Leistenkanal tastbar.

93.2 **Nennen Sie weitere Formen einer Fehllage des Hodens!**

• **Retentio testis abdominalis** (**Kryptorchismus**): Hoden liegt im Abdomen, ist nicht tastbar.
• **Gleithoden**: Hoden liegt im Leistenkanal, lässt sich ins Skrotalfach verlagern, gleitet aber nach dem Loslassen sofort wieder zurück.
• **Ectopia testis**: Der Hoden liegt außerhalb des physiologischen Deszensusweges (Damm, Oberschenkelinnenseite, unter der Bauchhaut).

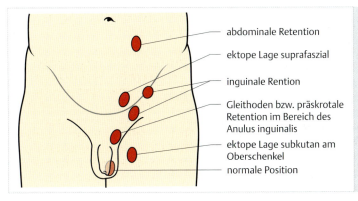

abdominale Retention

ektope Lage suprafaszial

inguinale Rention

Gleithoden bzw. präskrotale Retention im Bereich des Anulus inguinalis

ektope Lage subkutan am Oberschenkel

normale Position

Abb. 93.1 Mögliche Fehllagen des Hodens (aus Sitzmann et al., Duale Reihe Pädiatrie, Thieme, 2012)

93.3 ! Was ist der Unterschied zwischen einem Pendel- und einem Gleithoden?

- **Pendelhoden**: Der Hoden liegt physiologisch im Skrotum, wird jedoch durch übermäßigen Zug des M. cremaster zeitweilig in den Leistenkanal verlagert; rutscht spontan wieder in die normale Lage, physiologische Sonderform, nicht therapiebedürftig
- **Gleithoden**: s. Antwort zu Frage 93.2

93.4 Welche Therapie würden Sie bei dem Jungen durchführen?

- **hormonelle Behandlung**:
  - zunächst intranasale Applikation von Gonadotropin-Releasing-Hormon (Kryptokur 3 × 2 Sprühstöße/d über 4 Wochen),
  - anschließend evtl. Injektion von Choriongonadotropin 1 × 1500 IE/Woche i. m. über 3 Wochen
- **operative Therapie**: Bei Therapieversagen muss die operative Verlagerung des Hodens ins Skrotum mit Orchidopexie **vor dem vollendeten 1. Lebensjahr** erfolgen.

Kommentar

▶ **Definition und Epidemiologie.** Der Maldescensus testis, auch Retentio testis oder Kryptorchismus genannt, bezeichnet eine Fehllage des Hodens außerhalb des Skrotums aufgrund eines unvollständigen Deszensus des Hodens.

Bei etwa 3,5 % aller reifen Neugeborenen befindet sich der Hoden bei der Geburt nicht in der normalen Lage. Bis zum Ende des 1. Lebensjahres ist noch mit einem Spontandeszensus zu rechnen, später ist er jedoch sehr unwahrscheinlich.

▶ **Ätiopathogenese.** Obwohl die Ursachen noch nicht vollständig geklärt sind, werden mechanische oder anatomische Gründe dafür verantwortlich gemacht. Da ein Maldescensus testis vor allem auch bei Frühgeborenen auftritt, kommt auch ein Mangel an Gonadotropinen in den letzten Schwangerschaftswochen in Frage. Da bei der operativen Therapie oft schon ein deformierter Hoden auffällt, ist bisher noch nicht komplett geklärt, ob der Hoden zuerst geschädigt ist und deshalb der Descensus nicht normal verläuft oder ob der Hoden erst durch den Maldescensus geschädigt wird.

Eine Retentio testis sollte in jedem Fall behandelt werden, da einerseits durch eine Fehllage eine spätere Infertilität (thermischer Schaden) droht, andererseits auch ein erhöhtes Entartungsrisiko besteht.

▶ **Klinik.** Siehe Antworten zu Fragen 93.2 und 93.3.

▶ **Diagnostik.** Die Diagnose ergibt sich anhand der klinischen Untersuchung. Die Abgrenzung des Leistenhodens vom Pendelhoden ist am besten in warmer Umgebung möglich (z. B. in der Badewanne), da dann der Pendelhoden immer im Skrotum zu tasten ist. Mittels Sonografie lassen sich in der Regel ektope und Leistenhoden nachweisen. Bauchhoden können mittels Laparoskopie nachgewiesen und gleichzeitig therapiert werden. Eine beidseitige Anorchie lässt sich durch den HCG-Test mit Testosteronbestimmung von einer Retentio testis abgrenzen. Hierbei werden die Plasmatestosteronspiegel vor und 3 Tage nach der Gabe von 5 000 IE HCG i. m. gemessen. Bei der Anorchie steigt der Plasmatestosteronspiegel nicht über 20 ng/ml an.

▶ **Therapie.** Siehe Antwort zu Frage 93.4.

Da bis zum 6. Lebensmonat noch ein Deszensus erfolgen kann, nach Abschluss des 2. Lebensjahres jedoch die ersten pathomorphologischen Veränderungen am Keimepithel auftreten, sollte die Behandlung nach dem 6. Lebensmonat beginnen und am Ende des 1. Lebensjahres abgeschlossen sein. Die Therapie besteht zunächst in einer hormonellen Behandlung und bei Fehlschlagen der konservativen Therapie aus einer operativen Lösung des Hodens und Fixation im Skrotum (Funikulolyse und Orchidopexie). Bei einer ektopen Lage des Hodens ist primär immer eine operative Therapie notwendig. Ein nicht nach skrotal zu verlagernder Hoden muss wegen des erhöhten Risikos der malignen Entartung immer entfernt werden.

Zusatzthemen für Lerngruppen

- Anatomie der Hoden und des Leistenkanals
- Hydrocele testis

94 Akuter Verschluss einer Extremitätenarterie

94.1 Was ist Ihre Arbeitsdiagnose?

akuter arterieller Verschluss der linken A. femoris communis

94.2 Nennen Sie mögliche Ursachen!

- arterielle Embolie (meist bei absoluter Arrhythmie mit Vorhofflimmern)
- arterielle Thrombose bei vorbestehender Arteriosklerose
- Aortendissektion: Verlegung der abgehenden Gefäße durch die in das Gefäßlumen eingeschlagene Intima

94.3 Welche weiteren klinischen Befunde unterstützen Ihre Diagnose?

„6 P nach Pratt": Pulselessness (Pulsverlust), Pain (Schmerz), Pallor (Blässe), Paraesthesia (Sensibilitätsstörung), Paralysis (Bewegungsunfähigkeit), Prostration (Schock)

94.4 Welche therapeutischen Schritte leiten Sie ein?

- venöser Zugang, Blutentnahme, Infusionstherapie, Analgetikatherapie z. B. mit Piritramid (Dipidolor 7,5–15 mg i. v.) bzw. Tramadol (z. B. Tramal 50–100 mg i. v.) als Einzeldosis oder Dauerinfusion, Wattepolsterung der Extremität (cave: keine Wärme wegen Verkürzung der Ischämietoleranz des Gewebes)
- Antikoagulation: Heparinisierung mit 5 000–10 000 IE i. v. als Bolus, anschließend 20 000–30 000 IE/24 h i. v. (PTT 60–80 s)
- Doppler- bzw. farbkodierte Duplex-Sonografie: Hinter dem Gefäßverschluss kommt es zum Sistieren des Blutflusses oder einer starken Reduktion des systolischen Blutdrucks.
- CT/MR-Angiografie
- Fernembolektomie mittels Fogarty-Katheter oder (direkte) Thrombendarteriektomie (TEA)
- evtl. Lysetherapie mit rt-PA, Streptokinase oder Urokinase bei kompensierter Ischämie, bei kompletter Ischämie ist wegen des Zeitdrucks (Ischämietoleranz der Extremität 6 Stunden!) ein operatives Vorgehen indiziert (s. Kommentar).

Kommentar

▶ **Definition.** Bei einem **akuten Arterienverschluss** handelt es sich um eine plötzliche Verlegung eines Gefäßlumens peripherer Arterien mit Ischämie im Versorgungsgebiet und der Gefahr eines ischämischen Schadens.

▶ **Ätiologie.** Siehe Antwort zu Frage 94.2.

▶ **Klinik.** Abhängig von der Ursache sind die klinischen Beschwerden sehr unterschiedlich. Bei einer **arteriellen Thrombose** eines bereits arteriosklerotisch vorgeschädigten Gefäßsystems kommt es aufgrund der bereits vorhandenen Gefäßkollateralen meist nur zu geringen Beschwerden; dagegen führt ein **akuter embolischer Verschluss** u. U. zu einem klinischen Bild, das am treffendsten durch die „6 P nach Pratt" beschrieben werden kann (s. Antwort zu Frage 94.3). Bei Sensibilitätsstörungen und Bewegungseinschränkungen spricht man von **kompletter Ischämie**. Bei erhaltener Sensibilität und Motorik liegt eine **kompensierte Ischämie** vor.

▶ **Diagnostik und Therapie.** Ein akuter arterieller Verschluss ist ein chirurgischer Notfall! Er bedarf einer umgehenden Diagnostik und Therapie, da bei einer kompletten Ischämie die kritische Ischämiezeit des Gewebes nicht überschritten werden darf, da es andernfalls zu Nekrosen kommt.

Neben der klinischen Untersuchung erhält man durch die **CT oder MR-Angiografie** den entscheidenden Hinweis auf das Vorliegen eines akuten arteriellen Verschlusses. Bei einem embolischen Verschluss findet sich ein kurzstreckiger Verschluss ohne Ausbildung von Kollateralen, es zeigt sich ein kuppelförmiger Abbruch des Kontrastmittels. Bei einer akuten arteriellen Thrombose lässt sich ein langstreckiger Verschluss sowie ein arteriosklerotisch verändertes Gefäßbett mit Ausbildung eines Kollateralkreislaufs nachweisen. Bei eindeutig embolischem Verschluss (anamnestisch Herzerkrankung, keine AVK) wird oft auf eine präoperative Angiografie verzichtet und diese erst intraoperativ durchgeführt.

Das **therapeutische Vorgehen** wird vom klinischen Bild bestimmt (Erstmaßnahmen s. Antwort zu Frage 94.4). So kommt es bei einem **embolischen Verschluss** meist zu einer kompletten Ischämie (fehlende Ausbildung von Kollateralen!).

Hier ist ein operatives Vorgehen indiziert, da bei einer Lysetherapie keine sofortige Wiedereröffnung des Gefäßlumens stattfindet und die kritische Ischämiezeit des Gewebes überschritten werden würde. Zum Einsatz kommen die Fernembolektomie mittels Fogarty-Katheter oder eine direkte Embolektomie über eine Arterietomie und Thrombendarteriektomie (TEA). Bei langstreckigen Veränderungen der Gefäße ist evtl. auch die Anlage eines Bypasses (Kunststoff oder Vene) erforderlich. Postoperativ erfolgt eine therapeutische Heparinisierung (PTT 60–80 s) sowie die **Suche nach der Emboliequelle** und deren Therapie.

Akute arterielle Thrombosen führen dagegen meist durch die gute Kollateralisierung zu einer inkompletten (kompensierten) Ischämie und können durch eine Heparin- und Fibrinolysetherapie behandelt werden. Es erfolgt zunächst eine therapeutische Heparinisierung (5 000 IE Heparin i. v. als Bolus, dann 20 000–30 000 IE/24 h Heparin; Ziel-PTT 60–80 s), um die Bildung von Appositionsthromben zu verhindern. Ergänzend kann eine Fibrinolysetherapie lokal über einen Katheter mit Streptokinase, Urokinase oder rt-PA erfolgen. Anschließend kann bei kurzstreckigen Stenosen eine PTA (perkutane transluminale Angioplastie) evtl. mit Stentimplantation angeschlossen werden. Weiterhin können Rheologika (z. B. HAES) zur Blutverdünnung eingesetzt werden. Dauerhaft sollte eine Antikoagulation mit ASS 100 mg/d durchgeführt werden. Alternativ kann bei einer schlechten peripheren Ausflussbahn und/oder einer erhöhten Re-Stenosegefahr auch eine orale Antikoagulation mit Phenprocoumon (z. B. Marcumar, Ziel-INR 2,5–3,5; Quick 20–30 %) eingeleitet werden.

Zusatzthemen für Lerngruppen ➜•

- akuter Mesenterialinfarkt
- akuter Hirninfarkt

---

95 Leberabszess

95.1 Welche Diagnose stellen Sie aufgrund der Computertomografie?

mehrkammeriger Leberabszess: Klinik (rechtsseitiger Oberbauchschmerz, Fieber), Laborwerte (erhöhte Leberwerte), Tropenanamnese (mit Durchfall), Computertomografie (mehrkammeriger Leberabszess).

95.2 Nennen Sie mögliche Ursachen für die Entstehung einer derartigen Erkrankung!

- **primär**: Parasiten (Entamoeba histolytica, Echinokokkus), Trauma, Tumor
- **sekundär**: Absiedlungen eines extrahepatischen Entzündungsherdes
  - hämatogen über Pfortader (pylephlebitische Abszesse): Divertikulitis, Appendizitis, Morbus Crohn, Colitis ulcerosa
  - biliär (Keimaszension über die Gallenwege): aszendierende Cholangitis
  - per continuitatem: subphrenische Abszesse, Cholezystitis, Gallenblasenempyem

95.3 Welche Therapie kommt bei dem Patienten in Frage?

- **konservativ**: Antibiotikatherapie mit Cephalosporin der 3. Generation und Metronidazol
- **operativ**: bei multiplen Abszessen oder Versagen der konservativen Therapie bei Amöbenabszess
  - CT-gesteuerte Drainageneinlage und Spülung
  - Ausräumung der Abszesse, evtl. Leberteilresektion

95.4 ! Skizzieren Sie die Einteilung der Leber in verschiedene Segmente!

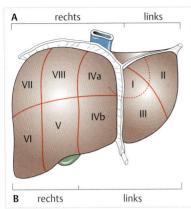

A   rechts   links

VII, VIII, IVa, I, II, V, IVb, III, VI

B   rechts   links

Die Einteilung **A** entspricht der **anatomischen Definition** eines rechten und linken Leberlappens, die Einteilung **B** der **chirurgischen Definition** einer rechten und linken Leberhälfte (s.o.).

 Abb. 95.2 Anatomische und chirurgische Lebergrenzen (aus Kerner B, Henne-Bruns D, Surgical technics. In Lygidakis/Tytgat: Hepatobiliary and Pancreatic Malignancies. Thieme, 1989)

Kommentar

▸ **Einteilung und Ätiopathogenese.** Siehe Antwort zu Frage 95.2.

Leberabszesse werden in primäre und sekundäre, d.h. durch fortgeleitete Entzündungen entstandene, unterschieden. Der rechte Leberlappen ist weitaus häufiger als der linke betroffen.

▸ **Klinik.** Leberabszesse manifestieren sich häufig mit einem deutlichen Intervall zur auslösenden Primärerkrankung. Typische Symptome sind Fieber und Schmerzen im rechten Oberbauch, die mit Übelkeit einhergehen. Bei ausgedehnten Befunden kann auch ein Ikterus beobachtet werden (s. Fallbeispiel).

▸ **Diagnostik.** Im Labor findet sich eine Erhöhung der Entzündungsparameter sowie der Leberenzyme. Die Verdachtsdiagnose wird durch eine Sonografie oder Computertomografie gesichert.

▸ **Therapie.** Siehe Antwort zu Frage 95.3.

Ein Amöbenabszess wird im Allgemeinen antibiotisch behandelt. Dies sollte nach Abszesspunktion mit Erregerbestimmung erfolgen. Bei der Punktion des Abszesses wird gleichzeitig eine Drainage eingelegt, um die Abszesshöhle zu spülen. Bei Fehlschlagen der konservativen bzw. interventionellen Therapie mittels Drainage oder bei multiplen Abszessen ist die operative Ausräumung, evtl. sogar eine Leberteilresektion indiziert.

Zusatzthemen für Lerngruppen ➜•

- Anatomie der Leber
- Differenzialdiagnosen mit Abgrenzungskriterien zum Leberabszess
- Entamoeba histolytica

96   Neuroendokriner Tumor (NET)

96.1   Worauf weisen die geschilderten Beschwerden der Patientin hin? Welche weiterführende Diagnostik würden Sie veranlassen?

Die Beschwerden (Tachykardie, Flush, Diarrhö, Bauchschmerz) weisen entweder auf einen extraintestinalen neuroendokrinen Tumor (NET) (10 % der Fälle) oder auf Lebermetastasen eines neuroendokrinen Tumors (NET) aus dem Magen-Darm-Trakt hin. Diese werden erst symptomatisch, wenn eine Metastasierung in die Leber eingetreten ist, da sonst das Serotonin in der Leber abgebaut wird und keine systemische Wirkung entfalten kann (Karzinoid-Syndrom). Im Labor sollte aufgrund dieser Verdachtsdiagnose der Serotonin-Spiegel im Serum sowie die 5-Hydroxyindolessigsäure (Abbauprodukt des Serotonins) im 24h-Sammelurin bestimmt werden. Vorher sollte der Patient einige Tage keine serotoninreiche Nahrung (z. B. Nüsse, Ananas, Bananen) zu sich nehmen. Differenzialdiagnostisch kommt die systemische Mastozytose in Frage. Hierbei kommt es zu einem Flush mit Pruritus, Kopfschmerzen, Fieber, Kollapsneigung und Brechdurchfällen. Bei der Diagnostik finden sich in der Knochenmarkszytologie Mastzelleninfiltrate.

96.2 Welche Diagnose stellen Sie? Nennen Sie die 3 häufigsten Lokalisationen dieses Tumors!

- **Neuroendokriner Tumor**: Anamnese (Tachykardie, Flush, Diarrhoe, Bauchschmerz) und Klinik (Hypoglykämie, erhöhte Serotoninspiegel im Serum sowie 5-Hydroxyindolessigsäure im Urin)
- **Lokalisation**: Appendix (45 %), terminales Ileum (30 %), Kolon und Rektum (20 %)

96.3 Welche Komplikationen können bei dieser Erkrankung auftreten?

- **intermittierender Subileus**
- **Endokardfibrose mit evtl. Trikuspidalinsuffizienz** (**Karzinoid-Herz-Syndrom**): bei $2/3$ aller Patienten mit Karzinoid-Syndrom; Pathogenese unklar; vermutet wird, dass dies im Zusammenhang mit Serotonin und zirkulierenden vasoaktiven Aminen im Blut, welche normalerweise durch Leber/Lunge abgebaut werden, steht.
- **Rezidivierende Asthamanfälle, Atelektasen und Pneumonien**: ausgelöst durch Kallikrein, Prostaglandine, Bradykinin.

Kommentar

▶ **Definition und Ätiopathogenese.** Neuroendokrine Tumoren gehen von den enterochromaffinen Zellen des APUD-Systems (APUD = Amin Precursor Uptake and Decarboxylation) im Gastrointestinal- oder Bronchialtrakt aus. Sie produzieren u. a. **Serotonin**, Kallikrein und Prostaglandine. Früher wurde der Begriff Karzinoid verwendet, um das im Vergleich zu Karzinomen relativ gutartige Verhalten zu beschreiben. Da man mittlerweile weiß, dass es bei diesen Tumoren jedoch auch hochmaligne Formen gibt, deren Prognose denen von Karzinomen gleichzusetzen ist, sollte der Begriff Karzinoid nicht mehr benutzt werden. Der Begriff Karzinoid-Syndrom findet aber weiterhin Verwendung.

Zu 90 % sind sie im Gastrointestinaltrakt lokalisiert, zu etwa 10 % im Bronchialsystem, andere Lokalisationen sind extrem selten.

▶ **Klinik.** Die typische Symptomatik mit **Flush**, **Diarrhö** und **Bronchuskonstrikion** (Asthmaanfäl-

le) tritt bei den gastrointestinalen Karzinoiden erst sehr spät auf (s. Antwort zu Frage 96.1).

▶ **Diagnostik.** Siehe Antwort zu Frage 96.2.

Die Lokalisationsdiagnostik des Primärtumors sowie das Staging erfolgen durch **CT** und **MRT**. Bei V. a. auf ein Bronchialkarzinoid ist zusätzlich eine **Bronchoskopie** erforderlich. Kann hiermit der Tumor nicht nachgewiesen werden, ist ergänzend eine Somatostatin-Rezeptor-Szintigrafie möglich. Die Diagnose eines Appendixkarzinoids wird meist zufällig histologisch nach Appendektomie aus anderen Gründen, z. B. Appendicitis acuta, gestellt.

▶ **Therapie.** Die Therapie erfolgt durch Resektion des Primärtumors und der lokalen Lymphknoten. Bei niedrigmalignen NET der Appendix (früher:Appendixkarzinoid) < 1 cm an der Appendixspitze ist die Appendektomie ausreichend. Bei größeren Tumoren, Lage an der Appendixbasis oder nachgewiesenen Lymphknotenmetastasen erfolgt die onkologische Hemikolektomie rechts. Lebermetastasen werden reseziert oder chemoembolisiert. Sollte der Primärtumor inoperabel sein oder bereits eine ausgedehnte Metastasierung eingetreten sein, ist eine symptomatische Therapie mit Octreotid oder Lanreotid (Hemmung der Hormonsekretion) und Methysergid (Serotoninantagonist) möglich. Es sollte jedoch soweit möglich immer eine Resektion des Primärtumors und eine operative Reduktion der Tumormasse versucht werden, um Komplikationen – wie z. B. einen Ileus – zu verhindern und eine Linderung des Karzinoidsyndroms zu erreichen.

▶ **Prognose.** Neuroendokrine Tumoren haben insgesamt eine 5-Jahresüberlebensrate von 60–80 %.

Zusatzthemen für Lerngruppen →•

- Differenzialdiagnosen mit Abgrenzungskriterien zum Karzinoid (z. B. Beschwerden in der Menopause, Asthma bronchiale)

97 Zerebrovaskuläre Insuffizienz

97.1 Welche Verdachtsdiagnose stellen Sie?

zerebrovaskuläre Insuffizienz (hier: TIA): kontralaterale brachiozephal betonte Paresen mit Aphasie und vollständige Rückbildung der Symptomatik innerhalb von 24 h; Risikofaktoren in der Anamnese (arterieller Hypertonus, Nikotinabusus)

97.2 Welchem klinischen Stadium entspricht die bei dem Patienten aufgetretene Symptomatik?

Der Patient hatte eine Symptomatik, die dem Stadium IIb entspricht (vgl. ▶ Tab. 97.1).

Tab. 97.1 Klassifikation extrakranialer Karotisstenosen (nach Eckstein und Allenberg, 2001)

Stadium	Charakteristika
Stadium I	asymptomatische Karotisstenose (durch alternative Blutversorgung über Kollateralen)
Ia	ohne kontralateralen Verschluss
Ib	mit kontralateralem Verschluss
Stadium II	symptomatische Karotisstenose
IIa	Amaurosis fugax
IIb	transitorische ischämische Attacke (TIA)
Stadium III	Indikation zur Notfall-Thrombendarteriektomie (TEA) der A. carotis
IIIa	Crescendo-TIA
IIIb	progredienter bzw. akuter Apoplex
Stadium IV	ipsilateraler Apoplex (innerhalb der letzten 6 Monate)
Rankin 0	vollständig reversibles neurologisches Defizit
Rankin I	funktionell irrelevantes neurologisches Defizit
Rankin II	funktionell geringgradiges Defizit
Rankin III	deutliches Defizit, Gehfähigkeit erhalten
Rankin IV	schwerer Apoplex, gehen nur mit Hilfe, Aphasie
Rankin V	bettlägeriger/rollstuhlpflichtiger Patient

97.3 Nennen Sie ätiologische Faktoren!

• **Arteriosklerose** (durch arterielle Hypertonie, Nikotinabusus, Diabetes mellitus, Adipositas begünstigt)
• **Thromboembolien**, v. a. bei Herzerkrankungen (absolute Arrhythmie, dilatative Kardiomyopathie, Mitralvitien, offenes Foramen ovale)
• Aneurysmen, fibromuskuläre Dysplasie
• Knickbildungen der A. carotis interna (Kinking, Coiling)
• Angiitis, Panarteriitis nodosa

97.4 Welche Untersuchungen veranlassen Sie vor Einleitung einer Therapie?

• **klinische Untersuchung**: nur sehr selten Stenosegeräusch über der A. carotis auskultierbar
• **Karotis-Doppler**: Nachweis der Flusserhöhung als Hinweis für Stenose (ab 50 %iger Stenosierung nachweisbar)
• **Duplex-Sonografie**: Nachweis des Schweregrades sowie der Morphologie von Stenosen
• **Angio-CT/MR-Angiografie**: exakte Größenbestimmung der Stenose; Ausschluss weiterer, auch intrazerebraler Stenosen
• **CCT** (nativ) oder **MRT** (diffusions-/ perfusionsgewichtet): Beurteilung von Ischämien, Hirnblutungen, abgelaufenen Insulten
• Weitere Untersuchungen: **EKG**, Langzeit-EKG, Langzeit-Blutdruckmessung, Echokardiografie, **Labordiagnostik** (Gerinnungsstörungen)

97.5 ! Welche Diagnose stellen Sie und welche Therapie würden Sie dem Patienten vorschlagen?

• **Diagnose**: hochgradige Abgangsstenose der A. carotis interna (ACI) und externa (ACE), sonst unauffällige Karotisstrombahn (s. ▶ Abb. 97.2)
• **Therapie**: operative Revision mittels offener Desobliteration mit Thrombendarteriektomie (TEA) und evtl. Patchplastik, alternativ Eversions-TEA

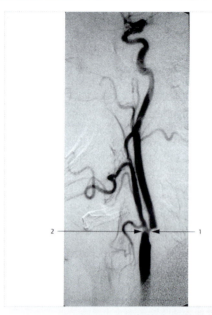

Abb. 97.2 Selektive Angiografie der Karotisstrombahn links (1 → Stenose der ACI links; 2 → Stenose der ACE links) (aus Henne-Bruns et al., Duale Reihe Chirurgie, Thieme, 2012)

Kommentar

▶ **Definition.** Unter dem Begriff zerebrovaskuläre Insuffizienz versteht man einen Krankheitskomplex, der aufgrund einer **Minderdurchblutung des Gehirns** unterschiedlicher Ursachen zu neurologischen Ausfällen führt. Am häufigsten betroffen sind hiervon die von der A. cerebri media versorgten Hirngebiete (u. a. Capsula interna). Ca. 60 % aller Stenosen der supraaortalen hirnversorgenden Gefäße sind im Bereich der Karotisgabel lokalisiert.

▶ **Ätiologie.** Siehe Antwort zu Frage 97.3.

▶ **Klinik.** klinisch äußert sich die Karotisstenose in homolateralen Sehstörungen (z. B. Amaurosis fugax), kontralateralen Paresen, Sensibilitäts- sowie Sprachstörungen. Anhand der Ausprägung werden 4 Schweregrade unterschieden (s. Antwort zu Frage 97.2).

▶ **Diagnostik.** Neben der **Anamnese** (Arteriosklerose, kardiale Vorerkrankungen) und der **klinischen Untersuchung** kommen verschiedene ra-diologische Methoden zum Nachweis der Stenosen zum Einsatz (s. Antwort zu Frage 97.4).

▶ **Therapie.** Eine OP-Indikation ist schon im **Stadium I** ab einer Karotisstenose > 80 % bzw. > 70 % und einem geplanten großen chirurgischen Eingriff zur Prophylaxe ischämischer Insulte gegeben. Es hat sich gezeigt, dass hierdurch das Risiko einer TIA oder eines Hirninfarktes gegenüber einer konservativen Therapie mit Thrombozytenaggregationshemmern innerhalb eines Zeitraumes von 4 Jahren um 50 % gesenkt werden kann. Allerdings muss die operative kombinierte Morbiditäts-/Mortalitätsrate < 3 % sein und der Patient eine Lebenserwartung von mindestens 5 Jahren haben, um einen Vorteil gegenüber der konservativen Therapie zu erreichen. Im **Stadium II** ist eine therapeutische OP-Indikation ab einer Karotisstenose > 70 % gegeben (bei Männern auch schon < 70 %). Hierbei darf die kombinierte operative Komplikationsrate aber 6 % nicht überschreiten. Eine TIA ist dabei als gefäßchirurgischer Notfall anzusehen, da 10–30 % aller Patienten innerhalb einer Woche nach einer TIA einen Insult erleiden. Im **Stadium III** kann durch eine Operation beim nichtbewusstlosen Patienten bei nur geringer oder fluktuierender Symptomatik oder kleinem Infarktareal innerhalb von 6 Stunden häufig eine Besserung erreicht werden. Im **Stadium IV** wird nur bei hochgradiger Stenose der Gegenseite eine Operation zur Prophylaxe weiterer Insulte durchgeführt. Die Operation besteht in einer **offenen Desobliteration mit Thrombendarteriektomie** (TEA) der Karotis und evtl. einer Patch-Plastik. Hierbei wird über eine Arteriotomie die arteriosklerotisch veränderte Intima, z. T. auch mit Media, entfernt. Anschließend erfolgt der Verschluss der Arteriotomie. Bewährt hat sich hierbei die sog. Patch-Plastik, bei der ein ovaler Patch (z. B. aus Dacron) in die Arteriotomie eingenäht wird, um das Gefäßlumen zu erweitern und einer erneuten Stenosierung vorzubeugen (s. ▶ Abb. 97.3). Alternativ kann eine Eversions-TEA oder auch eine Stent-PTA durchgeführt werden.

Postoperativ wird zunächst kurzzeitig eine Vollheparinisierung durchgeführt und anschließend die Therapie mit einem Thrombozytenaggregationshemmer (z. B. ASS 100 mg/d) fortgeführt. Eine Blutdruckeinstellung auf normotone Werte ist erstrebenswert.

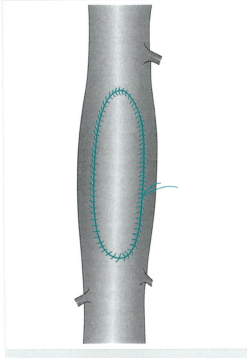

Abb. 97.3 Patch-Plastik (aus Henne-Bruns et al., Duale Reihe Chirurgie, Thieme, 2012)

Zusatzthemen für Lerngruppen →•

- Anatomie der Hirngefäße (Circulus arteriosus Wilisii) und des Gehirns
- Prophylaxe und Prognose der zerebrovaskulären Insuffizienz

---

98 Kalkaneusfraktur

98.1 Welche Verletzungen sollten Sie differenzialdiagnostisch bei diesem Patienten in Betracht ziehen?

- **Kalkaneusfraktur** (**Fersenbeinfraktur**): Anamnese (Sturz aus großer Höhe), Klinik (Schmerz, Hämatom, Schwellung am rechten Rückfuß, eingeschränkte Beweglichkeit)
- **Talusfraktur** (**Sprungbeinfraktur**): Begründung s. oben

---

98.2 Welche Körperregion sollten Sie bei einem Sturz aus größerer Höhe ebenfalls untersuchen und ggf. röntgen?

- Untersuchung der **Wirbelsäule** (lokaler Druckschmerz, Klopfschmerz, Stauchungsschmerz)
- Röntgenaufnahmen der gesamten Wirbelsäule in 2 Ebenen sowie Beckenübersicht

98.3 ! Was beschreibt in diesem Zusammenhang der sog. Böhler-Winkel?

Beim **Böhler-Winkel** (**Tuber-Gelenkwinkel**) handelt es sich um den Winkel zwischen einer Linie entlang der Oberkante des Tuber calcanei und der Oberkante des Corpus calcanei. Er beträgt normalerweise 20–40° (s. ▶ Abb. 98.2). Bei einer Kompression kann es zu einer Abflachung des Winkels bis zu negativen Werten kommen. Durch eine operative Therapie soll der Böhler-Winkel wiederhergestellt werden, da sich andernfalls posttraumatisch ein Plattfuß ausbilden kann.

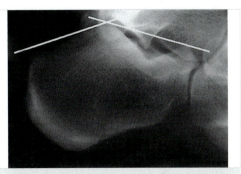

Abb. 98.2 Tuber-Gelenkwinkel nach Böhler (normaler Kalkaneus) (aus Bohndorf K, Imhof H, Radiologische Diagnostik der Knochen und Gelenke, Thieme, 1998)

98.4 Nennen Sie Indikationen und Vorgehen für eine konservative bzw. operative Therapie der Kalkaneusfraktur!

- **konservative Therapie**:
  - **Indikationen**: extraartikuläre Frakturen ohne relevante Rückfußfehlstellung, nicht dislozierte Frakturen, bei älteren Patienten oder reduziertem Allgemeinzustand
  - **Vorgehen**: initial Hochlagerung des Gelenkes bis zum Abschwellen, dann frühfunktionelle Behandlung mit Entlastung des Kalkaneus für ca. 3 Monate (z. B. Allgöwer-Gehapparat: Ge-

wicht wird direkt auf den Tibiakopf übertragen)

- **semioperative Therapie**:
  - **Indikationen**: bei Kontraindikationen zum operativen Vorgehen, jedoch Rückfuß sehr instabil
  - **Vorgehen**: Aufrichtung des Rückfußes durch perkutane Spickdrähte, anschließend Entlastung für ca. 6 Wochen, danach Teilbelastung
- **operative Therapie**:
  - **Indikationen**: intraartikuläre Frakturen mit Verschiebung der Gelenkflächen, extraartikuläre Frakturen mit relevanter Fehlstellung (> 5° Varus- oder > 10° Valgusfehlstellung)
  - **Vorgehen**: Aufrichtung der Gelenkflächen, evtl. durch Spongiosaunterfütterung und Stabilisierung mittels verschiedener Platten

98.5 Was bezeichnet die AO-Klassifikation allgemein?

Die Frakturklassifikation der AO (**A**rbeitsgemeinschaft für **O**steosynthese) ist eine allgemeingültige Einordnung aller Frakturen nach **Lokalisation** und **Schweregrad**. Man erhält somit eine **Therapieempfehlung** und eine **Prognose**.

Die Knochen werden fortlaufend nummeriert (z. B. Femur 3), bei den langen Röhrenknochen unterscheidet man weiterhin zwischen proximal (1), diaphysär (2) und distal (3) (z. B. distaler Femur = Knochensegment 33), die Malleolen bilden eine Ausnahme und werden als 4. Segment der Tibia/Fibula zugeordnet. Nun erfolgt eine Einschätzung des Schweregrades der Fraktur. So differenziert man bei den langen Röhrenknochen bei Schaftfrakturen zwischen einfacher (A), Keil- (B) oder komplexer (C) Fraktur. Handelt es sich um eine Gelenkfraktur so unterscheidet man metaphysäre extraartikuläre (1) von metaphysären intraartikulären (2 und 3) Frakturen. Man beurteilt weiterhin die Anzahl der Fragmente, Dislokation, Begleitverletzungen usw.

Kommentar

▶ **Allgemeines. Kalkaneusfrakturen** sind selten (Anteil von 2 % an allen Frakturen), aber die häufigste Fraktur der Fußwurzel (75 %).

▶ **Ätiologie.** Frakturen des Kalkaneus entstehen typischerweise bei einem Sturz aus großer Höhe oder bei Verkehrsunfällen. Aufgrund des Unfallhergangs kann es zu einer Übertragung der Energie auf das Stammskelett kommen, so dass auch immer von einer **Mitverletzung der Wirbelsäule und des Beckens** ausgegangen werden muss.

▶ **Klinik.** klinisch findet sich bei dieser Fraktur eine **Verplumpung** und **Schwellung** des Rückfußes mit eingeschränkter Belastungsfähigkeit.

▶ **Diagnostik.** Zur Diagnosesicherung werden **Röntgenaufnahmen** des Rückfußes in 2 Ebenen sowie des Kalkaneus tangential angefertigt. Hierbei kann das Ausmaß der Kalkaneuskompression anhand des sog. Böhler-Winkels bestimmt werden (s. Antwort zu Frage 98.3). Zur Operationsplanung sollte ergänzend eine koronare sowie axiale **CT** durchgeführt werden.

Die **Einteilung der Kalkaneusfrakturen** erfolgt nach **Essex-Lopresti**:
- Frakturen **ohne** Beteiligung des subtalaren Gelenks
  - Frakturen des Tuber calcanei
  - Frakturen mit Beteiligung des Kalkaneokuboidgelenks
- Frakturen **mit** Beteiligung des subtalaren Gelenks
  - Tongue Type Fracture (vertikale Fraktur unterhalb des Proc. lateralis tali und horizontale Fraktur in Richtung Tuber calcanei: zungenförmiges Tuberfragment)
  - Joint Depression Type Fracture (vertikale Fraktur unterhalb des Proc. lateralis tali und konzentrische Fraktur hinter der dorsalen kalkaneotalischen Gelenkfläche: Impression/Depression der Gelenkfläche)
  - Trümmerfraktur

▶ **Therapie und Prognose.** Die Behandlung richtet sich einerseits nach der Frakturform, andererseits nach dem Alter und dem Allgemeinzustand des Patienten (s. Antwort zu Frage 98.4). Erreicht man die vollständige Wiederaufrichtung des Böhlerwinkels sowie die Wiederherstellung der Gelenkflächen, ist die Funktionseinschränkung meist nur gering. In einigen Fällen kann jedoch bei persistierenden, therapieresistenten Beschwerden auch eine subtalare Arthrodese notwendig sein.

Zusatzthemen für Lerngruppen   ➔•

- Anatomie des Fußes
- Zehenfrakturen
- Talusfraktur
- Fersenschmerz

99   Frakturen im Kindesalter

99.1 **Welchem Verletzungsgrad entspricht diese Fraktur nach der Einteilung nach Aitken?**

Auf der Röntgenaufnahme ist eine Epiphysenfugenlösung sowie eine Fraktur, die in die Metaphyse zieht, zu erkennen. Dies entspricht in der Einteilung der Epiphysenfugenverletzungen nach Aitken dem Typ I (s. ► Tab. 99.1/► Abb. 99.2).

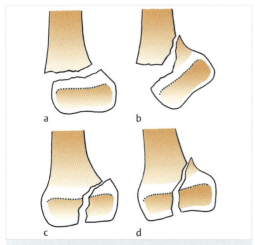

Abb. 99.2 Epiphysenfugenverletzungen (aus von Laer L, Kraus R, Linhart W, Frakturen und Luxationen im Wachstumsalter, Thieme, 2012)

99.2 **Was ist eine sog. Grünholzfraktur?**

Spezielle Fraktur des Kindesalters: bei Frakturen im Diaphysenbereich eines Knochens bricht zwar die Kortikalis, aber das dicke Periost bleibt intakt (ähnlich dem Periost bei frischen Zweigen) und kann somit die Reposition behindern.

99.3 **Wie sieht die Therapie bei diesem Jungen aus?**

Aufgrund der geringen Dislokation kann die Fraktur konservativ durch Ruhigstellung im Unterarmgips behandelt werden.

Kommentar

▶ **Allgemeines.** Kindliche Frakturen nehmen eine Sonderstellung in der Unfallchirurgie ein, da sie ein noch wachsendes Skelett betreffen. So können Fehlstellungen der Frakturfragmente zwar teilweise ausgeglichen werden, andererseits kann jedoch durch einen vorzeitigen Verschluss der Wachstumsfugen eine Verkürzung oder auch durch Stimulation ein überschießendes Wachstum resultieren. **Spontankorrekturen** sowie **Wachstumsstörungen** sind vor allem vom Alter des Patienten abhängig: Je jünger, desto eher werden Fehlstellungen korrigiert. Weiterhin sind Korrekturen abhängig von der Lokalisation, d.h. vom Wachstumsanteil der nächstliegenden Epiphysenfuge sowie der statischen Belastung. Die entsprechenden Korrekturmechanismen sind jedoch von Knochen zu Knochen unterschiedlich. Aus diesem Grund sollten die Kinder bei Unklarheit auf jeden Fall einem versierten Kinder- oder Unfallchirurgen vorgestellt werden. Eine Eigenart des kindlichen Skeletts stellt das kräftige Periost dar, das meist auch noch bei frakturiertem Knochen intakt ist. Bei Kindern werden deshalb Fraktursonderformen beobachtet: Bei der sog. **Grünholzfraktur** handelt es sich eine Fraktur im Diaphysenbereich, bei der das Periost

Tab. 99.1 Einteilung nach Aitken

Aitken-Stadium	Charakteristika	Abb.
0	Epiphysenfugenlösung, keine Fraktur	a
I	partielle Epiphysenfugenlösung mit metaphysärer Fraktur	b
II	partielle Epiphysenfugenlösung mit epiphysärer Fraktur	c
III	Fraktur durch Epi- und Metaphyse	d
IV	axiale Stauchung der Epiphysenfuge = „crush-Verletzung"	

auf einer Seite gerissen, auf der anderen aber noch intakt ist. Bei der sog. **Wulstfraktur** kommt es zu einer Kompression des Knochens vor allem im Metaphysenbereich mit allseitig erhaltenem Periost. Weitere Sonderformen sind **Frakturen im Bereich der Epiphysenfuge** (Einteilung nach Aitken, s. Tab. und Abb. zu Frage 99.1).

▶ **Klinik.** Neben sicheren Frakturzeichen wie abnormer Beweglichkeit, grotesken Fehlstellungen und schmerzhaftem Knochenknirschen bei Bewegung können unsichere Zeichen wie Schmerz, Schwellung und gestörte Funktionsfähigkeit vorhanden sein.

▶ **Diagnostik.** Eine **Röntgenaufnahme in 2 Ebenen** ist die diagnostische Methode der Wahl. Hierbei sollten bei Schaftfrakturen immer auch die benachbarten Gelenke miterfasst werden. Im Kleinkindalter ist die Diagnose von Verletzungen des Knochens erschwert, da sich Läsionen der knorpeligen, epiphysären Bereiche dem röntgenologischen Nachweis entziehen. In der Regel sind seitenvergleichende Aufnahmen oder ergänzend eine Sonografie notwendig.

▶ **Therapie.** Da der kindliche Knochen eine hohe Fähigkeit zur Eigenreparation aufweist, ist in **90 %** der Fälle ein **konservatives Vorgehen** möglich. Auch Epiphysenfugenverletzungen Grad 0/I nach Aitken ohne wesentliche Dislokation können konservativ behandelt werden. Repositionen müssen unter ständigem Zug erfolgen, nach Möglichkeit sollten Achsenfehler korrigiert werden. Eine Ruhigstellung im Gipsverband sollte nicht länger als 4–5 Wochen andauern.

Eine **Operation** mit korrekter Wiederherstellung der Anatomie und Stabilisierung mittels Kirschnerdrähten oder Schrauben sollte bei Epiphysenfugenverletzungen Grad 0/I mit starker Dislokation oder Weichteilinterposition sowie generell bei Verletzungen Grad II/III nach Aitken und Apophysenausrissen erfolgen. Verletzungen vom Grad IV können nicht kausal therapiert werden, da durch die Kompression eine Zerstörung des Stratum germinativum vorliegt, aber keine Dislokation. Hier ist allenfalls eine temporäre Ruhigstellung bis zum Abklingen der Beschwerden möglich.

Da alle Frakturen sowohl mit einer Verkürzung als auch mit einer Verlängerung der Extremität einhergehen können, sollten regelmäßige klinische Kontrollen für ca. 2 Jahre erfolgen.

Zusatzthemen für Lerngruppen

- alterstypische Knochenverletzungen im Kindes- und Jugendalter (z. B. Klavikulafraktur unter der Geburt)
- Einteilung der Epiphysenfugenverletzungen nach Salter

100   Sigmadivertikulitis

100.1   **Nennen Sie mindestens 2 Differenzialdiagnosen, die aufgrund der Klinik in Frage kommen!**

Bei der Patientin finden sich die Zeichen eines **akuten Abdomens** (akute Manifestation von Erkrankungen im Bauchraum, die der sofortigen Diagnostik und Therapie bedürfen), mit folgenden Leitsymptomen: Schmerz, Übelkeit, eingeschränkter Allgemeinzustand. Da sich aufgrund der Anamnese und klinischen Untersuchung vermutlich ein entzündlicher bzw. obturierender Prozess im linken Unterbauch befindet, kommen folgende 2 Diagnosen am ehesten in Frage: **Sigmadivertikulitis** und **Kolontumor** (**Karzinom**).

100.2   **Welche radiologische Diagnostik veranlassen Sie nach der klinischen Untersuchung?**

- **Abdomenübersicht** im Stehen oder in Linksseitenlage zum Nachweis freier abdomineller Luft (Perforation Hohlorgan) oder von Flüssigkeitsspiegeln (Ileus)
- **Sonographie des Abdomens:** orientierende Untersuchung des Abdomens – Nachweis einer Divertikulitis, eines Abszesses, ggfs. auch eines (größeren) Kolontumors
- **Kolon-Kontrasteinlauf** mit wasserlöslichem Kontrastmittel bei V. a. Perforation (heutzutage seltener durchgeführt)
- **CT Abdomen** mit rektaler Füllung (Methode der Wahl): Nachweis einer Perforation, Penetration und auch Abszessbildung (ist mit Kolon-Kontrasteinlauf nicht nachweisbar)

100.3 Welche ergänzende Diagnostik veranlassen Sie daraufhin? Begründen Sie diese Maßnahme!

Koloskopie und Biopsie zur Abklärung der Stenose, da es sich immer noch um einen malignen Tumor handeln könnte. Im akuten Stadium ist die Koloskopie relativ kontraindiziert, da eine erhöhte Perforationsgefahr besteht. Vorgehen: Rückgang der akuten Entzündung abwarten (Fieber ↓, Entzündungsparameter ↓), dann Koloskopie.

100.4 Wie sieht Ihre Therapie bei Bestätigung Ihrer Verdachtsdiagnose für diese Patientin aus?

Konservative Therapie ist indiziert, da es sich bei der Patientin um einen ersten Schub einer Divertikulitis handelt: intravenöser Zugang, Infusionstherapie, Nahrungskarenz, Antibiotika i. v. z. B. Metronidazol (2 × 0,5 g/d) und Cephalosporin der 3. Generation, z. B. Ceftriaxon (Rocephin 1 × 2 g/d) oder Cefotaxim (Claforan 3 × 2 g/d) über 7–10 Tage, in Abhängigkeit vom klinischen Befund (Druckschmerz linker Unterbauch) und Entzündungszeichen auch länger

Kommentar

▶ **Definition und Epidemiologie.** Unter einer Divertikulose versteht man das Auftreten von Divertikeln, meist jedoch Pseudodivertikeln im Dickdarm. Hierbei handelt es sich zum einen um pathologische Ausstülpungen aller Wandabschnitte eines Hohlorgans bzw. zum anderen lediglich um Ausstülpungen der Schleimhaut (Mukosa und Submukosa) durch Muskellücken. Treten Komplikationen in Form von Entzündungen der (Pseudo-)Divertikel auf, so spricht man von einer Divertikulitis. Etwa 80 % der (Pseudo-)Divertikel manifestieren sich im Sigma (Sigmadivertikulose bzw. Sigmadivertikulitis).

Die Divertikulitis wird auch als „Linksappendizitis" bezeichnet und tritt mit steigender Inzidenz im höheren Lebensalter auf. Ab dem 70. Lebensjahr finden sich bei ca. 80 % der Menschen Divertikel, 30 % aller Patienten mit Divertikulosen entwickeln einmal eine Divertikulitis.

▶ **Ätiopathogenese.** Bei der Divertikulose handelt es sich um eine Zivilisationskrankheit, hervorgerufen durch ballaststoffarme Ernährung, Überernährung, physiologische Altersatrophie des Bindegewebes und chronische Obstipation. Durch Ansteigen des intraluminalen Drucks bei Obstipation kommt es v. a. im Sigma zu Ausstülpungen der Schleimhaut an den Durchtrittsstellen der Gefäße (Schwachstellen) durch die Muskulatur. Durch Füllung dieser Pseudodivertikel mit Stuhl kann es zur Entzündung kommen.

Tab. 100.1

Stadium	Befund
0	Divertikulose
I	akute unkomplizierte Divertikulitis
II a	Peridivertikulitis, Phlegmone
II b	gedeckte Perforation mit Abszess perikolisch, mesokolisch oder Beckenboden
II c	freie Perforation mit eitriger oder kotiger Peritonitis
III	chronisch-rezidivierende Divertikulitis

▶ **Klinik.** Eine **Divertikulose** allein ist **asymptomatisch**. Erst beim Auftreten einer **Divertikulitis** berichten die Patienten über **Schmerzen** im linken Unterbauch („Linksappendizitis"), Übelkeit, Erbrechen und Veränderungen der Stuhlgewohnheiten, zumeist Diarrhöen im akuten Stadium. klinisch lässt sich evtl. eine „Walze" im linken Unterbauch tasten (s. Fallbeispiel). Bei Zäkumdivertikulitis findet man Appendizitissymptome auch bei appendektomierten Patienten. Alle Komplikationen der Divertikulitis führen letztendlich zum akuten Abdomen (s. Antwort zu Frage 100.1). Komplikationen der Divertikulitis sind Blutungen, Peritonitis, Perforation (gedeckt und frei), Abszess, Fistelbildung und Darmverschluss. In Deutschland hat sich die Einteilung nach Hansen und Stock zur Klassifikation der Divertikulose und Divertikulitis durchgesetzt.

▶ **Diagnostik.** Die Basisdiagnostik besteht in einer **Sonografie** des Abdomens. Bereits hierbei kann bei schlanken Patienten eine ödematöse Verdickung der Darmwand und ggfs. ein Divertikel oder ein Abszess nachgewiesen werden. Ergänzend kann eine Abdomenübersicht zum Ausschluss einer freien Perforation angefertigt werden. Bei ausgeprägter Klinik, erhöhten Infektparametern sowie bei adipösen Patienten sollte eine **CT des Abdomen mit rektalem Kontrastmittel** (wasserlösliches Kontrastmittel) oder Wasser (Hydro-CT) durchgeführt werden, um das Ausmaß der Divertikulitis genauer definieren zu können. Ein Kolon-Kontrasteinlauf wird heutzutage selten durchgeführt.

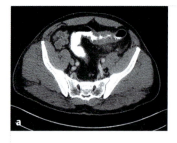
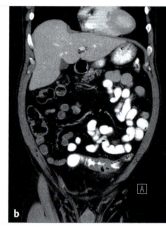

Abb. 100.1 CT-Befund: ödematöse Schwellung der Darmwand bei Divertikulitis (mit freundlicher Genehmigung von Prof. Dr. A.H. Mahnken, MBA, MME, Direktor der Klinik für diagnostische und interventionelle Radiologie, Universitätsklinikum Gießen und Marburg, Standort Marburg.)

Eine **Koloskopie** ist im akuten Stadium kontraindiziert, da bei einer evtl. vorliegenden Perforation durch die Luftinsufflation Darminhalt in die Peritonealhöhle gepresst werden kann. Im **Labor** sind die Entzündungsparameter (CRP, Leukozyten, BSG) erhöht.

▶ **Therapie.** Die Therapie der unkomplizierten, erstmalig auftretenden Divertikulitis besteht in Nahrungskarenz, parenteraler Ernährung und Antibiotika i. v. (z. B. mit Metronidazol und einem Cephalosporin der 3. Generation).

Sollte die Symptomatik unter der konservativen Therapie nicht abklingen, liegen Komplikationen vor oder hat die Patientin bereits mehrere Schübe einer Divertikulitis erlitten, ist die **operative Therapie** indiziert. Dabei wird das entzündete Darmstück – offen oder laparoskopisch – reseziert. Die laparoskopische bzw. laparoskopisch-assistierte Sigmaresektion wird mittlerweile bei elektiven Eingriffen als Methode der Wahl angesehen.

Es kann nun entweder eine primäre Anastomose oder bei ausgeprägten Befunden eine sog. **Diskontinuitätsresektion nach Hartmann** durchgeführt werden. Hierbei wird der aborale Darmabschnitt blind verschlossen und ein temporäres Kolostoma angelegt. Die Kontinuität wird dann nach Abklingen der Entzündung nach einigen Wochen wieder hergestellt. Die Diskontinuitätsresektion nach Hartmann wird heutzutage nur noch selten durchgeführt, bei ausgedehnter kotiger Peritonitis bei älteren Patienten in schlechtem Allgemeinzustand.

> ### Zusatzthemen für Lerngruppen →•
>
> - Indikationsstellung zur Operation
> - Prognose der Divertikelkrankheit
> - Stadieneinteilung der akuten Divertikulitis nach Hinchey

101 Bizepssehnenruptur

101.1 Welche klinischen Befunde erwarten Sie bei dieser Verdachtsdiagnose?

- Hämatom, Schmerzen bei starker Beugung, Kontur des verletzten M. biceps brachii zeigt eine proximal gelegene Dellenbildung, Muskelbauch distaler beugeseitiger Oberarm
- leichte Kraftminderung bei Flexion und Supination im Ellenbogengelenk
- Kraftminderung bei Abduktion der Schulter

101.2 Welche ergänzenden Untersuchungen veranlassen Sie?

- **Sonografie**: Nachweis der Sehnenruptur
- **Röntgen des Schultergelenkes in 2 Ebenen**: Ausschluss von knöchernen Ausrissen

101.3 ! Nennen Sie die Struktur, die bei einer Ruptur der langen Bizepssehne meist ebenfalls geschädigt ist!

In ca. 80 % der Fälle liegt begleitend eine Schädigung der **Sehne des M. supraspinatus** vor.

Wie gehen Sie therapeutisch vor?

- **konservative Therapie**: nur bei proximaler Bizepssehnenruptur Ruhigstellung für 3–4 d, z. B. im Gilchrist-Verband, mit anschließender Übungsbehandlung und Muskelkräftigung
- **operative Therapie**: Refixation der langen Bizepssehne in einem Bohrloch im Sulcus intertubercularis (sog. Schlüssellochplastik), Anheftung an die kurze Bizepssehne oder Versetzung der langen Bizepssehne auf den Proc. coracoideus; postoperativ Ruhigstellung für ca. 6 Wochen im Oberarmgips; Indikation: junge Menschen, Sportler

Kommentar

▶ **Allgemeines.** Der M. biceps brachii entspringt proximal mit seiner langen Sehne am Tuberculum supraglenoidale und mit seiner kurzen Sehne am Processus coracoideus. Distal setzt er an der Tuberositas radii sowie flächig an der Fascia antebrachii an. Seine Funktion ist in erster Linie die Flexion sowie die Supination im Ellenbogengelenk.

▶ **Ätiopathogenese.** Die Ruptur der langen Bizepssehne tritt bis auf wenige Ausnahmen bei bereits durch Tendinitiden vorgeschädigter Sehne im Rahmen eines Bagatelltraumas auf. Sie macht ca. 96 % aller Bizepssehnenrupturen aus. Dies ist durch ihren Verlauf zwischen Akromion und Humeruskopf zu erklären, da sie hierdurch ähnlichen Belastungen wie die Sehne des M. supraspinatus ausgesetzt ist. Aus diesem Grund werden bei Rupturen der langen Bizepssehne in ca. 80 % der Fälle auch Läsionen der Sehne des M. supraspinatus beobachtet. Die kurze Bizepssehne ist nur in 1 % und der distale Sehnenansatz in ca. 3 % der Fälle betroffen. Der distalen Sehnenruptur liegt meist ein direktes Trauma, z. B. eine Schlag oder Schnitt, zugrunde.

▶ **Klinik.** Die Patienten berichten über einen plötzlichen stechenden Schmerz. Anschließend ist eine Verschiebung des Muskelbauchs des M. biceps brachii nach distal bei proximaler Sehnenruptur zu beobachten. Die Funktionseinschränkung ist gering, da die kurze Bizepssehne die Funktion übernimmt.
   Bei Durchtrennung des distalen Ansatzes der Sehne ist der Muskelbauch nach proximal verschoben und die Funktion des Muskels vollkommen aufgehoben.

▶ **Diagnostik.** Die Diagnose erfolgt klinisch sowie sonografisch. Ergänzend sollten Röntgenaufnahmen zum Ausschluss eines knöchernen Sehnenausrisses angefertigt werden.

▶ **Therapie.** Zur Therapie der Ruptur der langen Bizepssehne s. Antwort zu Frage 101.4. Bei der distalen Bizepssehnenruptur ist immer eine operative Therapie notwendig, da die Funktion des Muskels vollkommen aufgehoben ist. Hierbei stehen verschiedene Verfahren zur Verfügung: Fixation der Bizepssehne an der alten Insertionsstelle am Tuberculum radii (OP nach Thompson), transossäre Ausziehnaht und Refixation der Sehne an der Tuberositas radii (OP nach Bunnell), Einzug einer autologen Sehne (z. B. des M. palmaris) in einen Bohrkanal an der Tuberositas radii und Fixation am Bizepssehnenstumpf (OP nach Wilhelm). Postoperativ erfolgt jeweils eine Ruhigstellung für 6 Wochen im Oberarmgips mit anschließender physiotherapeutischer Übungsbehandlung.

▶ **Prognose.** Bei Ruptur der langen Bizepssehne und erhaltener kurzer Sehne kommt es kurzfristig zu geringem Kraftverlust. Langfristig wird dieser auch bei konservativer Therapie gut kompensiert. Bei distaler Ruptur der Bizepssehne und operativer Therapie ist die Prognose meist gut.

Zusatzthemen für Lerngruppen

- Achillessehnenruptur
- Impingementsyndrom

---

102 Untere gastrointestinale Blutung

Definieren Sie den Schockindex!

$\text{Schockindex} = \text{Puls}/\text{RR}_{\text{syst}} > 1 = \text{Schockgefahr!}$ Physiologisch ca. 0,5; im Fallbeispiel mit 80/130 = 0,6 noch normal

102.2 Welche weiteren Maßnahmen ergreifen Sie?

- Schocklagerung, Sauerstoffgabe, venöser Zugang, Volumengabe
- Blutentnahme: Blutbild, Gerinnung, Leberenzyme, Kreuzblut
- Prokto-/Rektoskopie; Koloskopie
- Falls dadurch keine Blutungsquelle festzustellen bzw. die Blutung sehr stark ist: zusätzlich Ösophagogastroduodenoskopie
- bei unklarem Befund oder fehlender Lokalisation der Blutung Angiografie: Damit ist eine Blutung ab ca. 1–2 ml/min nachweisbar.
- ultima Ratio: explorative Laparotomie

102.3 Nennen Sie die häufigste Ursache für eine untere gastrointestinale Blutung!

Hämorrhoiden

102.4 Welche weiteren Ursachen kennen Sie für untere gastrointestinale Blutungen?

- Divertikelblutungen
- Blutungen aus Angiodysplasien
- Karzinome
- Polypen

Kommentar

▶ **Definition.** Per definitionem handelt es sich bei unteren gastrointestinalen Blutungen um Blutungen, die unterhalb des Treitz'schen Bandes (Flexura duodenojejunalis) bis zum Anus auftreten. Diese sind im Vergleich zu oberen gastrointestinalen Blutungen weitaus seltener. Sie machen nur ca. 10 % aller Blutungen des Gastrointestinaltraktes aus.

▶ **Ätiologie.** In ca. 80 % der Fälle handelt es sich um Hämorrhoidalblutungen. Da aber etwa jeder 6. Patient mit einem kolorektalen Karzinom auch über Hämorrhoiden klagt, darf man sich nie mit der Diagnose „Hämorrhoiden" zufrieden geben. Es sollte in jedem Fall eine Koloskopie zum Ausschluss eines Karzinoms bzw. Polypen durchgeführt werden. Weitere Ursachen einer unteren gastrointestinalen Blutung können Divertikelblutung, Angiodysplasie, Hämophilie, Invagination, Colitis ulcerosa, Manipulation durch Patienten, Therapie mit Antikoagulanzien, hämorrhagische Diathese oder Thrombozytopenie sein.

▶ **Klinik.** Akute untere gastrointestinale Blutungen fallen meist durch das Absetzen von hellroten Stühlen (sog. Hämatochezie) auf. Teerstühle sind eher selten und charakteristisch für eine obere gastrointestinale Blutung, können jedoch bei verlangsamter Darmpassage auch bei einer unteren gastrointestinalen Blutung auftreten. Bei Karzinomen – vor allem des Colon ascendens – treten sog. okkulte Blutungen auf. Diese Patienten fallen durch eine chronische hypochrome Anämie auf, eine Blutung wird nicht sichtbar.

▶ **Diagnostik.** Das Vorgehen hängt vom Zustand des Patienten ab. Für invasive diagnostische Maßnahmen muss der Patient kreislaufstabil sein. Zunächst erfolgt die systematische Untersuchung des Kolons durch Prokto-Rektoskopie und Koloskopie. Sollte sich im Kolon keine Blutungsquelle nachweisen lassen oder das Blut aus einem höher gelegenen Darmabschnitt kommen, wird ergänzend eine Ösophagogastroduodenoskopie durchgeführt. Bei Blutungen im Jejunum oder Ileum ist eine endoskopische Diagnostik nicht möglich. Hier stehen Angiografie (damit kann eine Blutung nachgewiesen werden, deren Blutverlust mindestens 1–2 ml/min beträgt) bzw. zunehmend die sog. Kapselendoskopie zur Verfügung. Bei der Kapselendoskopie schluckt der Patient eine Kapsel mit einer integrierten Kamera, sodass der gesamte Magen-Darm-Trakt systematisch untersucht werden kann. Da jedoch ca. 70–80 % aller gastrointestinalen Blutungen spontan sistieren, kann in vielen Fällen keine Blutungsquelle mehr nachgewiesen werden. Bei V. a. okkulte Blutungen verwendet man als Suchtest einen Hämokkult-Test.

▶ **Therapie.** Bei starker Blutung mit Kreislaufinstabilität sollte zunächst eine Volumensubstitution zur Stabilisierung des Patienten erfolgen. Eine bei der Lokalisationsdiagnostik nachgewiesene Blutungsquelle wird zunächst mit Adrenalin-Lösung oder Fibrinkleber unterspritzt, eine kausale Therapie sollte dieser Notfalltherapie jedoch folgen.

Zusatzthemen für Lerngruppen

- Prinzip des Hämokkult-Tests
- Hämorrhoiden
- Häufigkeit der unteren gastrointestinalen Blutungen entsprechend dem Alter der Patienten

103   Struma

103.1 Die Größe einer Struma wird klinisch in verschiedene Grade eingeteilt. Welchem Grad entspricht die Schilddrüsenvergrößerung bei dieser Patientin?

Die klinische Symptomatik mit Luftnot bei stark vergrößerter Schilddrüse entspricht einem Grad III (s. ▶ Tab. 103.1).

Tab. 103.1 Gradeinteilung

Grad	Charakteristika
I	tastbare Vergrößerung der Schilddrüse, sichtbar nur bei Reklination des Kopfes
II	sichtbar vergrößerte Schilddrüse
III	große Schilddrüse mit Verdrängungssymptomatik: Luftnot, Schluckbeschwerden, obere Einflussstauung

103.2 Ist eine Indikation zur Operation gegeben? Welche Befunde sollten dann präoperativ vorliegen?

- Bei Strumen Grad III mit Kompressionserscheinungen ist eine Operation indiziert.
- präoperative Vorbereitung:
  - **Labor:** freies T_3 und T_4, TSH basal (Euthyreose?)
  - **Sonografie:** Lage, Form, Größe der Struma, knotige Veränderungen, Echostruktur, Nachbarschaftsbeziehung zu anderen Organen
  - **99mTc-Szintigrafie:** Form, Größe der Struma, kalte oder heiße Knoten, Zysten, Funktionszustand
  - **Röntgen:** Thorax, Tracheazielaufnahme (Einengung der Trachea, Intubationshindernis?), evtl. CT bei intrathorakaler Struma (ohne iodhaltiges Kontrastmittel!), MRT
  - **HNO-Untersuchung:** Kontrolle der Stimmbandbeweglichkeit
  - **ggf. Feinnadelpunktion:** bei auffälligen Befunden in der Szintigrafie; negative Befunde schließen jedoch ein Karzinom nicht aus!

103.3 Wie sieht die operative Therapie aus?

Standardverfahren sind heutzutage die Thyreoidektomie oder Hemithyreoidektomie, da hierdurch eine geringere Rate an Rezidiven erreicht wird und die Rate an Läsionen des N. laryngeus recurrens bei einer subtotalen Resektion in Studien

genauso hoch ist. Zugangsweg: Kocher-Kragenschnitt. Intraoperativ ist es besonders wichtig, den N. laryngeus recurrens auf beiden Seiten, ggf. mit Neuromonitoring, darzustellen. Auf Trachea, Karotiden und Parathyroidea sollte ebenfalls geachtet werden.

Kommentar

▶ **Definition und Einteilung.** Der Begriff Struma beschreibt eine Vergrößerung der Schilddrüse über das normale Maß (♀ 18 ml, ♂ 25 ml) hinaus. In Abhängigkeit vom Funktionszustand unterscheidet man eine hypothyreote, euthyreote oder hyperthyreote Struma. Nach der Morphologie differenziert man in Struma diffusa oder nodosa und in Abhängigkeit von der klinischen Symptomatik lassen sich die Strumen in verschiedene Schweregrade (s. Antwort zu Frage 103.1) einteilen.

▶ **Ätiopathogenese.** In 90 % der Fälle handelt es sich um euthyreote Strumen. Die Ursache ist meist ein Jodmangel in der Nahrung. Eine Hypothyreose liegt bei der chronischen Hashimoto-Thyreoiditis, eine Hyperthyreose bei Adenomen, Autonomien oder Morbus Basedow vor.

▶ **Klinik.** Die euthyreote Struma fällt meist nur durch eine Vergrößerung des Halsumfangs auf. Subjektiv empfinden manche Patienten ein Globus- oder Engegefühl im Hals. Beschwerden treten erst bei Kompressions- und Verdrängungserscheinungen von Trachea oder Ösophagus auf.

▶ **Diagnostik.** Siehe Antwort zu Frage 103.2.

▶ **Therapie.** Die Therapie erfolgt bis zum Grad II medikamentös durch Substitution von L-Thyroxin (z. B. Euthyrox 75–150 µg /d). Bei Auftreten von knotigen Veränderungen, fokalen Autonomien oder lokalen Komplikationen (Grad III) ist eine operative Therapie indiziert. Standardverfahren ist die Thyreoidektomie oder Hemithyreoidektomie bei einer Struma multinodosa und diffusa (s. Antwort zu Frage 103.3).

Eine Radiojodtherapie ist bei Nachweis von mehrspeichernden Knoten in der Szintigrafie ebenfalls möglich (s. Fall 51).

Postoperativ muss bei entsprechender Klinik ein HNO-Konsil erfolgen, evtl. kann eine passagere Hypokalzämie auftreten, die mit Kalzium i.v. bzw. Kalziumbrausetabletten und Vitamin D behandelt wird. Zur Rezidivprophylaxe ist lebenslänglich eine Substitution mit L-Thyroxin (z. B. Euthyrox 75–150 µg/d) notwendig.

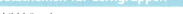

Zusatzthemen für Lerngruppen

- Schilddrüsenhormone
- angeborene Hypothyreose
- Hypoparathyreodismus

104 Schädel-Hirn-Trauma (SHT)

104.1 Welche Diagnose stellen Sie?

Commotio cerebri (Gehirnerschütterung): kurz dauernde Bewusstlosigkeit, retrograde Amnesie, Erbrechen, Schwindel

104.2 ! Was wird mit der Glasgow-Coma-Scale überprüft? Welche Punktzahl würde der Junge auf der Glasgow-Coma-Scale erreichen?

Zur schnellen Einschätzung des Schweregrades eines Schädel-Hirn-Traumas wird die Glasgow-Coma-Scale, mit der **Augenöffnung, Körpermotorik** sowie **verbale Reaktion** beurteilt werden, herangezogen. Der Junge erreicht eine Punktzahl von 15 (vgl. ▶ Tab. 104.1).

104.3 Nennen Sie eine Einteilung der Schädel-Hirn-Traumata!

- **Commotio cerebri** (Gehirnerschütterung, leichtes SHT): Bewusstlosigkeit bis max. 1 Stunde, retro- oder anterograde Amnesie, keine neurologischen Ausfälle, folgenlose Ausheilung
- **Contusio cerebri** (Hirnprellung, mittelschweres SHT): Bewusstlosigkeit > 1 Stunde, neurologische Ausfälle, amnestischer Dämmerzustand, meist komplette Ausheilung, bleibende pathomorphologische Gewebeschädigungen
- **Compressio cerebri** (Hirnquetschung, schweres SHT): schwere Hirnverletzung, längerdauernde Bewusstlosigkeit, bleibende Schäden

104.4 Wie sieht die Therapie bei diesem Jungen aus?

- stationäre Aufnahme zur Überwachung 24–48 h (nach klinischem Befund), Kontrolle der Vitalzeichen (RR, Hf), anfangs stündlich Überprüfung der Lichtreaktion der Pupillen (prompt, seitengleich), Pupillen isokor, bei pathologischen Befunden (z. B. entrundete Pupille, Lichtreaktion nicht adäquat) sofort CT zum Ausschluss einer intrakraniellen Blutung/Drucksteigerung

Tab. 104.1 Glasgow-Coma-Scale

Kategorie	Reaktion	Punkte
Augenöffnung	spontan	4 Punkte
	auf Ansprechen	3 Punkte
	auf Schmerzreiz	2 Punkte
	keine Augenöffnung	1 Punkt
Körpermotorik	Bewegung auf Aufforderung	6 Punkte
	gezielte Abwehr auf Schmerzreize	5 Punkte
	Flexionsbewegungen auf Schmerzreize	4 Punkte
	Beugesynergismen auf Schmerzreize und spontan	3 Punkte
	Strecksynergismen auf Schmerzreize und spontan	2 Punkte
	keine Bewegung	1 Punkt
verbale Reaktion	Patient orientiert und antwortet auf Fragen	5 Punkte
	Patient desorientiert, antwortet aber auf Fragen	4 Punkte
	keine adäquate Antwort auf Ansprache	3 Punkte
	unverständliche Laute	2 Punkte
	keine Reaktion auf Ansprache	1 Punkt

13–15 Punkte: leichtes SHT; 9–12 Punkte: mittelschweres SHT; 3–8 Punkte: schweres SHT

• Nahrungskarenz, Infusionstherapie (bei Schwin-del/Erbrechen wegen Aspirationsgefahr), symptomatische Therapie von Übelkeit/Erbrechen mit Metoclopramid (z. B. Paspertin) und Kopfschmerz mit Paracetamol (z. B. Ben-u-ron)

Kommentar

▶ **Definition und Einteilung.** Isolierte oder kombinierte Verletzungen von Kopfschwarte, Schädel und Gehirn durch äußere Gewalteinwirkung werden als Schädel-Hirn-Trauma (SHT) bezeichnet. Man unterscheidet zwischen **geschlossenen**, mit intakter Dura mater, und **offenen SHT** mit Verbindung des Gehirns zur Außenwelt. Aufgrund der anatomischen Veränderungen am Gehirn werden Commotio, Contusio und Compressio cerebri unterschieden (vgl. Antwort zu Frage 104.3).

▶ **Ätiologie.** Geschlossene SHT entstehen durch stumpfe Gewalt (Sturz, Schlag, Aufprall) häufig bei Verkehrsunfällen, offene durch perforierende Verletzungen (Schuss, Pfählung oder extrem starker Aufprall mit Frakturen im Schädelbereich).

▶ **Klinik.** Das klinische Erscheinungsbild reicht je nach Schwere der Verletzung von einer kurzzeitigen Bewusstlosigkeit mit antero- oder retrograder Amnesie bis zur langandauernden Bewusstlosigkeit über Tage und Wochen. Hinzu kommen Symptome wie Übelkeit, Erbrechen, Kopfschmerzen, Schwindel, Nystagmus bei leichten Verletzungen sowie Atem- und Kreislaufstörungen, Paresen, epileptische Anfälle bei schwerwiegenden Traumata.

▶ **Diagnostik.** Neben Anamnese (Unfallereignis) und der klinischen Untersuchung sollte bei Auftreten von neurologischen Auffälligkeiten eine **kraniale CT** (CCT) erfolgen. Nativ-Röntgenaufnahmen des Schädels werden heutzutage nicht mehr empfohlen, da fissurale Frakturen oft nicht erkannt werden und bei fehlenden neurologischen Ausfällen auch keine therapeutische Konsequenz haben.
  Bei der Commotio cerebri sind meist keine pathoanatomischen Veränderungen in der CT nachzuweisen, bei der schwersten Form des SHT, der Compressio cerebri, finden sich Kontusionsherde (hypodense Läsionen) mit Hämatomen (hyperdens) und Ödemen.
  Zur schnellen Einschätzung der Schwere eines SHT hat sich die **Glasgow-Coma-Scale** (s. Antwort zu Frage 104.2) durchgesetzt. Hierbei werden

Punkte bzgl. **Augenöffnung**, **Motorik** und **verbaler Reaktion** vergeben.

▶ **Therapie.** Die Therapie richtet sich nach der Symptomatik und den Befunden. Bei der Commotio cerebri muss eine stationäre Überwachung mit Überwachung der Vitalfunktionen für mindestens 24 h erfolgen (s. Antwort zu Frage 104.4). Bei bewusstlosen Patienten ist eine Intubation und Beatmung mit milder Hyperventilation zur Senkung des Hirndrucks notwendig. Zusätzlich wird eine osmotische Therapie mit Mannitol zur Minderung des Hirnödems durchgeführt. Operativ werden Frakturen, Blutungen oder Hämatome versorgt.

▶ **Prognose.** Die Prognose des schweren Schädelhirntraumas ist meist schlecht und erfordert bei Überleben der Patienten oft eine monatelange Rehabilitation.

Zusatzthemen für Lerngruppen

• Komplikationen des Schädel-Hirn-Traumas
• Differenzialdiagnosen des Komas
• Schädelfrakturen

---

105 Ulcus cruris

105.1 Stimmen Sie mit der Meinung der Patientin zur Ursache des „offenen Beins" überein? Beschreiben Sie die pathophysiologischen Veränderungen, die bei der Patientin zum Ulcus cruris geführt haben!

Nein, das beschriebene Ulcus cruris ist am ehesten im Rahmen eines postthrombotischen Syndroms bzw. einer chronisch venösen Insuffizienz (CVI) entstanden. Als Folge einer tiefen Beinvenenthrombose kommt es zu einer dauerhaften Thrombosierung der tiefen Beinvenen oder einer Klappenschädigung mit Klappeninsuffizienz, Ektasie der tiefen Venen und Insuffizienz der Perforansvenen. Die Folge ist ein vermehrter Blutfluss über die insuffizienten Perforansvenen in die oberflächlichen Venen und die Ausbildung einer sekundären Varikosis. Auch hier kommt es zu einer Insuffizienz der Venenklappen und das Blut staut sich in der Extremität. Durch die venöse Hypertonie kommt es zu einem interstitiellen Ödem, Extravasation von Erythrozyten, Verminderung der kapillären Durchblutung und Sklerosierung der Gefäße. Dies führt insgesamt zu einer Störung der Mikrozirkulation mit trophischen Störungen bis zum Ulkus.

105.2 An welcher Stelle am Bein hat die Patientin vermutlich dieses Ulkus? Welche weiteren klinischen Symptome können Sie bei der Untersuchung evtl. noch feststellen?

- Lokalisation eines venösen Ulcus cruris typischerweise oberhalb oder hinter dem Malleolus medialis
- Klinik:
  - Ödem
  - fleckige bräunliche Hyperpigmentierung (nach der Extravasation der Erythrozyten wurde das Eisen von Gewebsmakrophagen aufgenommen)
  - Dermatosklerose oder Dermatoliposklerose (Sklerosierung der Haut durch venöse Hypertonie)
  - Stauungsekzem der Haut
  - evtl. das Ulkus umgebende Rötung bei Infektion

105.3 Wie gehen Sie bei der Patientin therapeutisch vor?

- **Kompression** (zunächst Wickelung, nach Rückgang des Ödems Kompressionsstrümpfe der Klasse II oder III): Hierdurch wird das Ödem zurückgedrängt und der Blutfluss aus dem Bein verbessert. Die Folge ist eine Verbesserung der Mikrozirkulation und Versorgung der Zellen mit Sauerstoff und Nährstoffen → nur durch Kompression kann eine Heilung erreicht werden
- **Sanierung erkrankter Venen**: Varizenexhairese, Ligaturen insuffizienter Perforansvenen → wichtig: Der Abfluss über das tiefe Venensystem muss erhalten sein, sonst darf keine Entfernung der oberflächlichen, varikös veränderten Venen erfolgen!
- **Lokaltherapie**:
  - chirurgische Abtragung von Nekrosen und Fibrinbelägen
  - Bei stark sezernierender Wunde Verbandsmaterial mit hoher Absorbtionskapazität (Alginate, Hydrofasern)
  - bei feuchter Wunde Verbände mit mittlerer Absorbtionskapazität (Hydrokolloide)
  - bei trockener Wunde feuchte Kompressen → ein Austrocknen der Wunde muss unbedingt vermieden werden!

- bei sauberen Wundverhältnissen und verzögerter Abheilung oder tiefen Defekten evtl. Deckung mit Mesh-Graft- oder lokalen Verschiebeplastiken
- evtl. Antibiotikatherapie bei Infektzeichen, z. B. Amoxicillin + Clavulansäure (z. B. Augmentan® Filmtabletten 875/125 2 × 1/d)

105.4 Würden Sie bei dem männlichen Patienten genauso verfahren?

Wegen des seit mehreren Jahren bestehenden Diabetes mellitus ist das beschriebene Ulkus am ehesten als eine Spätkomplikation einer diabetischen Stoffwechselstörung anzusehen (Malum perforans). Es entsteht durch eine diabetische Polyneuropathie (Patient hat das Ulkus nicht bemerkt!) sowie eine diabetische Mikro- und Makroangiopathie. Das Ulkus entsteht meist als Druckulkus plantarseitig oder durch zu enges Schuhwerk.

Therapie bei diabetischem Ulkus:
- Optimierung von Blutzuckereinstellung, Blutdruck, Blutfetten
- Rheologika (cave: Wirksamkeit umstritten!): Pentoxyfyllin (z. B. Trental®), Naftidrofuryl (z. B. Dusodril®) oder Prostaglandine (z. B. Prostavasin®)
- Entlastung: Weichbetteinlagen, Vorfußentlastungsschuh
- Lokaltherapie: s. Antwort zu Frage 105.3
- evtl. Antibiotikatherapie bei Infektzeichen: s. Antwort zu Frage 105.3
- Amputationen bzw. Resektionen bei nachgewiesener Osteomyelitis
- Abklärung der Möglichkeit einer gefäßchirurgischen Rekonstruktion bei Verschlüssen oder Stenosen größerer Gefäße → Verbesserung des Blutzuflusses

Kommentar

▶ **Definition.** Der Begriff **Ulkus** beschreibt einen bis in das Corium reichenden Hautdefekt.

▶ **Ätiologie.** Ein **Ulcus cruris** kann Ausdruck verschiedenster Krankheiten sein: 60–80 % der Patienten mit einem Ulcus cruris haben eine Erkrankung der Venen, 10–25 % eine **Erkrankung der Arterien**, 10–15 % leiden an einer begleitenden **rheumatoiden Arthritis** bzw. 5–12 % an einem **Diabetes mellitus**. Häufig liegt auch eine Kombination verschiedener Ursachen, z. B. als Ausdruck eines metabolischen Syndroms (pAVK und Diabetes mellitus) vor. Seltenere Ursachen eines Ulcus cruris sind hämostaseologische (z. B. Protein-C-, Protein-S- oder AT-III-Mangel) oder hämatologische (z. B. Sichelzellanämie) Grunderkrankungen, Vaskulitiden (Kollagenosen, Periarteriitis nodosa), Malignome (Basalzell- oder Plattenepithelkarzinom) und metabolische Stoffwechselveränderungen (Gicht, Amyloidose).

▶ **Pathogenese.** Die Pathogenese hängt von der zugrundeliegenden Erkrankung ab (s. o.). Neben einer direkten Schädigung des Gewebes liegt häufig eine reduzierte Versorgung des Gewebes mit Sauerstoff und Nährstoffen vor (s. Antwort zu Fragen 105.1 und 105.4).

▶ **Klinik.** Meist liegt ein mehr oder weniger ausgedehnter **Substanzdefekt** am Unterschenkel und Fuß vor, der bis auf die Muskelfaszien oder den Knochen reichen kann. Der Ulkusgrund zeigt sich je nach Heilungstendenz mit frischen Granulationen, schmierig belegt oder nekrotisch. Bei Sekundärinfektionen kommt es zu einer umgebenden Rötung. Das umgebende Gewebe ist trophisch verändert (s. Antwort zu Frage 105.1). Die Beschwerden reichen von relativer Schmerzfreiheit beim diabetisch-polyneuropathischen Ulkus bis zu den sehr schmerzhaften arteriellen Ulzera.

▶ **Diagnostik.** Die Basisdiagnostik besteht neben der **Anamneseerhebung** in einer genauen **Dokumentation** von Ausmaß und Lokalisation des Ulkus (evtl. Fotodokumentation um Verlauf objektiv beurteilen zu können!). Die **Lokalisation** des Ulkus kann schon einen Hinweis auf die zugrundeliegende Ursache geben: Venös-bedingte Ulzera liegen meist retromalleolär am Innenknöchel, manchmal auch atypisch am ventralen Unterschenkel. Arterielle Ulzera finden sich an den Zehen, dem Fußrücken, dem Malleolus lateralis (hier v. a. bei arterieller Hypertonie) oder an der Tibiakante. Arteriovenöse Mischulzera (Ulcus mixtum) sind häufig prätibial oder am Fuß lokalisiert. Diabetische Ulzera entstehen meist als Druckulzera plantarseitig (s. Antwort zu Fragen 105.1 und 105.4). Zur weiteren Diagnostik gehört die Erhebung des Gefäßstatus mit **(Farb-) Doppleruntersuchung**, **Phlebografie** und **Angiografie**. Bei Verdacht auf eine knöcherne Mitbeteiligung sollte zusätzlich eine **Röntgenaufnahme** angefertigt werden sowie bei Infektzeichen ein **Abstrich** zur mikrobiologischen Untersuchung erfolgen. Bei jedem atypisch gelegenen oder über längere Zeit nicht abheilenden Ulkus sollte eine **Biopsie** entnommen werden, um ein Malignom auszuschließen.

▶ **Therapie.** Die Therapie erfolgt in Abhängigkeit vom Grundleiden, lokal wird eine Säuberung und Entfernung von Nekrosen durchgeführt (s. Antworten zu Fragen 105.3 und 105.4).

▶ **Prognose.** Eine dauerhafte Abheilung der Ulzera lässt sich nur durch adäquate Therapie der Ursache erzielen und erfordert meist viel Geduld. Bei konsequenter Therapie und guter Compliance der Patienten lassen sich jedoch sehr gute Ergebnisse erzielen. So heilen ca. 75 % aller rein venösen Ulzera innerhalb von 3 Monaten ab, sofern nicht weitere Begleiterkrankungen, wie z. B. eine pAVK oder Vaskulitiden, vorliegen.

Zusatzthemen für Lerngruppen →•
• Varikosis
• pAVK
• tiefe Beinvenenthrombose

106 Portale Hypertension

106.1 In welchen Stadium der Leberzirrhose befindet sich der Patient nach der Child-Pugh-Klassifikation?

Tab. 106.1 Child-Pugh-Klassifikation.

	1 Punkt	2 Punkte	3 Punkte
Albumin im Serum (g/dl)	3,5	2,8–3,5	< 2,8
Bilirubin im Serum (mg/dl)	2,0	2,0–3,0	> 3,0
Quick (%)	70	40–70	< 40
Aszites (Sonografie)	fehlt	vorhanden	therapieresistent
Enzephalopathie	fehlt	mäßig	ausgeprägt

Durch Addition der Punkte wird das Stadium berechnet:
- Child A: 5–6 Punkte
- Child B: 7–9 Punkte
- Child C: 10–15 Punkte.

Der Patient befindet sich nach dieser Einteilung im Stadium Child A (6 Punkte).

106.2 Bei der Untersuchung ist ein Caput medusae aufgefallen. Nennen Sie mögliche Umgehungskreisläufe bei einer portalen Hypertension!

- V. gastrica sinistra → Vv. oesophageae (Ösophagusvarizen) → V. azygos → V. cava superior
- Rekanalisierte Nabelvene → Caput medusae (sichtbares subkutanes Venengeflecht um den Bauchnabel herum) → Abfluss über Venen der Bauchhaut
- V. mesenterica inferior → Plexus rectalis → V. iliaca interna → V. cava inferior

106.3 Welche operativen Möglichkeiten gibt es, den Druck im Pfortadersystem zu senken?

- **portokavaler Shunt**: Verbindung V. portae zur V. cava inferior; *Nachteil:* Ausschaltung der Leber und ihrer Entgiftungsfunktion infolgedessen kann es zu neurologischen Ausfallserscheinungen kommen
- **Unterbindung der venösen Gefäßversorgung von Ösophagus und Magenfundus**: nur vorübergehende Besserung durch Bildung von Kollateralen
- **TIPSS** (transjugulärer intrahepatischer portosystemischer Stent Shunt): Einlage eines Katheters über die V. jugularis interna in eine Lebervene weiter durch das Parenchym zur V. portae; *Vorteil:* Eingriff ist interventionell durchführbar, keine offene Operation notwendig
- **splenorenaler Shunt**: Absetzen der V. lienalis von der V. portae und Verbindung zur V. renalis, hierdurch Einschränkung der Ösophagusvarizenbildung, *Nachteil:* portaler Hochdruck bleibt erhalten, evtl. Thrombosierung der V. lienalis

106.4 ! Wie hoch ist der normale Druck im Pfortaderkreislauf, wann spricht man von einer portalen Hypertension?

- normaler Druck im Pfortaderkreislauf < 10 mmHg
- portale Hypertension bei Druck > 10–12 mmHg

Kommentar

▶ **Definition.** Von einer **portalen Hypertension** wird bei einer Erhöhung des Druckes in der Pfortader über einen Wert von 12 mmHg gesprochen.

▶ **Ätiopathogenese.** Die Ursachen werden nach dem Ort der Widerstandserhöhung in **prähepatische** (z. B. Pfortaderthrombose), **intrahepatische** (z. B. Leberzirrhose) und **posthepatische** (z. B. Budd-Chiari-Syndrom) unterteilt. Die häufigste Ursache ist der intrahepatische Block (90 % der Fälle) durch Alkoholmissbrauch.
Die Druckerhöhung führt zur Ausbildung eines Kollateralkreislaufes unter Umgehung der Leber. Als Folgen entstehen gastroösophageale Varizen und eine zunehmende Enzephalopathie, da die Entgiftung des Blutes durch die Leber entfällt. Darüber hinaus kommt es vor allem bei intra- und posthepatischer Widerstandserhöhung zu einer Einschränkung der Leberfunktion mit einem Abfall des Serumalbumins und konsekutiver Bildung von Aszites.

▶ **Klinik.** Typisch sind Oberbauchschmerzen, Splenomegalie, Aszites (verminderte Albuminproduktion, gestörter Aldosteronabbau) und **Leberfunktionsstörungen** (Abfall der Vitamin-K-abhängigen Gerinnungsparameter mit allgemeiner Blutungsneigung) sowie durch das Ansteigen der Ammoniakkonzentration eine hepatische Enzephalopathie. Hier findet man stadienabhängig Agitiertheit, Verwirrtheit, Somnolenz und einen „flapping tremor" (beim Armhalteversuch grobschlägiger flatternder Tremor der Hände und Finger). Zu den Leberhautzeichen gehören Spider naevi, Palmaerythem, „Lacklippen", Caput medusae und Ikterus. Massiver Aszites führt zu Dyspnoe und Nabelhernien.
Wichtigste und schwerste Komplikation von Ösophagus- und Fundusvarizen ist die **Varizenblutung** mit der Gefahr eines hämorrhagischen Schocks.

▶ **Diagnostik.** Neben Anamnese (chronischer Alkoholismus) und klinischer Untersuchung (Leber, Milz, Leberhautzeichen, Aszites) kann mit der **Sonografie** die Erweiterung der Pfortader auf mehr als 10 mm, eine Splenomegalie, Varizen, Aszites sowie Lebergröße und Binnenstruktur beurteilt werden. Im Labor sollten Leberenzyme (GOT, GPT, Pseudocholinesterase), Serumproteine (v. a. Albumin), Gerinnungsstatus, aber auch immunologische Parameter (z. B. Hepatitisserologie, Autoantikörper) bestimmt werden. Mit der Ösophagogastroskopie lassen sich Varizen diagnostizieren. Mit einer Leberbiopsie kann die Zirrhose bestätigt und klassifiziert werden.

▶ **Therapie.** konservative Maßnahmen sind z. B. Diät und Alkoholabstinenz. Zur Erniedrigung des portalen Hochdrucks kommen verschiedene Operationsverfahren in Frage (s. Antwort zu Frage 106.3). Einerseits kann damit die Gefahr einer Ösophagusvarizenblutung gesenkt werden, andererseits kommt es durch Umgehung der Leber zu einer Zunahme der Ammoniakkonzentration im Blut und dadurch zu einer Enzephalopathie. Dem Aszites wird durch Kochsalzrestriktion, Aldosteronantagonisten und Schleifendiuretika entgegengewirkt. In 90 % der Fälle ist dieses therapeutische Vorgehen erfolgreich, bei den restlichen 10 % müssen große Aszitesmengen durch Abpunktion, einen Denver-Shunt (peritoneo-venöser Shunt) bzw. TIPSS therapiert werden.

Als Ultima Ratio sollte frühzeitig die Indikation zur Lebertransplantation überprüft werden.

▶ **Prognose.** Die Prognose wird bestimmt durch die Ursache der portalen Hypertension. So haben Patienten mit einem präsinusoidalen Block, benignem Grundleiden und einem funktionierendem splenorenalen Shunt eine fast normale Lebenserwartung. Liegt eine Leberzirrhose vor, kann durch einen splenorenalen Shunt zwar eine selektive Varizendekompression erreicht und damit ein Blutungsrezidiv gesenkt werden, jedoch kann die Überlebenszeit der Patienten nicht entscheidend verlängert werden.

Bei elektiver Operation beträgt die OP-Letalität ungefähr 5 %, sie steigt bei einer Notfall-OP (z. B. wegen einer Blutung) auf über 80 % an.

Zusatzthemen für Lerngruppen →•

- Anatomie und Physiologie der Leber
- weitere Beispiele für prä-, intra- und posthepatische Blöcke
- obere gastrointestinale Blutung
- Differenzialdiagnosen von Aszites, Hepatomegalie, Hämatemesis

---

107 Leistenhernie

107.1 Welche Differenzialdiagnosen müssen Sie generell bei Schwellungen von Leiste und Hoden ausschließen?

- **oberhalb des Leistenbandes**: Leistenhernie, Leistenhoden, vergrößerte Lymphknoten (entzündlich, Metastasen), Hydrocele funiculi, Follikulitis
- **unterhalb des Leistenbandes**: Femoralhernie, vergrößerte Lymphknoten (entzündlich, Metastasen), Lipom, Senkungsabszess, Hüftgelenksganglion
- **Schwellung des Hodens**: Tumoren, Varikozele

107.2 Worin besteht der Unterschied zwischen direkten und indirekten Leistenhernien?

- **direkte Leistenhernie (Hernia inguinalis medialis)**:
  - Immer erworben
  - Bruchpforte **medial** der epigastrischen Gefäße
  - Bruchsack wölbt sich von intraperitoneal direkt durch den Anulus inguinalis externus vor
- **indirekte Leistenhernie (Hernia inguinalis lateralis)**:
  - Erworben oder angeboren (durch unvollständigen Verschluss des Processus vaginalis)
  - Bruchpforte **lateral** der epigastrischen Gefäße
  - Bruchsack wölbt sich durch den Anulus inguinalis internus, verläuft durch den Leistenkanal und tritt am Anulus inguinalis externus aus

107.3 Beschreiben Sie die Prinzipien der operativen Hernienversorgung nach Shouldice und nach Lichtenstein!

Ziel: Reponieren des Bruchsacks mit Inhalt und Verstärkung der Hinterwand des Leistenkanals
- **Herniotomie nach Shouldice**: Durchtrennung der ausgedünnten Fascia transversalis und anschließende Doppelung zur Verstärkung der Hinterwand des Leistenkanals
- **Herniotomie nach Lichtenstein**: Verstärkung der Hinterwand des Leistenkanals durch Einlage eines nichtresorbierbaren bzw. teilweise resorbierbaren Kunststoffnetzes

107.4 Nennen Sie mindestens 4 Komplikationen, die bei der Aufklärung zur Operation erwähnt werden müssen!

- Verletzung des Ductus deferens
- Verletzung der Vasa spermatica mit Atrophie oder Nekrose des Hodens
- Verletzung des N. femoralis, sowie der A./V. femoralis
- Rezidiv, Wundinfektion, chronische Leistenschmerzen

Kommentar

▶ **Definition und Einteilung.** Bei Hernien handelt es sich um Ausstülpungen des Peritoneums mit Inhalt durch angeborene oder erworbene Bruchlücken (Faszie, Muskellücken). Typische Lokalisationen für Bruchlücken sind das Zwerchfell, der Beckenboden und die Bauchdecke. Die Leistenhernie – eine Ausstülpung des Peritoneums im Bereich des Leistenkanals – stellt mit ca. 10 % einen großen Anteil an den elektiven allgemeinchirurgischen Operationen dar. Man unterscheidet bei den Leistenhernien direkte von indirekten (s. Antwort zu Frage 107.2). Reponible Hernien verschwinden bei Druckentlastung des Bauchraums oder lassen sich von außen zurückdrängen, bei irreponiblen handelt es sich um inkarzerierte Hernien.

▶ **Ätiopathogenese.** Die Entstehung von Leistenhernien (erworben) wird durch intraabdominale Druckerhöhungen (chronische Obstipation, Husten bei chronischer Bronchitis, schwere körperliche Arbeit) bzw. intraabdominelle Volumenerhöhungen (Schwangerschaft, Aszites, Tumoren) begünstigt. Ebenso spielen eine Bindegewebsschwäche sowie traumatische Schädigungen der Bauchwand (Narben) eine Rolle. Angeborene Leistenhernien entstehen durch einen persistierenden Processus vaginalis.

▶ **Klinik.** Der Patient klagt über eine Schwellung im Bereich der Leiste oder des Skrotums, die bei Husten oder Pressen zunimmt sowie ziehende oder stechende Schmerzen im Bereich der Bruchpforte. Die Beschwerden korrelieren meist nicht mit der Größe des Befundes, d. h. sehr große Skrotalhernien sind meist beschwerdearm, da auch eine große Bruchpforte vorhanden ist. Bei kleiner Bruchpforte besteht eher die Gefahr einer **Inkarzeration** von Darmanteilen mit zunehmender schmerzhafter, geröteter Vorwölbung, peritoniti-

scher Reizung, Übelkeit und Erbrechen bis hin zur Ileussymptomatik.

Bei Frauen äußert sich eine Leistenhernie durch eine Schwellung in der Leiste oder den Schamlippen, ist jedoch dann nur bei größeren Befunden auffällig.

▶ **Diagnostik.** Die Diagnose einer Leistenhernie wird am stehenden Patienten gestellt. Bereits bei der Inspektion sollte man auf asymmetrische Vorwölbungen (möglicherweise provoziert durch Husten oder Pressen) und Hautveränderungen achten. Bei der Palpation wird mit dem Zeigefinger durch das Skrotum in den Leistenkanal eingegangen und dann ein Anprall des Bruchsackes gefühlt, wenn der Patient presst oder hustet. Die Untersuchung sollte immer auf beiden Seiten erfolgen, da manche Hernien erst durch einen Seitenvergleich auffällig werden bzw. beidseitig Leistenhernien vorliegen können. Obwohl die Diagnose einer Leistenhernie klinisch gestellt wird, kann in unklaren Fällen die Bruchpforte und der Bruchsack auch sonografisch dargestellt werden.

▶ **Therapie.** Der Nachweis einer Leistenhernie stellt eine Operationsindikation dar, da es jederzeit zur Inkarzeration von Darmanteilen kommen kann. In diesem Fall muss dann ein Notfalleingriff erfolgen. Bei unkomplizierten Leistenhernien kann die Operation elektiv erfolgen.

Das Standardverfahren stellt heutzutage die **Operation nach Shouldice** dar, bei der durch eine Doppelung der Fascia transversalis eine Verstärkung der Hinterwand des Leistenkanals erreicht wird. Bei Rezidiven oder älteren Patienten mit schwachem Bindegewebe wird die **Operation nach Lichtenstein** durchgeführt, bei der die Hinterwand durch ein Kunststoffnetz verstärkt wird (s. Antwort zu Frage 107.3).

Weiterhin kommen auch zunehmend minimal invasive Verfahren zum Einsatz. Hierzu zählen die **TEP** (**Totale extraperitoneale Patchplastik**) sowie die **TAPP** (**Transabdominale präperitoneale Patchplastik**). Bei der TEP wird der Raum außerhalb des Peritoneums aufgedehnt und ein Kunststoffnetz von innen zwischen Peritoneum und Fascia transversalis gelegt. Bei der TAPP erfolgt zunächst ein Eingehen in das Abdomen wie bei der Laparoskopie. Anschließend wird das Peritoneum im Bereich der Leiste eröffnet und ein Kunststoffnetz ebenfalls in den Raum zwischen Peritoneum und Fascia transversalis eingebracht. Das Peritoneum wird zum Abschluss wieder verschlossen. Die bevorzugten Indikationen der minimal invasiven Verfahren sind Rezidivhernien nach Shouldice oder Lichtenstein-Operation sowie beidseitige Hernien. Vorteile sind (wie generell bei minimal invasiven Methoden) der geringere Wundschmerz sowie die schnellere Mobilisierung der Patienten. Die Rezidivrate entspricht bisher weitgehend der Lichtenstein-Operation.

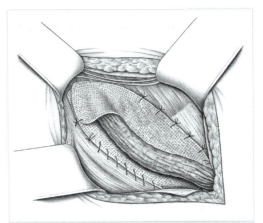

Abb. 107.3 Operation nach Lichtenstein (von oben gesehen) (aus Schumpelick V, Operationsatlas Chirurgie, Thieme, 2013)

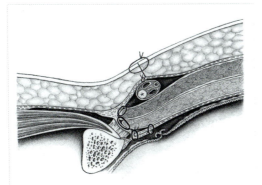

Abb. 107.1 Rekonstruktion nach Shouldice (aus Schumpelick V, Operationsatlas Chirurgie, Thieme, 2013)

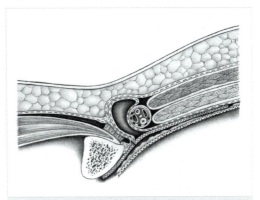

Abb. 107.4 Lage des Polypropylennetzes mit Reparation sowohl nach TEP als auch nach TAPP (aus Schumpelick V, Operationsatlas Chirurgie, Thieme, 2013)

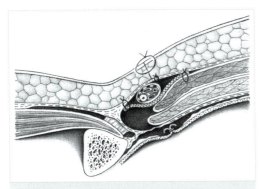

Abb. 107.2 Operation nach Lichtenstein (offene Netzeinlage) (aus Schumpelick V, Operationsatlas Chirurgie, Thieme, 2013)

Zusatzthemen für Lerngruppen

- Anatomie des Leistenkanals
- weitere Hernienformen

108 Morbus Hirschsprung

108.1 Nennen Sie mögliche Ursachen für den fehlenden Mekoniumabgang!

- Morbus Hirschsprung (Megacolon congenitum)
- Mekoniumileus als Erstmanifestation einer Mukoviszidose
- angeborene Rektumstenose oder -atresie

108.2 Welche Verdachtsdiagnose stellen Sie?

Morbus Hirschsprung (**Megacolon congenitum**): Subileussymptomatik in den ersten Lebenstagen, aufgetriebener Bauch, Nahrungsverweigerung; bei der klinischen Untersuchung Stuhlmassen unter der Bauchdecke sowie leere, enge Ampulle tastbar

108.3 Was ist die Ursache dieser Erkrankung?

Fehlen der intramuralen Ganglienzellen des Plexus myentericus und submucosus. Die betroffenen Darmabschnitte bleiben enggestellt, es resultiert eine prästenotische Dilatation mit Stuhlretention.

108.4 Welche Untersuchungen veranlassen Sie, um Ihre Verdachtsdiagnose zu sichern?

- Röntgen:
  - Abdomenübersicht im Hängen: Flüssigkeitsspiegel, Koprostase
  - Kolon-Kontrasteinlauf: Lumensprung (s. ▶ Abb. 108.1)
- Sonografie
- rektale Manometrie: fehlende Relaxation des M. sphincter ani internus
- Schleimhautbiopsie: Fehlen der Ganglienzellen, erhöhte Acetylcholinesteraseaktivität

108.5 Beschreiben Sie die chirurgische Therapie!

Resektion des aganglionären Segmentes, **Wiederherstellung der Kontinuität** durch Anastomose oder Durchzugsoperation; bei schlechtem Allgemeinzustand des Kindes evtl. zunächst Anlage eines Kolostomas zur Kräftigung des Kindes und Erholung des dilatierten Darmabschnittes

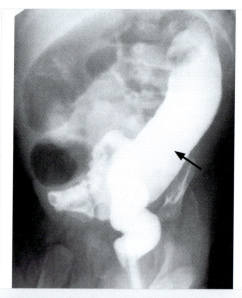

Abb. 108.1 Megacolon congenitum. Kolon-Kontrasteinlauf: distales aganglionäres Segment, hypoganglionäres Übergangssegment, konzentrischer Lumensprung und dilatiertes Colon descendens (aus Sitzmann et al., Duale Reihe Pädiatrie, Thieme, 2012)

Kommentar

▶ **Definition und Epidemiologie.** Der **Morbus Hirschsprung** (Syn.: Megacolon congenitum) ist gekennzeichnet durch den angeborenen fehlenden, mangelnden oder fehlerhaften Besatz von Ganglienzellen in der Darmwand. Die Häufigkeit beträgt ca. 1 auf 3 000 Geburten, Jungen sind 4-mal häufiger betroffen als Mädchen.

▶ **Ätiopathogenese.** Siehe Antwort zu Frage 108.3. Da die Ganglienzellen in kraniokaudaler Richtung in den Darm einwandern und dieser Prozess bis zur 12. Fetalwoche abgeschlossen ist, kommt es bei verfrühter Beendigung dieser Einwanderung zur Aganglionose der nachfolgenden Darmabschnitte. Meistens ist das Rektosigmoid befallen, jedoch kann auch das gesamte Kolon betroffen sein. Bei einer totalen Kolonaganglionose spricht man auch von einem Zülzer-Wilson-Syndrom.

▶ **Klinik.** Durch die Stuhlretention kommt es schon in den ersten Lebenstagen zu einer Subileussymptomatik mit aufgetriebenem Abdomen,

Erbrechen, Nahrungsverweigerung und Gedeihstörungen. Die Rektumampulle ist bei der Untersuchung leer und enggestellt. Nach bakterieller Zersetzung des Stuhlgangs kann es auch zu explosionsartigen Durchfällen (paradoxe Diarrhö) kommen.

▶ **Diagnostik.** Siehe Antwort zu Frage 108.4.

▶ **Therapie.** Siehe Antwort zu Frage 108.5.

▶ **Prognose.** Die Prognose – auch in Bezug auf die Defäkationsfunktion – ist meist gut. Postoperativ kommt es in 10–15 % der Fälle zu einer Enterokolitis. Anastomoseninsuffizienz und Stuhlinkontinenz dagegen sind sehr selten.

Zusatzthemen für Lerngruppen ➜•

* Mekoniumileus bei Mukoviszidose
* Komplikationen des Morbus Hirschsprung
* Einteilung des Morbus Hirschsprung

---

109 Aortenaneurysma

109.1 Welche Diagnose stellen Sie aufgrund der Anamnese, der Klinik und des CT-Bildes?

Rupturiertes Aortenaneurysma: Klinik (Lumboischialgie, Hypotonie, Tachykardie), klinische Untersuchung (pulsierender Bauchtumor) und CT (verkalkte Aorta abdominalis, Kontrastmittelaustritt)

109.2 Beschreiben Sie die nächsten Maßnahmen, die zu ergreifen sind!

* **Kreislaufstabilisierung** (Volumentherapie), **Sauerstoffzufuhr** (s. Fall 20; Schock) **und Blutstillung**, d. h. sofortige operative Versorgung mit Rohr- oder Y-Prothese
* **Schmerztherapie**

109.3 Nennen Sie die verschiedenen Formen des Aortenaneurysmas!

* **Aneurysma verum** (echtes Aneurysma): Aussackung aller 3 Wandschichten (Intima, Media, Adventitia)
* **Aneurysma dissecans**: Durch einen Intimaeinriss bildet sich ein zweites Lumen in der Wand der Aorta (a), über einen weiteren Intimaeinriss ist ein erneuter Anschluss an das ursprüngliche Gefäßlumen möglich (b).
* **Aneurysma spurium** (falsches Aneurysma): Durch ein Loch in der Gefäßwand (z. B. nach PTCA) gelangt Blut nach extravasal, um das Hämatom bildet sich eine bindegewebige Kapsel (c).

109.4 ! Nennen Sie Beispiele für die Ätiologie des Aortenaneurysmas!

* **Arteriosklerose** und **arterieller Hypertonus**
* **Trauma**: Verletzungen, iatrogen (PTCA, Punktionen)
* **entzündlich**: mykotische (Auslöser: Salmonellen, keine Pilzinfektion!) oder luetische Aneurysmen
* **funktionell**: poststenotische Dilatation
* **kongenital**: Marfan- oder Ehlers-Danlos-Syndrom

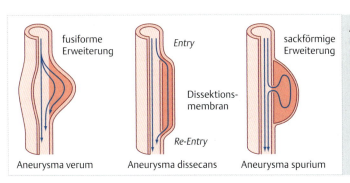

Abb. 109.2 Aneurysmaformen (aus Reiser M, Kuhn F-P, Debus J, Duale Reihe Radiologie, Thieme, 2011)

Kommentar

▶ **Definition.** Der Begriff **Aneurysma** beschreibt eine **Aussackung der Gefäßwand**, wobei mindestens eine Gefäßwandschicht einen Defekt aufweist. Aneurysmen der Bauchaorta befinden sich in 95 % der Fälle infrarenal. Formen des Aneurysmas s. Antwort zu Frage 109.3.

▶ **Ätiologie.** Siehe Antwort zu Frage 109.4.

▶ **Klinik.** Aortenaneurysmen lassen sich anhand der Klinik in 3 Gruppen aufteilen: **asymptomatische**, **symptomatische** und **rupturierte**. Die Symptomatik eines Aortenaneurysmas ist abhängig von der Lokalisation. **Thorakale Aneurysmen** können durch die mediastinale Raumforderung zu Kompression von Ösophagus, Trachea und Grenzstrang mit Stridor, Dyspnoe, Druckgefühl hinter dem Sternum, Horner-Syndrom und Schluckbeschwerden führen. Bei **abdominellen Aneurysmen** finden sich Kompressionserscheinungen von Nerven, Ureter und Wirbelkörpern. Es können Rückenschmerzen evtl. mit Ausstrahlung in die Leisten und Oberschenkel (cave: Fehldiagnose Lumboischialgie), Anurie, Querschnittsymptomatik sowie Darminfarkt auftreten. Bei einem **rupturierten Aneurysma** verstärken sich die Schmerzen und es kommt zu einem Volumenmangelschock. Die Letalität liegt in diesem Fall bei über 90 %.

▶ **Diagnostik.** Das Vorliegen von Risikofaktoren in der Anamnese (z. B. arterieller Hypertonus) sowie ein bei der klinischen Untersuchung zu tastender pulsierender Tumor oder zu auskultierendes systolisches Strömungsgeräusch bzw. Schwirren lässt die Verdachtsdiagnose Aneurysma zu. Die Diagnose wird mittels **Angio-CT** gesichert.

▶ **Therapie.** Das therapeutische Vorgehen richtet sich nach der Größe und der Größenprogredienz des Aneurysmas. Ein asymptomatisches Aneurysma mit einem Durchmesser < 5 cm und einer Größenprogredienz < 0,4 cm pro Jahr wird konservativ behandelt und regelmäßig kontrolliert. Bei diesen Patienten sollte die Einstellung des Blutdrucks auf Normwerte angestrebt sowie körperliche Belastungen (v. a. Bauchpresse, daher Stuhlgangsregulierung!) vermieden werden. Bei einer Zunahme des Durchmessers > 5 cm und entsprechender Progredienz kann entweder interventionell ein Stent in den Aneurysmabereich (EVAR = **e**ndo**v**ascular **a**ortic **r**epair) oder operativ eine Rohr- oder Y-Prothe-

se implantiert werden. Symptomatische oder rupturierte Aneurysmen bedürfen immer der operativen oder interventionellen Therapie (s. Antwort zu Frage 109.2).

Die Entscheidung, ob ein infrarenales Bauchaortenaneurysma interventionell therapiert werden kann, wird anhand der Allenberg-Klassifikation (siehe ▶ Abb. 109.3) gefällt. Die Typen I, IIa und IIb können endovaskulär behandelt, die Typen IIc und III müssen wegen fehlender proximaler oder distaler Verankerungsmöglichkeit offen chirurgisch therapiert werden.

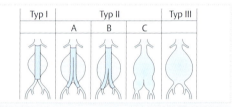

Abb. 109.3 Heidelberger Klassifikation nach Allensberg und Schuhmacher (aus Teschner M, Dragojevic D, Therapie infrarenaler Bauchaortenaneurysmen: Konventionelle Aortenchirurgie oder interventionelle Stentimplantation?, Deutsches Ärzteblatt 1997, 94(43), Deutscher Ärzte-Verlag, Köln.)

Zusatzthemen für Lerngruppen →•

- Einteilung thorakaler dissezierender Aneurysmen nach Stanford bzw. DeBakey
- Prognose arterieller Aneurysmen

110 Skaphoidfraktur

110.1 Nennen Sie 3 Verletzungen, die Sie ausschließen müssen!

Beim Sturz auf die Hand mit nachfolgender schmerzhafter Bewegungseinschränkung müssen **distale Radiusfraktur**, **Skaphoidfraktur** sowie **Luxation des Os lunatum** ausgeschlossen werden.

110.2 Welche Verdachtsdiagnose stellen Sie?

Skaphoidfraktur (Syn.: Kahnbeinfraktur): Anamnese (Sturz auf die Hand) und Klinik (schmerzhafte Bewegungseinschränkung, Daumenstauchungsschmerz, **Druckschmerz in Tabatière**)

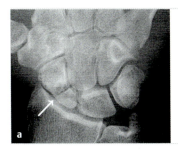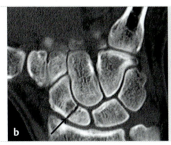

Abb. 110.1 Röntgenaufnahme (a) und CT (b) eines Skaphoidbruchs (aus Reiser M, Kuhn F-P, Debus J, Duale Reihe Radiologie, Thieme, 2011)

110.3 Welche Röntgenuntersuchung veranlassen Sie? Wie verfahren Sie, falls keine Fraktur nachzuweisen ist?

- **Röntgen**: Handgelenk in 2 Ebenen und Os scaphoideum in 4 Ebenen (sog. „Navikulare-Quartett") oder alternativ zusätzlich sog. Stecher-Aufnahme (Faustschluss, Ulnardeviation und leichte Dorsalextension des Handgelenkes)
- **Bei fehlendem Frakturnachweis**: Ruhigstellung in Unterarmgipsschiene mit Daumeneinschluss (sog. Böhler-Gips, s. u.), bei Beschwerdepersistenz erneute Röntgenaufnahmen nach 10–14 Tagen; alternativ Dünnschicht-CT der Handwurzel (Goldstandard) oder MRT mit Kontrastmittel

110.4 Wie therapieren Sie eine Skaphoidfraktur?

- **konservative Therapie**: bei undislozierten Skaphoidfrakturen Ruhigstellung für insgesamt 6–12 Wochen mit Unterarmgipsschiene (sog. Böhler-Gips mit Einschluss von Daumen- und Zeigefingergrundgelenken)
- **operative Therapie**: bei dislozierten Frakturen Stabilisierung mittels Herbert-Schraube; bei

Pseudarthrosen Matti-Russe-Plastik mit Einlage eines kortikospongiösen Spans

Aufgrund des höheren Patientenkomforts und der geringeren Rate an Pseudarthrosen kommt heutzutage oft auch bei nicht-dislozierten Frakturen eine primäre operative Therapie zum Einsatz.

Kommentar

▶ **Allgemeines.** Die Fraktur des Os scaphoideum stellt mit 50–80 % die häufigste Fraktur der Handwurzelknochen dar. Am häufigsten treten Frakturen im mittleren Drittel (60–80 %) auf, danach folgen Frakturen im proximalen (20–30 %) und selten im distalen Drittel.

▶ **Ätiopathogenese.** Ursache ist meist ein Sturz auf die extendierte Hand. Skaphoidfrakturen heilen generell sehr langsam, wobei Frakturen im proximalen Drittel besonders problematisch sind. Die Blutgefäße treten von distal an den Knochen heran, der proximale Anteil wird nur über die Spongiosa versorgt. Frakturen im proximalen Anteil neigen deshalb zu Pseudarthrosenbildung.

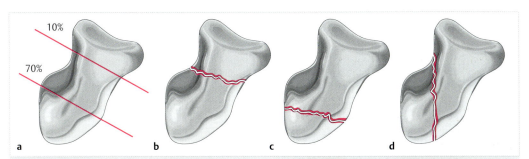

Abb. 110.2 Lokalisation von Skaphoidfrakturen (aus Wirth C, Mutschler W-E, Praxis der Orthopädie und Unfallchirurgie, Thieme, 2007)

▶ **Klinik.** Es treten Schwellung und Schmerzen, besonders am radio-dorsalen Handgelenk, sowie Bewegungseinschränkung auf.

▶ **Diagnostik.** Bei der klinischen Untersuchung lässt sich ein **Daumenstauchungsschmerz** und ein **Druckschmerz in der Tabatière** auslösen. Es werden zunächst Röntgenbilder des Handgelenks in 2 Ebenen sowie ein sog. „Navikulare-Quartett" oder eine sog. Stecher-Aufnahme aufgenommen. Hierdurch können auch eine differenzialdiagnostisch in Frage kommende distale Radiusfraktur oder eine Luxation des Os lunatum ausgeschlossen werden. Frakturen des Skaphoids sind häufig radiologisch schlecht nachzuweisen (s. Antwort zu Frage 110.3).

▶ **Therapie.** Siehe Antwort zu Frage 110.4.

▶ **Prognose.** Bei **unkompliziertem Verlauf** ist die Prognose in der Regel gut. Nach Entfernung des Gipses wird durch Physiotherapie die volle Funktionsfähigkeit des Handgelenks und der Finger wiederhergestellt. Geringe Beschwerden wie Parästhesien, Schwellneigung oder Wetterfühligkeit können noch eine Zeit lang persistieren, verschwinden aber meist nach einigen Monaten vollständig. Bei komplizierten Verläufen sind unter Umständen weitere operative Eingriffe notwendig, um zu verhindern, dass die Hand dauerhaft schmerzt bzw. (teilweise) gebrauchsunfähig bleibt.

Zusatzthemen für Lerngruppen →•

- Anatomie der Hand
- Phalangenfrakturen
- Os-Lunatum-Luxation
- distale Radiusfrakturen

111 Magenkarzinom

111.1 Welche weiteren Untersuchungen sind notwendig?

- **Endosonografie** (siehe ▶ Abb. 111.2): Erfassung der Infiltrationstiefe und Nachweis lokaler Lymphknotenmetastasen
- **Röntgen** (s. ▶ Abb. 111.3): Magen-Darm-Passage in Doppelkontrastverfahren (Schleimhautveränderungen des Magens: Füllungsdefekte, Nischen, Faltenabbruch, Faltenkonvergenz, lokale

Wandstarre, evtl. Magenausgangsstenose) (heute nur noch selten durchgeführt)

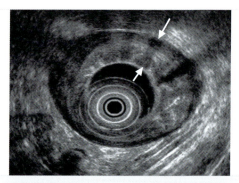

Abb. 111.2 Endosonografie (aus Henne-Bruns et al., Duale Reihe Chirurgie, Thieme, 2012)

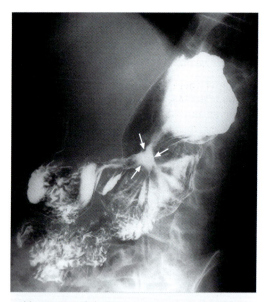

Abb. 111.3 Kardiakarzinom mit Wandunregelmäßigkeiten (aus Reiser M, Kuhn F-P, Debus J, Duale Reihe Radiologie, Thieme, 2011)

- **Diagnostik zum Nachweis von Metastasen (Staging):**
  - CT des Abdomens mit Kontrastmittel (s. ▶ Abb. 111.4: Nachweis von Lymphknoten- und Organmetastasen
  - Röntgen-Thorax: Nachweis von pulmonalen Filiae
  - ggf. Skelettszintigrafie, Schädel-CT

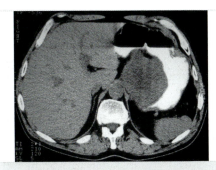

Abb. 111.4 Abdomen-CT bei Magenkarzinom (aus Henne-Bruns et al., Duale Reihe Chirurgie, Thieme, 2012)

- **Staginglaparoskopie:** zum Ausschluss einer Peritonealkarzinose vor Therapiebeginn
- **Labor:** Tumormarker CEA, CA 19–9, CA 72–4 (nur Verlaufskontrolle, keine Screeningmethode!)

111.2 Beschreiben Sie die Therapie des Magenkarzinoms!

- **Palliative Therapiemaßnahmen = Wiederherstellung der Magen-Darm-Passage:** bei Kardiatumoren durch Anlage eines endoösophagealen Tubus; bei Antrumtumoren durch Gastroenterostomie (direkte Verbindung proximaler Magenanteile mit Dünndarm), Gastrektomie oder Lasertherapie; PEG-Anlage (perkutane endoskopische Gastrostomie), Radiatio, Chemotherapie
- **Kurative Therapiemaßnahmen:** partielle oder totale Gastrektomie mit radikaler Lymphadenektomie, Entfernung des großen und kleinen Netzes, Splenektomie, evtl. Entfernung von Pankreasschwanz, linkem Leberlappen und Querkolon und **Wiederherstellung der Magen-Darm-Passage** (s. Kommentar)

111.3 Nennen Sie Risikogruppen und Präkanzerosen für das Magenkarzinom!

- Chronisch atrophische Gastritis (Typ-A-Gastritis)
- Helicobacter-pylori-Infektion (Typ-B-Gastritis)
- Morbus Menetrier (10 % maligne Entartung)
- Ulcus ventriculi (1–3 % der Fälle maligne Entartung)
- Genetische Faktoren (Blutgruppe A)
- Karzinogene in der Nahrung (Nitrosamine)
- Vermehrter duodeno-gastraler Reflux nach Magenoperation (Magenstumpfkarzinom)
- Rauchen, Vitaminmangel

111.4 Nennen und erläutern Sie Einteilungen des Magenkarzinoms!

- **Einteilung des fortgeschrittenen Magenkarzinoms nach Borrmann** (Tumor überschreitet die Submukosa; s. ▶ Tab. 111.1/▶ Abb. 111.5)
- **Histologische Klassifikation** (WHO): Adenokarzinom (ca. 70 %), Siegelringkarzinom, undifferenziertes Karzinom, adenosquamöses Karzinom, Plattenepithelkarzinom
- **Wachstumstypen nach Laurén:** intestinaler Typ (50 %; polypös wachsend, gut begrenzt), diffuser Typ (40 %; infiltrativ wachsend), Mischtyp (10 %)
- **TNM-Klassifikation** (s. Lehrbücher)

Typ I: 35%

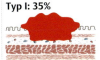

nicht infiltrierendes polypoides Magenkarzinom

Typ II: 35–40%

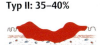

nicht infiltrierendes lokal exulzerierendes Magenkarzinom

Typ III: 19%

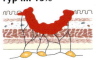

lokal exulzerierendes und infiltrierend wachsendes Magenkarzinom

Typ IV: 10%

diffus infiltrierendes Magenkarzinom

Abb. 111.5 Einteilung der Magenkarzinome nach Borrmann (aus Schumpelick V, Operationsatlas Chirurgie, Thieme, 2013)

Tab. 111.1 Einteilung der Magenkarzinome nach Borrmann.

Typ	Charakteristika
I	polypös-exophytisches Karzinom
II	polypös-exulzerierendes Karzinom
III	exulzerierendes Karzinom, infiltrierend wachsend
IV	diffus infiltrierendes Karzinom

111.5 Worum handelt es sich bei einem Frühkarzinom des Magens?

Karzinom des Magens, das auf Mukosa und Submukosa begrenzt ist, jedoch schon Metastasen gesetzt haben kann (Mukosa-Typ bis 3 %, Submukosa-Typ bis 13 %).

Kommentar

▶ **Epidemiologie.** Die Inzidenz des Magenkarzinoms liegt in Deutschland bei 10–20/100 000 Einwohnern pro Jahr und ist insgesamt rückläufig. Die Karzinome sind meist im Magenantrum lokalisiert, wobei jedoch die proximalen Karzinome im Bereich des ösophagogastralen Übergangs (AEG-Tumoren) eine steigende Inzidenz zeigen. Die Adenokarzinome des ösophagogastralen Übergangs werden nach ihrer Lokalisation in distale Ösophaguskarzinome (AEG Typ I), Kardiakarzinome (AEG Typ II) sowie in subkardiale Karzinome (AEG Typ III) eingeteilt. Magenkarzinome treten bevorzugt zwischen der 5. und 7. Lebensdekade auf.

▶ **Ätiologie.** Siehe Antwort zu Frage 111.3.

▶ **Klinik.** Ein Großteil der Patienten ist **symptomlos** oder klagt über **unspezifische Oberbauchbeschwerden.** Daher sind bis zum Beweis des Gegenteils alle chronischen Oberbauchbeschwerden dringend verdächtig auf ein Magenkarzinom.

Schreitet die Erkrankung fort, treten zunehmend Oberbauchbeschwerden wie Völle- und Druckgefühl, Inappetenz sowie Gewichtsverlust auf. Typischerweise wird auch gehäuft über eine **Abneigung gegen Fleisch** berichtet (s. Fallbeispiel). Bei Tumorblutungen kann es zu einer Anämie kommen.

▶ **Diagnostik.** Siehe Antwort zu Frage 111.1.

Zur Diagnosestellung ist in erster Linie eine **Gastroskopie mit multiplen Biopsien** aus verdächtigen Bereichen indiziert. Besonders wichtig ist die histologische Unterscheidung zwischen Karzinomen vom intestinalen und diffusen Typ nach der Einteilung nach Laurén für das Ausmaß der Resektion (s. Antwort zu Frage 111.4).

▶ **Therapie.** Siehe Antwort zu Frage 111.2.

Die Therapie des Magenkarzinoms richtet sich nach dem Ergebnis des präoperativen Stagings.

Das Magenfrühkarzinom kann bei reiner Infiltration der Mukosa mittels endoskopischer Resektion behandelt werden. Voraussetzung hierfür ist eine Läsion < 2 cm beim erhabenen Typ, eine Läsion < 1 cm beim flachen Typ, keine makroskopische Ulzeration, keine Fernmetastasen und ein histologischer Differenzierungsgrad G_1/G_2.

Bei ausgedehnten lokalen Befunden und Fernmetastasen kommen nur noch palliative Verfahren zur Verbesserung der Lebensqualität zum Einsatz. Ist es möglich, das Karzinom kurativ zu operieren, so ist bei einem im Antrum gelegenen Karzinom vom intestinalen Typ auch eine distale $2/3 – 4/5$ Resektion des Magens als adäquate Therapie möglich, dagegen muss beim diffusen Typ eine Gastrektomie erfolgen. Anschließend muss die Wiederherstellung der Magen-Darm-Passage erfolgen. Hierzu stehen verschiedene Möglichkeiten zur Verfügung: ösophagoduodenale Jejunuminterposition oder die Ösophagojejunostomie mit Y-Roux-Schlinge ohne oder mit (Pouch) Bildung eines Ersatzmagens (▶ Abb. 111.6).

Bei den Tumoren des ösophagogastralen Überganges wird ein differenziertes Vorgehen je nach Lokalisation durchgeführt. AEG Typ I wird – entsprechend dem distalen Ösophaguskarzinom – mittels transthorakaler En-bloc-Ösophagektomie mit radikaler mediastinaler und abdomineller Lymphadenektomie und Rekonstruktion mittels Schlauchmagenhochzug therapiert. AEG Typ II und III werden mittels transhiatal erweiterter Gastrektomie mit distaler Ösophagusresektion, abdomineller Lymphadenektomie der Kompartmente I und II des Magens und Rekonstruktion mittels End-zu-Seit Ösophagojejunostomie behandelt.

Bei lokal fortgeschrittenen Karzinomen kommt eine neoadjuvante Chemotherapie zum Einsatz. Kommt es hierunter zu einem Ansprechen des Tumors, ist in der Folge eine kurative Resektion möglich. Eine Chemotherapie unter palliativen Gesichtspunkten bei Metastasierung gilt sowohl im Hinblick auf die Verlängerung der Überlebenszeit als auch im Hinblick auf die Lebensqualität als indiziert.

▶ **Prognose.** Die Prognose des fortgeschrittenen Magenkarzinoms ist sehr schlecht. Da das Magenkarzinom keine Frühsymptome hat, sind ca. 60 % der Patienten zum Zeitpunkt der Diagnosestellung nicht mehr kurativ behandelbar.

Bei einem Frühkarzinom (s. Antwort zu Frage 111.5) liegt die 5-Jahres-Überlebensrate bei 95 %, bei fortgeschrittenem Magenkarzinom nach Radikaloperation bei 15–40 %.

Eine adjuvante postoperative Chemotherapie bringt keinen Überlebensgewinn.

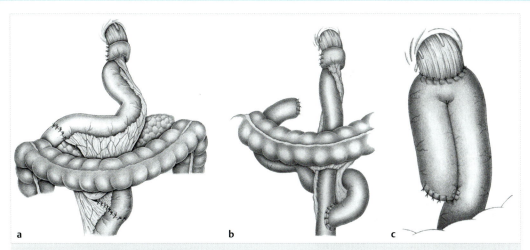

a   b   c

Abb. 111.6 Rekonstruktionsverfahren nach Gastrektomie
a ösophagoduodenale Jejunuminterposition.
b Ösophagojejunostomie mit Roux-Y-Schlinge.
c Ösophagojejunostomie mit Roux-Y-Schlinge und Pouchbildung (aus Schumpelick V, Operationsatlas Chirurgie, Thieme, 2013)

Zusatzthemen für Lerngruppen →•

• Metastasierungswege des Magenkarzinoms
• Lokalisationen des Magenkarzinoms
• TNM-Klassifikation des Magenkarzinoms
• Differenzialdiagnosen mit Abgrenzungskriterien zum Magenkarzinom

112   Lumbaler Bandscheibenvorfall

112.1   **Welche weiteren diagnostischen Maßnahmen veranlassen Sie?**

• **Röntgen der LWS in 2 Ebenen**: Ausschluss von Fehlhaltungen (Skoliose, Steilstellung der LWS), Fehlbildungen (Blockbildungen zweier Wirbelkörper), degenerativen Veränderungen, Destruktionen durch Entzündung oder Tumoren
• **CT** evtl. **MRT**: Lagebestimmung einer Bandscheibenprotrusion oder eines Bandscheibenprolapses, Spinalkanalstenose. Beide Verfahren sind gleichermaßen zur Diagnostik geeignet, wobei die MRT keine Strahlenbelastung zur Folge hat.
• in Einzelfällen **Myelografie**: Darstellung einzelner Fasern der Cauda equina und mögliche Verdrängungen (KM-Aussparungen) (nur noch selten durchgeführt)
• evtl. **EMG** und **NLG** zur Objektivierung neurologischer Ausfälle

112.2   **Welche Diagnose stellen Sie aufgrund des vorliegenden CT-Befundes, anhand der Anamnese und Ihrer klinischen Untersuchung?**

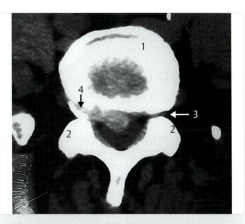

Abb. 112.2 CT der Bandscheibenetage L 4/5 (aus Henne-Bruns et al., Duale Reihe Chirurgie, Thieme, 2012)

In der Abbildung sieht man den Wirbelkörper (1) mit Wirbelbogen und Processus spinosus (2). Das linksseitige Foramen intervertebrale (3) ist frei, das rechtsseitige durch Bandscheibengewebe (4) verlegt. Es handelt sich somit um einen **mediolateralen Bandscheibenprolaps L4/5** mit entsprechenden neurologischen Ausfällen und Symptomen (s. Fallbeispiel).

112.3 Welche Therapie leiten Sie bei dem Patienten ein?

* **konservative Therapie**: primär indiziert
  ○ Bettruhe, Lagerung im Stufenbett, Wärmeapplikation
  ○ Analgetika und Antiphlogistika (z. B. Diclofenac), Myotonolytika (z. B. Tetrazepam)
  ○ Massagen, Elektrotherapie
  ○ Nach Abklingen der akuten Beschwerden: Bewegungsbäder und krankengymnastische Übungen zur Stärkung der Rumpf- und Rückenmuskulatur
* **operative Therapie**: hochgradige/progrediente Paresen von funktionell bedeutsamen Muskeln, Cauda-Syndrom mit Blasen-/Mastdarmlähmung, therapierefraktäre Schmerzen
  ○ **Perkutane lumbale Nukleotomie**: bei Protrusionen (kein freies Bandscheibengewebe im Wirbelkanal), Kontraindikationen: größere Befunde, freies Bandscheibengewebe, Stenosen, Spondylolisthesis usw.; intraoperativ wird der Bandscheibenraum mit einer Arbeitskanüle punktiert und darüber die Nukleotomie durchgeführt.
  ○ **Mikrodiskektomie**: bei ausgedehnten Protrusionen, Prolaps und Sequester; Lagerung des Patienten in Knie-Ellbogen-Lage, röntgenologische Lokalisierung der Höhe des Bandscheibenvorfalls, Fensterung des Ligamentum flavum, Darstellung der Nervenwurzeln, Resektion des Prolaps/Sequester; durch das eröffnete hintere Längsband ist zusätzlich die Abtragung von Restsequestern und degeneriertem Bandscheibengewebe möglich.
  ○ **Konventionelle Nukleotomie mit Laminektomie** (Entfernung von Anteilen des Wirbelbogens) **bzw. Hemilaminektomie**: bei Protrusionen, Prolaps und Sequestern sowie gleichzeitig vorliegender knöcherner Spinalkanalstenose; Vorgehen wie bei Mirkodiskektomie, aber neben Bandscheibenanteilen werden noch Teile des Wirbelbogens mitentfernt; bei unilateraler Stenose erfolgt eine Hemilaminektomie, bei hochgradiger bilateraler Einengung eine Laminektomie.

112.4 Stellen Sie anhand der folgenden Tabelle die neurologischen Ausfälle bei Bandscheibenvorfällen auf verschiedenen Höhen zusammen!

112.5 ! Wann besteht eine Notfallindikation zur operativen Revision?

Massenprolaps mit Kauda-Symptomatik: Sensibilitätsstörungen an der Oberschenkelinnenseite (Reithosenanästhesie) und Blasen-Mastdarm-Störungen (unwillkürlicher Stuhl- und Harnabgang)

Kommentar

▶ **Definition.** Beim Bandscheibenvorfall handelt es sich um eine Verlagerung von Bandscheibenge-

Tab. 112.1 Neurologische Ausfälle bei Bandscheibenvorfällen

Höhe	Parese	Reflexverlust	Dermatom
L3	M. quadriceps femoris, z. T. M. iliopsoas	PSR (Patellarsehnenreflex)	vom Trochanter major über den Oberschenkel nach medial zum Kniegelenk
L4	Mm. quadriceps femoris und tibialis anterior	PSR	Oberschenkelvorderseite, Kniegelenk und Wadeninnenseite zum medialen Knöchel
L5	Mm. extensor hallucis longus und extensor digitorum brevis	TPR (Tibialisposterior-Reflex)	lateraler Oberschenkel, Knie und Unterschenkelvorder- und Unterschenkelaußenseite über den medialen Fußrücken bis zur Großzehe
S1	Mm. peronaei, triceps surae und glutaeus maximus	ASR (Achillessehnenreflex)	dorsaler Ober- und Unterschenkel zum lateralen Knöchel und Fußrand bis zur Kleinzehe

webe nach dorsal mit oder ohne neurologische Symptomatik. Es wird zwischen der **Protrusion** (Bandscheibenvorwölbung, Anulus fibrosus ist noch intakt), dem **Prolaps** (Bandscheibengewebe ist durch den Anulus fibrosus durchgedrungen) und dem **Sequester** (freie Bandscheibenanteile im Spinalkanal) unterschieden.

▶ **Epidemiologie.** Schmerzen bei Lumbalsyndromen zählen zu den häufigsten Beschwerden in der Bevölkerung. Die Inzidenz der Lumboischialgie (meist L 4/5 und L 5/S 1) liegt bei 150/100 000 Einwohner. Bandscheibenvorfälle kommen meist zwischen dem 20. und 65. Lebensjahr vor mit einem Altersgipfel im 4. Lebensjahrzehnt.

▶ **Ätiopathogenese.** Durch degenerative Bandscheibenveränderungen kommt es zu Rissen im Anulus fibrosus, in die der Nucleus pulposus eindringt. Die typische Lokalisation ist einseitig paramedian (s. Fallbeispiel), da hier der Anulus fibrosis am schwächsten und das hintere Längsband am schmalsten ist.

▶ **Klinik.** Am Anfang treten unspezifische Schmerzen im Lumbalbereich ohne Ausstrahlung (Lumbalgie) auf. Bei zunehmendem Druck auf die Nervenwurzeln kommt es zur Schmerzausstrahlung entsprechend der betroffenen Wurzel (Lumboischialgie) mit sensiblen und motorischen Ausfällen sowie Abschwächung der Kennreflexe (s. Antwort zu Frage 112.4).

▶ **Diagnostik.** Anhand von **Anamnese** und **klinischer Untersuchung** (Nachweis segmentaler Ausfälle der Sensibilität, Motorik und Reflexe) wird die Diagnose gestellt. Zusätzlich können ein Röntgen der Wirbelsäule, eine CT, MRT oder Myelografie sowie elektrophysiologische Untersuchungen durchgeführt werden (s. Antwort zu Frage 112.1).

▶ **Therapie.** Siehe Antworten zu Fragen 112.3 und 112.5.

Postoperativ wird unmittelbar nach dem Erwachen des Patienten eine neurologische Untersuchung durchgeführt. Eine Mobilisation erfolgt nach Anlage eines Mieders am 1. oder 2. postoperativen Tag. Zusätzlich wird mit Physiotherapie zur Kräftigung der Rückenmuskulatur begonnen. Die Patienten sollten für 6 Wochen tiefes Sitzen und für ca. 6 Monate das Heben schwerer Lasten vermeiden.

Als Komplikation kann postoperativ ein sogenanntes **Postdiskektomie-Syndrom** auftreten. Es handelt sich meist um diffuse, bilaterale radikuläre bzw. pseudoradikuläre Beschwerden. Sie entstehen durch eine Arthrose der kleinen Wirbelgelenke, die durch die fehlende Bandscheibe und die damit verbundene Höhenminderung vermehrt belastet werden.

Weitere Ursachen für postoperative Beschwerden wie Adhäsionen, ungenügende Dekompression oder eine Spondylodiszitis sind ebenfalls möglich.

▶ **Prognose.** Bei etwa 75 % aller operierten Patienten kann eine weitestgehende oder vollständige Beschwerdefreiheit erreicht werden. Ca. 15 % der Patienten zeigen eine deutliche Schmerzbesserung, die Arbeitsfähigkeit bleibt jedoch eingeschränkt. Bei 10 % der Patienten verbleiben stärkere Restbeschwerden. Allgemein werden bessere postoperative Ergebnisse bei jüngeren Patienten, kurzer Anamnese und massivem Prolaps erreicht. Rezidive werden bei operierten Patienten in 5 % der Fälle beobachtet.

Zusatzthemen für Lerngruppen
• Anatomie der Wirbelsäule • zervikaler Bandscheibenvorfall • periphere Nervenkompressionssyndrome (z. B. Karpaltunnelsyndrom)

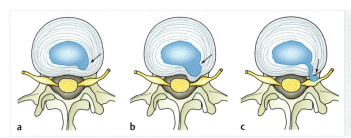

Abb. 112.3 Bandscheibenprotrusion (a), Bandscheibenvorfall (b) und Sequester (c) (aus Reiser M, Kuhn F-P, Debus J, Duale Reihe Radiologie, Thieme, 2011)

113   Kompartmentsyndrom

113.1   Stellen Sie eine Verdachtsdiagnose!

Kompartmentsyndrom: Anamnese (Verletzungs-muster), Klinik (prallelastischer Unterschenkel, schmerzhaft eingeschränkte Beweglichkeit der Zehen)

113.2   Welche weiteren Befunde können Sie bei Ihrer Verdachtsdiagnose erheben?

- sensible Ausfälle, beginnend zwischen der 1. und 2. Zehe
- motorische Ausfälle (Zehen- und Fußheber-schwäche)
- arterielle Pulse bleiben erhalten!

113.3   Erklären Sie den pathophysiologischen Mechanismus!

Durch z. B. ein Hämatom oder zu enge Verbände kommt es zu einem Druckanstieg in den unnach-giebigen Muskellogen. Zunächst vermindert sich der venöse Abstrom, die kapilläre Durchlässigkeit erhöht sich. Dies führt zu einer Verstärkung des Ödems in der Muskelloge und zu einem weiteren Druckanstieg (Circulus vitiosus). Folgen sind neu-rovaskuläre Störungen und ischämische Muskelne-krosen mit am Ende narbigen Kontrakturen der betroffenen Muskulatur (sog. Volkmann-Kontrak-tur).

113.4   Welche Maßnahmen veranlassen Sie?

- **konservativ**: bei drohendem Kompartmentsyn-drom Kühlung, Hochlagerung, Antiphlogistika
- **operativ**: bei manifestem Kompartmentsyndrom Fasziotomie und offene Behandlung, im weiteren Verlauf dann sekundärer Verschluss der Faszien

Kommentar

▶ **Definition.** Das **Kompartmentsyndrom** ent-steht durch eine zunehmende Druckerhöhung in den unnachgiebigen Muskellogen. Dadurch wird die neuromuskuläre Funktion beeinträchtigt.

▶ **Ätiopathogenese.** Siehe Antwort zu Frage 113.3.
Ursächlich kommen v. a. Frakturhämatome, en-ge, nicht gespaltene Gipsverbände, Weichteiltrau-ma, z. B. Tritt gegen das Schienbein, oder Ödeme nach arteriellen Verschlüssen in Frage.

▶ **Klinik.** Leitsymptom der Erkrankung sind **dumpfe Schmerzen** und **prall gespannte Muskel-logen**. Im weiteren Verlauf kommt es zu Ein-schränkungen der Sensibilität und der Motorik. Da ein Kompartmentsyndrom zumeist am Unter-schenkel in der Tibialis-anterior-Loge auftritt, sind hier Sensibilitätsausfälle im ersten Zehenzwi-schenraum und Zehen- und Fußheberschwäche typisch (Ausfall des N. peronaeus profundus).

▶ **Diagnostik.** Entscheidend sind Anamnese und **klinische Symptomatik** sowie **Befunde. Die arte-riellen Pulse sind noch lange tastbar und ihr Vor-handensein schließt ein Kompartmentsyndrom nicht aus!** Zur Diagnosestellung sollte eine **subfas-ziale Druckmessung** durchgeführt werden. Wäh-rend Werte < 10 mmHg normal sind, kommt es bei Werten zwischen 20 und 40 mmHg zu einer Ein-schränkung der Mikrozirkulation. Ab Wer-ten > 40 mmHg spricht man von einem manifesten Kompartmentsyndrom.

▶ **Therapie.** Siehe Antwort zu Frage 113.4.
Eine operative Therapie wird ab einem Druck von 20–30 mm Hg in der Muskelloge durch-geführt. Es sollten auf keinen Fall Druckwerte von über 40 mm Hg toleriert werden, da es sonst zu ir-reversiblen Schäden von Muskulatur und Nerven kommt.

> **Zusatzthemen für Lerngruppen**
>
> - Differenzialdiagnosen mit Abgrenzungskrite-rien (z. B. Phlebothrombose)
> - Sudeck-Dystrophie
> - Tourniquet-Syndrom
> - Anatomie des Unterschenkels (4 Logen)

114   Akute Pankreatitis

114.1   An welche Erkrankung denken Sie?

Akute Pankreatitis: gürtelförmiger Oberbauch-schmerz, Erbrechen, elastische Bauchdeckenspan-nung (sog. Gummibauch), Druckschmerz im Ober-bauch sowie Labor (Leukozytose, Amylase-, Lipase-erhöhung)

| 114.2 | Nennen Sie mögliche Ursachen für diese Erkrankung! |

- **Gallenwegserkrankung** (Choledochussteine, Stenose der Papilla vateri) (45 %)
- **Alkoholabusus** (35 %)
- **idiopathisch** (15 %)
- Medikamente (z. B. Diuretika, β-Blocker, ACE-Hemmer)
- Trauma
- Virusinfektionen (z. B. Mumps)
- Hypertriglyzeridämie, Hyperkalzämie (z. B. bei Hyperparathyreoidismus)

| 114.3 | Beschreiben Sie die Therapie! |

- Stationäre Überwachung, je nach Befund evtl. auf Intensivstation
- Nahrungskarenz, parenterale Ernährung
- Ausreichende Flüssigkeits- und Elektrolytsubstitution
- Magensonde
- Stressulkusprophylaxe (z. B. Ranitidin 2 × 50 mg/d i. v.)
- Schmerztherapie (z. B. Pethidin 50 mg i. v.)
- ggf. Beseitigung eines Gallengangskonkrementes mittels ERCP

| 114.4 | Welche Komplikationen können auftreten? |

- Übergang in eine nekrotisierende Pankreatitis
- Bakterielle Infektion von Nekrosen
- Pankreaspseudozysten
- Arrosion von Gefäßen mit Magen-Darm-Blutungen
- Pankreasabszess
- Septische Komplikationen
- Kreislaufschock mit akutem Nierenversagen
- Verbrauchskoagulopathie, ARDS, Multiorganversagen

Kommentar

▶ **Definition und Einteilung.** Unter einer akuten Pankreatitis versteht man eine diffuse, seltener herdförmige interstitielle Entzündung des Pankreas. Es handelt sich um einen autodigestiven Prozess, der in verschiedene Schweregrade (mild, hämorrhagisch-nekrotisierend) und nach seinem zeitlichen Verlauf (einmalig, rezidivierend) eingeteilt werden kann.

▶ **Ätiopathogenese.** Die häufigsten Ursachen einer akuten Pankreatitis stellen **Gallenwegserkrankungen** (45 %) und **Alkoholabusus** (35 %) dar (s. Antwort zu Frage 114.2).

Aufgrund unterschiedlichster Ursachen kommt es zur Aktivierung von Pankreasenzymen, wodurch die Autodigestion eingeleitet wird. Durch die Freisetzung zahlreicher Substanzen (z. B. Trypsin, Elastase, Kinine) aus den zerstörten Pankreaszellen entwickelt sich das klinische Bild der Pankreatitis mit Schmerzen und Vasodilatation bis hin zum Schock.

▶ **Klinik.** Die Erkrankung äußert sich in heftigen Oberbauchschmerzen, die typischerweise gürtelförmig im Oberbauch verlaufen, jedoch auch in den gesamten Bauch- und Thoraxraum ausstrahlen können. Zusätzlich treten u. a. Übelkeit und Erbrechen, Hypotonie, Darmparesen, Fieber und Schockzeichen auf.

Selten lassen sich zyanotische Verfärbungen der Flanken- (Grey-Turner-Zeichen) bzw. der Nabelregion (Cullen-Zeichen) beobachten, die durch peripankreatische Einblutungen und deren Diffusion in die Subkutis entstehen (siehe ▶ Abb. 114.1).

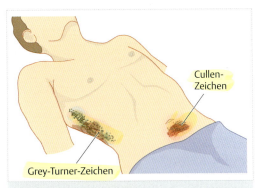

Abb. 114.1 Grey-Turner-Zeichen und Cullen-Zeichen (aus Baenkler H-W et al., Duale Reihe Innere Medizin, Thieme, 2013)

▶ **Diagnostik.** Diagnostisch wird die **Lipase** im Serum sowie die **Amylase** in Serum und Urin bestimmt. Weiterhin kann eine Erhöhung der Leukozyten, der Cholestaseparameter (γ-GT, alkalische Phosphatase bei Gallengangsobstruktion) sowie eine Hyperglykämie und Hypokalzämie (prognostisch ungünstig) vorliegen. An bildgebenden Verfahren kommen die **Sonografie**, die Abdomen-CT sowie die ERCP (bei V. a. Gallengangsobstruktion) zum Einsatz.

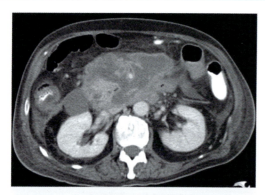

Abb. 114.2 Nekrotisierende Pankreatitis (CT Abdomen nach i. v. Kontrastmittelgabe) (aus Reiser M, Kuhn F-P, Debus J, Duale Reihe Radiologie, Thieme, 2011)

▶ **Therapie.** Siehe Antwort zu Frage 114.3.

Die Patienten müssen engmaschig, falls erforderlich auch intensivmedizinisch, überwacht werden. Die Therapie besteht zunächst in **absoluter Nahrungskarenz** und parenteraler Ernährung. Auf eine ausreichende Flüssigkeits- und Elektrolytsubstitution muss geachtet werden. Bei Bedarf kommen auch Analgetika (z. B. Pethidin) und Antibiotika zum Einsatz. Choledochussteine werden endoskopisch entfernt. Bei Verschlechterung des Krankheitsbildes mit Ausbildung von Nekrosen ist unter Umständen eine Nekrosektomie mit wiederholter Spülung der Pankreasloge notwendig.

▶ **Prognose.** Der Verlauf einer akuten Pankreatitis ist schwierig abzuschätzen. Wichtig ist die engmaschige intensivmedizinische Betreuung, um rechtzeitig eine nekrotisierende Pankreatitis zu erkennen und ihren Komplikationen entgegenzuwirken. Die Krankenhausletalität liegt bei 15 % und hängt vom Schweregrad der Erkrankung ab.

Zusatzthemen für Lerngruppen →•

- Anatomie und Physiologie des Pankreas
- Differenzialdiagnosen mit Abgrenzungskriterien zur akuten Pankreatitis

115 Gasbrand

115.1 Welche Verdachtsdiagnose stellen Sie?

Gasbrand (Syn.: Gasgangrän, Gasödem): ödematöse Schwellung mit serösem Sekret, Knistern der Haut durch Gasbildung (Hautemphysem), schlechter Allgemeinzustand

115.2 Welches Bakterium ist für diese Erkrankung vor allem verantwortlich?

Erreger: **Clostridium perfringens** (obligat anaerober, grampositiver Sporenbildner)

115.3 Wie können Sie Ihre Verdachtsdiagnose bestätigen?

- primär klinisch!
- Röntgen: typische Muskelfiederung durch die Gasbildung (s. ▶ Abb. 115.2)
- im Abstrich Nachweis grampositiver Stäbchen

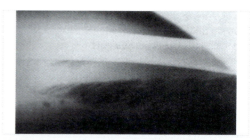

Abb. 115.2 Gasbrand mit typischer Muskelfiederung im Röntgenbild (aus Schumpelick V, Bleese N, Mommsen U, Kurzlehrbuch Chirurgie, Thieme, 2010)

115.4 Welche Therapiemaßnahmen sind zu ergreifen?

- breite Eröffnung der Wunde mit Exzision des nekrotischen Gewebes, offene Wundbehandlung, Spülung mit H_2O_2, ggf. auch Amputation der betroffenen Extremität
- Antibiotikatherapie: Mittel der Wahl bei Clostridieninfektionen ist Penicillin G, da jedoch in $3/4$ der Fälle eine Mischinfektion vorliegt, sollte ergänzend z. B. Metronidazol gegeben werden, da dies gegen aerobe und anaerobe Bakterien wirksam ist.

- hyperbare Oxygenierung: Beatmung mit reinem Sauerstoff, um die Toxinproduktion der Clostridien (anaerobes Bakterium!) zu unterbrechen
- intensivmedizinische Betreuung (cave: Multiorganversagen!)

Kommentar

▶ **Ätiologie.** Der **Gasbrand** bzw. die **Gasgangrän** ist eine Infektion durch Clostridium perfringens. Weitere Erreger können Clostridium septicum oder C. novyi sein. Clostridien sind anaerobe, grampositive Sporenbildner, die ubiquitär vorkommen. In ca $^3/_4$ der Fälle liegt zudem eine Mischinfektion mit E. coli, Streptococcus faecalis oder anderen Enterobakterien vor.

▶ **Pathogenese.** Besonders begünstigend für eine Infektion sind stark verschmutzte und tiefe Wunden. Dieses anaerobe Milieu benötigt das Bakterium für seine Vermehrung. Die Erkrankung wird durch verschiedene Enzyme und Toxine ausgelöst, die zu einer Zerstörung der Zellmembranen mit massivem Zelluntergang führen. Die Folge sind Hämolyse und Myolyse mit Gasbildung und eine Schwächung des Immunsystems.

Etwa die Hälfte der Gasbranderkrankungen tritt nach einem Trauma auf, ein Drittel postoperativ (insbesondere nach Darm- bzw. Gallenblasenresektionen). In den anderen Fällen ist keine Ursache zu finden. Besonders betroffen sind Patienten mit Durchblutungsstörungen, Diabetes mellitus oder Neoplasmen, bei denen ein Gasbrand auch spontan auftreten kann.

▶ **Klinik.** Nach einer Inkubationszeit von Stunden bis wenigen Tagen kommt es zu einem starken Wundschmerz bei relativ unauffälligen Wundverhältnissen. Im Verlauf kommt es zu einer ödematösen Schwellung der Wunde und dem typischen Knistern durch die Gasbildung. Klassisch findet sich auch ein süßlicher Wundgeruch. Der ausgedehnte Zellverfall führt zu Allgemeinsymptomen wie Tachykardie, Hypotonie und letztendlich zu einer Sepsis mit Multiorganversagen.

▶ **Diagnostik.** Siehe Antwort zu Frage 115.3.

Die Diagnose wird aufgrund des klinischen Bildes einer sich rasch ausbreitenden Infektion gestellt. Im Röntgenbild findet sich durch die Gasbildung eine Fiederung der Muskulatur. Ein Nachweis des Erregers aus der Wunde ist möglich, hat aber nur eine geringe klinische Bedeutung, da das Ergebnis meist erst nach einigen Tagen vorliegt und ein Teil der Patienten dies nicht mehr erleben würde.

▶ **Therapie.** Siehe Antwort zu Frage 115.4.

Aus diesem Grund ist bei klinischem Verdacht auf Gasbrand eine sofortige chirurgische Therapie indiziert. Im Mittelpunkt steht hierbei die breite Eröffnung der Wunde mit Exzision von Nekrosen, um möglichst viel Sauerstoff in die Wunde zu bringen. Ergänzende Maßnahmen sind eine antibiotische Therapie, z. B. mit Penicillin G und Metronidazol, sowie eine hyperbare Oxygenierung. Der Nutzen dieser Maßnahme wird jedoch noch diskutiert. Als Ultima ratio ist bei ausgedehnten Befunden die Amputation der Extremität indiziert.

▶ **Prognose.** Der Gasbrand ist ein Krankheitsbild, welches auch behandelt noch eine Letalität von 30 % aufweist.

Zusatzthemen für Lerngruppen

- Differenzialdiagnosen mit Abgrenzungskriterien zum Gasbrand
- Meldepflicht

---

116 Cushing-Syndrom

116.1 Welche endokrinologische Erkrankung vermuten Sie anhand von Anamnese und Klinik?

Hyperkortisolismus (**Cushing-Syndrom**): Anamnese (Gewichtszunahme, Muskelschwäche) und Klinik (arterieller Hypertonus, pathologischer Blutzuckerwert) und Inspektion (Adipositas, Striae rubrae bei schneller Gewichtszunahme, Vollmondgesicht)

116.2 Nennen Sie Laboruntersuchungen, die Ihnen weiterhelfen können!

- Nachweis des Hyperkortisolismus:
  - **Dexamethason-Kurztest**: Einmalig exogen zugeführtes Dexamethason supprimiert normalerweise die CRH- und ACTH-Sekretion und es kommt zum Abfall des Serumkortisols; keine Suppression bei Hyperkortisolismus → Screening

- **Dexamethason-Langtest**: 3 mg Dexamethason an 3 Tagen supprimiert die CRH- und ACTH-Sekretion zuverlässig → Diagnosesicherung durch Bestimmung des Serumkortisolspiegels
  - **Freies Kortisol** im 24 h-Sammelurin erhöht
  - Aufhebung der zirkadianen Rhythmik des Serumkortisols
- **Differenzierung zwischen hypophysärem und adrenalen Ursprung:**
  - **ACTH basal**: normaler bis niedriger Wert bei übermäßiger Kortisolproduktion der Nebennieren, hoher Spiegel bei hypophysär bedingtem Hyperkortisolismus
  - **CRH-Test**: Exogene Zufuhr von CRH führt zur Steigerung der Sekretion von ACTH und Kortisol, bei hypophysärem Ursprung heftiger Anstieg des ACTH- und Kortisol-Spiegels, bei adrenalem Ursprung kein Anstieg.
- **Nachweis von ektopen (paraneoplastischen) Cushing-Syndromen:**
  - **ACTH basal**: Sekretion von ACTH durch Tumor (häufig Bronchialkarzinom, Karzinoid) → massive Erhöhung des ACTH
  - **CRH-Test**: kein Anstieg von ACTH bei exogener Zufuhr von CRH
  - **Dexamethason-Langtest**: keine Suppression des Serumkortisols

116.3 Welche weiteren Untersuchungen veranlassen Sie, um den Ort der endokrinologischen Störung zu lokalisieren?

- Sonografie und CT der Nebennierenrinden
- MRT zur Darstellung der Hypophyse (kann falsch negativ ausfallen, da häufig nichtnachweisbare Mikroadenome vorliegen)

116.4 Wie gehen Sie therapeutisch bei dieser Patientin vor?

- Bei **Hypophysenadenom**: transsphenoidale/ transnasale Adenomentfernung
- Bei **Nebennierenadenom**: Adrenalektomie (laparoskopisch oder über retroperitonealen Zugang)
- Bei inoperablem **Nebennierenrindenkarzinom**: palliative Chemotherapie
- Bei inoperablem **Hypophysen-Tumor**: medikamentöse Blockade der Kortisolsynthese (z. B. mit Ketoconazol) bei gleichzeitiger Dexamethason-Substitution

Kommentar

▶ **Definition und Ätiologie.** Unter dem Oberbegriff Cushing-Syndrom werden die klinischen Symptome einer länger dauernden Kortisoneinwirkung zusammengefasst.

Hierfür gibt es endogene und exogene Ursachen. Ein exogenes Cushing-Syndrom wird durch eine Langzeitbehandlung mit Kortison, z. B. bei Asthma bronchiale, ausgelöst. Bei der endogenen Form unterscheidet man ein ACTH-abhängiges, welches durch ein Hypophysenadenom (Morbus Cushing), ektope ACTH-Bildung oder ein Neoplasma ausgelöst wird, von einem ACTH-unabhängigen Cushing-Syndrom durch Nebennierentumoren oder idiopathische Nebennierenrindenhyperplasie.

▶ **Klinik.** Die Patienten leiden u. a. an Hypertonus, Diabetes mellitus, Adynamie, Veränderungen des körperlichen Erscheinungsbildes (Stammfettsucht, Vollmondgesicht) und des Bindegewebes (Striae rubrae, vermehrte Gefäßfragilität, Pergamenthaut), Osteoporose sowie geschwächter Immunabwehr. Bei Frauen kommt es durch eine erhöhte ACTH-Bildung auch zur vermehrten Bildung von Androgenen. Hierdurch können Zyklusstörungen, Amenorrhö und Hirsutismus auftreten. Darüber hinaus können sich psychiatrische Symptome (v. a. depressiv gefärbte Psychosen) und sexuelle Dysfunktionen entwickeln.

▶ **Diagnostik.** Während eine exogene Einwirkung leicht auszuschließen ist, erfolgt die Differenzierung zwischen einem zentralen, ektopen oder adrenalen Cushing-Syndrom durch verschiedene endokrinologische Tests. Neben der Bestimmung von Kortisol und ACTH sind hierzu die Dexamethason-Tests sowie der CRH-Test notwendig (s. Antwort zu Frage 116.2). Zur Lokalisationsdiagnostik kommen zusätzlich CT oder MRT zum Einsatz. Bei Nachweis einer ektopen ACTH-Produktion muss eine Tumorsuche (z. B. Bronchialkarzinom, Karzinoid) erfolgen.

▶ **Therapie.** Siehe Antwort zu Frage 116.4.
Die Therapie besteht grundsätzlich in der operativen Entfernung eines nachgewiesenen Hypophysen- oder Nebennierenadenoms.
Bei Nachweis einer paraneoplastischen, ektopen ACTH-Produktion ist eine Primärtumortherapie notwendig. Ist eine Therapie der Ursache des Hyperkortisolismus nicht möglich, kann durch adre-

nostatische Substanzen, z.B. Ketoconazol, eine Hemmung der Kortisolproduktion erreicht werden. Postoperativ ist nach Adrenalektomie z.T. eine Steroidsubstitution für bis zu 2 Jahre notwendig, bis sich die kontralaterale atrophische Nebenniere wieder erholt hat. Zusätzlich sollten zunächst regelmäßig Laborkontrollen durchgeführt werden, um eine postoperative Elektrolytentgleisung rechtzeitig therapieren zu können.

▶ **Prognose.** Lagen benigne Ursachen für den Hyperkortisolismus vor, haben die Patienten eine gute Prognose. Die Symptome bilden sich mit Ausnahme der Osteoporose vollständig zurück. Rezidive sind nach erfolgter Therapie v.a. beim zentralen Morbus Cushing möglich (in bis zu 30% der Fälle). In ca. 20% der Fälle werden nach bilateraler Adrenalektomie rasch und invasiv wachsende Hypophysentumoren, sog. Nelson-Syndrom, beobachtet. Hierbei finden sich exzessiv erhöhte ACTH-Spiegel, braune Hautpigmentierung sowie ein mukoidzelliges Hypophysenvorderlappenadenom, welches neurochirurgisch entfernt werden muss. Bei malignen Tumoren ist die Prognose schlecht.

Zusatzthemen für Lerngruppen ➔•

- Glukortikoide (z.B. Regelkreis, Synthese, Wirkung)
- Differenzialdiagnosen mit Abgrenzungskriterien zum Cushing-Syndrom
- Hyperaldosteronismus (Conn-Syndrom)

117 Meckel-Divertikulitis

117.1 Welche therapeutischen Schritte sind aufgrund der Krankheitsentwicklung einzuleiten?

Aufgrund von Anamnese und Klinik stellt sich weiterhin die Verdachtsdiagnose Appendizitis. Da keine Besserung der Symptomatik eingetreten ist und die Entzündungsparameter sogar ansteigen, sollte eine Laparoskopie oder Laparotomie erfolgen.

117.2 Woran sollten Sie bei der geschilderten Anamnese sowie folgendem laparoskopischen Befund (unauffällige Appendix jedoch Peritonitis im rechten Unterbauch) unbedingt denken?

Meckel-Divertikel: Symptomatik einer akuten Appendizitis, jedoch intraoperativ reizlose Appendix, erfordert die Suche nach einem Meckel-Divertikel.

117.3 Wo befindet sich diese Struktur? Erläutern Sie die Entstehung dieser Struktur!

- **Lokalisation**: 0,3–1 m oral der Ileozökalklappe, antimesenterial
- **Pathogenese**: persistierender proximaler Teil des Dottersackganges (Ductus omphaloentericus), bildet sich normalerweise in der 6.–7. Fetalwoche zurück, Rudimente verschiedener Rückbildungsgrade sind bei 1–3% der Bevölkerung zu finden; es kann Magen-Mukosa enthalten.

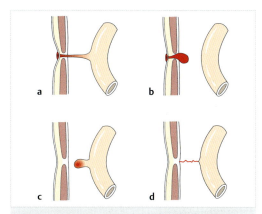

Abb. 117.1 Typische Formen der Rückbildungsstörung des Ductus omphaloentericus: a) persistierende Dünndarm-Nabel-Fistel, b) inkomplette Nabelfistel, c) Meckel-Divertikel, d) Atresie mit Bindegewebestrang (aus Schumpelick V, Bleese N, Mommsen U, Kurzlehrbuch Chirurgie, Thieme, 2010)

117.4 Nennen Sie weitere Komplikationen, die auftreten können!

Ulzeration, Blutung, Invagination, Ileus, Perforation, maligne Entartung

Kommentar

▶ **Definition.** Das Meckel-Divertikel ist ein ca. 2–10 cm langer Überrest des embryonalen Ductus omphaloentericus und ist innerhalb eines Meters oral der Ileozökalklappe zu finden. Es stellt die häufigste Anomalie des Gastrointestinaltrakts dar.

▶ **Ätiopathogenese.** Siehe Antwort zu Frage 117.3.

▶ **Klinik.** Das Meckel-Divertikel ist meist asymptomatisch. Erst bei Auftreten von Komplikationen wie Divertikulitis, Ulzeration, Blutung, Perforation, Invagination und Ileus kommt es zu Bauchschmerzen, v. a. im Mittelbauch und rechten Unterbauch, Übelkeit und Erbrechen. Oft tritt auch ein peranaler Blutabgang auf.

▶ **Diagnostik.** Die Diagnose wird meist erst intraoperativ gestellt.

▶ **Therapie.** Da die Beschwerden im Unter- und Mittelbauch lokalisiert sind, wird eine Operation meist unter dem Verdacht auf eine akute Appendizits begonnen. Ein symptomatisches Divertikel wird operativ entfernt, bei großen Befunden kann auch eine Segmentresektion notwendig sein. Falls sich bei einer vermuteten Appendizitis die Appendix blande darstellt, sollte auf jeden Fall nach einem Meckel-Divertikel als mögliche Ursache der Beschwerden gesucht und dieses reseziert werden.

Sollte ein asymptomatisches Meckel-Divertikel als Zufallsbefund bei einer Laparotomie aus einem anderem Grund gefunden werden, gibt es keine einheitlichen Empfehlungen. Während einige Autoren die routinemäßige Resektion empfehlen, sehen andere die Entfernung aufgrund der nur geringen Komplikationswahrscheinlichkeit als nicht gerechtfertigt.

> ### Zusatzthemen für Lerngruppen →•
>
> • Differenzialdiagnosen mit Abgrenzungskriterien zur Meckel-Divertikulitis
> • Ductus omphaloentericus

118 Klavikulafraktur

118.1 **Stellen Sie eine Diagnose anhand der Anamnese, der Klinik und des Röntgenbildes!**

Klavikulafraktur in Schaftmitte: Anamnese (Sturz auf Schulter), Klinik (schmerzhafte Schwellung der Klavikula) und Röntgenaufnahme (Klavikulafraktur in Schaftmitte)

118.2 **Worauf müssen Sie bei dieser Verletzung achten? Welche Strukturen sind gefährdet?**

• offene Fraktur
• Begleitverletzungen von Plexus brachialis, A. und V. subclavia, Lunge, Pleura sowie knöcherne Verletzungen wie Rippenfrakturen (v. a. 1. Rippe)

118.3 **Beschreiben Sie die Therapie bei diesem Jungen!**

Anlage eines **Rucksackverbandes** für 3–4 Wochen; radiologische Kontrollen

118.4 **Nennen Sie Indikationen für eine operative Therapie!**

• offene Fraktur
• Begleitverletzung von Plexus brachialis, Arteria oder Vena subclvia
• starke Stufenbildung (konservativ nicht reponierbar)
• laterale Frakturen mit Instabilität des Akromioklavikulargelenkes
• Pseudarthrosenbildung nach konservativer Therapie
• Bandrupturen
• Notwendigkeit einer raschen Stabilisierung, z. B. bei Sportlern

Kommentar

▶ **Allgemeines.** Bei der **Klavikulafraktur** handelt es sich um eine der häufigsten Frakturen des Kindes- und Erwachsenenalters.

▶ **Ätiopathogenese.** Unter der Geburt kann es durch unsachgemäße Entwicklung bzw. Übergewicht des Neugeborenen zur Fraktur des Schlüsselbeins kommen. Bei Kindern und Erwachsenen entsteht die Fraktur meist durch ein **indirektes Trauma**, wie z. B. Sturz auf den ausgestreckten Arm oder auf die Schulter. Hierbei ist dann v. a. die **Schaftmitte** betroffen. **Direkte Traumata**, wie z. B. Schlag oder Schuss, führen dagegen meist zu **lateralen Klavikulafrakturen**.

▶ **Klinik.** Bei **Neugeborenen** findet sich meist ein **symptomarmer Verlauf**. Oft halten die Kinder den Arm in Schonhaltung, der Moro-Reflex ist an der betroffenen Seite abgeschwächt. Bei Erwachsenen fallen eine **Weichteilschwellung** und **Bewegungsschmerzen** der Schulter auf. Bei einer medialen

Fraktur kommt es zusätzlich durch den Zug des M. sternocleidomastoideus zu einem Hochstand des medialen Knochenfragmentes.

▶ **Diagnostik.** Bei Erwachsenen und Kindern ist es anhand der charakteristischen Fehlstellung möglich, die Diagnose zu stellen. Verifiziert wird die Klavikulafraktur durch eine **Röntgenaufnahme** im a. p.- sowie im tangentialen Strahlengang.

▶ **Therapie. Mediale Frakturen** und **Frakturen in Schaftmitte** werden für 3–4 Wochen mit einem **Rucksackverband** ruhig gestellt, bei **lateralen Frakturen** wird der **Desault-Verband** bevorzugt. Indikationen für eine **operative Therapie** s. Antwort zu Frage 118.4. Mediale Frakturen sowie Frakturen in Schaftmitte werden mittels Plattenosteosynthese oder intramedullärer Nagelung mit elastischen Titannägeln versorgt, bei lateralen Frakturen erfolgt eine Ruhigstellung mit Spickdrähten und einer Zuggurtungsosteosynthese oder Hakenplatte.

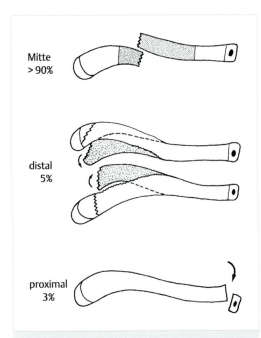

Abb. 118.2 Formen der Klavikulafraktur (aus von Laer L, Kraus R, Linhart W, Frakturen und Luxationen im Wachstumsalter, Thieme, 2012)

Eine frühfunktionelle Nachbehandlung sollte schon 3–4 Tage postoperativ durchgeführt werden. Eine volle Belastung ist nach ca. 3 Monaten möglich. Die Metallentfernung kann bei Zuggurtungsosteosynthesen nach etwa 6 Wochen, bei Plattenosteosynthesen nicht vor dem 7. Monat erfolgen.

▶ **Prognose.** Bei konservativem Vorgehen erfolgt meist eine gute Heilung. Schmerzen und Schultersteife nach 2–3 Monaten sprechen für eine persistierende Instabilität und die Entwicklung einer Pseudarthrose (ca. 7 % der Fälle). Dann muss eine operative Therapie erfolgen. Bei operativem Vorgehen wird frühzeitig eine volle Funktionsfähigkeit erreicht.

Zusatzthemen für Lerngruppen   →•

- Anatomie des Schultergürtels und des Oberarms
- Klassifikation der lateralen Klavikulafrakturen nach Jäger und Breitner
- Untersuchung des Schultergürtels und des Oberarms (Inspektion, Palpation, Funktionsprüfungen)

---

119   Abdominaltrauma

119.1   Welche Verdachtsdiagnose stellen Sie?

Stumpfes Abdominaltrauma mit Verletzung intraabdomineller Organe: Unfallanamnese, Bauchschmerz, Schockzeichen (Tachykardie, Hypotonie)

119.2   Wie gehen sie weiter vor, um Ihre Verdachtsdiagnose zu bestätigen?

- klinische Untersuchung, Pulsoxymetrie
- **Notfalllabor** für OP-Vorbereitung: Blutbild, Gerinnung, Elektrolyte, Leber-, Nieren- und Pankreaswerte, BGA, Blutgruppenbestimmung, Kreuzblut, Urin-Status
- **Sonografie des Abdomens (FAST = Focussed assessment with sonography in trauma)**: freie Flüssigkeit, Verletzungen von Leber, Milz, Nieren oder Pankreas

- Röntgen:
  - **Abdomenübersicht** im Stehen oder Linksseitenlage: freie intraabdominelle Luft, Organverlagerungen
  - **Thorax** in 2 Ebenen: freie Luft unter dem Zwerchfell, Begleitverletzungen, wie z. B. Pneumothorax, Pleuraerguss, Zwerchfellruptur, Mediastinalverbreiterung, Lungenkontusion
- bei unklaren Befunden **CT von Thorax und Abdomen**
- **Peritoneallavage** (wird heute nur noch selten durchgeführt): Über eine Punktion wird Ringer-Lösung in das Abdomen instilliert und die zurücklaufende Flüssigkeit auf Blut-, Stuhl- oder Gallebeimengungen untersucht.

119.3 **Erklären Sie den Begriff der zweizeitigen Milzruptur!**

- Durch ein Trauma kommt es zu einem Einriss des Milzparenchyms, die derbe Milzkapsel bleibt zunächst noch intakt.
- Nach symptomfreiem Intervall (Stunden bis Wochen) kommt es durch das Hämatom zu einer Ruptur der Milzkapsel mit intraabdomineller Blutung.

119.4 **Welche Maßnahme sollte bei unklaren Befunden in jedem Fall durchgeführt werden?**

Bei unklaren Befunden sollte bei Verdacht auf eine Läsion intraabdomineller Organe eine **explorative Laparoskopie** oder **Laparotomie** erfolgen.

Kommentar

▶ **Definition.** Wenn äußere Gewalt auf die Leibeswand einwirkt und dies zu Verletzungen intraabdomineller Organe führt, spricht man von einem Abdominaltrauma (Syn.: Bauchtrauma). Bei einem Abdominaltrauma können prinzipiell alle intraabdominellen Organe betroffen sein sowie begleitend Verletzungen an den intrathorakalen Organen auftreten.

▶ **Pathogenese.** Als Ursache eines Abdominaltraumas kommen **stumpfe** oder **perforierende** Verletzungen in Frage. Stumpfe Verletzungen können durch Auffahrunfälle mit Lenkradanprall, Schläge oder Einklemmungen ausgelöst werden,

perforierende z. B. durch Messerstiche oder Pfählungsverletzungen.

▶ **Klinik.** Die Klinik kann von Prellmarken und Bauchdeckenhämatomen bis zum Bild des akuten Abdomens mit Abwehrspannung reichen. Bei starken Blutverlusten kann auch ein Schockzustand auftreten.

▶ **Diagnostik.** Siehe Antworten zu Fragen 119.2 und 119.4.

Zur initialen Diagnostik gehören **Sonografie** sowie **Röntgenaufnahmen von Abdomen und Thorax**. Hierdurch können freie Flüssigkeit und freie intraabdominelle Luft als Hinweis für eine Verletzung von parenchymatösen Organen bzw. eine Perforation eines Hohlorgans nachgewiesen werden. Bei unklaren Befunden sollte – wenn möglich – eine CT erfolgen.

Eine Alternative ist die sog. Peritoneallavage, die heutzutage nur noch selten zum Einsatz kommt. Hierbei wird die Bauchhöhle mit Ringer-Lösung gespült und das Spülsekret auf Blut-, Stuhl und Gallebeimengungen hin untersucht.

Besondere Aufmerksamkeit sollte bei der Diagnostik subkapsulären Hämatomen von Leber und Milz geschenkt werden, denn hier kann es noch nach einigen Tagen oder Wochen sekundär (zweizeitig) zu einer Kapselruptur mit intraabdomineller Blutung kommen. Diese Befunde sollten unter stationären Bedingungen regelmäßig sonografisch kontrolliert werden.

▶ **Therapie.** Nach Stabilisierung der Vitalfunktionen des Patienten am Unfallort sollte jeder Patient mit einem Bauchtrauma **stationär** aufgenommen und überwacht werden. Bei auffälligen Befunden in der Diagnostik bzw. bei anhaltendem hämorrhagischem Schock erfolgt eine Laparoskopie bzw. **Laparotomie** mit Versorgung von intraabdominellen Verletzungen. Bei isolierten Leber- oder Milzverletzungen steht bei stabilen Kreislaufverhältnissen heutzutage (auch bei einer ausgeprägten Schädigung) die konservative Therapie im Vordergrund. Handelt es sich um ein perforierendes Abdominaltrauma muss regelhaft eine Laparotomie erfolgen, da kleine Verletzungen des Darmes in der Diagnostik oft nicht nachzuweisen sind und der Patient erst durch ein zunehmend septisches bzw. schockiges Krankheitsbild auffällt. Der die Bauchdecke perforierende Gegenstand darf erst bei der operativen Revision entfernt werden.

- Komplikationen des Abdominaltraumas
- Polytrauma
- Zugangswege zum Abdomen
- Peritonitis

120 Hämorrhoiden

120.1 Welche Untersuchungen führen Sie als erstes durch?

- **Inspektion**: Veränderungen im Bereich der Anal-haut, z. B. Fissuren, Erosionen, Ekzeme, Papillome, Analkarzinom, prolabierte Hämorrhoiden; Patient wie beim Stuhlgang pressen lassen zum Ausschluss von Hämorrhoiden im Stadium II/III
- **rektal-digitale Untersuchung**: Nachweis von Polypen, Tumoren oder innerem Schleimhaut-prolaps
- **Prokto-Rektoskopie**: Nachweis vergrößerter Hä-morrhoidalpolster, Tumoren, Polypen, Angiodys-plasien, innerer Schleimhautprolaps; Biopsieent-nahme möglich (Proktoskopie bis 5 cm ab ano, Rektoskopie bis 20 cm ab ano)

120.2 Welche weitere Untersuchung ist un-bedingt notwendig?

Koloskopie: Ausschluss höhergelegener Blutungs-quellen, z. B. Tumor

120.3 Nennen Sie die Stadieneinteilung der Hämorrhoiden!

Tab. 120.1 Stadieneinteilung von Hämorrhoiden

Stadium	Kriterien
Stadium I (Grad I)	Knoten oberhalb der Linea den-tata, von außen nicht sichtbar
Stadium II (Grad II)	Knoten prolabieren beim Pres-sen, reponieren sich von selbst
Stadium III (Grad III)	Knoten prolabieren bei Bauch-presse, reponieren nicht mehr spontan
Stadium IV (Grad IV)	keine Reposition mehr möglich, Analprolaps

120.4 Beschreiben Sie die Therapiemaßnah-men, die bei der Patientin in Frage kommen!

- **konservativ**:
  - Stuhlgangsregulierung (ballaststoffreiche Er-nährung, ausreichende Trinkmenge, Vermei-den vom Pressen beim Stuhlgang, evtl. Lax-anzien, Füll- und Quellmittel)
  - Salben und Suppositorien (z. B. Faktu): wirken anästhesierend sowie entzündungshemmend
  - Analhygiene, Sitzbäder (z. B. mit Kamille)
  - Sklerosierung; Kryotherapie (führen zur narbi-gen Gewebeschrumpfung), Infrarotkoagulation
  - Gummibandligatur nach Barron (Gummiring an der Basis führt zur Nekrose der Hämorrhoi-de)
- **operativ**:
  - **Hämorrhoidektomie nach Milligan-Morgan**: Entfernung der Hämorrhoidalknoten mit darü-berliegender Schleimhaut, cave: Es müssen ausreichend Schleimhautbrücken zwischen den Resektionsflächen bleiben, um die Sensibi-lität zu erhalten und eine Stenosierung zu ver-hindern!
  - **submuköse Hämorrhoidektomie nach Parks**: Herauslösen der Hämorrhoidalknoten aus der Schleimhaut, d. h. keine Resektion der Schleimhaut! Anschließend Naht der Schleim-hautinzision.
  - **Stapler-OP nach Longo**: zirkuläre Mukosekto-mie, möglich bei Hämorrhoiden Grad II/III; bei Hämorrhoiden Grad IV, d. h. nicht reponiblen Hämorrhoiden, kommt dieses Verfahren übli-cherweise nicht zum Einsatz, da sonst sensible Analschleimhaut mitentfernt und somit die Feinkontinenz beeinträchtigt werden würde.

Kommentar

▶ **Definition und Anatomie.** Unter Hämorrhoiden versteht man eine **Hyperplasie des Corpus caver-nosum recti**. Diese werden vom Plexus haemor-rhoidalis gebildet und stellen arteriovenöse Shunt-verbindungen dar. Gespeist werden sie von den 3 Ästen der A. rectalis superior, wodurch die typi-schen Hämorrhoidalknoten bei 3, 7 und 11 Uhr in Steinschnittlage zu erklären sind. Die Aufgabe des Corpus cavernosum recti ist die Gewährleistung der Feinkontinenz.

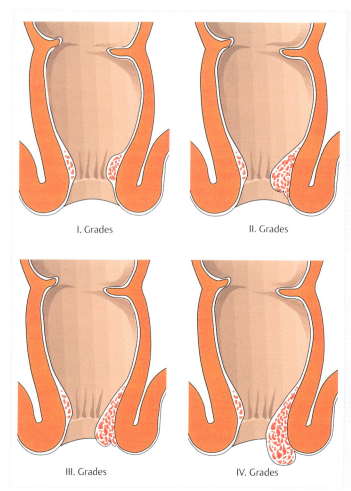

I. Grades

II. Grades

III. Grades

IV. Grades

Abb. 120.2 Schematische Darstellung der unterschiedlichen Grade des Hämorrhoidalleidens. (Die Einteilung erfolgt orientiert am Prolapsgrad: a Hämorrhoiden 1. Grades prolabieren nur in das Proktoskop, b bei zweitgradigen Hämorrhoiden prolabiert der Hämorrhoidalplexus beim Pressen nach außen, reponiert sich aber spontan nach Beendigung des Pressvorganges, während er [c] bei drittgradigen Hämorrhoiden auch nach Beendigung des Pressens nicht spontan reponiert, mit dem Finger aber reponibel ist [rechts im Bild]. Links in c ist ein viertgradiges Hämorrhoidalleiden mit außen fixiertem, nicht reponiblem Prolaps dargestellt.) (aus Winkler R, Otto P, Schiedeck T, Proktologie, Thieme, 2011)

▶ **Ätiopathogenese.** Ursächlich für eine Vergrößerung des Corpus cavernosum recti können vermehrtes Pressen beim Stuhlgang aufgrund einer chronischen Obstipation, sitzende Tätigkeit, Adipositas, Sphinkterspasmus und ein portaler Hypertonus sein.

▶ **Einteilung.** Siehe Antwort zu Frage 120.3.

▶ **Klinik.** Das Vorliegen von Hämorrhoiden selbst muss nicht bedeuten, dass der Patient Beschwerden hat. Erst beim Auftreten von Symptomen besteht eine Therapiebedürftigkeit, man spricht dann vom Hämorrhoidalleiden.

Das Hauptsymptom im Stadium I ist die schmerzlose hellrote Blutung. Mit zunehmender Größe der Hämorrhoidalknoten kommt es zu Jucken, Brennen und Nässen. Dies lässt sich mit der

Sekretion und Entzündung der prolabierten Schleimhaut erklären. Die Blutung tritt in den Hintergrund. Im Stadium 4 klagen die Patienten über Schmerzen vor allem nach der Defäkation.

▶ **Diagnostik.** Mit der Anamnese erhält man durch den Zusammenhang der Symptome mit dem Pressakt/Stuhlgang einen Hinweis auf ein Hämorrhoidalleiden.

Mit der **Inspektion** lassen sich bereits Hämorrhoiden vom Grad IV, Ekzeme sowie Rötung der Analhaut nachweisen. Anschließend lässt man den Patienten wie beim Stuhlgang pressen. Hämorrhoiden Grad II prolabieren und reponieren spontan, Hämorrhoiden Grad III prolabieren ohne spontane Reposition.

Bei der **rektal-digitalen Untersuchung** sind die **Hämorrhoiden nicht palpabel** (nur in den seltensten Fällen der Thrombosierung oder Inkarzeration tastbar). Auf jeden Fall sollte eine **Koloskopie** zum Ausschluss eines Kolon- oder Rektumkarzinoms erfolgen, da ca. jeder 6. Patient mit einem Tumor auch Hämorrhoiden hat. Nie mit der Diagnose Hämorrhoiden zufrieden geben bei inkompletter Diagnostik!

▶ **Therapie.** Siehe Antwort zu Frage 120.4.

Es sollten ergänzend immer allgemeine Maßnahmen wie Gewichtsreduktion und Stuhlregulation zur Therapie des Hämorrhoidalleidens durchgeführt werden. In **Stadium I** kann neben einer medikamentösen Behandlung zunächst eine Sklerosierungs- oder Kryotherapie angewandt werden. Bei Hämorrhoiden im **Stadium II** wird eine Gummibandligatur nach Barron durchgeführt. Ab dem **Stadium III**, evtl. auch schon ab Stadium II, sollten die vergrößerten Knoten operativ entfernt werden.

Zusatzthemen für Lerngruppen →•

- Anatomie des Analkanals
- Komplikationen der Hämorrhoiden
- Differenzialdiagnosen mit Abgrenzungskriterien zum Hämorrhoidalleiden

121 Bronchialkarzinom

121.1 Welche Verdachtsdiagnose stellen Sie anhand der Anamnese, der Klinik und des Röntgenbildes?

V. a. **Bronchialkarzinom**: Anamnese und Klinik (chronischer, blutiger Husten; Raucheranamnese) und Röntgenaufnahme (pulmonaler Rundherd linker Oberlappen)

121.2 Nennen Sie Risikofaktoren für die Entstehung dieser Erkrankung!

- Nikotinabusus
- Umweltgifte und industrielle Noxen, z. B. Nickel, Arsen, Radon, polyzyklische aromatische Kohlenwasserstoffe, Asbest
- Narbenkarzinome (nach Lungennarben) und Kavernenkarzinome (nach Tuberkulose)

121.3 Nennen Sie die verschiedenen histologischen Formen des Bronchialkarzinoms!

- **nichtkleinzellige Karzinome:**
  - Plattenepithelkarzinome (ca. 45 %): $2/3$ zentral wachsend, führen zu Bronchusverschlüssen und nachgeschalteten Resorptionsatelektasen
  - Adenokarzinome (ca. 20 %): liegen zu 75 % peripher, sehr frühe hämatogene Metastasierung
  - Großzelliges Bronchialkarzinom (ca. 10 %): rasche hämatogene und lymphogene Metastasierung
- **kleinzelliges Bronchialkarzinom** (ca. 20 %): vor allem zentral wachsend, sehr aggressiv mit früher hämatogener und lymphogener Metastasierung

121.4 Welche Resektionsverfahren können beim Bronchialkarzinom durchgeführt werden?

- **Lobektomie**: Absetzen eines Lungenlappens am Hauptbronchus
- **Manschettenresektion**: Resektion des tumortragenden Bronchusabschnittes und erneute Anastomosierung
- **Segmentresektion**: bei eingeschränkter Lungenfunktion alleinige Resektion des tumortragenden Lungensegmentes
- **extraanatomische Lungenteilresektion**: atypische Resektion des befallenen Lungengewebes
- **Pneumektomie** bzw. erweiterte Pneumektomie: Resektion einer Lunge, evtl. mit Resektion benachbarter befallener Strukturen, z. B. Pleura, Perikard, Zwerchfell, Rippen

121.5 ! Was versteht man unter einem Pancoast-Tumor?

- peripheres Bronchialkarzinom, ausgehend von der Lungenspitze
- anfangs klinisch stumm, später typische Klinik durch Infiltration umgebender Strukturen:
  - Horner-Trias: Ptosis, Miosis, Enophthalmus durch Infiltration des Ganglion stellatum
  - Parästhesien im Unterarm durch Infiltration des Plexus brachialis
  - Armschwellung bei Lymph- und Venenstau

Kommentar

▶ **Epidemiologie.** Das **Bronchialkarzinom** stellt den weltweit häufigsten Tumor des Mannes und den dritthäufigsten bei der Frau dar (Männer : Frauen = 4:1). Die Tendenz ist steigend mit einen Altersgipfel zwischen dem 50. und 60. Lebensjahr.

▶ **Ätiopathogenese.** Ein **Nikotinabusus** ist in ca. 85 % der Fälle als auslösende Ursache nachzuweisen. Die Latenzzeit kann hierbei 15–30 Jahre betragen (s. Antwort zu Frage 121.2). Die Metastasierung erfolgt bevorzugt in Gehirn, Leber, Skelett, Nebenniere und Lymphknoten.

▶ **Einteilung.** Die Einteilung der WHO erfolgt aufgrund der Histologie in 4 verschiedene Typen: kleinzelliges Bronchialkarzinom, Plattenepithelkarzinom, Adenokarzinom, großzelliges Karzinom. Bezüglich der Prognose und Therapie wird zwischen kleinzelligen und nichtkleinzelligen Karzinomen unterschieden (s. Antwort zu Frage 121.3).

▶ **Klinik.** Das Bronchialkarzinom bleibt lange Zeit klinisch stumm. Bei Diagnosestellung liegen oft schon Metastasen vor. Typische Symptome sind **Husten**, **Auswurf**, **Hämoptysen**, **Pneumonie** und **Gewichtsverlust**. Weitere prognostisch ungünstige Symptome treten erst bei Überschreiten der Organgrenzen auf. Hierzu gehören Heiserkeit bei Nervus-recurrens-Schädigung, Horner-Syndrom bei Infiltration des Ganglion stellatum (Pancoast-Tumor) sowie eine Zwerchfelllähmung mit Dyspnoe durch Affektion des N. phrenicus. Das kleinzellige Bronchialkarzinom neigt zur Ausbildung paraneoplastischer Syndrome, wie z.B. Cushing-Syndrom, Syndrom der inadäquaten ADH-Produktion (SIADH), Karzinoid-Syndrom und zur Ausbildung eines Pseudohyperparathyreoidismus.

▶ **Diagnostik.** Jeder Reizhusten, der länger als 3 Wochen dauert, bei Patienten über 40 Jahre sollte abgeklärt werden! Neben Anamnese (Raucher-, Berufsanamnese) und klinischer Befunde erfolgt zunächst eine **Röntgenaufnahme des Thorax** in 2 Ebenen. Bei auffälligen Befunden (z.B. Rundherde, Hilusverbreiterung, Atelektase) wird ergänzend eine **CT des Thorax** durchgeführt. Zur histologischen Untersuchung kann entweder Sputum oder Gewebe durch eine **Bronchoskopie** oder eine CT-gesteuerte Punktion gewonnen werden. Zusätzlich sollte im Rahmen des Stagings eine Sonografie des Abdomens, eine Skelettszintigrafie, Schädel-CT, PET-CT, Knochenmarkpunktion sowie Tumormarkerbestimmung (z.B. CEA, CYFRA, SCC, beim kleinzelligen Bronchialkarzinom auch NSE = neuronenspezifische Enolase und ProGRP = Progastrin-releasing-Peptid) erfolgen. Die Tumormarkerbestimmung dient zur Therapie- und Verlaufskontrolle, nicht zur Diagnosestellung! Bei geplanter Operation sollte ebenfalls präoperativ eine Lungenfunktionsdiagnostik zur Einschätzung der funktionellen Operabilität erfolgen. Hierbei ist vor allem die absolute Einsekundenkapazität (FEV1) entscheidend. Bei einer geplanten Pneumektomie sollte die FEV1 > 2,0 L (80 % Soll), bei einer Lobektomie > 1,5 L (> 60 % Soll) betragen.

▶ **Therapie.** Die Therapie richtet sich nach dem histologischen Typ und dem Stadium der Erkrankung (siehe ▶ Tab. 121.2). Kontraindikationen einer operativen Therapie unter kurativen Gesichtspunkten sind unter anderem gesicherte Fernmetastasen, Infiltration mediastinaler Organe sowie das Vorliegen eines kleinzelligen Karzinoms (außer im Stadium N_0M_0). Zu den verschiedenen Resektionsverfahren s. Antwort zu Frage 121.4.

Beim kleinzelligen Bronchialkarzinom wird eine kombinierte Radiochemotherapie durchgeführt, da hierdurch hohe Remissionsraten erreicht werden. Diese sind jedoch nur von kurzer Dauer. Ergänzend sollte bei Vollremission unter der Radiochemotherapie eine prophylaktische Schädelbestrahlung durchgeführt werden. Bei den nichtkleinzelligen Bronchialkarzinomen ist eine operative Therapie bis zum Stadium T3 N1/2 M0 (UICC IIIA) indiziert. In diesem Stadium sollte nach Operation immer eine adjuvante Chemotherapie erfolgen sowie ergänzend ggfs. auch eine neoadjuvante Strahlentherapie diskutiert werden.

Bei fortgeschrittenen Tumoren ist oft nur noch eine palliative Therapie möglich. Bei Bronchusstenose mit starker Dyspnoe können eine palliative Strahlentherapie, endoskopische Lasertherapie, Stenteinlage sowie eine endoluminale Radiatio mit [192]Iridium erfolgen. Bei starken Schmerzen sind ebenfalls eine palliative Strahlen- oder Chemotherapie sowie eine medikamentöse Therapie möglich.

Tab. 121.1 Stadieneinteilung für SCLC (small cell lung cancer = kleinzelliges Lungenkarzinom)

Bezeichnung	Stadien	Definition
very limited disease	• T 1–2, N 0–1	auf die Lunge begrenzter Tumor ohne mediastinalen Lymphknoten-befall
limited disease	• T 3–4, N 0–1 • T 1–4, N 2–3	Begrenzung des Tumors auf eine Thoraxhälfte, mit/ohne malignem ipsilateralen Pleuraerguss, mit/ohne ipsi-, kontraleralem mediastinalen Lymphknotenbefall
extensive disease	• M 1	Befall der kontralateralen LK (ED I), Befall der kontralateralen Lunge sowie alle übrigen Stadien (ED II)

Tab. 121.2 TNM-Klassifikation von Bronchialkarzinomen

Stadien	Charakteristika
Tx	Tumor kann nicht beurteilt werden, Nachweis von malignen Zellen Sputum oder BAL
TIS	Carcinoma in situ
T 1a	< 2 cm
T 1b	> 2–3 cm
T 2	Hauptbronchusbefall > 2 cm von der Carina, Invasion von viszeraler Pleura, partielle Atelektase
T 2a	> 3–5 cm
T 2b	> 5–7 cm
T 3	> 7 cm, Infiltration von Brustwand, Zwerchfell, Perikard, mediastinale Pleura, Hauptbronchusbe-fall < 2 cm von der Carina, totale Atelektase, separate(r) Tumorherd(e) in demselben Lappen
T 4	Mediastinum, Herz, große Gefäße, Carina, Trachea, Ösophasgus, WS, separate(r) Tumor-Herd(e) in ipsilateralen anderen Lappen
N 0	
N 1	• ipsilaterale peribronchiale/ hiläre Lymphknoten • ipsilaterale mediastinale/ subkarinale Lymphknoten • kontralaterale Lymphknoten
M 0	
M 1a	separate(r) Tumor-Herd(e) in einem kontralateralen Lappen, Pleurametastasen, maligner Pleura- oder Perikarderguss
M 1b	Fernmetastasen

▶ **Prognose.** Insgesamt ist aufgrund der späten Diagnosestellung die Prognose schlecht, die 5-Jahres-Überlebensrate aller operierten Patienten beträgt nur 20 %. Patienten, bei denen eine R_0-Resektion (makroskopisch und mikroskopisch Tumor in toto entfernt) erfolgen konnte und die Lymphknoten tumorfrei waren, haben eine 5-Jahres-Überlebensrate von 50 %. Zum Zeitpunkt der Diagnosestellung liegt jedoch bereits in über 50 % der Fälle eine Inoperabilität vor. Bei Patienten mit kleinzelligem Bronchialkarzinom liegt die mittlere Überlebenszeit bei adäquater Chemotherapie zwischen 8–16 Monaten.

Zusatzthemen für Lerngruppen

• Anatomie der Lunge
• UICC-Klassifikation der Bronchialkarzinome
• andere Lungentumoren

122 Arterienverletzung

122.1 Wie gehen Sie weiter vor, welcher diagnostische Schritt ist jetzt erforderlich?

Angiografie: Verdacht auf Affektion/Verletzung der A. radialis. Die Angiografie ist hier die Untersuchungsmethode mit der höchsten Sensitivität.

122.2 Welchem Schweregrad nach der Einteilung nach Vollmar entspricht diese Arterienverletzung?

Die Verletzung entspricht einem stumpfen Gefäßtrauma Grad II nach Vollmar (s. ▶ Tab. 122.1).

122.3 Nennen Sie allgemein Ursachen für eine Arterienverletzung!

- **direkte Verletzung:**
  - **scharfe**, meist offene Verletzung durch Messer, Fraktur, iatrogen
  - **stumpfe**, meist geschlossene Verletzung durch Quetschung, Kontusion, Kompression (s. Fallbeispiel).
- **indirekte Verletzung:** Überdehnung durch Gelenkluxation, Biegungsfraktur oder Dezelerationstrauma, z. B. der Aorta im Rahmen eines Autounfalls

122.4 Wie gehen Sie therapeutisch vor?

Zur Akuttherapie siehe Kommentar. Freilegung des Gefäßes, Entfernung von Appositionsthromben und Rekonstruktion der Strombahn durch Übernähung (direkt oder mit Patchplastik) oder bei langstreckiger Verletzung des Gefäßes Resektion des Gefäßabschnittes und Überbrückung durch Interponat (Vene oder Kunststoffprothese)

122.5 Nennen Sie mindestens 3 Komplikationen, die postoperativ auftreten können!

Frühthrombose, Nahtaneurysma, Aneurysma spurium, Infektion, arteriovenöse Fistel, Kompartmentsyndrom, Blutung

Tab. 122.1 Gradeinteilung von Gefäßtraumata nach Vollmar

	Grad	Charakteristika	grafische Darstellung
scharfes Gefäßtrauma	I	äußere (evtl. auch mittlere) Gefäßwandschicht durchtrennt, primär keine Blutung, keine Ischämie	
	II	Eröffnung des Gefäßlumens, arterielle Blutung, evtl. periphere Ischämie	
	III	Durchtrennung oder Zerquetschung der Arterie mit obligater peripherer Ischämie	
stumpfes Gefäßtrauma, keine Blutung	I	Quetschung/Einriss der Intima, oft keine hämodynamische Relevanz, evtl. sekundäre arterielle Thrombose	
	II	Intima- und Mediaverletzung, arterielle Thrombose mit peripherer Ischämie	
	III	komplette Arterienquetschung, Adventitia erhalten, periphere Ischämie	

(Abbildungen aus Henne-Bruns et al., Duale Reihe Chirurgie, Thieme, 2012)

Kommentar

▶ **Ätiologie.** Arterielle Gefäßverletzungen entstehen entweder durch direkte oder indirekte Gewalteinwirkung. Bei den **direkten** wird nochmals zwischen **scharfen** (z. B. durch Messer) und **stumpfen** Verletzungen (z. B. durch Kontusion oder Quetschung) unterschieden. **Indirekte** Traumen treten bei Überdehnung oder Dezelerationen auf (s. Antwort zu Frage 122.3).

▶ **Klinik und Diagnostik.** Direkte scharfe Verletzungen sind meist leicht zu diagnostizieren, da ein Schnitt oder eine spritzende Blutung zu finden ist. Bei Blutungen in Muskulatur oder Körperhöhlen ist ein Hb-Abfall sowie ein Blutdruckabfall und ein Herzfrequenzanstieg zu beobachten. Peripher besteht eine Pulslosigkeit mit Ischämie. Bei **direkten stumpfen oder indirekten** Verletzungen wird die Diagnose oft initial nicht gestellt, da keine offene Verletzung vorliegt. Sie werden meist durch eine periphere Pulslosigkeit mit inkompletter oder kompletter Ischämie klinisch manifest. In der Folge können auch Aneurysmen mit rezidivierenden Embolien auftreten, zu weiteren Komplikationen s. Antwort zu Frage 122.5.

Zur **Sicherung der Diagnose** sollte eine **Angiografie** durchgeführt werden (s. Antwort zu Frage 122.1). Hierdurch können Lokalisation und Ausmaß der Verletzung festgestellt werden.

▶ **Therapie.** Zunächst sollte ein **Kompressionsverband** angelegt **oder die Arterie abgedrückt** werden. Das Abbinden einer Extremität zur Blutstillung ist obsolet, da es bei Wiedereröffnung der Strombahn zu einer Einschwemmung von Myoglobin und Kalium in den Körperkreislauf mit systemischen Auswirkungen kommen kann. Die betroffene Extremität sollte nicht hoch- und tiefgelagert sowie weder gewärmt noch gekühlt werden. Die weitere Therapie hängt vom Schweregrad der Verletzung ab (s. Antwort zu Frage 122.4): Arterielle stumpfe wie scharfe Verletzungen **Grad I** nach Vollmar werden oft nicht diagnostiziert und **konservativ** behandelt. Bei **Grad II und III** erfolgt die **Revaskularisation** durch direkte Naht, End-zu-End-Anastomose bei scharfer Verletzung des Gefäßes oder Einfügung eines Venen- oder Kunststoffinterponats. Entscheidend ist, die Durchblutung des Gewebes innerhalb von ca. 6 Stunden wiederherzustellen, da andernfalls die Ischämietoleranz des Gewebes überschritten wird und es zu Nekro-

sen kommt. Postoperativ sollte die Durchblutung engmaschig überwacht (Dopplersonografie, Palpation der peripheren Pulse, evtl. Angiografie) werden. Ist eine Rekonstruktion des Gefäßes nicht möglich, muss evtl. die Amputation der Extremität erfolgen.

Zusatzthemen für Lerngruppen
• Verletzung von Venen
• chirurgische Infektionen

123 Cholezystitis

123.1 Welche Erklärung haben Sie für die Beschwerden der Patientin?

Cholezystitis im Sinne einer Stressgallenblase durch postoperative Minderdurchblutung und gestörte Gallenblasenentleerung durch parenterale Ernährung

123.2 Welche Untersuchung veranlassen Sie? Welche Befunde erwarten Sie bei Ihrer Verdachtsdiagnose?

Sonografie des Abdomens: Gallenblasenwandverdickung > 3 mm, perivesikales Exsudat, Cholezystolithiasis, sonografisches Murphy-Zeichen (druckschmerzbedingtes Sistieren der Atmung bei tiefer Inspiration, ausgelöst durch Druck des Schallkopfes über der Gallenblasenregion)

123.3 Welche Komplikationen können auftreten?

• phlegmonöse oder gangränöse Cholezystitis
• Gallenblasenempyem
• Gallenblasenperforation mit Peritonitis und Bildung von intraabdominellen Abszessen
• chronisch rezidivierende Cholezystitis mit Übergang in eine Schrumpfgallenblase, Porzellangallenblase und als Spätfolge Gallenblasenkarzinom

123.4 Welche Therapiemaßnahmen leiten Sie bei der Patientin ein?

• Nahrungskarenz, Infusionstherapie
• cave: **Keine Morphinderivate, da spasmogene Wirkung!**
• Spasmolytika, z. B. Butyscopolamin (Buscopan 20 mg i. v.)

- bei stärkeren Schmerzen Pethidin (Dolantin 25–50 mg i. v.), Tramadol (Tramal 50–100 mg i. v.) oder Metamizol (Novalgin 500–1000 mg i. v.); Pethidin und Tramadol als Morphinderivate besitzen nur eine schwache spasmogene Wirkung, daher hier einsetzbar!
- antibiotische Therapie mit einem Cephalosporin (z. B. Rocephin 1 × 2 g/d i. v.) und Metronidazol (Clont 3 × 0,5 g/d i. v.)
- bei Ikterus: ERCP zur Abklärung des Gallestaus
- Cholezystektomie: laparoskopisch oder konventionell (zur Indikation und OP-Zeitpunkt s. Kommentar)

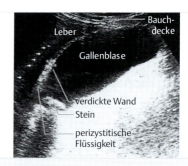

Abb. 123.1 Akute Cholezystitis mit Hydrops, lateraler Längsschnitt rechts (aus Largiader F, Saeger H-D, Keel M, Checkliste Chirurgie, Thieme, 2012)

Kommentar

▶ **Ätiopathogenese.** Die Ätiologie der **Cholezystitis** ist noch nicht ganz geklärt. Man vermutet einen Gallestau durch eine gestörte Entleerung der Gallenblase. Häufigste Ursachen sind eine Cholezystolithiasis oder Choledocholithiasis mit Verschluss des Ductus cysticus. Weitere Ursachen können Stenosen der Gallenwege durch Tumoren, die primär sklerosierende Cholangitis oder Parasiten (z. B. Salmonellen, Ascariden) sein. Postoperativ tritt eine akute Cholezystitis als sog. Stressgallenblase durch Minderdurchblutung oder Eindickung des Gallensekretes durch parenterale Ernährung auf.

▶ **Klinik.** klinisch äußert sich die Cholezystitis durch einen Dauerschmerz im rechten Oberbauch mit lokaler Abwehrspannung. Hinzu kommen Fieber und evtl. ein Ikterus.

▶ **Diagnostik.** Im Labor findet man eine Erhöhung der Entzündungsparameter, der Leberenzyme und der Cholestaseparameter (alkalische Phosphatase, γ-GT, Bilirubin). Die Diagnose wird sonografisch gestellt. Hierbei lasst sich eine Verdickung der Gallenblasenwand und ein Flüssigkeitssaum um die Gallenblase (s. ▶ Abb. 123.1 und Antwort zu Frage 123.2) darstellen.

▶ **Therapie.** Bei Vorliegen einer blanden Cholezystitis wird die sog. Frühcholezystektomie (laparoskopisch) innerhalb von 72 h nach Beginn der Beschwerden durchgeführt. Mittlerweile wird aufgrund der Studienlage sogar die Operation innerhalb von 24h empfohlen. Sollten klinisch oder sonografisch weder Perforation noch Gallenblasenempyem vorliegen, die Symptomatik länger als 72h bestehen oder schwere Begleiterkrankungen

gegen eine frühzeitige Operation sprechen, kann zunächst eine konservative Therapie mit Antibiotika und Nahrungskarenz versucht werden. Die Cholezystektomie kann dann als Intervalloperation im symptomfreien Intervall nach 4–8 Wochen erfolgen, jedoch gilt für die Frühcholezystektomie die geringste Letalität.

Der Nachweis einer gangränösen Cholezystitis oder eines Gallenblasenempyems verlangt eine sofortige Operation, da Perforationsgefahr mit Ausbildung einer Peritonitis besteht. Die Cholezystektomie kann hierbei ebenfalls laparoskopisch erfolgen, jedoch sollte bei Unklarheiten bezüglich der Anatomie frühzeitig auf eine konventionelle Cholezystektomie umgestiegen werden.

Zusatzthemen für Lerngruppen ➔•

- Anatomie und Physiologie der Gallenblase
- Differenzialdiagnosen der Cholezystitis
- Prognose der Cholezystitis
- Ikterus

124 Postaggressionsstoffwechsel

124.1 Haben Sie eine Erklärung für die erhobenen Befunde?

Postaggressionsstoffwechsel: Reaktion des Organismus auf Operationstrauma und Narkose mit vorübergehender Funktionsstörung von Herz-Kreislaufsystem, Energie- und Wasserhaushalt sowie Psyche

124.2 Erläutern Sie stichpunktartig die pathophysiologischen Veränderungen, die hier vorliegen!

- Anstieg von Adrenalin, Noradrenalin, Glukagon (nach 24–48 h), ACTH und Kortisol (schon während der Operation) führen zu Glykogenolyse, Glukoneogenese, Lipolyse, Proteolyse
- Erhöhte Katecholaminspiegel: Herzfrequenz ↑, Blutdruck ↑, Herzminutenvolumen ↑
- Steigerung des Grundumsatzes: peripherer O_2-Verbrauch ↑, arterio-venöse O_2-Differenz ↑
- Erhöhte Glukosekonzentration im Blut, trotz vermehrter Insulinausschüttung durch antiinsulinäre Hormone (Adrenalin, Noradrenalin, Kortisol, Glukagon)
- Erhöhung von Renin, Angiotensin II, Aldosteron und ADH: Retention von H_2O und NaCl bei gleichzeitiger Ausscheidung von KCl
- Gerinnungsaktivierung, Thrombozytenaggregation: Thromboemboliegefahr ↑
- Erhöhte Entzündungsmediatoren im Blut: Fieber, Müdigkeit, Herzfrequenz ↑
- Gestörte Infektabwehr durch Verminderung von Immunglobulinen und Komplement durch Katecholamine und Glukokortikoide; reaktiver Anstieg der Leukozyten

124.3 Wovon ist die Ausprägung dieses Zustandes abhängig?

- Ausmaß und Dauer des Eingriffs
- Alter der Patientin
- Lokalisation der Operation: stärkere Ausprägung bei Operation an Bauch- und Brusthöhle
- Begleiterkrankungen: Leberzirrhose, Niereninsuffizienz

124.4 Was sagen Sie der Patientin, wenn sie fragt, wie lange diese Müdigkeit und Abgeschlagenheit noch anhalten werden?

Beschwerdemaximum normalerweise am 2.–4. postoperativen Tag, danach Besserung der Beschwerden; nach schweren Operationen bis einige Monate

Kommentar

▶ **Definition.** Siehe Antwort zu Frage 124.1.
  Die Aktivierung der oben genannten Vorgänge entspricht einem Abwehrverhalten des Organismus gegenüber einem Angriff.

▶ **Ätiopathogenese.** Siehe Antwort zu Frage 124.2.

▶ **Klinik.** Die Patienten sind müde und abgeschlagen, Herzfrequenz und Atmung sind beschleunigt, der Blutdruck ist erhöht. Häufig tritt Fieber auf. Aufgrund der Hyperglykämie sind die Patienten appetitlos und haben trotz vermehrter Wasserretention Durst.

▶ **Diagnostik.** Neben dem klinischen Bild finden sich laborchemische Veränderungen wie Hyperglykämie, Leukozytose, Erhöhung von CRP und BSG, (Verdünnungs-)Anämie, Hypernatriämie, Hypokaliämie sowie Anstieg des Harnstoffes (durch vermehrte Proteolyse).

▶ **Therapie.** Je nach Ausprägung des Postaggressionsstoffwechsels ist evtl. auch eine intensivmedizinische Überwachung mit genauer Bilanzierung des Flüssigkeitsumsatzes und bedarfsgerechter Infusionstherapie notwendig. Bei einer kurzfristigen Nahrungskarenz unter 3 Tagen ist eine reine Wasser- und Elektrolytsubstitution ausreichend. Bei einer Nahrungskarenz zwischen 3–6 Tagen sollte eine niedrigkalorische parenterale Ernährung erfolgen, die peripher-venös mit Aminosäuren (1–1,5 g/kg KG), Kohlenhydraten (150–200 g/d) und Elektrolyten verabreicht wird. Bei einer längerfristigen Nahrungskarenz sollte eine totale parenterale Ernährung über einen zentral-venösen Katheter erfolgen. Neben Aminosäuren und Kohlenhydraten werden nun zusätzlich Fette (1–2 g/kg KG) sowie Vitamine und Spurenelemente substituiert.

Zusatzthemen für Lerngruppen →•

- Prophylaxe

---

125 Suprakondyläre Humerusfraktur

125.1 Beschreiben Sie die Therapie der suprakondylären Humerusfraktur!

- **konservative Therapie**: bei nahezu undislozierter, rotationfehlerfreier Fraktur Ruhigstellung mit Oberarmgipsschiene oder Blount-Schlinge (ca. 3–6 Wochen)

- **operative Therapie**: bei Dislokation geschlossene Reposition in Narkose und Osteosynthese mittels gekreuzter Kirschner-Drähte und Ruhigstellung in Oberarmgipsschiene, Entfernung der Drähte sobald im Röntgenbild eine knöcherne Konsolidierung (ca. nach 3–6 Wochen) nachweisbar ist

125.2	Welche Diagnose stellen Sie? Welche Therapiemaßnahmen ergreifen Sie?

- **Diagnose**: Ischämie des Unterarms und der Hand aufgrund einer Verletzung der A. brachialis, eines Arterienspasmus, eines Ödems der Unterarmmuskulatur oder eines zu engen Gipsverbandes
- **Therapie**: Entfernung des Gipsverbandes, Röntgenkontrolle und Beseitigung möglicher Fehlstellungen, falls Puls weiterhin nicht tastbar, entweder Fasziotomie zur Druckentlastung oder Angiografie und operative Versorgung einer Gefäßverletzung

125.3	Nennen Sie Komplikationen einer suprakondylären Humerusfraktur!

- Verletzungen der A. oder V. brachialis bzw. radialis
- Nervenverletzungen (v. a. Nn. radialis/medianus)
- Schädigung der Epiphysenfuge mit Wachstumsstörungen
- Einschränkung der Gelenkbeweglichkeit
- Kompartmentsyndrom
- Fehlstellung, z. B. Cubitus valgus oder Rotationsfehler, nach Bruchheilung

Kommentar

▶ **Allgemeines.** Die **suprakondyläre Humerusfraktur** stellt **eine typische Frakturform des Kindesalters** dar. Es handelt sich in 98 % der Fälle um Extensions- und nur in 2 % um Flexionsfrakturen.

▶ **Klinik.** Neben den typischen Frakturzeichen weist die Dislokation meist eine Antekurvationsfehlstellung, eine Seitverschiebung sowie einen Rotationsfehler auf. Durch die Fragmentverschiebung kann es zu einer Schädigung der Aa. brachialis oder radialis und der Nn. medianus und radialis mit Ausfall von Durchblutung, Motorik und Sensibilität kommen.

▶ **Diagnostik.** Bei der klinischen Untersuchung ist die Kontrolle von Durchblutung, Motorik und Sen-

sibilität (DMS) notwendig. Zur Diagnosestellung ist eine **Röntgenaufnahme des Ellenbogens in 2 Ebenen** ausreichend, in unklaren Fällen kann eine Aufnahme der Gegenseite zum Vergleich erfolgen.

▶ **Therapie.** Siehe Antwort zu Frage 125.1.

Zusatzthemen für Lerngruppen	

- Grünholzfraktur
- Humerusfrakturen

126 Phäochromozytom

126.1	Wie gehen Sie diagnostisch vor? Begründen Sie Ihre Entscheidung!

Die vom Patienten beschriebene Symptomatik (Kopfschmerz, Schweißausbruch, Tachykardie) kann im Rahmen von Hypertoniekrisen auftreten. Daher sollte in der **Langzeitblutdruckmessung** ein erhöhter Blutdruck bzw. die Blutdruckkrisen nachgewiesen werden.

126.2	Welche Ursachen kommen differenzialdiagnostisch in Frage?

Phäochromozytom, Hyperthyreose, Hyperglykämie, Kokain- und Amphetaminmissbrauch, Panikattacken, Hyperventilation

126.3	Nennen Sie Untersuchungen, um Ihre Verdachtsdiagnose Phäochromozytom

zu bestätigen!

- **Bestimmung der Katecholamine und Vanillinmandelsäure im 24 h-Sammelurin**: bei Phäochromozytom erhöht
- **Clonidin-Test**: zentral wirksame α-Blockade durch Clonidin-Gabe mit konsekutivem Abfall der Plasmakatecholamine unter physiologischen Bedingungen, bei Phäochromozytom kein Abfall evtl. sogar Anstieg
- **Lokalisationsdiagnostik**: CT oder MRT; bei Versagen der Schnittbilddiagnostik Szintigrafie mit ^{131}J-Metaiodobenzylguanidin (^{131}J-MIBG), dieses reichert sich aufgrund der Noradrenalin-ähnlichen Struktur im chromaffinem Gewebe an.

126.4 **! Welche Maßnahmen sind bei V.a. Phäochromozytom unbedingt zu unterlassen?**

Schon durch die Palpation des Abdomens kann u.U. eine hypertensive Krise auslöst werden, daher sind sämtliche Manipulationen zu unterlassen. Ebenso sollten allgemeine invasive Maßnahmen wie auch (aufschiebbare) Operationen und verschiedenste Medikamente (z.B. Sympathomimetika) vermieden werden.

Kommentar

▶ **Definition und Epidemiologie.** Phäochromozytome sind **katecholaminproduzierende Tumoren** ausgehend von den chromaffinen Zellen des Nebennierenmarks oder der sympathischen Ganglien. Sie sind in 80–90 % der Fälle im Nebennierenmark lokalisiert und zu 80–90 % gutartig. Bei etwa 0,1 % aller Hochdruckpatienten liegt ein Phäochromozytom vor.

▶ **Ätiopathogenese.** Phäochromozytome treten spontan oder im Rahmen von multiplen endokrinen Neoplasien Typ IIa oder IIb sowie Phakomatosen familiär gehäuft auf. Durch die vermehrte Produktion von Adrenalin und Noradrenalin kommt es zu einem erhöhten Blutdruck und Herzrhythmusstörungen.

▶ **Klinik.** Das Leitsymptom ist die **arterielle Hypertonie**, die in ca. 90 % der Fälle auftritt. Die Hypertonie tritt in der Hälfte der Fälle paroxysmal mit Blutdruckkrisen auf, in den anderen Fällen kommt es zu einem persistierenden Bluthochdruck, der sich medikamentös nicht beherrschen lässt. Die erhöhte Katecholaminausschüttung führt zu **Tachykardie**, **Herzrhythmusstörungen**, **Schweißausbrüchen** und **Kopfschmerzen**. Zusätzlich werden Hyperglykämien, Glukosurie und **Gewichtsabnahme** beobachtet. Typisch ist die **blasse Haut im** Anfall!

▶ **Diagnostik.** Siehe Antwort zu Frage 126.3.

▶ **Therapie.** Die Therapie der Wahl besteht in der operativen Entfernung des Tumors. Dies kann laparoskopisch oder über einen retroperitonealen Zugang erfolgen. Um Blutdruckkrisen während der Operation zu verhindern, muss eine medikamentöse Vorbehandlung mit einem α-Blocker (z.B. Phenoxybenzamin) erfolgen. Bei vorhandenen Ta-

chyarrythmien kann zusätzlich ein β-Blocker (z.B. Propanolol) erforderlich sein.

Da histomorphologisch keine eindeutige Unterscheidung zwischen benignem und malignem Phäochromozytom möglich ist, sollten regelmäßig Nachkontrollen erfolgen. Bei primär als benigne eingestuften Tumoren sollte zunächst halbjährlich, später jährlich die Kontrolle des Blutdrucks, der Katecholamine im 24 h-Sammelurin sowie eine Oberbauchsonografie erfolgen.

Handelt es sich um ein malignes Phäochromozytom (Metastasierung, Gefäßinfiltration) sollte eine Radio-Chemotherapie erfolgen, evtl. sind auch wiederholt Resektionen von Lokalrezidiven und Metastasen notwendig. Eine symptomatische Therapie erfolgt mit α-Blockern.

▶ **Prognose.** Patienten mit benignen Tumoren sind durch die Operation geheilt. Maligne Tumoren haben eine ungünstige Prognose, da die Diagnosestellung meist erst in fortgeschrittenem Stadium erfolgt.

Zusatzthemen für Lerngruppen
• Anatomie der Nebenniere
• MEN-Syndrome
• Adrenalin, Noradrenalin, Dopamin (z.B. Produktionsorte, Wirkung)

127 Mesenterialinfarkt

127.1 **Welche Verdachtsdiagnose stellen Sie aufgrund von Anamnese, Klinik und Abdomenübersichtaufnahme (▶ Abb. 127.1)?**

• akuter Mesenterialinfarkt:
  ○ Symptome: starker Bauchschmerz mit blutiger Diarrhö und blutigem Erbrechen gefolgt von schmerzfreiem Intervall
  ○ **Labor:** Leukozytose, Laktatazidose
  ○ **Abdomenübersicht:** Dünndarmspiegel als Hinweis auf einen Ileus (Spätstadium!)
  ○ **Nebendiagnose:** kardiovaskuläre Vorerkrankung (vermutlich Tachyarrhythmia absoluta bei Vorhofflimmern) in der Anamnese → arterieller Embolus, der zum Verschluss eines Mesenterialgefäßes geführt haben könnte

Patient mit Herzerkrankung und Bauchschmerz: Mesenterialinfarkt ausschließen!

127.2 Beschreiben Sie den typischen Verlauf dieser Erkrankung!

- **Initialstadium** (ca. 6 Stunden): **Infarzierung**
  - messerstichartige, diffuse Bauchschmerzen, meist fehlende Abwehrspannung
  - normale Peristaltik
  - oft Erbrechen und Durchfälle
- **Latenzstadium** (6–12 Stunden): **freies Intervall** („fauler Friede")
  - Beschwerdebesserung
  - Darmparalyse mit verringerter Peristaltik und Entwicklung eines paralytischen Ileus
- **Endstadium** (> 12 Stunden)
  - paralytischer Ileus, **akutes Abdomen** (Nekrosen)
  - Durchwanderungsperitonitis
  - hämorrhagischer Schock bei blutiger Diarrhö
  - brettharte Bauchdecke, Schmerzen
  - Letalität in diesem Stadium ca. 90 %

127.3 Welche Untersuchung veranlassen Sie, um Ihre Diagnose zu bestätigen?

- Nach Anamnese, klinischer Untersuchung, Abdomenübersichtsaufnahme ist die **Aortografie mit Mesenterikografie oder ein Angio-CT** beweisend, wird aber wegen der Zeitnot nicht empfohlen!
- **EKG**: Nachweis der Herzrhythmusstörungen
- evtl. **Sonografie**: Embolusnachweis, verdickte Darmwand als Spätzeichen
- **Doppler/Duplex-Sonografie**: Darstellung der A. mesenterica superior

127.4 Welche Therapiemaßnahmen ergreifen Sie bei Bestätigung Ihrer Verdachtsdiagnose?

Explorative Laparotomie und **Resektion von ischämischen Darmanteilen**, bei inkompletter Ischämie kann bei lokalisierbarer stammnaher Stenose auch eine Gefäßdesobliteration versucht werden, falls der Darm noch nicht infarziert ist.

127.5 ! Erklären Sie den Begriff „Non-Occlusive Disease (NOD)" (Syn.: Non-okklusive mesenteriale Ischämie – NOMI)!

Ausgeprägte Vasokonstriktion im peripheren Gefäßbaum der Darmarterien, insbesondere im Bereich der A. mesenterica superior bei extremer α-adrenerger Stimulation im Splanchnikusgebiet, ausgelöst durch Schockzustände, Hypovolämie oder Myokardinsuffizienz.

Kommentar

▶ **Ätiologie.** Der akute **Mesenterialinfarkt** stellt einen **absoluten Notfall** in der Chirurgie dar. Er entsteht meist durch einen arteriellen Embolus (Vorhofflimmern, Mitralvitium, Z. n. Herzinfarkt) oder eine akute arterielle Thrombose auf dem Boden einer Arteriosklerose. Betroffen ist in über 50 % der Fälle die A. mesenterica superior.

▶ **Pathogenese.** Der Mesenterialinfarkt verläuft **typischerweise in 3 Stadien**. Während der Patient im ersten Stadium über starke abdominelle Schmerzen klagt, kommt es nach einigen Stunden zu einer scheinbaren Besserung. Im Endstadium kommt es zur Gangrän des Darmes mit Peritonitis und septischem Schock (s. Antwort zu Frage 127.2).

▶ **Klinik.** Dieser **typische dreizeitige Verlauf** spiegelt sich auch in der klinischen Symptomatik wieder. Zuerst treten diffuse abdominelle Schmerzen mit blutiger Diarrhö gefolgt von einem symptomfreien Intervall auf (s. Fallbeispiel). Im Endstadium lassen sich Zeichen des akuten Abdomens, wie Übelkeit, Erbrechen, Meteorismus und Bauchschmerzen, feststellen.

▶ **Diagnostik.** Siehe Antwort zu Frage 127.3.
Bei unklaren Befunden sollte eine **sofortige explorative Laparotomie** erfolgen! Zusätzliche Hinweise können sich im Labor (Leukozyten ↑, Laktat ↑) sowie im EKG (Arrhythmia absoluta bei Vorhofflimmern) finden. Ein normales Laktat schließt aber einen Mesenterialinfarkt nicht aus!

▶ **Therapie.** Die **operative Therapie** sollte möglichst schon **im Initialstadium** erfolgen und besteht in einer indirekten Fernembolektomie mittels Fogartykatheter. Darüber hinaus bzw. in späteren Stadien müssen gangränöse Darmabschnitte weit im Gesunden reseziert werden. Bei einem lokalisierbaren stammnahen Verschluss kann versucht werden, das Gefäßlumen (Thrombendarteriektomie) wieder zu eröffnen, um so noch vitale Darmabschnitte zu retten.
Bei der non-occlusive disease wird über den liegenden Angiografiekatheter eine medikamentöse

Dilatation mit Prostavasin oder Papaverin durchgeführt.

▶ **Prognose.** Da die Erkrankung oft erst im letzten Stadium diagnostiziert wird, liegt die Gesamtletalität bei fast 90 %.

Zusatzthemen für Lerngruppen ➔•

- Anatomie der Viszeralgefäße (Riolan-, Bühler-Anastomose)
- Definition, Klinik, Diagnostik und Therapie der Angina abdominalis (chronischer Mesenterialarterienverschluss)
- Stadieneinteilung der Angina abdominalis
- Differenzialdiagnosen mit Abgrenzungskriterien zum Mesenterialinfarkt (z. B. akute Pankreatitis, akute Aortendissektion, Magenperforation)

---

128   Hodentorsion

128.1 Welche Erkrankungen kommen differenzialdiagnostisch in Frage?

Aufgrund der Schwellung und Druckschmerzhaftigkeit des Hodens kommen folgende Diagnosen in Betracht: Hodentorsion, Epididymitis, Orchitis, Hydatidentorsion oder ein direktes Trauma.

128.2 Worum handelt es sich beim sog. Prehn-Zeichen?

Bei Anheben des Hodens kommt es bei entzündlichen Prozessen meist zur Schmerzabnahme. Bei einer Hodentorsion nimmt der Schmerz zu!

128.3 Nennen Sie eine Untersuchung, die Ihnen hilft, die wichtigste Differenzialdiagnose zu bestätigen oder auszuschließen!

Farbkodierte Duplex-Sonografie (FKDS): Nachweis einer Minderperfusion des Hodens bei Hodentorsion; bei der wichtigsten Differenzialdiagnose, der Epididymitis, ist hingegen aufgrund des entzündlichen Prozesses die Perfusion des Hodens normal bzw. erhöht.

128.4 Anhand der Untersuchungsergebnisse vermuten Sie eine Hodentorsion. Wie gehen Sie weiter vor?

- Bei geringstem Verdacht auf eine Hodentorsion muss die Indikation zur **sofortigen OP** gestellt werden. Bestätigt sich intraoperativ der Verdacht, so erfolgt die Detorquierung und Fixation des Hodens im Skrotum (Orchidopexie).
- prophylaktische Orchidopexie auch auf der Gegenseite

Kommentar

▶ **Definition und Einteilung.** Unter einer Hodentorsion versteht man eine Drehung des Hodens um die Längsachse mit einer Behinderung des venösen Abflusses. Man unterscheidet eine **supravaginale**, bei der sich Hoden samt Samenstrang verdrehen, von einer **intravaginalen Torsion**, bei der sich der Hoden innerhalb des Skrotums verdreht.

▶ **Ätiopathogenese.** Als Ursache für die erhöhte Mobilität des Hodens kommen ein unvollständiger Descensus testis (z. B. Leistenhoden) oder eine unvollständige Verklebung des Hodens mit der Tunica vaginalis in Frage. Durch Verdrehung des Hodens um die Längsachse mit Unterbindung des venösen Abflusses besteht die Gefahr einer hämorrhagischen Infarzierung des Hodens.

▶ **Klinik.** Eine Hodentorsion tritt vor allem im **Säuglingsalter** sowie in der **Pubertät** auf. Aus völligem Wohlbefinden setzen heftige Schmerzen in der Leiste und im Hoden ein.
Im Verlauf kommt es durch die venöse Stase und Ödembildung zu einer derben Schwellung des Hodens, der etwas aus dem Skrotum retrahiert ist, und zur lividen Verfärbung des gesamten Skrotums.

▶ **Diagnostik.** Siehe Antworten zu Fragen 128.2 und 128.3.
Zur Diagnosesicherung kann eine FKDS durchgeführt werden, um eine Minderperfusion in den Hodengefäßen nachzuweisen. Sollten hier keine eindeutigen Befunde vorliegen, ist in jedem Fall eine Exploration des Hodens vorzunehmen.

▶ **Therapie.** Siehe Antwort zu Frage 128.4.
Eine Entfernung des infarzierten Hoden sollte nur zurückhaltend durchgeführt werden, da mit einer Erholung der hormonproduzierenden Zellen

zu rechnen ist, das keimzellbildende Epithel regeneriert sich jedoch meist nicht.

129   Echinokokkose

129.1   Welche Erkrankung vermuten Sie aufgrund der Computertomografie?

Echinokokkose: Anamnese und Klinik (Appetitlosigkeit, Gewichtsabnahme, Druckgefühl im rechten Oberbauch), Diagnostik (Darstellung der Echinokokkus-Zysten im CT oder MRT, Labor)

129.2   Nennen Sie die zwei Hauptursachen für diese Erkrankung! Erläutern Sie kurz die wesentlichen Unterschiede!

- **Echinococcus granulosus:** sog. Hundebandwurm, meist solitäre bis kindskopfgroße Zysten in Leber und Lunge, verdrängendes Wachstum, Symptome durch Raumforderung: Druckgefühl, Oberbauchschmerzen, Verschlussikterus, Schmierinfektion bei Zystenruptur, anaphylaktischer Schock
- **Echinococcus multilocularis:** sog. Fuchsbandwurm, Ausbildung kleinzystischer Hohlräume, infiltrierendes und destruierendes Wachstum

129.3   Skizzieren Sie stichpunktartig den Infektionsweg dieser Erkrankung!

Bandwürmer leben im Darm ihrer Endwirte (Hund, Fuchs) → durch orale Aufnahme der Bandwurmeier wird Mensch zum Zwischenwirt → Bandwurmeier entwickeln sich im menschlichen Darm zu Larven und durchdringen die Darmwand → Larven gelangen über das Pfortadersystem in Leber und andere Organe (z. B. Lunge, Gehirn)

129.4   Wie gehen Sie therapeutisch vor?

- **Echinococcus granulosus:** Zystektomie, ggf. Perizystektomie, vorher Instillation von hypertoner 20 % NaCl-Lösung oder Silbernitratlösung, bei fraglicher Kontamination der Bauchhöhle peri-

operative Gabe von Mebendazol (Vermox) oder Albendazol (Eskazole) für 3 Monate
- **Echinococcus multilocularis:** da infiltratives Wachstum Vorgehen wie bei einem Karzinom, d. h. Leberteilresektion; falls nicht resezierbar Mebendazol oder Albendazol als Dauertherapie

Kommentar

▶ **Pathogenese.** Siehe Antwort zu Frage 129.3.

▶ **Klinik.** Die Symptome bei Leberbefall bestehen in **Druckgefühl und Schmerzen im rechten Oberbauch** und bei Kompression der Gallengänge auch in zunehmendem Ikterus.

Allgemeinsymptome wie **Appetitlosigkeit** und **Gewichtsverlust** können hinzukommen. Bei pulmonalem Befall finden sich Symptome wie Luftnot, Husten oder Thoraxschmerz. Daneben gibt es asymptomatische Patienten, bei denen die Erkrankung zufällig entdeckt wird.

▶ **Diagnostik.** Die Diagnose wird durch **Sonografie**, **CT oder MRT** gestellt. Mit der Sonografie lassen sich kugelige oder gelappte Zysten mit teilweiser Septierung darstellen. Bei Wandverkalkungen zeigt sich hier ein Wandreflex mit dorsalem Schallschatten. In der CT finden sich hypodense, rundlich gekammerte, teils gelappte Zysten. Die Zystenwand, insbesondere wenn sie verkalkt ist, stellt sich dichter als das Lebergewebe dar. Nach Kontrastmittelgabe zeigt sich gelegentlich ein ringförmiges Enhancement der äußeren Zystenwand.

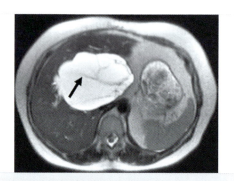

Abb. 129.2 MRT Abdomen bei Echinococcus granulosus: Typisch sind große, oft mehrfach gekammerte Zysten. In dieser T 2-Wichtung des MRT sind die Septen zwischen den Kammern gut sichtbar (aus Reiser M, Kuhn F-P, Debus J, Duale Reihe Radiologie, Thieme, 2011)

Im MRT finden sich beim Echinococcus granulosus große, einfach oder mehrfach gekammerte Zysten, die in der T1-Wichtung hypointens und der T2-Wichtung hyperintens dargestellt sind. Beim Echinococcus alveolaris imponieren die Leberveränderungen wie ein schlecht abgrenzbarer Tumor. Auch im MRT sind z. T. Verkalkungen zu erkennen. Der serologische Nachweis ist nur in ca. 90 % der Fälle positiv, kann also eine Infektion nicht sicher ausschließen. Eine Punktion der Zyste sollte vermieden werden, da es sonst zu einer Streuung der Skolizes (Larven) in die Bauchhöhle und einer allergischen Reaktion bis hin zum Schock kommen kann.

▶ **Therapie.** Siehe Antwort zu Frage 129.4.

130 Koronare Herzkrankheit (KHK)

130.1 Nennen Sie mindestens 5 Risikofaktoren der KHK!

- Fettstoffwechselstörungen (Gesamtcholesterin und LDL ↑, Triglyzeride ↑, HDL ↓)
- arterieller Hypertonus
- Diabetes mellitus
- metabolisches Syndrom (Stammfettsucht, Insulinresistenz, Hyperinsulinämie)
- Nikotinabusus
- Bewegungsmangel
- männliches Geschlecht, Lebensalter, familiäre Disposition

130.2 Welche diagnostischen Maßnahmen würden Sie zur Abklärung der Symptomatik veranlassen?

- **Labor:** Fette ↑, Cholesterin ↑
- **Ruhe-EKG:** auch bei schwerer KHK in ca. 50 % der Fälle unauffällig; erst bei Infarktereignis typische EKG-Veränderungen (z. B. T-Negativierung)
- **Belastungs-**und **Langzeit-EKG:** Zeichen der Myokardischämie (horizontale oder deszendierende reversible ST-Strecken-Senkungen von > 0,1 mV in den Extremitätenableitungen)
- **Echokardiografie:** Abgrenzung anderer kardialer Ursachen (z. B. Perikarditis, Aortendissektion oder -stenosen), Hinweis auf stattgehabte Myokardinfarkte (Wandbewegungsstörungen)

- **Stressechokardiografie:** Quantifizierung von systolischen Wandbewegungsstörungen als Folge einer Myokardischämie
- **²⁰¹Thallium-Myokardszintigrafie** (▶ Abb. 130.1): Nachweis ischämischer Myokardbezirke (belastungsabhängige, reversible Speicherdefekte) und Infarktnarben (irreversible Speicherdefekte)

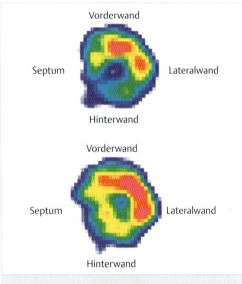

Abb. 130.1 Myokardszintigrafie bei KHK (aus Reiser M, Kuhn F-P, Debus J, Duale Reihe Radiologie, Thieme, 2011)

- **Koronarangiografie:** Nachweis von Stenosen der Koronargefäße

130.3 Welche konservativen und operativen Therapieoptionen haben Sie bei nachgewiesener KHK?

- **konservative Therapie:**
  - Ausschaltung von Risikofaktoren (z. B. Nikotinabusus, Bewegungsmangel)
  - Medikamente, die die Sauerstoffzufuhr verbessern und den Sauerstoffverbrauch senken, z. B. Nitrate (Senkung der Vorlast), β-Blocker (Senkung von Herzfrequenz und Blutdruck), Kalziumantagonisten (Senkung der Nachlast)
- **interventionelle Therapie:** Wiedereröffnung des stenosierten Gefäßes
  - **perkutane transluminale coronare Angioplastie (PTCA):** Dilatation von kurzstreckigen singulären Stenosen, mit Einlage eines Stents

zum Offenhalten, KI: Haupstammstenose der linken Koronararterie
- ○ **Rotationsangioplastie**: Plaques werden mit einem rotierenden Kopf aus der Gefäßwand gefräst.
- ○ **Laserangioplastie**: Plaques werden mit Laser aufgelöst.
- • **operative Therapie**:
  - ○ aortokoronarer Bypass: aortokoronarer Venenbypass (ACVB) mit autologer Beinvene oder A. mammaria interna (IMA) Bypass zur Überbrückung des verengten Gefäßes
  - ○ **ultima Ratio**: Herztransplantation

130.4 **! Nennen Sie Indikationen für die Anlage eines aortokoronaren Bypasses!**

- • langstreckige Verschlüsse
- • Haupstammstenose der linken Koronararterie
- • symptomatische 3-Gefäßerkrankung mit bypassfähigen Koronargefäßen
- • symptomatische 2-Gefäßerkrankung mit Beteiligung des R. interventricularis anterior (RIVA)

130.5 **Welche Komplikationen können nach einer Operation am Herz auftreten?**

- • Herzrhythmusstörungen (Tachyarrhythmien)
- • Myokardinfarkt, Bypassthrombose
- • Perikarderguss
- • Infektionen

Kommentar

▶ **Definition.** Der Begriff **koronare Herzkrankheit** (KHK) beschreibt eine Minderdurchblutung des Myokards infolge einer erworbenen arteriosklerotischen Verengung der Koronargefäße.

▶ **Ätiologie.** Siehe Antwort zu Frage 130.1.
Weitere Risikofaktoren, die eine koronare Herzkrankheit begünstigen, sind u. a. psychosoziale Risikofaktoren, Antiphospholipid-Antikörper-Syndrom, Hypothyreose und Hyperfibrinogenämie.

▶ **Pathogenese.** Durch Intimadefekte kommt es zu einer Ablagerung von Lipiden und Kalk in den Gefäßwänden mit Ausbildung von arteriosklerotischen Plaques. Die Folge ist eine zunehmende Verengung der Koronargefäße mit konsekutiver Verminderung des koronaren Blutflusses und somit des Sauerstoffangebots.

▶ **Klinik.** Im Anfangsstadium treten **retrosternale Schmerzen** unter Belastung, die in den linken Arm, den Oberbauch oder den Unterkiefer ausstrahlen können, auf. Typisch ist das Verschwinden der Beschwerden unter Nitratmedikation (s. Fallbeispiel). Bei Fortschreiten der Erkrankung treten diese Beschweren auch in Ruhe auf. Die Maximalvariante ist der Myokardinfarkt und der plötzliche Herztod.

▶ **Diagnostik.** Die Diagnose wird neben der typischen Anamnese durch verschiedene apparative Untersuchungen gestellt (s. Antwort zu Frage 130.2).

▶ **Therapie.** Siehe Antwort zu Frage 130.3.

Zusatzthemen für Lerngruppen
- • Differenzialdiagnosen des Brustschmerzes
- • Herztransplantation

131 Kolonpolypen

131.1 **Welche Verdachtsdiagnose stellen Sie aufgrund der Anamnese und des koloskopischen Befundes?**

Familiäre adenomatöse Polyposis (FAP): Auftreten multipler kolorektaler Adenome nach dem 15. Lebensjahr

131.2 **! Welcher Gendefekt ist für diese Erkrankung verantwortlich?**

Es handelt sich hierbei um eine Mutation des APC (Adenomatous Polyposis Coli)-Tumorsuppressorgens auf Chromosom 5q21. Diese Erkrankung wird autosomal-dominant vererbt, in ca. 25 % der Fälle treten jedoch Neumutationen auf.

131.3 **Welche Therapie schlagen Sie dem Patienten vor?**

Es handelt sich bei der **FAP** um eine **obligate Präkanzerose** (Karzinomrisiko 100 %). Daher sollte nach der Pubertät eine totale Kolektomie mit Proktomukosektomie und Anlage eines ileoanalen Pouches erfolgen.

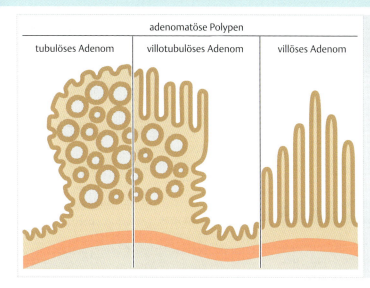

adenomatöse Polypen

| tubulöses Adenom | villotubulöses Adenom | villöses Adenom |

Abb. 131.2 adenomatöse Polypen (aus Riede U-N, Werner M, Schaefer H-E, Allgemeine und spezielle Pathologie, Thieme, 2004)

131.4 Histologisch werden 3 verschiedene Adenomformen unterschieden. Welche sind dies, welche Form zeigt die häufigste Entartungstendenz?

- **tubuläres Adenom** (75 %): gestielt, meist gut differenziert, geringe Entartungstendenz
- **tubulovillöses Adenom** (15 %): Mischform
- **villöses Adenom** (10 %): breitbasig aufsitzend, hohe Entartungstendenz

131.5 Zur Entfernung rektaler und analer Polypen wird die „TEM" eingesetzt. Erläutern Sie diesen Begriff!

TEM: transanale endoskopische Mikrochirurgie, anal oder rektal lokalisierte breitbasige Adenome werden mittels spezieller Geräte transanal abgetragen

Kommentar

▶ **Definition.** Gastrointestinale Polypen sind kleine Gewebsvorwölbungen, die gestielt oder breitbasig über das Schleimhautniveau in das Darmlumen herausragen. Im Kolon werden histologisch verschiedene Formen unterschieden:
- **neoplastische Polypen**: benigne (Adenome), maligne (Karzinome)
- **nicht-neoplastische Polypen**: Hamartome, hyperplastische und entzündliche Polypen, Peutz-Jeghers-Polypen (normales Epithel über baumartig verzweigter Muscularis mucosae)
- **Sonstige Polypen**: z. B. Lipome, Fibrome

Eine Sonderform der Polyposis stellt die FAP dar (s. Antworten zu Fragen 131.1, 131.2 und 131.3). Diese Erkrankung tritt mit einer Häufigkeit von 1:10 000 Einwohner auf. Teilweise liegen hierbei extraintestinale Manifestationen (Polyposis-Syndrome) vor, z. B.:
- **Gardner-Syndrom**: Polyposis coli + Bindegewebstumoren
- **Turcot-Syndrom**: Polyposis coli + Glio-/Medulloblastome.

▶ **Klinik.** Einzelne Polypen sind oft Zufallsbefunde im Rahmen einer Koloskopie. Bei größeren Polypen können **peranale Blut- und Schleimabgänge**, **Diarrhö** und **Abdominalschmerzen** auftreten.

▶ **Diagnostik.** Die Diagnose wird durch eine **Rekto-/Proktoskopie** sowie **Koloskopie** gestellt. Sollte bei der Koloskopie nicht das gesamte Kolon eingesehen werden, kann auch ergänzend ein Kolon-Kontrasteinlauf oder eine virtuelle Koloskopie mittels CT durchgeführt werden.

▶ **Therapie.** Die Therapie ist abhängig von der Größe und der Form der Adenome. Tubuläre Adenome können koloskopisch mittels einer Diathermieschlinge abgetragen werden. Bei villösen Adenomen ist oftmals eine Kolotomie (Laparotomie, Eröffnung des Kolons und Abtragung des Adenoms durch Segmentresektion) notwendig. Im Rektum können villöse Adenome auch mittels einer TEM abgetragen werden (s. Antwort zu Frage 131.5). Die abgetragenen Adenome werden histopathologisch untersucht. Zeigt sich hier eine Infiltration der Adenombasis mit unvollständiger Abtragung muss sich eine Resektion des betroffenen Darmabschnittes anschließen. Therapie der FAP s. Antwort zu Frage 131.3.

Zusatzthemen für Lerngruppen →•

- weitere Polyposis-Syndrome
- Kolonkarzinom

---

132   Intrakranielle Blutung

132.1 Welche Diagnose stellen Sie aufgrund der Computertomografie und der Anamnese?

- **chronische Subduralhämatome** bds.
  - **CT**: Unter der Kalotte finden sich bilateral alte Subduralhämatome, die sich hypodens darstellen. Auf der rechten Seite ist eine Sedimentation von frischem hyperdensen Blut dorsal zu erkennen. Die Hämatome sind von einer Kapsel umgeben, die sich verdickt und hyperdens darstellt.
  - **Klinik**: Merk- und Konzentrationsschwäche, Kopfschmerzen, **Einnahme von Antikoagulanzien**

132.2 Nennen Sie Formen intrakranieller Blutungen und deren Charakteristika!

- **epidurale Blutung**: Einblutung zwischen Schädelknochen und Dura mater, meist durch Riss der A. meningea media bei Schädel-Hirn-Trauma mit Schädelfraktur
  - **Klinik**: Eintrübung nach beschwerdefreiem Intervall, homolaterale Pupillenerweiterung, kontralaterale Paresen
  - **Therapie**: sofortige Trepanation und Hämatomentlastung
- **Subduralblutung**: Einblutung zwischen Dura mater und Arachnoidea durch Zerreißen von Brückenvenen zwischen Gehirnoberfläche und Sinus durae matris
  - **Klinik**: Bewusstlosigkeit, kontralaterale Parese (akutes Subduralhämatom); Kopfschmerzen, Merkschwäche, Konzentrationsstörungen (chronisches Subduralhämatom oft nach Bagatelltrauma bei älteren Patienten, s. Fallbeispiel)
  - **Therapie**: Entlastung durch Trepanation (akute Blutung), Bohrlochkraniotomie und Hämatombeseitigung (chronische Blutung)
- **Subarachnoidalblutung**: Ruptur von Hirnbasisarterien, z. B. angeborene Aneurysmen und Angiome, führt zur Blutung zwischen Arachnoidea und Pia mater.
  - **Klinik**: Vernichtungskopfschmerz, Bewusstlosigkeit, Meningismus, pathologische Reflexe, Alter der Patienten 30–60 Jahre
  - **Therapie**: Verschluss der Blutungsquelle offen oder interventionell bei Inoperabilität

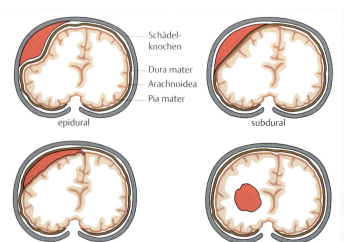

Schädelknochen
Dura mater
Arachnoidea
Pia mater

epidural

subdural

subarachnoidal

intrazerebral

Abb. 132.2 Intrakranielle Blutungen

- **intrazerebrale Blutung**: ausgelöst meist durch arterielle Hypertonie und Arteriosklerose, zumeist im Stammganglienbereich
  - **Klinik**: neurologische Ausfälle je nach Lokalisation, Kopfschmerzen, Bewusstlosigkeit
  - **Therapie**: konservativ bei kleineren Hämatomen, operative Ausräumung bei größeren Hämatomen

132.3	Nehmen Sie zur Prognose des Patienten Stellung!

Chronische Subduralhämatome haben eine gute Prognose, es kommt nur selten zu bleibenden neurologischen Ausfällen.

Kommentar

▸ **Einteilung.** Intrakranielle Blutungen werden aufgrund ihrer Lokalisation in epi- und subdurale, subarachnoidale sowie intrazerebrale Blutungen unterteilt (s. Antwort zu Frage 132.2).

▸ **Ätiologie.** Die häufigste Ursache für **akute epi- und subdurale Blutungen** sind Schädel-Hirn-Traumen mit Zerreißen der Blutleiter und Einblutung zwischen die Hirnhäute. Bei **akuten subarachnoidalen Blutungen** stehen Rupturen von Aneurysmen und arteriovenösen Angiomen im Vordergrund. **Akute intrazerebrale Blutungen** entstehen durch eine hypertensive Krise bei vorbestehender Hypertonie oder Arteriosklerose, seltener im Rahmen von Schädel-Hirn-Traumen.

Chronische Blutungen treten v. a. im Subduralraum auf. Sie entstehen meist innerhalb von Wochen bis Monaten, meist nach einem Bagatelltrauma, selten nach Schädel-Hirn-Trauma. Betroffen sind v. a. Alkoholiker, ältere Menschen (60.–80. Lebensjahr) und **Patienten mit Antikoagulanzientherapie** (s. Fallbeispiel).

▸ **Klinik.** Die Symptome der verschiedenen intrakraniellen Blutungen ähneln sich. Es gibt keine spezifische Symptomatik. Das Leitsymptom des akuten Epi- und Subduralhämatoms ist die Bewusstlosigkeit. Ergänzend kann es zu einer homolateralen Mydriasis und kontralateralen Paresen der Extremitäten kommen. Bei der akuten subarachnoidalen Blutung steht der sog. Vernichtungskopfschmerz („stärkster Kopfschmerz aus heiterem Himmel") im Vordergrund. Im weiteren Verlauf kann es ebenfalls zur zunehmenden Ein-

trübung kommen. Bei akuten intrazerebralen Hämatomen hängt die Symptomatik von Lokalisation und Größe der Blutung ab: Motorische und sensible Ausfälle sowie vegetative Störungen können auftreten.

Bei chronischen subduralen Hämatomen entwickelt sich die Symptomatik langsam progredient über Wochen bis Monate. Häufige Symptome sind Kopfschmerz, Abgeschlagenheit, Sprach- und Konzentrationsstörungen, Merkschwäche und Paresen (s. Fallbeispiel).

▸ **Diagnostik.** Zur weiteren Differenzierung der verschiedenen Blutungen sollte neben der neurologischen Untersuchung eine **kraniale Computertomografie (CCT)** zur genauen Lokalisierung der Blutung durchgeführt werden. Ergänzend kann durch die CCT bei einem anamnestischen Trauma auch eine evtl. Fraktur nachgewiesen werden.

▸ **Therapie.** Bei akuten Epi- und Subduralblutungen wird eine Trepanation mit Entlastung, bei Subarachnoidalblutungen eine Stillung der Blutung operativ mittels Clips oder interventionell durch Embolisation oder Platinspiralen durchgeführt. Die Therapie der intrazerebralen Blutung ist meist konservativ. Zum Einsatz kommen hirndrucksenkende Maßnahmen, wie Oberkörperhochlagerung, milde Hyperventilation mit pCO_2-Werten um 30 mmHg und osmotische Therapie mit Mannitol. Bei schweren Fällen erfolgt die intensivmedizinische Überwachung des intrakraniellen Drucks mittels Hirndrucksonde. Eine operative Therapie ist nur bei größeren Hämatomen sowie Liquorabflussstörungen indiziert.

Bei chronischen subduralen Hämatomen wird über eine Bohrlochkraniotomie das Hämatom ausgeräumt und für 2–4 Tage eine Drainage subdural eingelegt.

▸ **Prognose.** Die Prognose ist abhängig von der Lokalisation der Blutung. Epiduralblutungen haben bei rechtzeitiger Therapie eine relativ günstige Prognose, 30 % der Patienten versterben, 20 % behalten bleibende Schäden zurück. Beim akuten Subduralhämatom liegt die Mortalität bei bis zu 90 %, behandelte Patienten mit chronischen Subduralhämatomen haben eine sehr gute Prognose. Neurologische Ausfälle bleiben meist nicht zurück. Bei Patienten mit Subarachnoidalblutung liegt die Gesamtmortalität bei 30–40 % (Frühmortalität 15 %, Mortalität bei Nachblutung 60–70 %). Kleinere intrazerebrale Hämatome werden meist innerhalb von 2 Monaten resorbiert. Neurologische Ausfälle bleiben meist nicht zurück.

Bewusstlose Patienten mit einer intrazerebralen Blutung dagegen haben eine sehr schlechte Prognose, ca. 45 % der Patienten versterben innerhalb der ersten 30 Tage nach dem Ereignis.

> **Zusatzthemen für Lerngruppen** →•
>
> - Anatomie des Gehirns (Blutversorgung, Hirnnerven)
> - Differenzialdiagnosen mit Abgrenzungskriterien zu intrakraniellen Blutungen (z. B. apoplektischer Insult, Sinusvenenthrombose)
> - Komplikationen intrakranieller Blutungen (Hirndruck, Hirnödem)

133 Koxarthrose

133.1 Nennen Sie mindestens 3 Erkrankungen, die Sie in Betracht ziehen müssen!

- **Koxarthrose**: Bewegungs- und Belastungsschmerz, morgendlicher Einlaufschmerz, Bewegungseinschränkung, Schmerz- und Schonhinken, Kapseldruck- und Trochanterklopfschmerz
- **Hüftkopfnekrose**: zunehmende belastungsabhängige Leistenschmerzen durch Zusammensintern des Femurkopfs in der Belastungszone, Bewegungseinschränkung; anamnestisch Kortikosteroideinnahme, Stoffwechselerkrankungen (z. B. Dyslipoproteinämie), hämatologische Erkrankungen (z. B. Sichelzellanämie), Alkoholabusus, Gefäßerkrankungen
- **infektiöse Arthritis (Koxitis)**: schmerzhafte Bewegungseinschränkung, Erguss, erhöhte Entzündungsparameter (CRP, BSG, Leukozyten), Fieber
- **rheumatologische Erkrankungen**: meist polyartikuläre Beschwerden, am häufigsten sind Fingergrund-/Fingermittelgelenke (75 %) und Kniegelenke (65 %) betroffen; Hüftgelenk (20 %); Morgensteifigkeit der Gelenke, Erguss, Deformität

133.2 Wie gehen Sie diagnostisch vor?

- **Anamnese**: Alkoholismus, Gicht, Diabetes mellitus, Autoimmunerkrankungen, Kortikoidmedikation, längere Immobilisation, Schmerzen im Kniegelenk

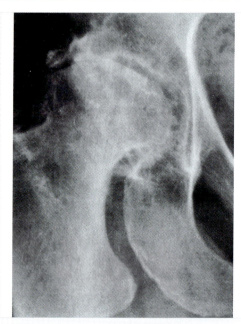

Abb. 133.1 Fortgeschrittene Koxarthrose mit fast vollständiger Aufhebung des Gelenkspalts und der Hüftkopfkongruenz sowie erheblichen osteophytären Anbauten und subchondralen Sklerosezonen (aus Niethard F, Pfeil J, Biberthaler P, Duale Reihe Orthopädie und Unfallchirurgie, Thieme, 2014)

- **klinische Untersuchung**: Kapseldruckschmerz, Trochanterklopfschmerz, Abduktion, Adduktion, Rotation, Beugung, Streckung, Kontrakturen, Durchblutung, Lendenwirbelsäule, Kniegelenk, neurologische Untersuchung
- **radiologische Diagnostik**: Beckenübersichtsaufnahme a. p., Hüftgelenk axial (ggf. Röntgen in Extension, Flexion, Adduktion und Abduktion), Kniegelenk, Lendenwirbelsäule; bei V. a. Hüftkopfnekrose CT, MRT
- **Labor**: Entzündungsparameter, Rheumafaktor
- **evtl. Punktion**: Bakteriologie/Serologie

133.3 Welche radiologischen Veränderungen würden Sie bei einer Koxarthrose erwarten?

- **Osteophyten**: vom Periost ausgehender reaktiver Knochenanbau (z. B. Spangen, Höcker)
- **Subchondrale Sklerosierung**
- Verschmälerung des Gelenkspaltes
- **Geröllzysten**: zystische Osteolysen im subchondralen Knochenbereich
- Gelenkdeformierung

133.4 Nennen Sie konservative Behandlungsmöglichkeiten der Koxarthrose!

- **Entlastung des Gelenkes**: z. B. durch Gewichtsabnahme, Benutzung eines Gehstocks auf der kontralateralen Seite, Pufferabsätze
- **Bewegungsübungen**: Verhinderung von Kontrakturen; z. B. Schwimmen, Radfahren, physikalische Therapie, Massagen, Bäder
- **medikamentöse Therapie**: nichtsteroidale Antiphlogistika, intraartikuläre Injektionen von Glukokortikoiden

Kommentar

▶ **Definition und Ätiopathogenese.** Die Koxarthrose ist eine **degenerative Veränderung des Hüftgelenks** aufgrund mechanischer und/oder biologischer Ursachen. Knorpelabbau und subchondrale Knochenabbauvorgänge führen letzlich zu einer Zerstörung des Gelenks.

Es werden primäre von sekundären Koxarthrosen unterschieden. In ca. 25 % aller Fälle handelt es sich um die **primäre** Form ohne Präarthrose. Sie tritt ab dem 50.–60. Lebensjahr auf. Liegt eine präarthrotische Läsion vor, spricht man von einer **sekundären** Koxarthose. Zu den **Präarthrosen** zählen angeborene Hüftdysplasie, Epiphysiolysis capitis femoris, Fehlstellungen des Hüftgelenks (Coxa vara, Coxa valga), Trauma, Infektion, rheumatische Erkrankungen oder Durchblutungs- und Stoffwechselstörungen (Morbus Perthes, Gicht, Diabetes mellitus). Hierdurch kommt es zu einem früheren Auftreten einer Arthrose.

▶ **Klinik.** Eine Koxarthrose äußert sich in zunehmenden **Bewegungs- und Belastungsschmerzen**. Charakteristisch ist auch ein **morgendlicher Einlaufschmerz**. Im weiteren Verlauf wird die Gelenkbeweglichkeit eingeschränkt.

▶ **Diagnostik.** Siehe Antworten zu Fragen 133.2 und 133.3.

▶ **Therapie.** **Konservative Maßnahmen** zielen zunächst auf eine Schmerzreduktion und Erhaltung der Gelenkbeweglichkeit ab. Hierdurch ist eine Operation zumindest für einige Zeit hinauszuschieben (s. Antwort zu Frage 133.4).

Operativ kann bei einer vorliegenden Gelenkfehlstellung und nur mäßiger, lokalisierter Arthrose eine Umstellungsosteotomie durchgeführt werden. Durch eine intratrochantäre valgisierende, va-

risierende oder derotierende Osteotomie wird der arthrotisch veränderte Bereich aus der Belastungszone entfernt. Bei bereits fortgeschrittener Arthrose ist ein endoprothetischer Gelenkersatz durch eine zementfreie (Patienten < 65 Jahre) oder zementierte (Patienten > 65 Jahre) Hemi- oder Totalendoprothese erforderlich. Nur noch in seltenen Fällen wird bei schweren Gelenkdestruktionen mit knöchernen Defekten, hochgradiger muskulärer Insuffizienz bzw. schwersten Kontrakturen sowie chronischen Infektionen eine operative Versteifung des Gelenkes (Arthrodese) notwendig.

Zusatzthemen für Lerngruppen

- Anatomie des Hüftgelenks
- Koxitis vs. aktivierte Arthrose
- Hüftkopfnekrose
- Komplikationen der Operationen bei Hüftgelenksersatz

---

134 Narbenhernie

134.1 Welche Diagnose stellen Sie?

Narbenhernie: Z. n. Laparotomie, reizlose Vorwölbung im Bereich der Narbe

134.2 Nennen Sie prädisponierende Faktoren!

- postoperative Wundinfektion
- Adipositas
- Glukokortikoidmedikation, Diabetes mellitus
- Hypoproteinämie
- abdominelle Drucksteigerung postoperativ (Husten, Pressen, maschinelle Beatmung, frühzeitige schwere körperliche Arbeit)

134.3 Nennen Sie 2 operative Verfahren, die zur Versorgung in Frage kommen!

- **Fasziendoppelung nach Mayo**: Reposition des Bruchsackes, anschließend Verschluss der Bruchpforte durch Überlappung der Faszienränder
- **Implantation eines nicht- oder teilresorbierbaren Polypropylen-Netzes**: Standardverfahren; in Sublay-Technik wird die Muskulatur von der hinteren Faszie oder dem Peritoneum gelöst und das Netz unter die Muskulatur gelegt (sublay); Befestigung des Netzes mit Einzelknopf-Nähten

an der Faszie, durch intraabdominellen Druck wird das Netz von innen gegen die Muskulatur gedrückt, dadurch höhere Stabilität als bei Auflegen des Netzes auf die Muskulatur

134.4 **Welche Komplikationen können postoperativ auftreten?**

- Wundinfektion
- Hämatom, Serom
- Darmarrosion durch Kontakt des Netzes mit dem Darm
- Rezidiv (bei Fasziendoppelung bis zu 50 %, bei Netzimplantation in Sublay-Technik 2–10 %)

Kommentar

▶ **Definition.** **Fasziendehiszensen** im Bereich von Operationsnarben mit Vorwölben des intakten parietalen Peritoneums und darunter liegender Bauchorgane bezeichnet man als Narbenhernien. Diese treten nach abdominellen Eingriffen in bis zu 10 % der Fälle innerhalb des ersten Jahres auf.

▶ **Ätiologie.** Siehe Antwort zu Frage 134.2.
Zu den besonders herniengefährdeten Schnittführungen zählen der Median- und Pararektalschnitt.

▶ **Klinik.** Siehe Fallbeispiel.

▶ **Diagnostik.** Die Diagnose kann meist anhand der bekannten Voroperation und der klinischen Untersuchung gestellt werden. Eine Vorwölbung des Bruchsackes kann durch Pressen oder Aufrichten aus dem Liegen provoziert werden. Bei kleinen Hernien kann auch eine Sonografie zur Bestätigung des Befundes durchgeführt werden.

▶ **Therapie.** Narbenhernien sollten immer operativ versorgt werden, da es zu schwerwiegenden Komplikationen wie Inkarzeration von Darmanteilen mit konsekutiver Ileussymptomatik kommen kann. Gerade bei kleinen Hernien besteht dabei eine größere Gefahr als bei weiten Bruchpforten. Die Therapie besteht in einer Fasziendoppelung nach Mayo oder einer Implantation eines Kunststoffnetzes (s. Antwort zu Frage 134.3). Da die reine Fasziendoppelung zu einer deutlich höheren Rate an Rezidiven führt, wird sie heutzutage nicht mehr empfohlen. Allgemein anerkannt ist die Verstärkung der Bauchwand mittels eines Kunststoffnetzes. Dieses kann bei der offenen Operation auf

die Muskelfaszie (onlay) oder unter die Muskulatur (sublay) gelegt werden. Zunehmend zum Einsatz kommen auch laparoskopische Verfahren, bei denen das Netz von innen gegen das Peritoneum gelegt wird und mit Nähten und resorbierbaren Kunststoff-Clips befestigt wird (sog. IPOM = intraperitoneales Onlay Mesh). Die verwendeten Netze sind dabei ein- oder beidseitig beschichtet, um Adhäsionen mit dem Darm zu verhindern. Nach der Operation sollte schon im OP-Saal eine Bauchbinde angelegt werden, da es bereits bei der Extubation zu einem hohen intraabdominellen Druckanstieg kommen kann. Nach ungefähr 3 Wochen ist leichte körperliche Arbeit möglich, das Tragen von Gegenständen mit einem Gewicht über 5 kg sollte jedoch für mindestens 6 Wochen unterlassen werden.

Zusatzthemen für Lerngruppen

- weitere Hernienformen
- Anatomie der Bauchwand

135 Colitis ulcerosa

135.1 **Welche Diagnose stellen Sie?**

Colitis ulcerosa: Klinik (blutig-schleimige Durchfälle in hoher Frequenz, starke abdominelle Schmerzen), endoskopischer Befund (diffuse Rötung der Schleimhaut mit flächenhaften Ulzerationen, die bei Berührung bluten), histopathologische Untersuchung (Entzündung von Mukosa und Submukosa, Kryptenabszesse)

135.2 **Nennen Sie 3 Komplikationen dieser Erkrankung!**

- toxisches Megakolon (2–10 %)
- Perforation, Stenose, Blutung (ca. 3 %)
- extraintestinale Manifestationen (selten): Uveitis, Pyoderma gangraenosum, Polyarthritis
- karzinomatöse Entartung (10 % nach 10 Jahren)
- primär sklerosierende Cholangitis
- Amyloidose

135.3 Stellen Sie in der folgenden Tabelle stichpunktartig den Morbus Crohn der Colitis ulcerosa gegenüber!

135.4 Wie sieht die chirurgische Therapie einer therapierefraktären Colitis ulcerosa aus?

Kontinenzerhaltende Proktokolektomie mit Proktomukosektomie und Anlage eines ileoanalen Pouches; die Rektumschleimhaut muss komplett entfernt werden.

135.5 ! Was versteht man unter einem toxischen Megakolon?

- massive Dilatation des Kolons während eines akuten Kolitisschubes
- Komplikation: Perforation, die Letalität liegt dann bei bis zu 50 %.
- bei ausbleibender Besserung innerhalb von 24–72 Stunden unter Intensivtherapie
  - Breitbandantibiotikagabe, z. B. Cephalosporin der 3. Generation wie Ceftriaxon (z. B. Rocephin 1 × 2 g/d) und Metronidazol (z. B. Clont 3 × 0,5 g/d)
  - Kortikosteroide (1 mg/kg KG Prednisolonäquivalent i. v.), evtl. 5-Aminosalizylsäure, bei Nichtansprechen auf Kortikosteroide Cyclosporin A (4 mg/kg KG) als Dauerinfusion

- Parenterale Ernährung
- Flüssigkeits- und Elektrolytbilanzierung

muss die Kolektomie durchgeführt werden.

Kommentar

▶ **Definition.** Die **Colitis ulcerosa** ist eine **chronische, unspezifische Entzündung des Dickdarms**, die vom Rektum ausgehend sich **kontinuierlich** nach proximal ausbreitet. Ein Übergreifen auf das Ileum tritt nur ausnahmsweise als sog. backwash Ileitis auf. Es handelt sich im Gegensatz zum Morbus Crohn um eine **proportionierte** (Abnahme der Entzündung von Mukosa zur Submukosa) und **kontinuierliche** Entzündung.

▶ **Epidemiologie.** Die Inzidenz der Erkrankung beträgt 6–12/100 000, die Prävalenz 80–150 000 Einwohner/Jahr. Die weiße Bevölkerung ist 4-mal häufiger betroffen als die schwarze, Frauen sind etwas häufiger betroffen als Männer (1,5 : 1). Die Patienten sind meist zwischen 20 und 40 oder älter als 60 Jahre alt.

▶ **Ätiopathogenese.** Die Ätiologie ist **ungeklärt**, jedoch wird eine **familiäre Häufung** der Erkrankung beobachtet.

Tab. 135.1

	Colitis ulcerosa	Morbus Crohn
Lokalisation	Rektum und Kolon, selten Ileum als sog. backwash Ileitis	Befall des gesamten Gastrointestinaltraktes möglich, bevorzugt terminales Ileum
Ausbreitung	kontinuierliche Ausbreitung vom Rektum nach proximal	segmentaler Befall mit dazwischenliegenden gesunden Arealen (diskontinuierliche Ausbreitung)
Histologie	Befall von Mukosa und Submukosa, Kryptenabszesse	transmurale Entzündung (diskontinuierlich von Mukosa zu Serosa zunehmend) sowie Befall von Mesenterium und Lymphknoten; Nachweis von epitheloidzelligen Granulomen ohne Verkäsung und mehrkernigen Riesenzellen (Langhans-Zellen)
Klinik	blutig-schleimige Diarrhö (bis zu 30 × /d), Abdominalschmerzen, Tenesmen, extraintestinale Manifestationen (selten)	Diarrhö, abdominelle Schmerzen, Fisteln, Abszesse, extraintestinale Manifestationen
Röntgen	Pseudopolypen, fehlende Haustrierung („Fahrradschlauch")	Pflastersteinrelief, „skip lesions", Stenosen, Fisteln
Endoskopie	diffuse Rötung, Kontaktblutung, unscharfe Ulzerationen	Stenosen, Fisteln, scharf begrenzte Ulzerationen
Komplikationen	toxisches Megakolon, karzinomatöse Entartung, Blutungen, extraintestinale Manifestationen (selten)	Fisteln, Abszesse, Stenosen, extraintestinale Manifestationen, karzinomatöse Entartung (selten)

▶ **Klinik.** Typisch für die Colitis ulcerosa sind **blu-tig-schleimige Diarrhöen** mit **Stuhlfrequenzen bis zu 30×/d** und **abdominelle Schmerzen**. Fisteln, Abszesse sowie extraintestinale Manifestationen sind im Gegensatz zum Morbus Crohn nur selten zu beobachten. **Komplikationen** s. Antwort zu Frage 135.2.

▶ **Diagnostik.** Neben der **Anamnese** wird ein **Kolon-Kontrasteinlauf** zur Diagnosestellung durchgeführt. Hierbei lassen sich Pseudopolypen sowie die fehlende Haustrierung nachweisen. Bei V. a. ein toxisches Megakolon ist ein Kontrasteinlauf wegen der Gefahr der Perforation kontraindiziert, jedoch ist in der Abdomenübersicht die massive Dilatation des Kolons nachzuweisen. Zur histologischen Diagnosesicherung sollte zusätzlich eine **Koloskopie mit Probeexzisionen** erfolgen. Cave: Diagnose Colitis ulcerosa nie ohne histologische Bestätigung stellen!

▶ **Therapie.** Die Therapie besteht ähnlich wie beim Morbus Crohn in einer leicht resorbierbaren, ballaststoffarmen Kost und in der Substitution von Vitaminen und Mineralstoffen. Im akuten Schub werden systemisch Glukokortikoide, 5-Aminosalicylsäure (5-ASA) und bei therapierefraktären Verläufen auch Immunsuppressiva (z. B. Azathioprin oder Cyclosporin A) verabreicht. Als Rezidivprophylaxe sollte eine Dauertherapie mit 5-ASA erfolgen, da hiermit die Rezidivquote um 50 % gesenkt werden kann, ohne Rezidivprophylaxe liegt sie bei über 80 %.

Bei der operativen Therapie ist die kontinenzerhaltende Proktokolektomie mit Proktomukosektomie und Anlage eines ileoanalen Pouches die Methode der Wahl. Es gibt auch die Möglichkeit, bei gering ausgeprägtem Befall partielle Kolektomien durchzuführen, jedoch sind dann regelmäßige Kontrollen notwendig, um ein Rezidiv oder Karzinom frühzeitig zu erkennen. Indikationen für eine elektive Operation sind Therapieresistenz, rezidivierend schwere Schübe, V. a. maligne Entartung, Verschlechterung des Allgemeinzustandes, systemische Komplikationen trotz konservativer Therapie sowie Wachstumsretardierung bei Kindern. Eine Notfallindikation liegt bei toxischem Megakolon, Perforation oder massiver Blutung vor (s. Antworten zu Fragen 135.4 und 135.5).

▶ **Prognose.** Patienten mit isoliertem Befall des Proktosigmoids haben eine gute Prognose mit normaler Lebenserwartung. Ist das gesamte Kolon (Pankolitis) betroffen, liegt die 10-Jahresmortalität bei 5–10 %. Die OP-Letalität bei einer elektiven Operation liegt < 0,2 %, bei einer Notfalloperation zwischen 10 und 30 %, daher sollte bei der **Colitis ulcerosa** im Gegensatz zum Morbus Crohn **frühzeitig operiert werden**. Die Colitis ulcerosa ist durch eine Proktokolektomie heilbar, der Morbus Crohn ist bisher nicht heilbar.

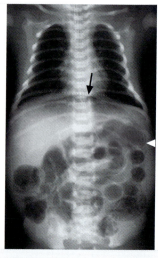

Abb. 135.2 Freie und intramurale Luft in der Abdomenübersichtsaufnahme (aus Henne-Bruns et al., Duale Reihe Chirurgie, Thieme, 2012)

Zusatzthemen für Lerngruppen →•

- Morbus Crohn
- weitere Differenzialdiagnosen mit Abgrenzungskriterien (z. B. infektiöse Durchfallerkrankungen)

136 Morbus Dupuytren

136.1 Stellen Sie eine Diagnose!

Morbus Dupuytren: Anamnese (Bewegungseinschränkung der Hand insb. Finger IV und V, familiäre Disposition) und Klinik (derbe Strukturen in der Hohlhand)

136.2 Nennen Sie prädisponierende Faktoren für diese Erkrankung!

Alkoholismus, Leberzirrhose, Myokardschäden, Diabetes mellitus, Epilepsie, Trauma mit Verletzung des N. ulnaris, rheumatische Erkrankungen

136.3 Welche Struktur der Hand ist pathologisch verändert?

Es handelt sich um eine Fibromatose der Palmaraponeurose.

Kommentar

▶ **Definition.** Beim **Morbus Dupuytren** handelt es sich um eine idiopathische Proliferation der Palmaraponeurose mit nachfolgender zunehmender Beugekontraktur der betroffenen Finger. Ähnliche Vorgänge sind auch am Fuß als Morbus Ledderhose sowie am Penis als Induratio penis plastica beschrieben.

▶ **Ätiopathogenese.** Siehe Antworten zu Fragen 136.2 und 136.3.
Die Ätiologie ist ungeklärt, jedoch wird eine familiäre Häufung beobachtet.

▶ **Klinik.** Infolge der Proliferation von Fibroblasten kommt es zu einer Knoten- und Strangbildung in der Hohlhand mit zunehmender Schrumpfung. Endzustand ist eine Beugekontraktur der Finger mit konsekutiver Verkürzung der Beugesehnen. Sekundär werden neurovaskuläre Strukturen mit einbezogen, so dass es zu trophischen Störungen und Ödemen der Hand kommt.

▶ **Diagnostik.** Die Diagnose wird anhand von **Anamnese** und **typischer Klinik** gestellt.

▶ **Therapie.** Durch konservative Maßnahmen, wie Krankengymnastik, Nachtlagerungsschienen und Kortikoideinspritzungen, kann die Erkrankung nicht aufgehalten, sondern nur in ihrem zeitlichen Verlauf verzögert werden. Die adäquate Therapie besteht in der **vollständigen Entfernung der Palmaraponeurose**, um die häufig auftretenden Rezidive zu verhindern.
Bei bereits länger bestehender Erkrankung ist evtl. zusätzlich eine Verlängerung der Beugesehnen indiziert. Als Ultima Ratio ist bei Gelenkkontrakturen auch die Amputation der betroffenen Finger notwendig.

Zusatzthemen für Lerngruppen →•
- Einteilung des Morbus Dupuytren (nach Inseln)
- Komplikationen der Operation
- Anatomie der Hand

137 Nekrotisierende Enterokolitis (NEK)

137.1 Welche Diagnose vermuten Sie aufgrund der Anamnese und des Röntgenbildes?

nekrotisierende Enterokolitis (NEK): akutes Abdomen bei Frühgeborenem (galliges Erbrechen, blutiger Stuhl); Röntgenbild: Pneumatosis cystoides intestini (perlschnurartige oder blasenförmige intramurale Lufteinschlüsse, siehe → im Röntgenbild), Darmwandverdickung, dilatierte Darmschlingen

137.2 Beschreiben Sie die Ätiologie dieser Erkrankung!

- Aufgrund einer Hypozirkulation mit Sauerstoffmangel unter oder kurz nach der Geburt kommt es zu einer Ischämie der Darmwand mit Permeabilitätsstörung. In der Folge wird zunächst die Schleimhaut nekrotisch und Darmbakterien wandern in die Darmwand ein.
- Weitere Ursachen: Hypothermie, Hypoglykämie, Medikamente, pathogene Keime, Polyglobulie, Anämie, Herzvitien

137.3 Welche Erstmaßnahmen ergreifen Sie?

- **Ziel: Perfusion des Darmes verbessern!**
- parenterale Ernährung, nasogastrische Sonde zur Ableitung des Magensekretes
- hochdosierte Antibiotikatherapie (z.B. Mezlocillin, Oxacillin, Imipenem), da die NEK immer zur Sepsis führt.
- Intubation und Beatmung zur Erhöhung des Sauerstoffangebots
- Beseitigung einer Anämie zur Verbesserung der Gewebeoxygenierung (=Transfusion)

137.4 ! Wie sieht Ihr weiteres therapeutisches Vorgehen aus?

Die Rötung der Bauchdecke ist immer ein Spätsymptom einer Peritonitis und deutet oft auf eine Perforation des nekrotischen Darmes hin, daher ist unbedingt eine operative Therapie indiziert. Hierbei erfolgt die sparsame Resektion nekrotischer Anteile und die vorübergehende Anlage eines oder mehrerer Stomata.

Kommentar

▶ **Definition.** Bei der **nekrotisierenden Enterokolitis** (NEK) handelt es sich um eine ischämische Schädigung von Dünn- und Dickdarm, die gehäuft bei Neugeborenen auftritt.

▶ **Ätiopathogenese.** Siehe Antwort zu Frage 137.2.
Als Ursache wird eine unter oder nach der Geburt auftretende Hypozirkulation mit Hypoxie und ischämischer Schädigung der Darmwand angenommen. Hierdurch kommt es zu einer Schädigung der Mukosa mit Einwanderung von gasbildenden Bakterien in die Darmwand. Es folgt eine submuköse oder subseröse Gasansammlung, die im Röntgenbild sichtbar und als **Pneumatosis cystoides intestini** bezeichnet wird. Weitere Ursachen können Hypothermie, Hypoglykämie, Medikamente oder pathogene Keime sein. Protektiv wirkt eine frühzeitige enterale Ernährung mit Muttermilch.

▶ **Klinik.** Initial fallen ein beeinträchtigter Allgemeinzustand und intestinale Motilitätsstörungen auf. Im weiteren Verlauf kommt es zu einer **Ileussymptomatik** mit geblähtem Abdomen, Erbrechen und blutig-schleimigen Stühlen. Die transmurale Entzündung führt zu einer Rötung der Bauchdecke mit ödematöser Schwellung. Unbehandelt kommt es zur Perforation mit Peritonitis und Sepsis.

▶ **Diagnostik.** Unabdingbar ist die intensivmedizinische Betreuung und kontinuierliche klinische Kontrolle des abdominellen Befundes. Im Labor sollten Blutbild, Gerinnungs- und Entzündungsparameter regelmäßig kontrolliert werden. In der Abdomenübersichtsaufnahme zeigen sich dilatierte, meteoristisch geblähte Darmschlingen und eine intramurale Gasansammlung (s.o.), bei Perforation lässt sich auch freie Luft in der Bauchhöhle nachweisen.

▶ **Therapie.** Siehe Antworten zu Fragen 137.3 und 137.4.
Die Therapie wird im Anfangsstadium konservativ unter engmaschiger klinischer Kontrolle durchgeführt. Hierzu gehören parenterale Ernährung, Antibiotikatherapie, Beatmung und Ableitung des Magensekretes durch eine Magensonde. Bei Fortschreiten der Erkrankung mit Perforation und Entstehung einer Peritonitis muss die operative Resektion der betroffenen Darmabschnitte erfolgen. Wegen der Gefahr eines Kurzdarmsyndroms mit Malresorption sollte so sparsam wie möglich reseziert werden.

▶ **Prognose.** Insgesamt ist die Prognose gut, die Überlebensrate liegt bei 80%. Im Rahmen der Abheilung können Stenosen mit rezidivierender Ileussymptomatik entstehen.

Zusatzthemen für Lerngruppen

- Differenzialdiagnosen mit Abgrenzungskriterien zur NEK

138 Gastritis

138.1 Nennen Sie Ursachen für eine akute Gastritis!

- **exogene Noxen:** Alkohol, nichtsteroidale Antiphlogistika (NSAR), Kortikoide, Zytostatika
- **Stress:** Traumata, Verbrennungen, Schock
- **akute Infektionen der Magenschleimhaut:**
  - mit **Bakterien**, z.B. mit Helicobacter pylori oder Streptokokken (phlegmonöse Gastritis bei immunsupprimierten Patienten)
  - mit **Viren**, z.B. Zytomegalievirus, Varizella-Zoster-Virus

138.2 Wie gehen Sie therapeutisch bei dieser Patientin vor?

- **allgemeine Maßnahmen:** Nikotin-, Alkohol-, Kaffeeabstinenz; Absetzen ulzerogener Medikamente
- **medikamentöse Therapie:** Antazida (z.B. Magnesiumhydroxid), Protonenpumpenhemmer (z.B. Omeprazol), H_2-Blocker (z.B. Ranitidin);

Eradikationstherapie bei Nachweis von Helicobacter pylori:

○ Protonenpumpenhemmer (doppelte Tagesstandardosis, z. B. Pantoprazol 2 × 40 mg/d) + Amoxicillin 2 × 1000 mg/d + Clarithromycin 2 × 500 mg/d für 7 Tage (French Triple-Therapie)

138.3 Nennen Sie eine Einteilung der chronischen Gastritis!

ABC-Klassifikation der chronischen Gastritis (Einteilung nach der Ätiologie):

• Typ A: **Autoimmun- bzw. Korpusgastritis**: Autoantikörper gegen Belegzellen und Intrinsic Factor mit der Folge einer **Achlorhydrie** und perniziösen Anämie
• Typ B: **bakterielle Helicobacter-pylori-Gastritis**: v. a. in Antrum und Korpus, mit konsekutiver Hypochlorhydrie
• Typ C: **chemische Gastritis**: v. a. im Antrum, durch gastroduodenalen Gallereflux

138.4 Welche Komplikationen können bei einer chronischen Gastritis auftreten?

Magenkarzinom, perniziöse Anämie, MALT-Lymphome, Blutung

Kommentar

▶ **Einteilung und Ätiopathogenese.** Eine Entzündung der Magenschleimhaut bezeichnet man als **Gastritis**.

Eine **akute Gastritis** wird meist durch exogene Noxen, wie Alkoholexzesse, Infektionen mit Helicobacter pylori oder nicht-steroidale Antiphlogistika, verursacht. Eine stressinduzierte erosive Gastritis findet man z. B. nach schweren Traumata und Operationen, infolge derer es zu einer Minderdurchblutung der Magenschleimhaut und damit zu einer Reduktion von protektiven Faktoren kommt.

Zu den **chronischen Gastritiden** zählen die chronisch atrophische Gastritis (Typ A), die Helicobacter-pylori-Gastritis (Typ B) und die reaktive Gastropathie (Typ C). Bei der **Typ-A-Gastritis** handelt es sich um eine Autoimmunerkrankung, deren Ätiologie unbekannt ist. Es finden sich Autoantikörper gegen die Parietalzellen (Belegzellen) sowie gegen den Intrinsic Factor, dessen Mangel zu einer Vitamin-B_{12}-Mangelanämie (perniziöse Anämie) führt. Durch Schwund der Parietalzellen kommt es zu einer Achlorhydrie (Anazidität). Bei der **Typ-B-Gastritis** handelt es sich um eine Infektion der Magenschleimhaut mit Helicobacter pylori. Die **Typ-C-Gastritis** wird meist durch einen Gallereflux ausgelöst (siehe Antwort zu Frage 138.3).

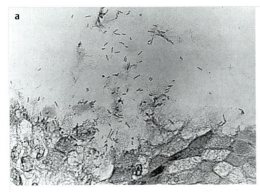

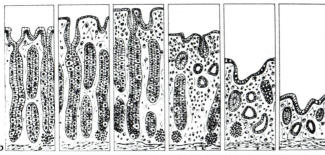

Abb. 138.2 Histologischer Befund: a) Helicobacter pylori auf dem Oberflächenepithel der Magenschleimhaut, b) Schleimhautrelief von einer gesunden Schleimhaut über die oberflächliche Gastritis bis zur chronisch-atrophischen Gastritis (a: aus Baenkler H-W et al., Duale Reihe Innere Medizin, Thieme, 2013; und b: aus Hafter E, Praktische Gastroenterologie, Thieme, 1988)

▶ **Histopathologie.** Bei der **akuten Gastritis** findet man oberflächliche Epitheldefekte sowie größere Erosionen der Magenschleimhaut bis zur diffusen hämorrhagischen Gastritis.

Die **chronische Gastritis** zeigt oberflächliche Leukozyteninfiltrate in der Magenschleimhaut. Atrophische Magenschleimhautbezirke treten bei Reduktion der Belegzellen auf.

▶ **Klinik.** klinisch äußert sich eine **akute Gastritis** mit Übelkeit, Erbrechen, Appetitlosigkeit und einem Druckgefühl im Oberbauch. Meist ist eine Blutungsanamnese (Anämie, Hämatemesis, Meläna) vorhanden.

Eine **chronische Gastritis** ist häufig symptomlos, möglicherweise finden sich unspezifische Oberbauchbeschwerden wie epigastrischer Schmerz, Übelkeit, Blähungen, Völle- oder Druckgefühl im Oberbauch. Bei der Typ-A-Gastritis kann es durch Fehlen des Intrinsic Factors zur perniziösen Anämie und funikulären Myelose (Hinterstrangdegeneration mit Ataxie und Pyramidenbahnzeichen) kommen.

▶ **Diagnostik.** Die Diagnose wird durch eine **Gastroskopie mit Entnahme von Magenschleimhautbiopsien** gestellt. Endoskopisch finden sich bei der akuten Gastritis diffuse Schleimhautrötungen evtl. mit Erosionen (erosive Gastritis). Bei der chronischen Gastritis findet sich eine Schleimhautrötung, ein reduziertes Schleimhautrelief sowie durchscheinende Schleimhautgefäße. Der Nachweis von Helicobacter pylori in der Biopsie kann mittels Urease-Schnelltest noch am selben Tag erfolgen. Die histologische Untersuchung dagegen dauert einige Tage, ist aber sensitiver beim Nachweis einer Infektion und dient gleichzeitig zum Ausschluss eines Magenkarzinoms. Sie ist somit unerlässlich. Der ^{13}C-Harnstoff-Atemtest sollte aus diesem Grund nur zur Kontrolle des Therapieerfolges **nach** einer Helicobacter-pylori-Eradikationstherapie eingesetzt werden.

▶ **Therapie.** Die Therapie der akuten und chronischen Gastritis richtet sich nach dem endoskopischen Befund und besteht in einem Meiden des auslösenden Agens und einer kurzzeitigen Nahrungskarenz und in der Gabe eines Protonenpumpenhemmers oder H_2-Blockers. Bei Nachweis einer Infektion mit Helicobacter pylori sollte eine Eradikationstherapie durchgeführt werden (s. Antwort zu Frage 138.2). Bei einer Blutung muss eine endo-skopische Sklerosetherapie oder Laserkoagulation erfolgen. Bei der chronischen Gastritis Typ A sollten zusätzlich eine Vitamin-B_{12} Substitution i.m. und regelmäßig endoskopisch-bioptische Kontrollen wegen des erhöhten Karzinomrisikos durchgeführt werden.

Zusatzthemen für Lerngruppen → •

- Differenzialdiagnosen und Abgrenzungskriterien zur Gastritis
- weitere Klassifikationen für eine chronische Gastritis
- Vitamin-B_{12}-Stoffwechsel und megaloblastäre Anämie

---

139 Chronische Pankreatitis

139.1 Welche Verdachtsdiagnose stellen Sie?

chronische Pankreatitis: rezidivierender Oberbauchschmerz, Gewichtsabnahme und Leistungsabfall; langjähriger Alkoholabusus

139.2 Welche weiteren klinischen Befunde könnten Ihre Vermutung bestätigen?

- **exokrine Pankreasinsuffizienz**: Nahrungsintoleranz für Fette, Steatorrhö
- **endokrine Insuffizienz**: Diabetes mellitus
- **rezidivierender Ikterus**: durch narbige Einengung des Ductus choledochus
- **Magenausgangsstenose**: durch narbige Veränderungen im Pankreaskopfbereich

139.3 Nennen Sie weitere Risikofaktoren für die Entstehung dieser Erkrankung!

- Gallenwegserkrankung (Choledochussteine, Stenose der Papilla vateri)
- hereditär (Familienanamnese)
- Medikamente (z. B. Diuretika, β-Blocker, ACE-Hemmer)
- Hypertriglyzeridämie, Hyperparathyreodismus
- Autoimmunerkrankungen (z. B. sklerosierende Cholangitis)

139.4 Beschreiben Sie die weitere Diagnostik!

- **Sonografie Abdomen** (s.► Abb. 139.1): Pankreaskalk, Pankreaspseudozysten
- **Röntgen Abdomenleeraufnahme**: Verkalkungen im Pankreasbereich
- **CT Abdomen**: Verkalkungen, Vernarbungen
- **ERCP**: Kaliberunregelmäßigkeiten des Pankreasganges, evtl. mit Biopsie zum Ausschluss eines Pankreaskarzinoms; alternativ MRT mit MRCP
- **laborchemische Untersuchungen**: Lipase, Amylase im akuten Schub im Serum erhöht, evtl. pathologischer Blutzuckerspiegel; Erhöhung von Bilirubin und der Cholestaseparameter bei papillennaher Pankreasgangstenose
- **evtl. Pankreasfunktionstests**, z. B. Sekretin-Pankreozymin-Test

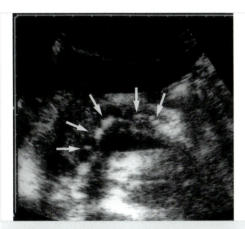

Abb. 139.1 Pankreasverkalkungen im Ultraschall. Durch den wassergefüllten Magen hindurch lassen sich bei diesem Patienten mit chronischer alkoholinduzierter Pankreatitis sonografisch multiple Verkalkungen (Pfeile) in Projektion auf den Pankreasgang darstellen (aus Thiemes Innere Medizin, Thieme, 1999)

139.5 Nennen Sie Komplikationen dieser Erkrankung!

- Maldigestion durch Pankreasinsuffizienz, Diabetes mellitus
- Pankreaspseudozysten
- Abszess- oder Fistelbildungen
- Stenose von Pankreas-/Gallengang oder Duodenum
- Milz- und Pfortaderthrombose

139.6 Beschreiben Sie die Therapie!

- **konservativ**: Alkoholkarenz, Pankreasenzym-Substitution (Pankreatin), evtl. Insulingabe
- **operativ**:
  - nichtresezierende Drainage-Verfahren: Biliodigestive Anastomose, Pankreatojejunostomie mit Y-Roux-Schlinge, Gastroenterostomie bei Duodenalstenosen
  - bei nachgewiesenem Gallensteinleiden: Papillotomie, Choledochusrevision, Cholezystektomie
  - evtl. Pankreasteilresektionen

Kommentar

▶ **Definition.** Bei der **chronischen Pankreatitis** handelt es sich um einen progredienten entzündlichen Prozess, der zur Organinsuffizienz und -destruktion des Pankreas führt.

▶ **Ätiologie.** Während bei der akuten Pankreatitis zumeist ein Gallensteinleiden die Ursache darstellt, entsteht eine chronische Pankreatitis in ca. 80 % der Fälle aufgrund eines langjährigen Alkoholabusus (weitere Ursachen s. Antwort zu Frage 139.3).

▶ **Klinik.** Das **Leitsymptom** sind **rezidivierende Schmerzen** in der Tiefe **des Oberbauches**, die auch in den Rücken ausstrahlen können. Bei Fortschreiten der Erkrankung kommt es zu einer zunehmenden Insuffizienz des exokrinen Pankreas mit nachfolgender Maldigestion. Es kommt zu Gewichtsabnahme, Fettstühlen, Meteorismus und Diarrhö. Sind 90 % des Pankreasgewebes untergegangen, kann sich ein Diabetes mellitus manifestieren. Durch stenosierende Prozesse kann der Ductus choledochus eingeengt werden, die daraus resultierende Cholestase führt zu einem Ikterus.

▶ **Diagnostik.** Siehe Antwort zu Frage 139.4.

▶ **Therapie.** Die Therapie besteht zunächst in einer konservativen Behandlung eines evtl. akuten Schubes (s. Fall 114) sowie in einer Substitution der exokrinen Pankreasenzyme und ggf. Gabe von Insulin. Der Diabetes mellitus ist insgesamt schlecht einstellbar, da auch Glukagon fehlt.
  Eine OP-Indikation ist bei Komplikationen oder drohenden Komplikationen gegeben. Hierbei kommen die oben genannten drainierenden oder resezierenden Verfahren (s. Antwort zu Frage 139.6) zum Einsatz.

Zusatzthemen für Lerngruppen ➜•

- Pankreaspseudozysten (Definition, Ätiologie, Klinik, Diagnostik, Therapie)
- Pathogenese der chronischen Pankreatitis
- Differenzialdiagnosen mit Abgrenzungskriterien zur chronischen Pankreatitis

140 Femurkopffraktur

140.1 Welche Verletzungen kommen differenzialdiagnostisch in Frage?

Aufgrund der Klinik (starke Schmerzen in der Hüfte, Fehlstellung des Beines) kommen folgende Verletzungen differenzialdiagnostisch in Frage: Hüftluxation, Femurkopffraktur, Azetabulumfraktur, Beckenfraktur, Schenkelhalsfraktur sowie pertrochantäre Femurfraktur.

140.2 Welche radiologischen Untersuchungen veranlassen Sie?

- **tiefe Beckenübersicht**: symmetrische Darstellung der Oberschenkelköpfe in Größe und Lokalisation, symmetrischer Gelenkspalt, Beurteilung der Rotationsstellung, Frakturen
- **Ala- und Obturatoraufnahmen (alternativ CT Becken mit 3-D-Rekonstruktion)**: bei V. a. Azetabulumfraktur (45°-Schrägaufnahme mit Anhebung der verletzten Seite → Obturatoraufnahme oder Anhebung der Gegenseite → Alaaufnahme)
- **CT des Beckens**: Bei V. a. Femurkopffraktur sollte vor einer Reposition eine CT erfolgen, da bei nicht erkannter Fraktur durch die Reposition die Fragmente weiter zertrümmert werden können.

140.3 Welche Diagnose stellen Sie anhand der Röntgenaufnahme? Erläutern Sie die Einteilung der Femurkopffrakturen nach Pipkin!

Es handelt sich um eine Hüftkopffraktur vom Typ I nach Pipkin (▸ Abb. 140.2). Die Einteilung nach Pipkin orientiert sich am Verlauf der Frakturlinie in Bezug auf das Lig. capitis femoris:
- Typ I: horizontale Frakturlinie distal des Lig. capitis femoris

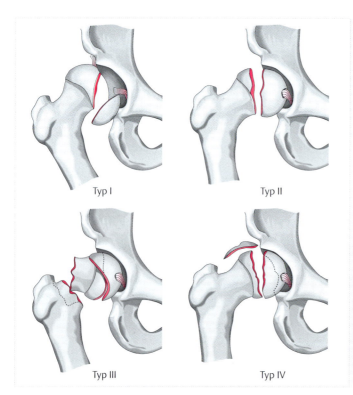

Typ I Typ II

Typ III Typ IV

Abb. 140.2 Pipkin-Frakturen (aus Wirth C, Mutschler W-E, Praxis der Orthopädie und Unfallchirurgie, Thieme, 2007)

- Typ II: vertikale Frakturlinie, wobei das Lig. capitis femoris am abgesprengten Fragment ansetzt
- Typ III: Typ I oder II sowie zusätzlich Schenkelhalsfraktur
- Typ IV: Typ I oder II sowie dorsokraniale Azetabulumfraktur

140.4 ! **Beschreiben Sie die Therapie bei dieser Patientin! Welche Komplikationen können hierbei auftreten?**

- **Therapie:** umgehend operative Versorgung mittels Schraubenosteosynthese
- **Komplikationen:** Läsion des N. ischiadicus, avaskuläre Hüftkopfnekrose, chronische Instabilität, posttraumatische Arthrose, heterotope Ossifikationen

Kommentar

▶ **Ätiopathogenese.** Femurkopffrakturen entstehen meist im Rahmen einer Hüftgelenksluxation, wobei das abgescherte Fragment in der Pfanne verbleibt. Die häufigste Verletzungsursache ist die sog. Dash-board-injury durch ein Knieanpralltrauma am Armaturenbrett bei Verkehrsunfällen. Daher treten in ca. 25 % der Fälle zusätzlich Verletzungen des Kniegelenkes auf.

▶ **Klinik.** Die Patienten klagen über starke Schmerzen, das Bein kann nicht bewegt werden und evtl. kommt es zu neurologischen Ausfällen aufgrund einer Affektion des N. ischiadicus (Taubheitsgefühl, Paresen). Es liegt eine Fehlstellung des Beines im Hüftgelenk mit federnder Luxation vor.

▶ **Diagnostik.** Siehe Antwort zu Frage 140.2.
Bei der klinischen Untersuchung sollte unbedingt der neurologische und vaskuläre Status miterfasst werden. Die weitere Diagnostik besteht auf jeden Fall in einer **Röntgenübersichtsaufnahme** – evtl. ergänzt durch **CT** oder MRT – des Beckens. Eine CT-Aufnahme vor Reposition sollte dann erfolgen, wenn die CT schnell verfügbar ist und in der Nativröntgenaufnahme der V. a. eine Femurkopffraktur besteht. Bei Vorliegen einer Fraktur und geschlossener Reposition kann es zu einer weiteren Dislokation oder Zerkleinerung der Frakturfragmente kommen. Wenn möglich, sollte deshalb vor Reposition eine Klassifikation der Fraktur

erfolgen. Die MRT ist normalerweise nicht überall (schnell) verfügbar und spielt aus diesem Grund keine Rolle in der Primärdiagnostik. Sie kann jedoch in der Verlaufskontrolle eingesetzt werden, z. B. um abzuklären, ob die Fragmente vital sind.

▶ **Therapie.** Die Reposition der Femurkopffrakturen sollte wegen der Gefahr der Devitalisierung des Femurkopfes durch Zerreißen der Kapselgefäße bzw. der Schädigung des N. ischiadicus möglichst rasch erfolgen. Die Reposition sollte in Narkose durchgeführt werden, da eine schmerzbedingte muskuläre Verspannung des Patienten eine Reposition häufig unmöglich macht. Zusätzlich wird die Gefahr einer weiteren Traumatisierung durch brüske Repositionsmanöver verringert. **Typ-I-Frakturen** können **konservativ** behandelt werden, sofern sich das Knochenfragment nach Reposition anlegt und eine knöcherne Stufe < 1 mm außerhalb der Belastungszone verbleibt. Eine operative Therapie ist indiziert, wenn die geschlossene Reposition nicht gelingt bzw. ein großes Kopffragment im Gelenkspalt verbleibt. **Ab Frakturen Typ II** nach Pipkin besteht grundsätzlich eine **Operationsindikation**. Die Operation erfolgt entweder über einen anterioren (Patient in Rückenlage) oder einen dorso-lateralen (Patient in Seitenlage) Zugang zum Hüftgelenk und ist abhängig von der Lage der Frakturfragmente.
Die **Nachbehandlung** erfolgt bei konservativer Therapie durch eine Teilbelastung über 2 Wochen und nach operativer Therapie über 6 Wochen. Nach 3 Monaten sollte eine Kontroll-MRT zum Ausschluss einer Femurkopfnekrose durchgeführt werden.

▶ **Prognose.** Die Prognose ist bei anatomischer Reposition und Ausbleiben einer avaskulären Femurkopfnekrose gut. Eine posttraumatische Arthrose wird in 10–30 % der Fälle beobachtet. Bei Auftreten einer Femurkopfnekrose (ca. 25 % der Fälle) ist evtl. die Implantation einer Endoprothese notwendig.

Zusatzthemen für Lerngruppen

- Anatomie des Beckengürtels und des Femurs
- Schenkelhalsfraktur

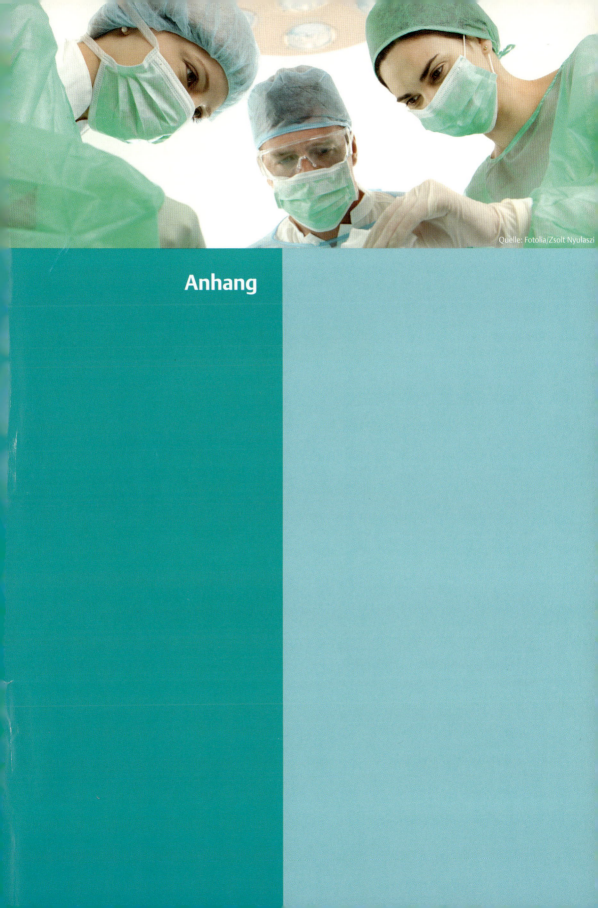

Quelle: Fotolia/Zsolt Nyulaszi

Anhang

Laborparameter

Normwerte und Referenzbereiche Beachte: Normwerte können von Labor zu Labor unterschiedlich ausfallen!

		konventionell	SI-Einheiten
Blutgasanalyse – gemessene Parameter	$paCO_2$	32–45 mmHg	4,27–6,40 kPa
	paO_2	80–110 mmHg	11,0–14,5 kPa
	ctHb	12,0–17,0 g/dl	7,4–10,9 mmol/l
	S_aO_2	95–99 %	0,95–0,99
	COHb	0,0–0,8 %	0,0–0,008
	MetHb	0,2–0,6 %	0,002–0,006
	pH		7,35–7,45
	cNa^+		136–146 mmol/l
	cK^+		3,5–5,0 mmol/l
	cCl^-		97–112 mmol/l
	cCa^+		2,2–2,6 mmol/l
	Glukose	70–105 mg/dl	3,89–5,83 mmol/l
Blutgasanalyse – errechnete Parameter	sBE (Standard Base-Excess)		–3,0–3,0 mmol/l
	sBC (Standard Bicarbonat)		21,8–26,9 mmol/l
Blutbild	Leukozyten		$4,9–9,9 \times 10^9/l$
	Erythrozyten		$4,4–5,9 \times 10^{12}/l$
	Hämatokrit	33,4–46,2 %	0,334–0,462
	Hämoglobin	12,0–17,0 g/dl	7,4–10,9 mmol/l
	Thrombozyten		$182–325 \times 10^9/l$
	MCV	80–100 fl	
	MCH	28–34 pg Hb	
	MCHC	31–37 g/dl	
Blutgerinnung	aktivierte partielle Thrombo-plastinzeit (aPTT)		15,0–30,0 s
	Quick-Wert	70–120 %	0,7–1,2
	INR		0,9–1,2
Retentionsparameter	Kreatinin	0,7–1,3 mg/dl	30–110 mmol/l
	Harnstoff	10–50 mg/dl	2–8 mmol/l
Leberwerte	7-CT		0–85 U/l
	AST (ASAT, COT)		0–37 U/l
	ALT (ALAT, CPT)		0–50 U/l
	Bilirubin	0,20–1,2 mg/dl	3–20 mmol/l
Entzündungsparameter	CRP	0,0–0,5 mg/dl	
Sonstige	kolloidosmotischer Druck	15–25 mmHg	2,0–3,3 kPa

Sachverzeichnis

A

Abdominaltrauma 132
Abszess 23
Achalasie 104, 169
Achillessehnenruptur 105
Adenom
– tubuläres 353
– tubulo-villöses 353
– villöses 353
Adson-Test 202
Afferent-Loop-Syndrom 225
Aitken, Einteilung nach 303
Akromioklavikularluxation 90
Analabszess 73
Analfissur 95, 251
Analfistel 73
Analkarzinom 80
Analpapille, hypertrophe 251
Analprolaps 198
Anastomoseninsuffizienz 165
Aneurysma 319
Anthrax 270
Aortenaneurysma 122
Apley-Test 238
Appendizitis 93
Arlt-Reposition 173
Arterienverletzung 135
Arterienverschluss, akuter 107
Arthrose 146
Außenbandrupturen, Sprung-
    gelenk 231

B

Babcock-Venen-Stripping 229
Bajonett-Stellung 246
Bandscheibenvorfall 125
Bandverletzungen, Sprung-
    gelenk 66
Bankart-Läsion 173
Barret-Ösophagus 214
Basaliom 251
Bauchtrauma 336
Beckenfraktur 14
Beinvenenthrombose, tiefe
    163
Besenreiservarizen 230
Billroth, Rekonstruktion nach
    196, 287
Billroth-II-Operation, Folge-
    erkrankung 225
Bizepssehnenruptur 114
Blind-Loop-Syndrom 225
Blow-out-Fraktur 266
Blumberg-Zeichen 272
Blutung
– epidurale 354
– gastrointestinale
–– obere 35, 187
–– untere 115

– intrakranielle 145
– intrazerebrale 145
Boerhaave-Syndrom 26
Böhler-Gips 321
Böhler-Test 238
Böhler-Winkel 301
Borrmann, Einteilung nach
    323
Brachialgia paraesthetica
    nocturna 211
Brandverletzungen 70
Bronchialkarzinom 134
Bülau-Saugdrainage 289
Bypass, aortokoronarer 352

C

C-Zell-Karzinom 218
Choledocholithiasis 75
Cholezystitis 136
– bei HIV-Infektion 189
Cholezystolithiasis 75
Claudicatio intermittens 181
Clostridium perfringens 330
Colitis ulcerosa 148
Colles-Fraktur 246
Commotio cerebri 310
Compressio cerebri 310
Condyloma accuminata 251
Condyloma lata 251
Contusio cerebri 310
Courvoisier-Zeichen 162, 179
Coxarthrose 146
CRPS = komplexes regionales
    Schmerzsyndrom 284
Cushing 129, 332

D

Dekortikation 172
Denis-Einteilung 234
Dexamethason-Kurztest 331
Dexamethason-Langtest 332
DIC = disseminierte intravasale
    Gerinnung 210
Divertikel 169
– bifurkales 169
– epiphrenales 169
– parabronchiales 169
– pharyngoösophageales 169
– zervikales 169
Douglasschmerz 272
Dumping-Syndrome 62
Duodenalatresie 164
Dupuytren-Kontaktur 149
Dysphagia lusoria 169

E

Echinococcus 350
Echinokokkose 142

Ectopia testis 293
Eden-Hybinette-OP 174
Efferent-Loop-Syndrom 225
Ellenbogengelenkluxation 94
Embolie, arterielle 295
Endobrachyösophagus 214
Endokarditisprophylaxe 204
Enterokolitis, nekrotisieren-
    de = NEK 150
Entzündung, Kardinalsympto-
    me 171, 249
Epiduralblutung 145
Epiphysenfugenverletzungen
    303
Erbrechen, habituelles 164
Erysipel 47, 215
Erysipeloid 205
Escharotomie 237
Ewing-Sarkom 177

F

Fallot-Tetralogie 89
FAP = familiäre adenomatöse
    Polyposis 352
Fasziendehiszens 358
Fasziendoppelung, nach Mayo
    358
Femurfraktur 37
Femurkopffraktur 153
Fersenbeinfraktur 301
Fettembolie 191
Fibulafraktur 183
Fieber, postoperatives 29
Finkelstein-Test 185
Fistel 171
Flaschen-Zeichen 211
Fokale Noduläre Hyperplasie
    (FNH) 281
Follikulitis 40
Forrest-Einteilung 187
Fourchette-Stellung 246
Fraktur
– Becken 14
– Patella 209
– Radius- 247
Frakturen, im Kindesalter 112
Frühdumping-Syndrom 225
Fuchsbandwurm 350
Fundoplikatio, nach Nissen-
    Rosetti 214
Furunkel 40
Fußpunktanastomose,
    Braun'sche 288

G

Galeazzi-Fraktur 247
Gallengangskarzinom 30
Gardner-Syndrom 353
Gasbrand 128

Gasgangrän 330
Gasödem 330
Gastrektomie, Rekonstrukti-
    onsverfahren nach 324
Gastrinom 91
Gastritis 151
Gefäßtrauma 342
Gehirnerschütterung 310
Gehirnschädelfraktur 266
Gehstreckenmessung 182
Gehtraining 182
GERD = gastroösophageale Re-
    fluxkrankheit 214
Gerinnung, disseminierte in-
    travasale = DIC 210
Geröllzysten 356
Gleithernie, axiale 263
Gleithoden 293
Gorlin-Syndrom 193
Grünholzfraktur 303

H

H-Fistel 260
Haarnestgrübchen 160
Halsrippe 202
Halswirbelsäulen-Trauma 78
Hämatothorax 288
Hämorrhoiden 133
Handgelenksarthrose 186
Helicobacter pylori, Eradikati-
    onstherapie 196
Hepatoblastom 281
Hernia
– inguinalis 315
– umbilicalis 248
Hernie
– epigastrische 247
– Hiatus- 263
– Nabel- 247
– paraösophageale 263
– Spieghel- 247
Herzfehler
– azyanotischer 267
– zyanotischer 267
Herzklappenfehler
– erworbene 46
– kongenitale 89
Herzkrankheit, koronare = KHK
    143
Hiatushernie 87
Hill-Sachs-Läsion 173
Hippokrates-Reposition 173
Hirnprellung 310
Hirnquetschung 310
HIV 36
Hodentorsion 141
Hoffmann-Tinel-Zeichen 211
Homann-Zeichen 276
Hüftkopfnekrose 356
Humerusfraktur 61

– suprakondyläre 138
Hundebandwurm 350
Hydrozephalus 49
Hyperkalziämie 194
Hyperkortisolismus 331
Hyperparathyreoidismus 39
Hypertension, portale 119
Hyperthyreose 64
Hypoglykämie 212

I

Ileitis terminalis 232
Ileus 15
Inhalationstrauma 237
Insuffizienz, zerebrovaskuläre 110
Insulinom 53
Invagination 56

J

Jeep Disease 160
Johnson, Einteilung nach 286

K

Kahnbeinfraktur 320
Kalkaneusfraktur 111
Karbunkel 40
Kardiainsuffizienz 164
Karotisstenose 300
Karpaltunnelsyndrom 52
Karzinoid 109
Karzinom
– Hepatozelluläres (HCC) 281
– anaplastisches 218
– cholangiozelluläres 281
– folliküläres 218
– kolorektales 206
– medulläres 218
– papilläres 218
Kaudasyndrom 326
KHK = Koronare Herzkrankheit 143
Kilian-Muskellücke 169
Klaviertastenphänomen 268
Klavikulafraktur 131
Knieanpralltrauma 367
Kniegelenkstrauma 97
Kniestreckapparatverletzungen 50
Kocher-Reposition 174
Kolonkarzinom 48
Kolonpolypen 144
Kompartmentsyndrom 126
Koxarthrose 146
Kragenknopfpanaritium 243
Krankheiten des operierten Magens 62
Kryptorchismus 294

L

Lachman-Test 279
Lanz-Punkt 272
Laurén, Einteilung nach 323
Leberabszess 108
Lebermetastasen 281
Lebertransplantation 60
Lebertumoren 98
Leberzelladenom 281
LeFort, Einteilung nach 265
Leistenhernie 120
Leistenhoden 293
Lichtenstein, Herniotomie nach 315
Linton-Nachlass-Sonde 188
Littré-Hernie 247
Lowenberg-Zeichen 276
Lumbalgie 327
Lumboischialgie 327
Lungenembolie 83
Lymphadenitis mesenterialis 273
Lyssa 226

M

Magengeschwür 287
Magenkarzinom 124
Magenulkus 287
Maldescensus testis 106
Malum perforans 312
Mayo, Fasziendoppelung nach 357
McBurney-Punkt 272
Meckel-Divertikel 130
Mediastinaltumoren 38
Megacolon congenitum 318
MEN = multiple endokrine Neoplasie 193
Meniskusverletzungen 71
Mesenterialinfarkt 140
Meyer-Druckpunkte 276
Milzbrand 92
Mitralklappenstenose 46
Morbus Bowen 251
Morbus Chassaignac 94
Morbus Crohn 67, 359
Morbus Dupuytren 149
Morbus Hirschsprung 121
Myasthenia gravis 192

N

Nabelhernie 77
Nadelstichprobe 237
Nahtinsuffizienz 165
Narbenhernie 147
Neck-Dissection 218
NEK = nekrotisierende Enterokolitis 150
Neoplasie, multiple endokrine = MEN 193

Nephroblastom 99
Neuroblastom 68
Neutral-Null-Methode 238
Nissen-Rosetti, Fundoplikatio 214

O

Oberschenkelfraktur 37
Opisthotonus 167
OPSI = Overwhelming Postsplenectomy Infection 200
Organabszess 170
Ösophagusatresie 85
Ösophagusdivertikel 22
Ösophaguskarzinom 72, 169, 240
Ösophagusruptur, spontane 26
Osteitis 177
Osteomyelitis 28
Osteophyt 356
Overwhelming Postsplenectomy Infection = OPSI 200

P

p. p.-Heilung 250
p.s.-Heilung 250
Paget-von-Schroetter-Syndrom 101
Panaritium 74
Pancreas anulare 164
Pankreaskarzinom 17
Pankreatitis
– akute 127
– chronische 152
Parkland-Formel 237
Paronychie 243
Patellafraktur 209
Pauwels, Einteilung nach 252
pAVK = periphere arterielle Verschlusskrankheit 31
Payr-Test 238
Payr-Zeichen 276
Pendelhoden 294
Perforans-Venen 228
Perianalvenenthrombose 27
Perikarderguss 171
Perikarderkrankungen 24
Perikarditis 172
Peritonitis 20
Perthes-Test 229
Pflastersteinrelief 232
Phalen-Test 211
Phäochromozytom 139
Phlebothrombose 96, 163
Phlegmasia coerulea dolens 18
Phlegmone 205, 215
Pilonidalsinus 16
Pivot-Shift-Test 279
Platzbauch 249

Pleurasaugdrainage 289
Polyposis, familiäre adenomatöse = FAP 352
Polytrauma 58
Postaggressionsstoffwechsel 137
Postdiskektomie-Syndrom 327
Pratt-Kriterien 295
Pratt-Test 229–230
Prehn-Zeichen 349
Primärheilung 250
Pronatio dolorosa 273
Pseudodivertikel 169
Psoaszeichen 272
Pulsionsdivertikel 169
Pylorusstenose, hypertrophische 19

Q

Quadrizepssehnenruptur 209

R

Rabies 226
Radiusfraktur, distale 76
Refluxkrankheit, gastroösophageale = GERD 214
Refluxösophagitis 54
Rekrutenabszess 160
Rektumintussuszeption 198
Rektumkarzinom 84
Rektumprolaps 42
Rektusdiastase 247
Retentio testis 293
Rhizarthrose 186
Risus sardonicus 167
Roemheld-Syndrom 264
Rotatorenmanschette 173
Roux-Y-Rekonstruktion 288
Rovsing-Zeichen 272

S

Sanatio
– per primam intentionem 250
– per secundam intentionem 250
Schädel-Hirn-Trauma 117
Schädelfrakturen 88
Schatzki-Ring 214
Schaufensterkrankheit 181
Schenkelhalsfraktur 81
Schenkelhernie 59
Schilddrüsenkarzinome 57
Schlingen-Syndrome 225
Schmerzsyndrom, komplexes regionales = CRPS 284
Schock 33
Schockindex 307
Schubladen-Test 279

Schultergelenksluxation 25
Schweinerotlauf 205
Sekundärheilung 250
Sengstaken-Blakemore-Sonde 188
Shouldice, Herniotomie nach 315
Sigmadivertikulitis 113
Sinus pilonidalis 160
Sipple-Syndrom 193
Skaphoidfraktur 123
Skip Lesions 232
Smith-Fraktur 247
Spannungspneumothorax 103
Spätdumping-Syndrom 225
Spieghel-Hernie 247
Spitzy, Operation nach 247
Splenektomie 43
Splenomegalie 200
Sprungbeinfraktur 301
Sprunggelenk, Bandverletzungen 66
Sprunggelenksfraktur 86
Steinmann-I-Test 238
Steinmann-II-Test 238
Steißbeinfistel 160
Steißbeinzyste 160
Struma 116
– retrosternale 169
Styloiditis radii 186
Subarachnoidalblutung 354

Subclavian-Steal-Syndrom 82
Subduralblutung 354
Subduralhämatome 354
Sudeck-Dystrophie 100
Supinationskette 231
Syndrom
– der abführenden Schlinge 225
– der blinden Schlinge 225
– der zuführenden Schlinge 225

T

Talusfraktur 301
Tendovaginitis stenosans 34
Teratom 192
Tetanus 21
Thompson-Test 292
Thoracic-Inlet-Syndrom 202
Thoracic-Outlet-Syndrom 45
Thoraxmagen 263
Thoraxtrauma 44
Thrombophlebitis 55
Thrombose 163
– arterielle 295
– Becken-Beinvenen 277
– V. axillaris 285
– V. poplitea 277
– V. subclavia 285

Tibiafraktur 183
TIPSS = transjugulärer intrahepatischer portosystemischer Stent Shunt 314
TME = totale mesorektale Exzision 258
Tollwut 63
TOS = Thoracic Outlet Syndrome 202
Tossy, Einteilung nach 268
Traktionsdivertikel 169
Trendelenburg-Test 229–230
Trismus 167
Tuber-Gelenkwinkel 301
Turcot-Syndrom 353

U

Ulcus cruris 118
Ulcus duodeni 41
Ulcus ventriculi 102
Ulkus, peptisches 287
Umlauf 243
Unhappy Triad 279
Unterschenkelfraktur 32, 183
Upside-down-Stomach 263

V

V-Phlegmone 243

Vagotomie 196
Varikosis 65
Venen-Stripping 229
Venenthrombose, tiefe 277
Verbrauchskoagulopathie 51
Verbrennungen 70
Verbrennungskrankheit 237
Verschlusskrankheit, periphere arterielle = pAVK 31
Virchow-Trias 256
Volkmann-Dreieck 262
Volkmann-Fraktur 262

W

Wermer-Syndrom 193
Whipple-Trias 212
Wilms-Tumor 99
Wirbelsäulenverletzung 69
Wulstfraktur 304
Wundheilung 79
Wundrose 204
Wundstarrkrampf 167

Z

Zenkerdivertikel 169
Zollinger-Ellison-Syndrom 91
Zwerchfellruptur 200